Lo Esencial en Cuidados Paliativos:
UN RECURSO PRÁCTICO EN ENFERMERÍA

Edición en Español

Dirección de adaptación:
María G. Salas, PhD

Dirección de edición, traducción y adaptación de diseño:
Andrés R. Helguera

Dirección de asesoría y adaptación en cuidados paliativos:
Dra. Silvia R. Allende Pérez
Dra. Irma Aguilar Delfín

Líderes del equipo de asesoría y adaptación en cuidados paliativos:
Mtra. Maricela Salas Becerril
Mtra. Noemí Hernández Cruz
Psic. Cinthya E. Arzate Mireles

Equipo de asesoría y adaptación en cuidados paliativos:
Dra. Mónica Osio
Dr. Enrique A. Aguilar Mena
Dra. Celina Castañeda de la Lanza
Dr. Alejandro Quiroz

Ilustraciones:
Joanne Thomson

Diseño original:
Greg Glover

Adaptación de diseño:
Patricia A. Álvarez Jiménez

Logística y gestión:
Dra. Evangelina Mangino
Ana Luisa Álvarez Fernández
Ted Murray

Life & Death Matters

www.lifeanddeathmatters.ca

Lo Esencial en Cuidados Paliativos:

UN RECURSO PRÁCTICO EN ENFERMERÍA

Edición en Español

Katherine Murray

RN, BSN, MA, CHPCN(C), FT

Life and Death Matters
Victoria, BC

Life & Death Matters

www.lifeanddeathmatters.ca

Lo Esencial en Cuidados Paliativos: un Recurso Práctico en Enfermería
Publicado por Life and Death Matters
Victoria, BC, Canadá
www.lifeanddeathmatters.ca

Título original: *Essentials in hospice and palliative care: a practical resource for every nurse*
© Life and Death Matters 2016–2019
© Edición en español 2019

ISBN original: 978-1-926923-11-6
ISBN de la edición en español: 978-1-926923-14-7

Este libro está destinado solo como un recurso y material de educación general sobre el tema. Se han realizado todos los esfuerzos para garantizar la exactitud de la información que contiene; sin embargo, no existe garantía de que la información se mantendrá actualizada más allá de la fecha de publicación. La información y las técnicas proporcionadas en esta obra deben utilizarse en consulta con profesionales de la salud calificados y no deben considerarse como reemplazo, sustituto o alternativa para su orientación, evaluación o tratamiento. La autora y el editor no aceptan ninguna responsabilidad u obligación respecto a algún perjuicio o daño a ninguna persona o entidad o por cualquier otro problema causado o presuntamente causado directa o indirectamente por la información contenida en este libro.

DEDICATORIA

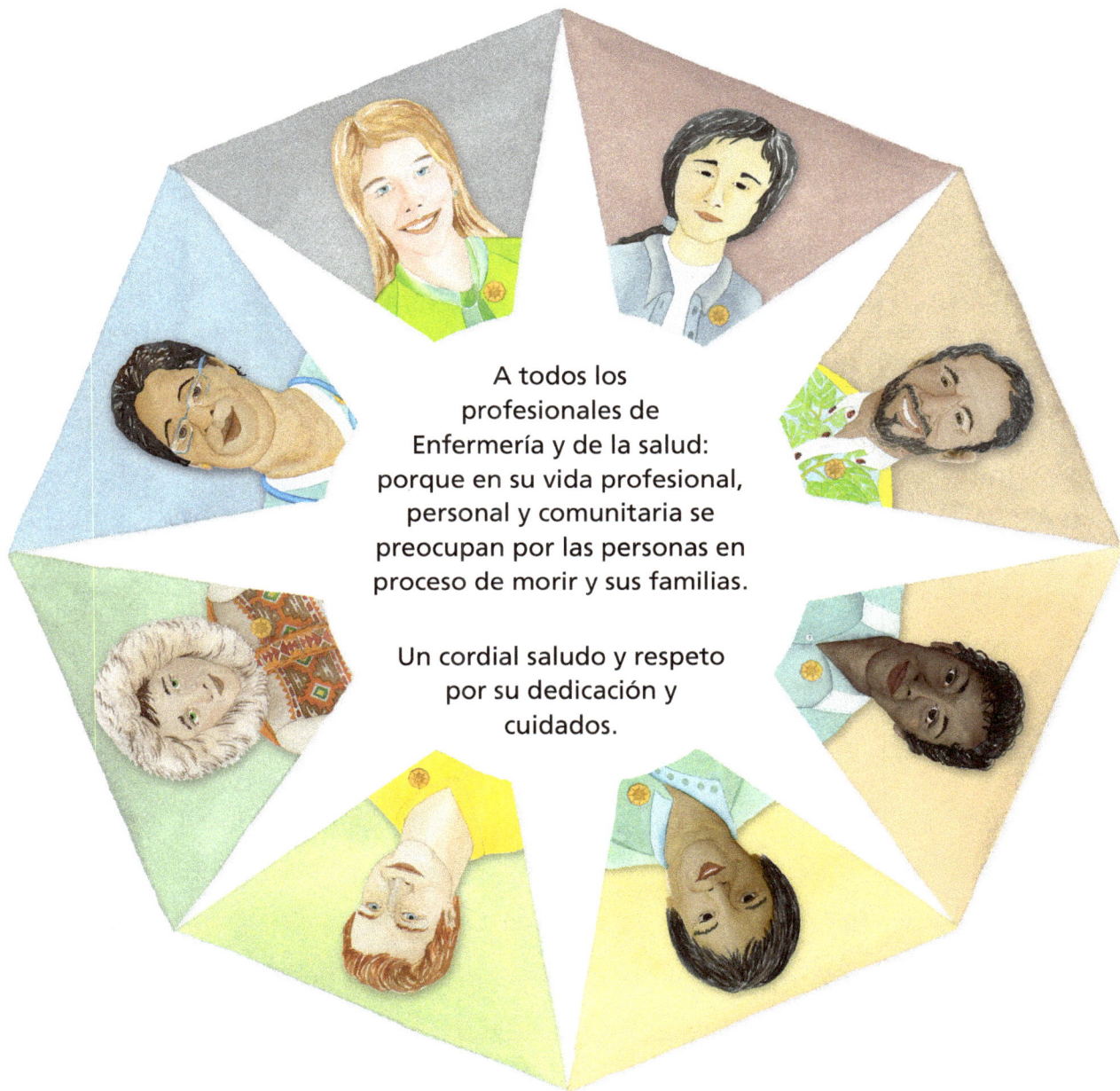

A todos los profesionales de Enfermería y de la salud: porque en su vida profesional, personal y comunitaria se preocupan por las personas en proceso de morir y sus familias.

Un cordial saludo y respeto por su dedicación y cuidados.

Acerca de la portada

El árbol de arbutus (conocido también como 'madroño') que se muestra en la portada de este libro es originario del sureste de la isla de Vancouver, las cercanas islas del Golfo, la costa adyacente de la parte continental de la Columbia Británica y algunas áreas a lo largo de la costa oeste de Estados Unidos. A menudo sus raíces se encuentran en las grietas de las paredes rocosas a lo largo de la costa, este árbol, con sus ramas nudosas y retorcidas, cuelga sobre el borde y se mueve con el viento. La suave corteza, parecida al papel, se despega a medida que crece una nueva corteza. Cada arbutus es único.

El arbutus me inspira con su capacidad para crecer, sobrevivir e incluso prosperar en áreas tan ásperas y rocosas. Este árbol adorna la portada de mi libro porque para mí simboliza la fuerza del espíritu humano, la asombrosa capacidad de los seres humanos para sobrevivir, crecer e incluso prosperar en situaciones difíciles, duras e incluso traumáticas. Como el arbutus, nosotros también nos volvemos nudosos a medida que envejecemos; y como él, todos somos únicos.

Los arbutus me recuerdan a aquellos que cuido, a los que crecieron en medio del proceso de la muerte, que se desarrollaron a medida que cuidaban a sus seres queridos o en los años posteriores.

El arbutus me recuerda a ustedes, las y los enfermeros con quienes he trabajado a lo largo de los años. Ustedes que también enfrentan una gran cantidad de retos personales y laborales, que brindan una atención excelente y me inspiran con sus historias.

Les deseo lo mejor en su camino hacia el cuidado de los demás. Espero que en este trayecto encuentren una gran satisfacción y crecimiento al hacer esta labor.

Para la edición en español, me pidieron que incluyera la mariposa, un símbolo de muchos equipos que brindan cuidados paliativos y el poder transformador de la muerte. La mariposa también representa al equipo de traducción, que como la mariposa, vivimos entre la Columbia Británica y México.

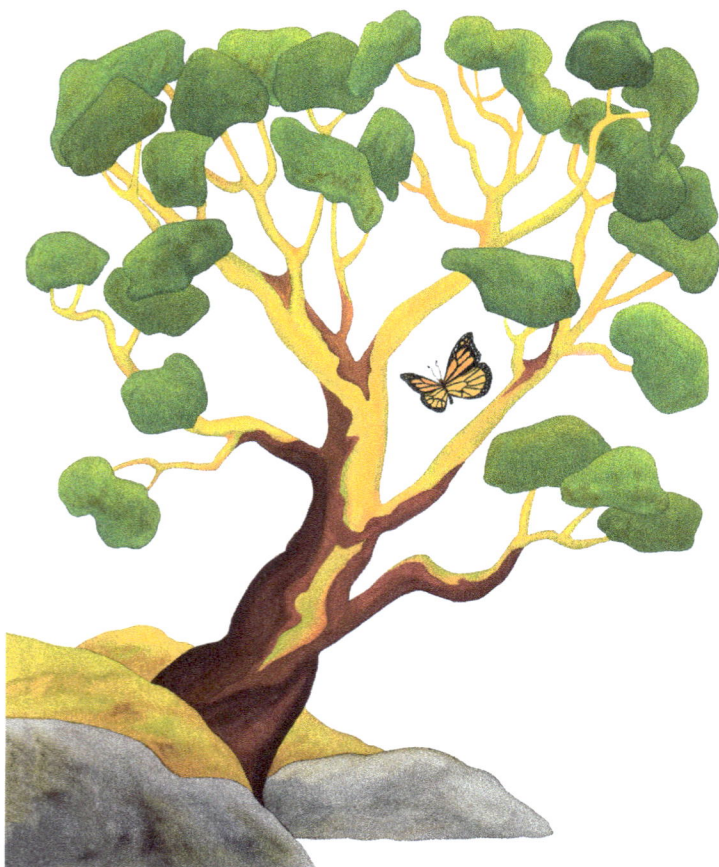

AGRADECIMIENTOS

En 2017 se publicó y distribuyó en Canadá y Estados Unidos el libro para enfermería *Lo Esencial en Cuidados Paliativos: un Recurso Práctico en Enfermería* (título original en inglés: *Essentials in Hospice and Palliative Care: A Practical Resource for Every Nurse*).

La edición en inglés fue conformada y fortalecida por pacientes, amigos y familiares a quienes he atendido durante mi carrera profesional, por profesionales de hospice y de cuidados paliativos (personal de enfermería, consejeros, médicos), proveedores de atención espiritual, trabajadores de apoyo y miembros de la comunidad. En especial, quiero agradecer:

- A los investigadores: Drs. Kelli Stajduhar, Betty Davies, Rose Steele, David Wright, Darcy Harris, Philip Larkin y Misha Butot.

- A los médicos, educadores y colaboradores de cuidados paliativos: Elizabeth Causton, Andrea Warnick, Jeanne Weis, Bruce Kennedy, Cari Hoffman, Carrie Bergman y a las doctoras Ann Syme, Carla Cheatham y Francoise Mathieu.

- A las organizaciones y a sus directivos: a la Dra. Betty Ferrell y a Pam Malloy, de End-of-Life Nursing Education Consortium; a las asociaciones y organizaciones nacionales de cuidados paliativos, a la International Association of Hospice Palliative Care, a la Victoria Hospice Society, a The College of Licensed Practical Nurses of Alberta.

En la producción del libro trabajamos con un equipo increíble. Gracias:

- Joanne Thomson: artista, ilustradora y educadora

- Greg Glover: artista, diseñador gráfico y especialista en armado editorial

- Ann-Marie Gilbert: escritora, editora, científica, investigadora, técnica, cronometradora y líder

- Sarah Weber y Ann-Marie Gilbert: editoras

La edición en español

En 2018, mi esposo Ted y yo nos reunimos con María G. Salas en la casa de su madre en la Ciudad de México. Platicamos sobre la idea de traducir el libro al español. Nos reunimos con la Dra. Silvia Allende, Jefa del Servicio de Cuidados Paliativos en el Instituto Nacional de Cancerología de México (INCan) y con las enfermeras Maricela Salas Becerril y Noemí Hernández Cruz, así como con la psicóloga Cinthya E. Arzate Mireles. Reflexionamos sobre las preocupaciones globales por brindar cuidados paliativos en países en vías de desarrollo y, específicamente, consideramos los beneficios de ayudar a fortalecer los cuidados paliativos en América Latina.

Con la esperanza de proporcionar un excelente libro en español para los profesionales de la salud y con el deseo de mejorar las habilidades y competencias del equipo de profesionales de la salud para brindar una excelente atención a las personas en vías de morir y a la familia, Ted y yo decidimos adaptar y traducir el texto al idioma español. Han pasado algunos meses desde esas primeras reuniones. Ha sido un año increíble. Ted y yo agradecemos a:

- María Salas: Tu entusiasmo y compromiso ayudaron a hacer realidad este sueño. Gracias por liderar todo el proyecto, incluida la adaptación y la revisión de traducción. Gracias por tu paciencia, amabilidad y sabiduría. Amamos México, tu país. Eres un ángel.

- Dra. Silvia Allende: como Jefa del Servicio de cuidados paliativos del INCan, tienes ese gran deseo de brindar una educación de excelencia al personal de enfermería. Gracias por ver este libro como una herramienta para ayudar a mejorarla a nivel de América Latina. Tu entusiasmo por la traducción de este libro fue una de las razones por las que pudimos comenzar. ¡Nos diste ese empujón para poner en marcha este proyecto! Gracias por tu asesoría y aportaciones en la traducción, adaptación y edición de los textos. Gracias por apoyar a Maricela, Noemí y Cinthya, quienes fueron nuestras revisoras principales y nos brindaron valiosas sugerencias; y, finalmente, gracias por cuidar a la hermana de María, Esther, durante su último año y por recomendar a la mejor cuidadora: la Dra. Juanita. Esther es la que te conectó con María, y como dicen, "el resto es historia".

- Maricela Salas, Noemí Hernández y Cinthya E. Arzate: gracias por leer cada capítulo, por sus ideas y sugerencias para adaptar las palabras y las historias. Gracias por su amabilidad, calidez y aliento durante todo el proceso. Su compromiso con el proyecto fue esencial. ¡Nuestras reuniones, los conos de helado y los almuerzos fueron de lo mejor! Ha sido una gran inspiración verlas a las tres como grandes líderes por su compromiso y dedicación para brindar una excelente atención a los pacientes y sus familiares, así como en la educación a profesionales de la salud. Les agradezco que este compromiso por la excelencia de su trabajo lo hayan vertido a este proyecto y también por haberlo revisado y comentado tantas veces para lograr hacerlo realidad. Su creatividad durante el proceso de esta gran tarea se vio reflejada en el uso de diferentes técnicas para poder adaptar el libro a la cultura tanto mexicana como latinoamericana, y después de un proceso de investigación y análisis arduo, lograron plasmar casos específicos con lenguaje certero y cotidiano para continuar con el desarrollo de un libro disfrutable y digerible. Siempre es muy grato conocer a personas dedicadas en cuerpo y alma a los cuidados paliativos. Agradezco inmensamente que se hayan cruzado en mi camino para poder llegar a la meta de tener un gran libro, pero también por todo lo que aprendí de ustedes, y sobretodo, por sus apapachos.

⏵ Dra. Mónica Osio: gracias por tu cuidadosa revisión del texto, en particular el Capítulo 5 sobre el manejo de los síntomas, y por tus adiciones que han fortalecido el libro.

⏵ Irma Aguilar: gracias por tu pasión y aportación como científica, investigadora y escritora. Gracias por conseguir los permisos para usar o traducir herramientas de cuidados paliativos al español, por traducirlas y/o adaptarlas, por escribir las Perlas éticas, por atender tantos detalles que fueron necesarios para terminar el libro. Tus contribuciones en estos últimos meses fueron esenciales para ayudarnos a terminar el libro. Qué afortunados fuimos de conocernos en la conferencia del INCan México.

⏵ Durante el año pasado, tuvimos el privilegio de conocer a profesionales de la salud que comparten nuestra pasión por los cuidados paliativos, los pacientes y las comunidades, la atención en áreas rurales y remotas, para atender las necesidades de los pobres y de los más pobres de los pobres. Gracias: Dr. Bernardo Villa, a las doctoras Mónica Osio, Celina Castañeda, Iliana Verónica Cortés y Guadalupe Leyva, así como a los doctores Alejandro Quiroz, Jorge Ramos Guerra y Enrique A. Aguilar Mena.

⏵ Andrés Helguera y Patricia Álvarez: gracias por el inmenso trabajo de edición, traducción y diseño editorial. Andrés, tu alegre presencia y atención al detalle fueron muy apreciadas. Fue maravilloso trabajar contigo. Gracias.

⏵ Evangelina Mangino: ¡gracias por tu detallado plan de trabajo y por intentar que todos nos encontráramos en "la misma página"!

⏵ Ana Luisa Álvarez: llegaste al equipo para ayudarnos con algunos detalles, pero te quedaste cuidándonos, nutriéndonos y asegurándote de que avanzáramos. ¡Gracias!

⏵ Juntos, Ted y yo agradecemos a nuestros hijos y nietos, quienes juntos e individualmente nos han ayudado a vivir la vida más plenamente y a amar más profundamente.

⏵ Ted no es un enfermero de cuidados paliativos, pero está tan comprometido como yo con el desarrollo y la entrega de materiales y capacitación sobre cuidados paliativos para enfermería y otros profesionales/cuidadores de atención médica. Ted cree en los beneficios de la educación y en el poder de la enfermería competente, capaz y humanitaria para mejorar la atención de la persona en vías de morir y su familia. Gracias, Ted. Te lo agradezco y creo que todos los que lean y usen este libro te lo agradecerán.

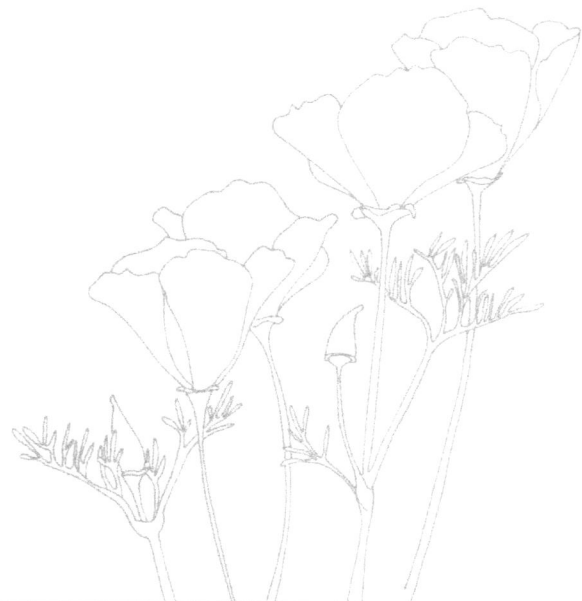

CONTENIDO

PREFACIO

En 1996, mi esposo Ted y yo, junto con nuestros cinco hijos, salimos de nuestra casa en la costa oeste de Canadá para tomar rumbo hacia el sur, a territorio desconocido. Nuestra meta era explorar México y Guatemala, aprender español y conocer a la gente, su comida y su cultura. Nuestro medio de transporte era una vieja y deteriorada camioneta Volkswagen (una "Combi" como le decían en México). La teníamos que empujar para echarla a andar y con frecuencia se le caía la puerta corrediza. A veces la gente nos preguntaba por qué no habíamos comprado un auto nuevo. Nosotros les contestábamos: "era pasar un año en México o tener una camioneta nueva... mmm, ¿qué habrían hecho ustedes?... ¡Nosotros escogimos pasar un año en México!"

Tuvimos un año fabuloso lleno de aventuras: asistimos a una escuela de idiomas por un mes, tuvimos días grandiosos de caminatas, visitamos ruinas, nadamos y jugamos en las playas y pasamos varias semanas con un equipo de cuidados paliativos. En camino al norte tuve la gran fortuna de conectar con el Dr. Gustavo Montejo, director de una unidad de cuidados paliativos en Guadalajara. Como soy enfermera de cuidados paliativos, me inspiró ver que el equipo de cuidados paliativos abarcaba las necesidades de los pacientes a pesar de las carencias crónicas y la falta de suministros y recursos. No fue sorpresa para mí –a pesar de las barreras del lenguaje–, ser testigo de cómo los cuidados y la compasión estaban presentes y lo podía entender.

Al reflexionar sobre esto en nuestro viaje de regreso a casa, y otras muchas veces desde entonces, entendimos que lo que hace hermoso a un lugar es su gente, no el paisaje, ni las montañas o el océano, ni lo que puedas ver.

Ted y yo regresamos a la Ciudad de México 22 años más tarde para encontrarnos con un colega y explorar la idea de traducir al español nuestro texto de enfermería: *Essentials in Hospice and Palliative Care: A Practical Resource for Every Nurse* ("Lo Esencial en Cuidados Paliativos: un Recurso Práctico en Enfermería", ya en su título en español).

Durante esa semana en la Ciudad de México, hablamos con médicos de cuidados paliativos, enfermeras, educadores de enfermería y psicólogos. Escuchamos acerca de la necesidad de recibir educación de cuidados paliativos en el currículo de enfermería y en el área de trabajo.

Los mexicanos nos acogieron, y otra vez nos abrieron el corazón; y así decidimos traducir al español nuestro texto para enfermería.

Todos los profesionales de enfermería cuidan a las personas cuando están muriendo. No importa si brindan cuidados en un hospital de atención crítica, en una sala de urgencias, en una unidad de cuidados intensivos, o en casa o una comunidad: Ustedes brindan cuidados a la gente que experimenta una pérdida, que está de duelo y adaptándose a esas pérdidas. Ustedes cuidan en su vida profesional, y cuidan a los miembros de la comunidad y seres queridos en su vida personal. Quiero que sepan que cuidar a la persona que está muriendo **ES** responsabilidad de **CADA** enfermero.

El propósito de este libro es ayudarlos a desarrollar competencias, actitudes y conocimientos para proporcionar cuidados paliativos de excelencia a la persona y a su familia.

Este libro les ayudará a considerar la necesidad de acceso a los materiales y recursos de los cuidados paliativos, de los cursos y programas en su comunidad y en su país, así como de reflexionar en las maneras que ustedes en enfermería (o en otro campo profesional en la atención de salud) pueden abogar por programas, cursos, materiales y recursos de cuidados paliativos y cómo contribuir en su desarrollo.

Este texto fue diseñado para ser "digerible y placentero". Fue creado para captar su interés y que les parezca fácil de usar y sencillo para ser integrado en su práctica. Las coloridas ilustraciones son evocativas y agradables a los ojos, para ayudarlos a imaginar los conceptos de los cuidados paliativos en la práctica. Las historias le dan sabor y profundidad a los conceptos y principios, para despertar su interés y hacer que quieran pasar la página para ver lo que sigue.

El texto es digerible porque las mejores prácticas actuales, los principios y las estrategias de cuidados prácticos se brindan en trocitos que puedan consumir y usar en su práctica. El objetivo final es que pueden aprender cómo proporcionar excelentes cuidados físicos y psicosociales a la persona en vías de morir, a su familia y a su comunidad y que se sientan al mismo tiempo más seguros de si mismos, competentes y compasivos.

Decidimos que íbamos a escribir esta obra para enfermería, pero dirigirnos a los "profesionales de atención de salud" para que cualquiera y todos los miembros de un equipo pudieran usar el texto y sentir que es también para ellos. Por lo tanto, si son profesionales de atención médica, no de enfermería, y están leyendo esto ahora, ojalá que disfruten este libro y que descubran que la instrucción es útil también para ustedes.

La ilustración de la enfermera en medio de la estrella es usada en este libro como icono para suscitar reflexiones en lo que son las mejores prácticas y cómo implementarlas mejor o usarlas en una situación específica. El icono será la señal para considerar las cuestiones de atención presentadas y reflexionar en la mejor manera de prodigar cuidados.

Deseo fervientemente que esta obra sea un instrumento tanto educativo como fuente de inspiración que ayude a recuperar y celebrar el arte y la ciencia de los cuidados paliativos.

Conforme escribo esto, estoy consciente de cuánto NO conozco de América Latina y entiendo lo mucho que quiero aprender. Siempre he considerado que aprender es una invitación a enseñar, y enseñar es una invitación a aprender y enseñar junto a ustedes. Ojalá que todos podamos empoderar los cuidados paliativos en Latinoamérica.

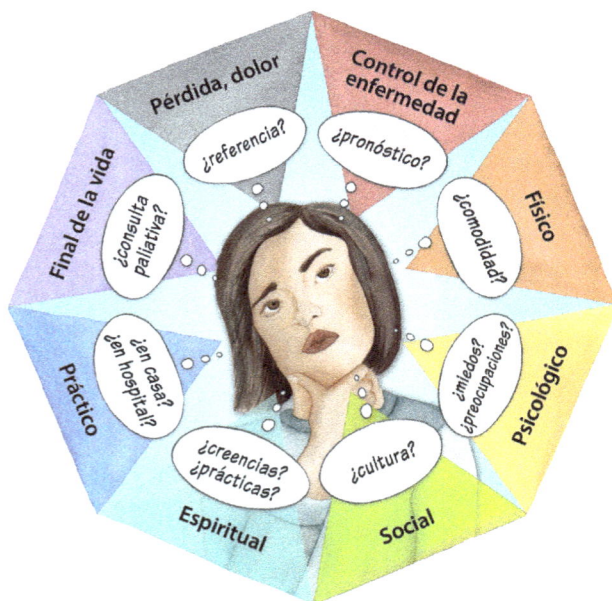

Lectura esencial para cada profesional de enfermería

Todo profesional de enfermería proporciona cuidados paliativos. Este texto brinda conocimientos, habilidades y estrategias para brindar cuidados paliativos de excelencia y, como tal, es un recurso esencial para cada profesional de enfermería.

Utilicen estos resúmenes de capítulos para decidir cómo desean abordar el libro de la manera que mejor se adapte a sus necesidades. Consideren cómo podrían utilizar este conocimiento y ayuden a desarrollar programas y servicios de cuidados paliativos más sólidos en su comunidad y en su país.

Capítulo 1: Comprender el proceso de morir

Las causas de muerte han cambiado en los últimos 100 años. Este capítulo resulta útil para aprender sobre los patrones comunes de morir para las personas en el siglo XXI y su impacto en la persona en vías de morir, en su familia y en el sistema de atención médica. Consideren cómo el proceso de morir ha y está cambiando en su país y comunidad.

Capítulo 2: La integración de un enfoque paliativo

Conozcan el primer hospicio que creó la Dama Cicely Saunders, la filosofía, los principios y las prácticas de hospicio y cómo el Dr. Balfour Mount acuñó la frase "cuidados paliativos". Investiguen cómo se organizan los cuidados paliativos en su comunidad y país, qué servicios están disponibles para las personas, identifiquen los obstáculos y las barreras. Reconozcan los programas de cuidados paliativos disponibles para las personas en su comunidad y consideren cómo pueden integrar un enfoque paliativo en el cuidado de una persona con cualquier enfermedad que limite la vida.

Capítulo 3: Preparación para el cuidado

En este capítulo se explican las estrategias para las mejores prácticas, incluida la compasión y el suministro de amor en la práctica profesional. Aprendan a reflexionar sobre cómo brindar atención y a considerar cómo pueden integrar las mejores prácticas de interacción. Consideren las interacciones con las mejores prácticas en sus relaciones con las personas que cuidan, y después piensen cómo pueden utilizar sus habilidades de vocación y enseñanza para ayudar a desarrollar los cuidados paliativos en su país.

Capítulo 4: Uso de herramientas estandarizadas

Las herramientas de detección, evaluación y comunicación a las que se hace referencia en el libro se agrupan en este capítulo: una caja de herramientas de cuidados paliativos. Mientras utilizan una herramienta que los ayuda a evaluar un síntoma o prepararse para reportar algo al equipo de atención médica, consideren cómo podría integrar las herramientas en la práctica, en su lugar de trabajo, en su comunidad o país.

Capítulo 5: Mejorando el confort físico

En la Parte 1, lean los principios y prácticas para mejorar el confort físico –el corazón de la atención en cuidados paliativos–. En la Parte 2, aprendan a reconocer y a evaluar los síntomas comunes que experimentan las personas en proceso de morir e incorporar estrategias para controlarlos a través de medidas de confort tanto farmacológicas como no farmacológicas. En la Parte 3, aprendan sobre las emergencias paliativas que incluyen: síntomas refractarios y úlceras tumorales, así como sobre la terapia de sedación paliativa como una intervención para quienes sufren síntomas refractarios.

Capítulo 6: Brindar atención psicosocial

Exploren las necesidades psicosociales comunes de la persona en vías de morir y de su familia, y aprendan estrategias para apoyarlos. Comprendan y reflexionen sobre el apoyo a las personas en los momentos de transición, pérdida y dolor, así como de las formas de ayudar a una persona que sufre. Obtengan información acerca de la autodeterminación y la autonomía mediante el uso de la planificación anticipada de la atención, las guías anticipadas y los objetivos de las conversaciones sobre la atención. Conozcan los temas sobre muerte asistida y consideren cuáles son las leyes en su país para las personas que solicitan este servicio. Exploren la espiritualidad y la búsqueda de significado y propósito, intimidad y sexualidad, y apoyen a los niños cuyo ser querido está muriendo. Reflexionen sobre cómo abordar las necesidades psicosociales en su lugar de trabajo.

Capítulo 7: Los cuidados en los últimos días y horas

Conozcan los cambios comunes que una persona en proceso de morir podría experimentar en sus últimos días y horas, así como las formas de brindar consuelo y apoyo para la persona y su familia. Comprendan la importancia de la preparación en la planificación de la atención antes, durante y después de la muerte, y el uso de rituales. Tomen en cuenta las tradiciones y rituales, y la participación de la comunidad en los lugares donde vive y trabaja. ¿Qué servicios pueden ayudar a construir para brindar apoyo a la persona y la familia?

Capítulo 8: Cuidando de ustedes

Desarrollen su comprensión de la fatiga por compasión y su capacidad de autoevaluación para detectar los primeros signos. Aprendan maneras de minimizar su riesgo de desarrollar fatiga por compasión cuidándose a sí mismos, incluso mientras se esfuerzan por brindar un excelente cuidado a los demás. Tomen en cuenta las formas de desarrollar redes de apoyo sólidas a nivel local y en América Latina. Planifiquen integrar algunas ideas en su vida, para ayudarse a ser más saludables y fuertes.

Perlas Éticas

Las Perlas Éticas se utilizan para abordar los principios y temas éticos. El término "perla" se refiere a estándares, conceptos o preguntas sobre los que pueden reflexionar para fortalecer su capacidad de integrar conceptos en la atención.

En esta obra, las perlas se basan en los siguientes códigos de ética:
- Código de Ética del Consejo Internacional de Enfermeras (CIE/ICN) (Anexo 1)
- Código de Ética de la Asociación Canadiense de Enfermería para Enfermeras Registradas (Anexo 2)
- Código de Ética para las Enfermeras y los Enfermeros en México (Anexo 3)
- Código de Ética de la Asociación Americana de Enfermeras (ANA) (Anexo 4)

Las Perlas Éticas también incluyen preguntas reflexivas diseñadas para desenterrar las dimensiones éticas de la práctica que antes no se habían visto o se habían pasado por alto. El icono de las Perlas Éticas consiste en un cuadro para representar el marco en el que cada profesional de enfermería brinda atención, un corazón para recordarle que debe brindar la atención de todo corazón y una "e" que significa preguntas éticas para su reflexión. El Código de Ética de 2012 del CIE establece, de manera muy simple que "los profesionales de enfermería tienen cuatro responsabilidades fundamentales: promover la salud, prevenir enfermedades, restaurar la salud y aliviar el sufrimiento" (Consejo Internacional de Enfermeras, 2012). Esta obra los ayudará a cumplir con las responsabilidades que el CIE ha identificado a medida que trabaja para prevenir o controlar los síntomas comunes, apoyar un duelo saludable, prevenir o responder al duelo complicado y disminuir el sufrimiento asociado con el proceso de morir, la muerte, la pérdida y el duelo.

Desarrollo de la competencia y humildad cultural

El libro incorpora historias para ayudar a los profesionales de enfermería a desarrollar competencias y humildad cultural. Las historias brindan la oportunidad de desarrollar la conciencia acerca de las creencias y valores culturales de otras personas, así como de desarrollar habilidades culturales para comunicarse, interpretar y relacionarse con personas de diferentes culturas. Con estas prácticas, el profesional de enfermería puede respetar y apoyar a la persona y la familia respecto a sus deseos culturales.

Incorporar liderazgo y vocación

América Latina ha avanzado en el desarrollo de programas de cuidados paliativos, pero queda más por hacer.

Los profesionales de enfermería son líderes por naturaleza y promueven el cambio. Como profesionales de enfermería fuimos capacitados para evaluar, compartir información, apoyar la toma de decisiones, desarrollar planes de atención y evaluar. Como afirma el Dr. Jorge Ramos, "la razón por la cual los cuidados paliativos ocurren es por el equipo de enfermería: evalúan, colaboran, se comunican, cuidan y reúnen todo".

Este libro está diseñado para ayudarlos a desarrollar lo esencial en los cuidados paliativos. Hay preguntas y comentarios que pueden ayudarlos a determinar de qué manera ayudar a nivel local y global, a expandir los cuidados paliativos y promover un cuidado excelente para la persona que está muriendo.

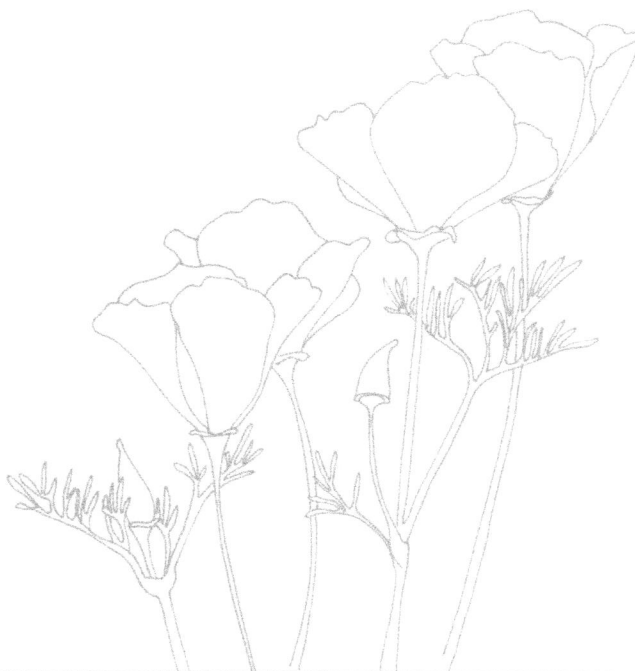

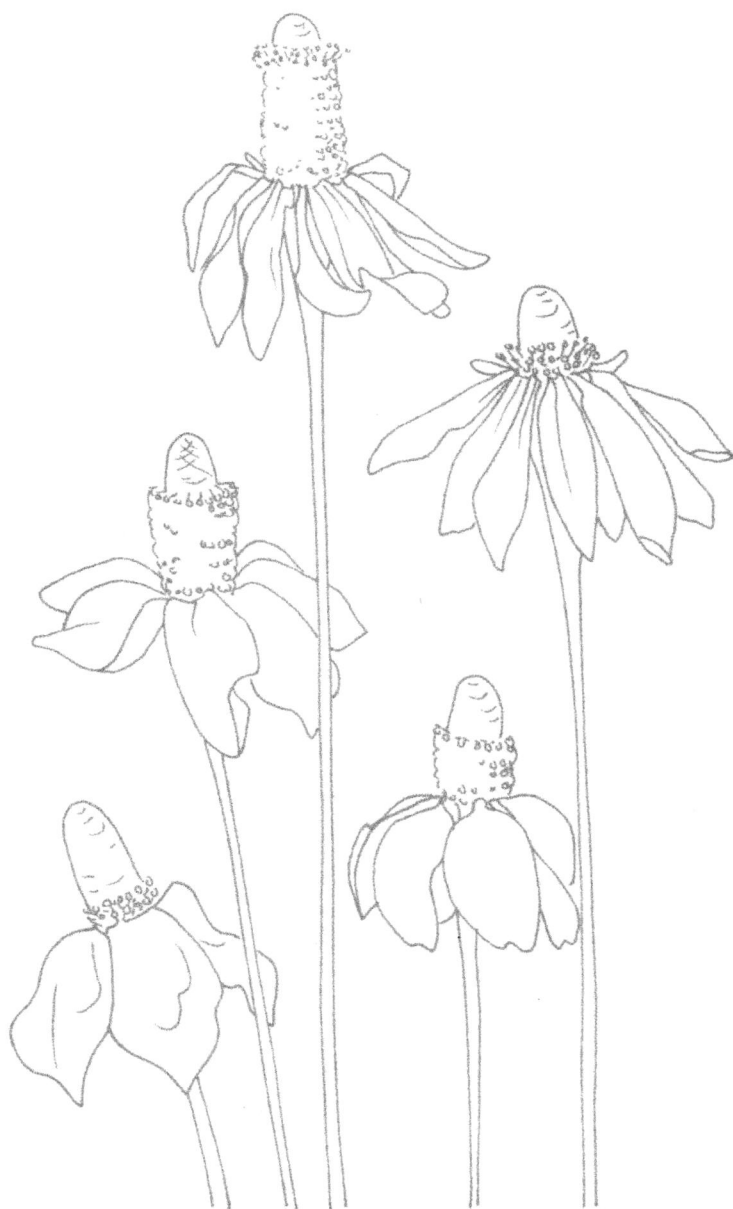

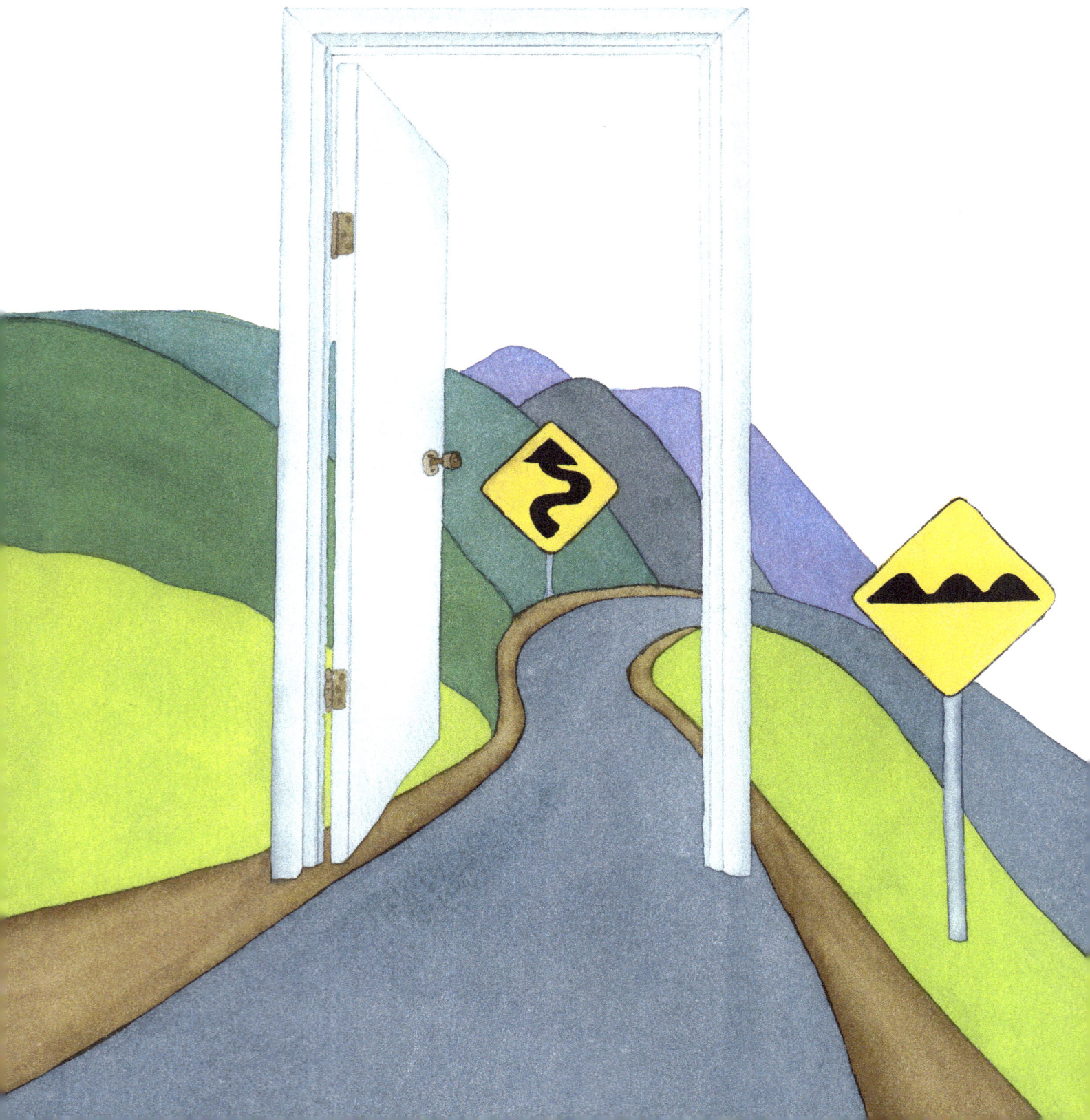

Comprender el proceso de morir

Los patrones comunes de morir

Cuando estudié cuidados paliativos (el estudio del proceso de morir, la muerte y el duelo), una de las preguntas que los estudiantes hacíamos era: "¿Cuándo comienza la muerte?" Las respuestas, por supuesto, abarcaban desde el nacimiento hasta la aparición visible de una enfermedad hasta los últimos días y horas. La respuesta que siempre me gustó más fue: "¡A los 40 años, cuando el perro muere y los niños se van de casa!" (En este momento estoy alrededor de los 60 años, todavía espero tener un perro y ¡los chicos han vuelto a casa!). De hecho, el proceso de morir comienza de manera diferente para cada persona, dependiendo de la enfermedad y la propia salud de la persona.

¿Cómo es la muerte? Para responder a esta pregunta, pueden observarse los cambios físicos que la persona experimenta en sus últimos días y horas; sin embargo, entender cómo se ve morir en este siglo requiere mirar más atrás que los últimos días; de regreso a las semanas, meses y tal vez años antes de la muerte.

Para responder la pregunta "¿Cómo es la muerte?", se deben entender los cambios en la forma en que la gente muere en el siglo XXI.

Este capítulo explora los patrones comunes de la muerte y analiza la realidad de que una persona, hasta el momento de morir, todavía está viva.

En la actualidad, los cuidados paliativos son considerados una atención valiosa que es útil desde el momento del diagnóstico. ¿Por qué? Debido a que la persona que está muriendo puede tener muchas necesidades de atención integral desde el principio y los cuidados paliativos ayudan a satisfacerlas.

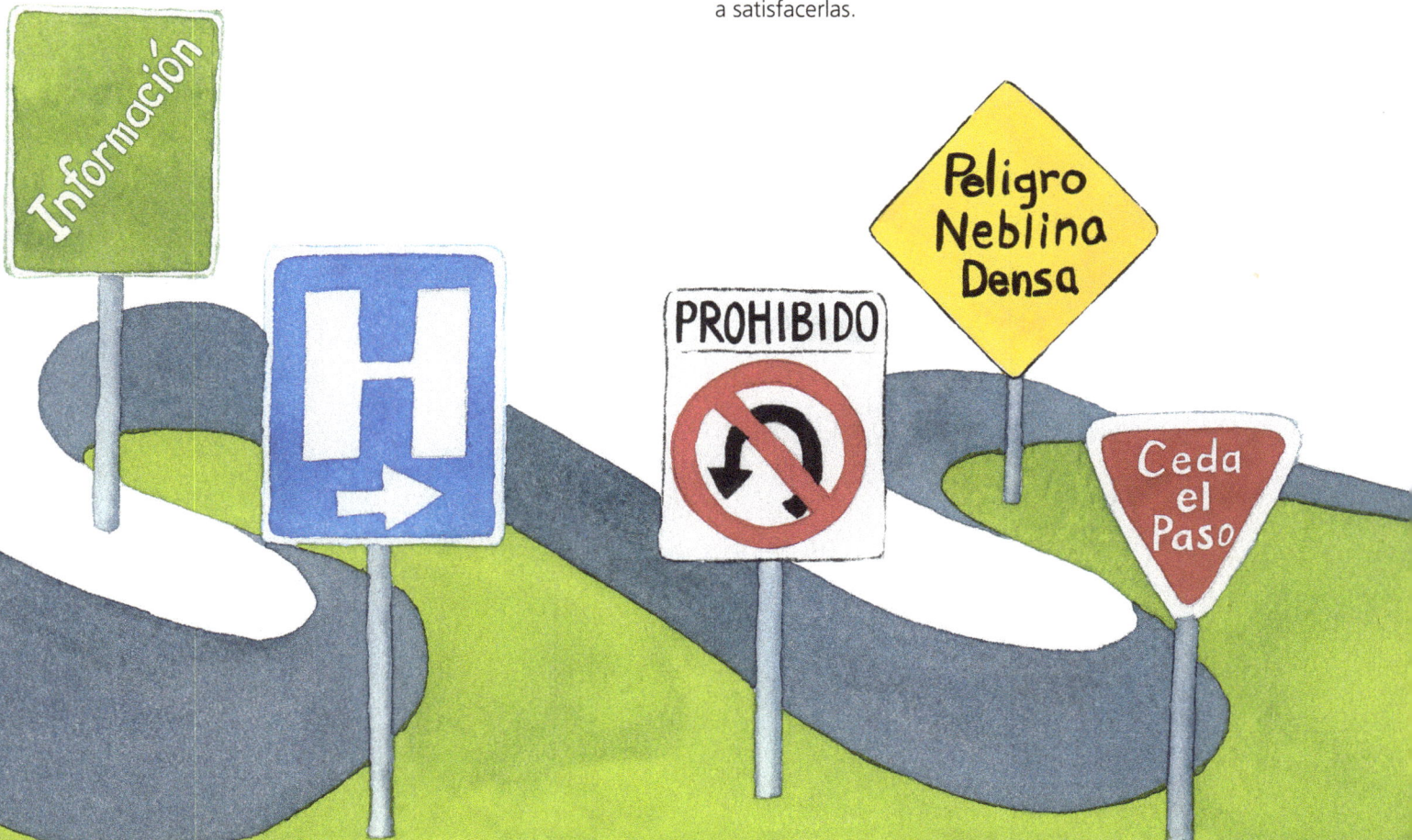

Definición de las personas a las que se hace referencia en este texto

Persona al final de su vida o persona en proceso de morir: utilizo este término (o simplemente "persona") porque no soporto usar la palabra "cliente" para describir a alguien que es tan vulnerable y que no puede ser un "consumidor". Tampoco puedo usar la palabra "paciente" para describir a alguien que probablemente no se sienta ni cercanamente así, y no puedo usar la palabra "residente", ya que no se aplica en todos los contextos.

Familia: este término significa cualquier ser a la que la persona defina como familia, tal como a cualquiera que sea significativo para la persona. Para simplificar, uso "familia" en lugar de usar repetidamente "familia y seres queridos".

Profesional de salud y voluntariado: este término designa a las personas capacitadas a las que se les paga para proporcionar atención (por ejemplo, enfermeros, médicos, psicólogos, auxiliares de enfermería, trabajadores de asistencia personal, asistentes médicos, consejeros y proveedores de atención espiritual), incluido el personal de atención médica.

Cuidador: este término se refiere a cualquier cuidador no remunerado, como un amigo o familiar, que brinda atención a la persona que está muriendo.

Enfermería: este término significa cualquier persona capacitada en la profesión de enfermería, que incluye desde auxiliar de enfermería, enfermería general, licenciado en enfermería, enfermera especialista, maestría en enfermería y doctorado en enfermería.

Médico/enfermería paliativista: este término se usa para identificar a una persona responsable de diagnosticar, tratar y controlar los síntomas de la persona que está muriendo.

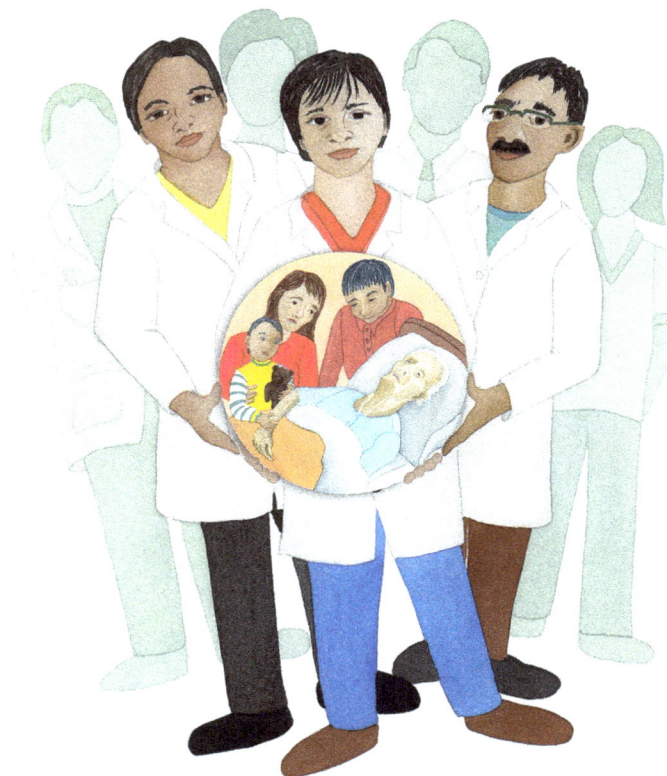

La gente nunca había muerto así

Perla Ética

Como profesional, ¿cómo reaccionarían ante una muerte como esta? ¿En qué sería diferente su respuesta si la persona que murió fuera una persona mayor de su familia?

Hace cien años, cuando un campesino desarrollaba una enfermedad grave, una semana más tarde o ya estaba de vuelta trabajando la tierra o enterrado en ella. La muerte se debía principalmente a infecciones y ocurría en el transcurso de días, y a veces, semanas. El surgimiento de las técnicas sanitarias y los tratamientos médicos de la salud pública ahora ayudan a las personas a sobrevivir enfermedades que previamente los habrían matado (Gawande, 2014). En las naciones industrializadas, la gran mayoría de la población sobrevive a las enfermedades infantiles y alcanza una edad más avanzada como nunca antes.

A medida que las personas viven más tiempo, envejecer y morir incluye el desarrollo de una o más enfermedades graves, progresivas y limitantes de la vida, como enfermedades cardiacas y respiratorias, así como cánceres en la tercera edad. Mientras que 70% de las muertes en México derivan de enfermedades crónicas, entre las personas mayores de 65 años, 74% padece dolor y malestar de una o más enfermedades crónicas que limitan la vida (CHPCA, 2015) Cada día hay más personas mayores que van a necesitar cuidados paliativos. Las personas con enfermedades crónicas y progresivas necesitarán atención durante muchos años, lo que aumentará sustancialmente la carga de atención; sin embargo, dados los cambios en la demografía, habrá menos profesionales de salud y de cuidadores disponibles para brindar los cuidados.

Para estar preparados y satisfacer las necesidades de la persona en proceso de morir y su familia, es importante comprender los patrones comunes del proceso de morir y reconocer que la muerte implica más que los cambios físicos que ocurren en los últimos días y horas de vida. Es igualmente importante reconocer que mientras las personas están en proceso de morir, también continúan viviendo. Los profesionales de salud necesitan ayudar a las personas y a sus familias a vivir mientras están muriendo.

El término "enfermedad que limita la vida" se refiere a cualquier enfermedad, aguda o crónica, que pueda acortar o "limitar" la vida de una persona. "Enfermedad que limita la vida" es un término más gentil que "enfermedad terminal" y puede ser más fácilmente aceptado por la persona que está muriendo y su familia. Las personas con enfermedades que limitan la vida pueden beneficiarse de un enfoque paliativo desde el principio del proceso de la enfermedad.

Trayectorias comunes de morir

Morir es un proceso único para cada persona, pero generalmente ocurre en uno de los cuatro patrones siguientes: muerte súbita, declive constante, declive con pausas ("montaña rusa") y declive lento. Cada declive refleja cambios en la función y capacidades de la persona, específicamente con los siguientes cambios:

- Ambulación: la capacidad de desplazarse
- Participación en actividades
- Cuidado personal
- Comer y beber
- Funcionamiento cognitivo

La disminución de la función de una persona a lo largo del tiempo se puede ilustrar como una línea en una gráfica. La línea muestra la disminución progresiva en el funcionamiento de la persona y se conoce como "trayectoria" o patrón. Cada trayectoria tiene diferentes desafíos para la persona que está muriendo, su familia y para los profesionales de salud que la atienden. Estos últimos pueden observar cambios en las capacidades de una persona en proceso de morir como una forma de entender su condición en declive. Esta sección define los parámetros de estas trayectorias, las enfermedades que a menudo están involucradas y los retos para la persona y su familia.

Muerte súbita

Cerca de 10% de las personas en las naciones desarrolladas morirán repentinamente. Un ataque al corazón, un derrame cerebral grave o un accidente automovilístico son causas comunes de muerte súbita. En la mayoría de los casos de muerte súbita (Figura 1), la persona que muere y su familia no saben que la muerte es inminente.

Figura 1. Trayectoria de la muerte súbita

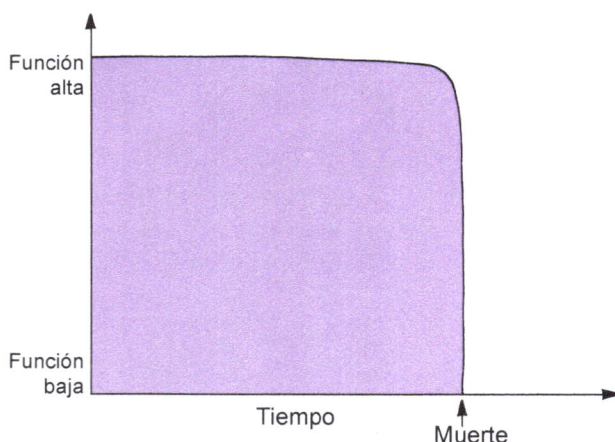

Cuando le pregunto a la gente cómo quiere morir, siempre hay quienes dicen que preferirían una muerte súbita. A menudo afirman que no quieren ser una carga para sus seres queridos; sin embargo, las personas en duelo cuyo ser querido ha muerto repentinamente a menudo expresan pesar por no haber tenido tiempo de decirle adiós o prepararse o anticiparse a la muerte, y podrían decir que desearían haber podido brindarles atención. Estas personas podrían decir:

"Podrá haber sido una buena muerte para ella, pero no fue una buena muerte para mí".

En enfermería, se puede presenciar una muerte súbita o llegar justo después de haber sucedido. El Capítulo 6, "Brindar atención psicosocial", incluye información sobre qué hacer después de una muerte repentina e inesperada en el hogar.

Muerte súbita

Estaba jugando béisbol cuando mi hermano me llamó para decirme que mi mamá había tenido un infarto. Fui directamente al hospital, pero fue demasiado tarde. Es difícil de creer. Ojalá hubiéramos estado preparados. Habría sido más fácil si hubiera estado enferma por un tiempo para poder despedirme y decirle que la amaba. ¡Me siento como si me hubiera atropellado un camión!

Perla Ética

Tal vez ustedes o alguien que conocen han sido afectados por la muerte súbita de un ser querido. ¿Hubo algo positivo en esa experiencia? ¿Cuáles fueron los aspectos negativos?

Declive constante

El patrón de declive constante de la muerte (Figura 2) a menudo se observa en personas que fallecen de cáncer. Los pacientes pueden ser funcionales por mucho tiempo, incluso durante años, después de su diagnóstico y tratamiento. En algún momento experimentan un declive constante significativo en la función y la fuerza, lo que significa los últimos seis meses de vida. Pueden estar confinados en cama solo en las últimas semanas antes de la muerte.

Figura 2. La trayectoria del declive constante

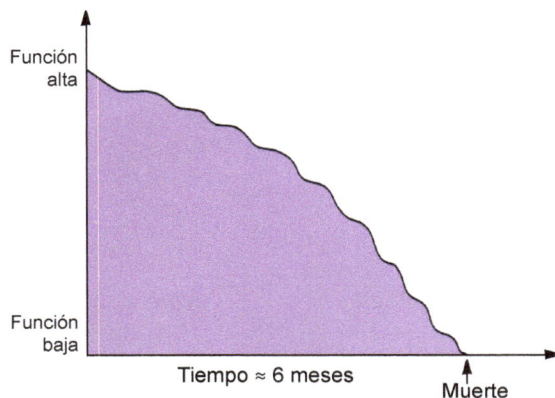

La siguiente historia sobre la muerte de Yetta ilustra este declive constante. Debido a que su muerte fue anticipada, Yetta (mi madre) y la familia tuvimos la oportunidad de prepararnos, compartir y cuidarla. Yetta estaba agradecida por saber que estaba muriendo. La familia se reunió, la cuidó y se preparó para su muerte. Ella eligió lo que quería hacer con su energía y tiempo limitados. Se inscribió en el programa local de cuidados paliativos. Las personas le ofrecieron asistencia, expresaron su gratitud y recordaron buenos momentos compartidos.

El declive constante puede tener algunos beneficios, pero hay momentos en que parece que va demasiado rápido. Las personas pueden sentir que no tienen tiempo para prepararse, que están constantemente corriendo para alcanzar una "nueva normalidad". El declive puede sentirse especialmente rápido cuando una persona no está lista o no puede procesar la información cuando se comparte, cuando hay diferencias significativas en cómo cada miembro de la familia escucha y actúa respecto a la información recibida o, al principio del proceso, el equipo de atención médica no comparte información sobre la gravedad de la enfermedad y qué anticipar.

La mayoría de las personas cree que un declive constante es la forma en que la mayoría de las personas mueren.

De hecho, menos de 20% de las personas mueren de esta manera (Lynn, 2005).

Declive constante

El 12 de septiembre, Yetta caminó 12 kilómetros –nada mal para una persona de 82 años–; sin embargo, diez semanas después se sintió bastante fatigada y visitó al médico.

–"Fatiga", dijo ella. "Y me duele el costado derecho".

El 8 de noviembre le dijeron que la ecografía y la TC mostraban un tumor. El cirujano le dijo muy suave y amablemente: "Usted tiene un tumor inoperable".

… ¿Cuánto tiempo? … Bueno … tal vez de 6 a 12 meses ".

Se puso tan activa como su energía le permitía. Ordenó sus papeles, renunció a comités, buscó a personas de quienes estaba preocupada. Contactó a sus amigos más cercanos.

Al cabo de seis semanas, con sus cuatro hijos reunidos, celebramos la Navidad. Ella habló de la luz en una temporada de oscuridad. Comió crema batida y decidió que la vida era demasiado corta como para beber un vino barato. Comía probaditas de cualquier cosa que se le antojaba comer y nada más.

"¿Qué deseas? ¿Qué sería importante para ti antes de morir? ¿Cómo te puedo ayudar?", le pregunté. Ella fue muy clara: "No quiero sentir ningún tipo de dolor". En repetidas ocasiones describió estos últimos meses como "los mejores de mi vida".

A medida que pasaron las semanas, Yetta dormía más. Le costaba trabajo levantarse. Estuvo cerca de la muerte varias veces, pero luego se reanimaba nuevamente.

Finalmente, el 16 de enero, en la quietud de la noche, respiró profundo por última vez y se fue.

Perla Ética
Es común pensar que la mayoría de la gente muere después de un declive constante; pero en realidad solo 20% de las personas siguen esta trayectoria. ¿Qué ventajas y desventajas tiene la trayectoria del declive constante?

Declive con pausas: la montaña rusa

La trayectoria del declive con pausas (Figura 3) describe a las personas que alternan entre periodos de declive y de recuperación. Un periodo de declive puede ser el resultado de la exacerbación de una enfermedad o ser causado por una caída, una fractura, una nueva enfermedad o una combinación de estos eventos. A veces, la persona puede requerir hospitalización y tratamiento, o un ajuste de los medicamentos para ayudar a estabilizarla. Después de la estabilización, la persona puede recuperar parte de su funcionamiento anterior y disfrutar nuevamente de las actividades en las que solía participar. La persona puede estar estable durante semanas o meses y después volver a declinar cuando cambian sus enfermedades crónicas o experimenta otra infección, recaída o enfermedad. Eventualmente, los declives repetidos conducen a la muerte. En aproximadamente 70% de las personas que mueren, el patrón de declive sigue una trayectoria lenta o con pausas.

Figura 3. La trayectoria del declive con pausas

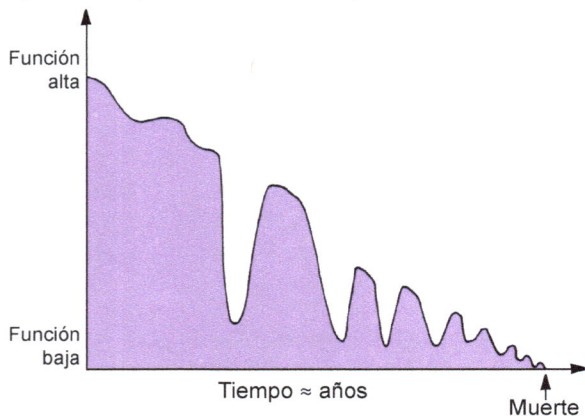

El declive con pausas es probable que lo experimenten las personas con enfermedades limitantes de la vida como insuficiencia orgánica, insuficiencia cardiaca congestiva y enfermedad renal, así como personas con padecimientos como la enfermedad de Parkinson o los padecimientos relacionados con la demencia.

La historia de Sara (ver el recuadro de la derecha) ilustra las experiencias de los cuidados que le prodigó a Tomás, su esposo, a través de un declive con pausas. Ella habla de su fatiga y el desafío de un futuro incierto. Cuando Tomás se siente mejor, ella se pregunta si él está mejorando. Cada vez que él muestra un declive, ella se pregunta si él se está muriendo. Sara podría considerar los altibajos como parte de la enfermedad en curso y no darse cuenta del declive general. Es posible que no note que el número de episodios y exacerbaciones están aumentando.

Es difícil estimar el tiempo restante de vida de las personas en declive con pausas. Las investigaciones indican que la mitad de las personas con enfermedades progresivas avanzadas no sabrán que la semana antes de su muerte será la última. Incluso el día antes de morir, se puede pensar que la persona tiene aún hasta seis meses de vida.

El cuidado de una persona que experimenta un declive con pausas o lento tiene sus propios desafíos. Al reflexionar sobre sus propias experiencias de cuidado, Michelle Dale, una consejera de cuidados paliativos, expresa maravillosamente los desafíos en su historia "Cuidar a las personas cercanas a morir es como correr una carrera" (ver página 8).

Declive con pausas: la montaña rusa

Me llamo Sara. Soy la esposa de Tomás y le brindo cuidados. Tomás padece de enfermedad pulmonar obstructiva crónica. Fue diagnosticado hace 15 años, pero los últimos ocho han sido los más difíciles, con ingresos repetidos al hospital, disminución de sus capacidades y mayores necesidades. He escuchado que el paciente típico con esta enfermedad está a las puertas de la muerte varias veces antes de morir. Al menos cinco veces nuestros hijos se han reunido para decirle adiós.

9 de junio: la semana pasada vino el médico y, poniéndose en cuclillas para mirar a los ojos a Tomás, nos preguntó qué queríamos hacer. Tomás dijo que estaba fatigado, cansado de hospitales, emergencias, pruebas y más tratamientos. Con mucho tiento le sugerí recibir servicios de cuidados paliativos. Tomás y el doctor estuvieron de acuerdo.

15 de junio: llegamos a casa en ambulancia. Nuestros hijos llegaron a casa para ayudar. Por la noche, lloré. Estoy exhausta. Me pregunto si morirá pronto.

16 de julio: ¿Cuánto tiempo durará esto? Las enfermeras y los profesionales de salud vienen a diario. De buena gana los dejo ayudar.

18 de julio: Tomás está comiendo muy poco, incluso cuando trato de ayudarlo a comer.

9 de agosto: Tomás ha estado inquieto las últimas tres noches. Nos sentamos junto a él constantemente. Tiene mayor dificultad para respirar. Está confundido, a veces habla con personas que no están ahí.

17 de agosto: celebramos nuestro 60 aniversario dos meses antes. Él está muy débil; está confundido de nuevo.

20 de agosto: Tomás murió esta mañana.

Declive lento

Figura 4. Trayectoria del declive lento

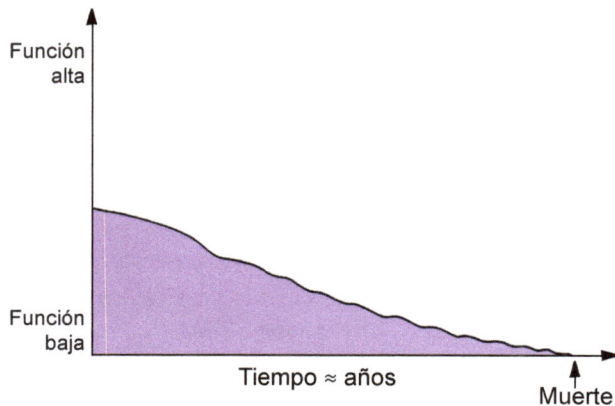

La trayectoria de declive lento (Figura 4) ocurre durante un periodo de años. Puede haber lapsos de declive y mejoras similares a los de la trayectoria de declive con pausas, pero los altibajos en un declive lento son más sutiles. En contraste con la trayectoria de declive en pausas, los puntos máximos no son tan altos y los mínimos no son tan bajos, lo que hace que la trayectoria de declive lento parezca gradual y a veces imperceptible; sin embargo, las personas que brindan atención directa o están involucradas diariamente con la persona que está muriendo pueden notar los pequeños cambios. Cuando la persona tiene un buen día, la familia puede preguntarse si está mejorando; y si la persona tiene un mal día, se preguntan si la muerte está cerca.

La enfermedad de Parkinson, los padecimientos relacionados con la demencia y la fragilidad causan este tipo de declive lento en las capacidades de una persona. Con la trayectoria lenta, las personas a menudo pierden la capacidad de cuidarse por sí mismas mucho antes de su muerte. A menos que desarrollen una infección importante u otra crisis médica, las personas pueden demorarse años en morir. En estos casos, el tiempo hasta llegar a la muerte es muy difícil de calcular.

Por lo general, las personas que mueren con la enfermedad de Alzheimer primero pierden su capacidad de realizar tareas que requieren niveles superiores de pensamiento, tales como manejar una cuenta de cheques. Después pierden el funcionamiento de nivel básico, como ser capaces de procurar su propio cuidado personal, o caminar o comer de forma independiente. Si la persona vive lo suficiente, perderá las habilidades más básicas, incluida la capacidad de tragar.

Las personas con otros tipos de demencia pueden experimentar un declive de forma diferente. Las personas con demencia vascular pueden sufrir un pequeño accidente cerebrovascular que da como resultado un deterioro en el funcionamiento (un paso hacia abajo) y luego estabilizarse (permanecer en una meseta) hasta que ocurra el siguiente episodio. La muerte puede ocurrir después de un derrame cerebral.

Declive lento

Mi mamá fue diagnosticada con la enfermedad de Parkinson hace nueve años, y con la enfermedad de Alzheimer hace cinco años. Lo hizo bastante bien durante los primeros años, con solo unas pocas visitas al médico; pero a lo largo de los años se hizo más difícil cuidarla. Primero, ella se salía de la casa y se iba a caminar; luego se perdía, así que tenía que ir con ella. Después caminaba sin rumbo y sin ir a ninguna parte, pero existía la posibilidad de que se perdiera. Posteriormente ella ya no quería ir a ningún lado ni hacer nada. Comenzó a resistirse a la atención. Se ponía inquieta y agitada a veces y dejó de disfrutar de la compañía del gato, dejó de mirar televisión y ya no le gustaba que le leyeran.

En algún momento, las enfermeras la evaluaron y le mandaron auxiliares de enfermería para ayudarla con el baño y las comidas. Algunos voluntarios del programa de atención local para la demencia nos brindaron cierta ayuda, algo que yo agradecía, pero no era suficiente.

Las noches eran largas, yo dormía mal y me tenía que levantar con frecuencia. Entonces ella se cayó, se lesionó y se lastimó la cadera. La llevamos en ambulancia a la unidad de emergencias y de ahí a un asilo.

Definitivamente, dejarla ahí es lo más difícil que me haya tocado hacer. Al llegar a casa lloré; estaba tan cansada de brindar los cuidados, pero también me resultaba difícil asignar el cuidado a alguien más; y el personal, parecía bueno, pero eran tantos… Ahora, ella no me reconoce; es como si ya hubiera muerto, pero su cuerpo sigue ahí; cuando le canto se inquieta y no participa en ninguna actividad.

Con frecuencia sufre de infecciones en la vejiga; casi no come nada; tiene dificultades para tragar y, en ocasiones, ni siquiera come nada. El mes pasado creíamos que iba a morir, pero ya hemos pasado por eso antes; a veces me pregunto si me iré yo antes.

El cuidado de la persona que está por morir: es como correr una carrera

A menudo les he dicho a las familias que cuidar de las personas en vías de morir es como correr una carrera en la que la distancia sigue cambiando; por ejemplo, al momento del diagnóstico, mi tía y mi familia estábamos impresionados, convencidos (debido a las palabras del médico) de que tenía un pronóstico de vida muy corto. Estábamos en una carrera de 100 metros.

Todos vinieron, todos llamaron y enviaron cartas y flores y demostraron su amor.

Nadie estaba pensando en cómo mantener el paso.

Y luego las cosas cambiaron. Se hizo evidente que estábamos tal vez en una carrera de 10 kilómetros. Ella tenía un plan de tratamiento. Su oncólogo le ofrecía esperanzas. Necesitábamos ir más despacio. Todos deseábamos habernos preparado.

Después ella tuvo la cirugía y fue terriblemente difícil y todos se trasladaron para estar con ella de nuevo. Volvimos a una mentalidad de distancia corta, tal vez no una carrera de 100 metros, sino una de 800 metros. Necesitábamos darlo todo, pero ahorrar un poco de energía para el final.

Ahora ella está bien de nuevo. El pronóstico es incierto y se habla de supervivencia. Todos nos damos cuenta de que estamos en un maratón sin ningún entrenamiento. Alguien tiene que asumir la responsabilidad de los turnos de brindar agua y alimentos.

Necesitamos voluntarios en los momentos difíciles para asegurar no perder el rumbo.

Como profesionales de cuidados paliativos, somos los que estamos presentes en los momentos difíciles. No necesitamos correr la carrera, pero sí saber qué tan difícil es. Necesitamos saber cuán confuso y agotador es cuando la línea de llegada se sigue moviendo. Imagina que estás corriendo un maratón y solo te faltan dos kilómetros para llegar a la meta y luego ves un nuevo letrero que dice: "Sólo quedan 10 kilómetros para llegar". ¿Cómo puede uno continuar?

Michelle Dale

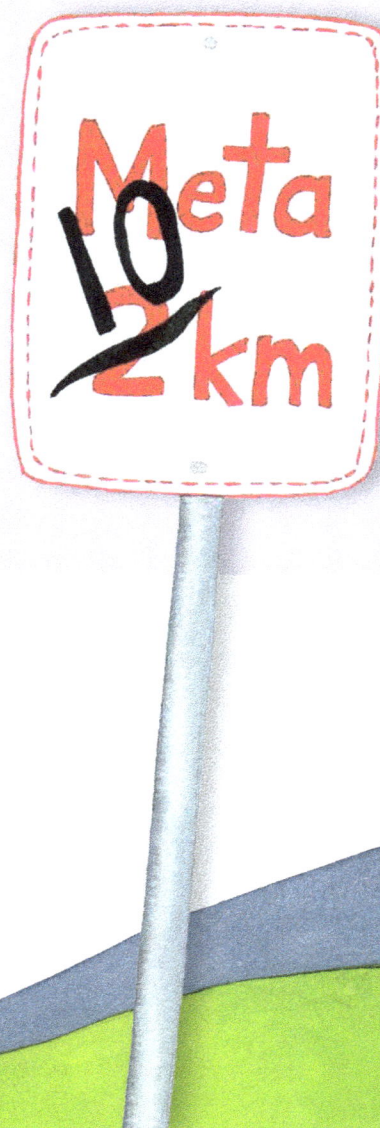

Reflexiones

La gente en general puede experimentar trayectorias comunes de la muerte, pero cada persona tendrá una experiencia única. Morir es una vivencia profundamente personal que también afecta a la familia y a la comunidad de la persona que está muriendo. Morir no es fácil, y no hay prácticas. Como dijo una mujer: "Morir no es para los débiles"; sin embargo, en medio de la muerte puede haber lugar para vivir. Esto me lleva a pensar en Gary Quinton.

Gary fue diagnosticado dos años antes de que nos conociéramos. Estaba en una mesa en la orilla de un gran auditorio donde pronuncié una charla titulada "El Alzheimer es una enfermedad terminal". Lo noté mientras hablaba porque sonreía y asentía. Me pregunté, "¿Quién es él? ¿Es un miembro de la familia? ¿Tiene la enfermedad de Alzheimer? ¿Por qué parece que él entiende? ¿Qué estoy diciendo que tiene eco en él?" Después de la presentación volteé, y allí estaba. "¿Quién eres?", le pregunté. "Mi nombre es Gary Quinton", respondió. "Pero, ¿quién eres?", pregunté de nuevo, "¿Por qué 'entiendes' esto?".

Gary me contó su historia. Me dijo que había sido diagnosticado con la enfermedad de Alzheimer algunos años antes. Me platicó que hay personas que no quieren hablar de la demencia o reconocerla como una enfermedad terminal, al igual que no se quería hablar del cáncer hace muchos años. Gary y su esposa, Judy, han seguido compartiendo algunas de sus experiencias desde que nos encontramos por primera vez. Gary aún anda en bicicleta por la ciudad en la que viven, pero toma el autobús cuando hace mucho frío y está nevando demasiado fuerte. Prefiere vivir con riesgos en lugar de quedarse en casa. Viaja cada verano a una conferencia de Tai Chi, él solo, en avión, a través de un gran aeropuerto internacional. En los últimos veranos la pareja ha hecho excursiones a pie, senderismo a través de las praderas rurales y por ciudades europeas. No estoy segura de cómo está la memoria de Gary en estos días. Me pregunto si se acuerda de nuestro tiempo juntos. En cualquier caso, estoy segura de que él disfruta todos los momentos.

Gary y Judy me recuerdan que la muerte también es parte de la vida, y de vivirla plenamente. Un aspecto importante de participar en el cuidado de las personas al final de la vida es aprender a vivir bien y recordar que hay que vivir plenamente de frente a los retos, cambios e incertidumbre.

Al reflexionar sobre la experiencia de la muerte y del cuidado, me llama la atención lo que he visto y aprendido. Me impresionan las personas que parecen vivir y morir con gracia, compasión y valentía. Estoy igualmente sorprendida por las que luchan contra la muerte hasta su último aliento. Todas estas historias las guardo en mi corazón y mi memoria. Las historias vienen a mí cuando reflexiono y cuando estoy en una encrucijada. Son inspiración para mí cuando tengo que afrontar los retos, los cambios y la incertidumbre.

Perla Ética

Piensen en los cuatro patrones diferentes de declive (trayectorias) y colóquenlos en el orden descendente desde su manera preferida para morir (buena muerte) hasta la menos deseada (mala muerte). ¿Cuáles son los motivos que los llevaron a ponerlos en ese orden?

¿Desearían una trayectoria distinta para un ser querido?

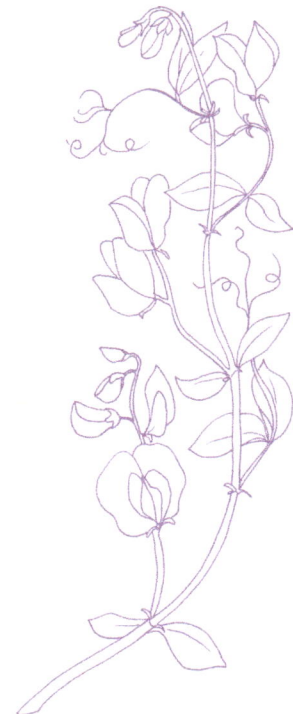

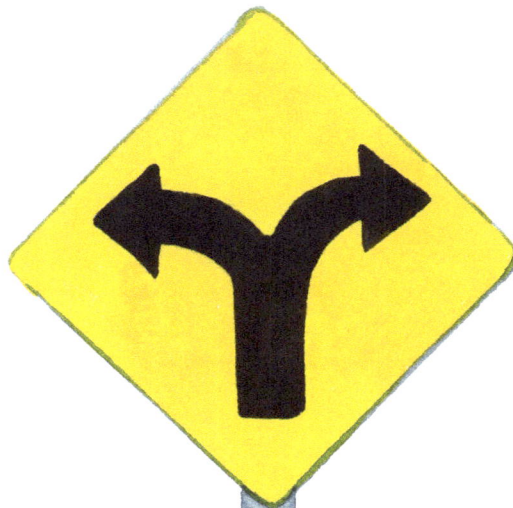

La integración de un enfoque paliativo

El inicio de la atención paliativa

Históricamente, el cuidado de las personas en proceso de morir era responsabilidad de la familia y la comunidad. La gente moría en su casa. A mediados de la década de 1900, con los avances médicos y la construcción de hospitales de cuidados intensivos, el cuidado de las personas en vías de fallecer fue trasladado a los hospitales. Las personas vivían sus últimos meses, semanas o días recibiendo atención médica, cuidados de enfermería y otros profesionales del equipo de salud.

Fue en un concurrido hospital de cuidados intensivos que Cicely Saunders, una trabajadora social y ex enfermera, conoció a David Tasma, que vivía solo en Londres, Inglaterra y estaba muriendo. Hablaron durante horas sobre los desafíos que representaba la muerte en un hospital de cuidados intensivos e imaginaron un lugar con una filosofía de atención diseñada específicamente para atender las necesidades de la persona en proceso de morir y su familia, una atención que aliviara el sufrimiento y mejorara la calidad de vida.

Después de la muerte de Tasma, Saunders habló con un colega cirujano sobre su sueño, quien le sugirió que tendría mayor oportunidad de realizar cambios en el cuidado de las personas en proceso de morir si fuera médico. Saunders siguió el consejo, regresó a estudiar y obtuvo un título en Medicina.

Con la perspectiva holística de una enfermera, una trabajadora social y ahora una doctora, observó y entendió el "dolor total" que experimentaba la gente. De hecho, acuñó ese término para describir los diversos tipos de dolor (emocional, espiritual, físico, burocrático, etcétera) que la gente podría experimentar en el proceso de la muerte.

En 1967, Saunders abrió el St. Christopher's Hospice en las afueras de Londres, Inglaterra. En 1979, la reina Isabel II la honró con el título de "Dama Comendadora de la Orden del Imperio Británico" por sus contribuciones a la atención y cuidados paliativos. A partir de entonces, fue conocida como la Dama Cicely Saunders.

Perla Ética
El personal de enfermería mantiene una relación de respeto y colaboración con colegas, asesores y otros profesionistas.

Artículo 22, Código de Ética para Enfermeras y Enfermeros de México. 2001.

El personal de enfermería mantiene una relación de colaboración y respeto con sus colegas incluyendo a los de otras disciplinas.

Elemento #4, Código de Ética del Consejo Internacional de Enfermeros- ICN, 2012

Reflexionen sobre estos principios y consideren cómo se pueden integrar a la práctica del personal de enfermería que brinda cuidados paliativos de manera integral.

La atención y cuidados paliativos se expanden a todo el mundo

En 1963, Saunders presentó la idea de la atención especializada para los enfermos terminales a Estados Unidos, durante una visita a la Universidad de Yale. Su conferencia sobre el concepto de cuidado paliativo integral para una audiencia de estudiantes de medicina, enfermeras, trabajadores sociales y capellanes incluyó fotos de personas con enfermedades terminales y sus familias. Las fotos mostraban las dramáticas diferencias observadas antes y después de controlar los síntomas. Esta conferencia derivó en el desarrollo de los cuidados paliativos y hospice en Estados Unidos (NHPCO, 2016a).

El Dr. Balfour Mount, un médico en Quebec, Canadá, estudió en Inglaterra con Cicely Saunders para poder entender mejor las necesidades de las personas en su hospital que estaban muriendo. Él acuñó el término "cuidados paliativos" porque la palabra "hospice" no se tradujo bien al francés, idioma que comúnmente se habla en Quebec. En 1974, Mount abrió la unidad de cuidados paliativos en el Royal Victoria Hospital de Montreal.

Desde aquellos primeros días, la atención de cuidados paliativos en todo el mundo se ha convertido en un área de especialización en medicina, enfermería, trabajo social y apoyo espiritual. Los especialistas e investigadores han desarrollado una gran cantidad de conocimientos y habilidades que respaldan la atención holística centrada en la persona, tanto para la gente que está muriendo como para la familia.

Los valores de atención que Saunders identificó continúan hoy en día en los cuidados paliativos modernos. Acerca de la persona que está en proceso de morir, decía:

Tú importas porque tú eres tú, y tú importas hasta el final de tu vida. Haremos todo lo que podamos, no solo para ayudarte a morir pacíficamente, sino también para que sigas viviendo hasta que mueras.

(Saunders, 2010)

Perla Ética

El personal de enfermería se esfuerza por cultivar y mantener una cultura de práctica clínica que promueva una conducta ética y un diálogo abierto. El personal de enfermería lleva a cabo las acciones apropiadas para apoyar y guiar a sus colegas hacia el avance de la conducta ética.

Elemento #2 y #4, Código de Ética del Consejo Internacional de Enfermeros-ICN, 2012.

Los enfermeros, a través de esfuerzos individuales y colectivos, establecen, mantienen y mejoran el ambiente ético de trabajo y las condiciones laborales que se asocian a una atención médica segura y de calidad.

Provisión #6, Código de Ética de la American Nurses Association, 2015.

Perla Ética

La Dama Cicely Saunders encontró su vocación en la enfermería pero dejó de ejercer la profesión porque desarrolló dolor de espalda. Se capacitó entonces en trabajo social y fue desde esta posición que platicó con David Tasma acerca de cómo ayudar de la mejor manera a las personas al final de la vida. ¿Por qué creen que Tasma la animó a estudiar medicina para poder lograr su sueño de cuidar a quienes están muriendo?

¿Creen que su experiencia habría sido diferente en el entorno sociopolítico actual?

¿Serían capaces de implementar los cambios en la atención que ella estableció desde su papel en enfermería?

Definición global de los cuidados paliativos

De acuerdo con la Asociación Internacional de Profesionales de la Salud (IAHCP, por sus siglas en inglés) los cuidados paliativos "son la asistencia activa, holística, de personas de todas las edades con sufrimiento severo relacionado con la salud debido a una enfermedad grave, y especialmente de quienes están cerca del final de la vida. Su objetivo es mejorar la calidad de vida de los pacientes, sus familias y sus cuidadores.

Los cuidados paliativos:

- Incluyen prevención, identificación precoz, evaluación integral y control de problemas físicos, incluyendo dolor y otros síntomas angustiantes, sufrimiento psicológico, sufrimiento espiritual y necesidades sociales. Siempre que sea posible, estas intervenciones deben estar basadas en la evidencia.
- Brindan apoyo a los pacientes para ayudarlos a vivir lo mejor posible hasta la muerte, facilitando la comunicación efectiva, ayudándoles a ellos y a sus familias a determinar los objetivos de la asistencia.
- Son aplicables durante el transcurso de la enfermedad, de acuerdo con las necesidades del paciente.
- Se proporcionan conjuntamente con tratamientos que modifican la enfermedad, siempre que sea necesario.
- Pueden influir positivamente en el curso de la enfermedad.
- No pretenden acelerar ni posponer la muerte, afirman la vida y reconocen la muerte como un proceso natural.
- Brindan apoyo a la familia y a los cuidadores durante la enfermedad de los pacientes y durante su propio duelo.
- Se proveen reconociendo y respetando los valores y creencias culturales del paciente y de la familia.
- Son aplicables en todos los ambientes de atención médica (sitio de residencia e instituciones) y en todos los niveles (primario a terciario).
- Pueden ser provistos por profesionales con formación básica en cuidados paliativos.
- Requieren cuidados paliativos especializados con un equipo multiprofesional para la derivación de casos complejos.

Para lograr la integración de los cuidados paliativos, los gobiernos deben:

1. Adoptar políticas y normas adecuadas que incluyan los cuidados paliativos en las leyes sanitarias, en programas nacionales de salud y en presupuestos nacionales de salud;
2. Asegurar que los planes de seguro integren los cuidados paliativos como un componente de sus programas;
3. Asegurar el acceso a medicamentos y tecnologías esenciales para el alivio del dolor y los cuidados paliativos, incluidas las formulaciones pediátricas;
4. Asegurar que los cuidados paliativos formen parte de todos los servicios de salud (desde programas de salud comunitarios hasta hospitales), que todos sean evaluados y que todo el personal de salud pueda proporcionar cuidados paliativos básicos y cuenten con equipos especializados disponibles para referencias y consultas;
5. Asegurar el acceso a cuidados paliativos a los grupos vulnerables, incluidos niños y personas mayores;
6. Colaborar con las universidades, la academia y hospitales universitarios para incluir investigación y entrenamiento en cuidados paliativos como un componente integral de educación permanente, incluida la capacitación básica, intermedia y especializada, así como educación continua".

Metas de los cuidados paliativos

Los objetivos de los cuidados paliativos unen las filosofías y metas de la OMS (OMS, 2012), de la Asociación Canadiense de Cuidados Paliativos (CHPCA, por sus siglas en inglés) (CHPCA, 2013) y de la Organización Nacional de Cuidados Paliativos de Estados Unidos (NHPCO, por sus siglas en inglés, 2016b) y en México la Norma Oficial Mexicana, Criterios para la atención de enfermos en situación terminal a través de cuidados paliativos (NOM-011-SSA3-2014) e identifican para todos los equipos de salud un terreno común desde el cual brindar atención a las personas en proceso de morir. Los cuidados paliativos son la atención que:

- Afirma la vida y apoya a la persona a vivir lo más activamente posible hasta su muerte
- Considera a la muerte como un proceso normal
- Considera que la persona en vías de morir y su familia representan la unidad de cuidado
- Se brinda de manera temprana en el curso de la enfermedad, junto con otros tratamientos e investigaciones
- Puede influir en el curso de la enfermedad
- Brinda apoyo a través de la muerte y el duelo

Los cuidados paliativos promueven la atención que:

- No acelera o retrasa el proceso de morir o la muerte
- Mejora la calidad de vida de la persona en vías de morir
- Proporciona alivio del dolor, maneja los síntomas angustiantes y evita nuevos problemas
- Atiende las necesidades holísticas de la persona

Los cuidados paliativos son mejores cuando los brinda un equipo multidisciplinario, que puede incluir profesionales de enfermería, médicos, trabajadores sociales, voluntarios, capellanes, trabajadores de la salud, psiquiatras, fisioterapeutas y especialistas en cuidados paliativos, entre otros. El sólido alcance del equipo multidisciplinario ayuda a abordar las necesidades físicas, espirituales, sociales, psicológicas, éticas y culturales de las personas en proceso de morir. El tamaño y composición del equipo multidisciplinario dependerán de las necesidades y preferencias de la persona, de la disponibilidad de recursos y la ubicación de la atención.

Principios de los cuidados paliativos

Los cuidados paliativos se basan en los siguientes principios:
- La atención es de alta calidad, ética y centrada en la persona y su familia.
- Las prácticas son seguras, benéficas, sin riesgos indebidos y se basan en la evidencia y en el conocimiento.
- La atención es igualmente accesible para toda persona que la necesite.
- La atención es mejor cuando la proporciona un equipo multidisciplinario.

(CHPCA, 2012; NHPCO, 2016b; WHO, 2012)

Modelos en evolución de los cuidados paliativos

Para aumentar la comprensión de los cuidados paliativos y de hospice y su evolución en las últimas décadas, en la Figura 1 se presentan tres modelos sobre estos temas.

El modelo en la Figura 1 muestra que la persona en proceso de morir recibía tratamientos activos para prolongar la vida hasta brindarse servicios de hospice. En Estados Unidos y en algunos lugares de Canadá, a la persona en vías de morir se le exigía que renunciara a cualquier tratamiento curativo adicional o que prolongara la vida antes de poderse registrar en un hospice.

Con frecuencia, los criterios para registrarse en un programa de hospice o la admisión a una unidad de cuidados paliativos requerían que la persona tuviera un pronóstico de vida de seis meses o menos. Las personas acudían al centro de cuidados paliativos después de escuchar al especialista, a menudo un oncólogo, decirle: "No hay nada más que podamos hacer por usted… debe ir a un centro de cuidados paliativos".

Proporcionar el cuidado de hospice en este modelo no funcionó bien para las personas que no estaban listas para renunciar al tratamiento activo. Con este modelo de atención, el hospice era más viable para las personas en proceso de morir en un patrón de declive constante y que tenían un pronóstico claro que para los enfermos terminales con padecimientos crónicos que limitaban la vida y para quienes el tiempo hasta la muerte era incierto.

Comenzar los cuidados paliativos de manera más temprana

La Figura 1b muestra de qué manera han evolucionado los programas de cuidados paliativos para abordar las necesidades de las personas desde el momento del diagnóstico hasta la admisión del programa de hospice y el momento de la muerte. El hospice se proporcionaba en los últimos seis meses de vida. La atención del duelo inició al momento de la muerte y disminuyó en los siguientes meses y años.

Los primeros dos modelos en particular representan los programas de cuidados paliativos que requirieron del desarrollo de especialistas en este sentido; por ejemplo, un equipo de consulta paliativa, una unidad de cuidados paliativos o una residencia de cuidados paliativos independiente.

Las personas que recibieron primero los cuidados paliativos y después los servicios de hospice se beneficiaron de un excelente manejo del dolor y de los síntomas, así como del apoyo psicosocial y para el duelo; sin embargo, las personas con padecimientos crónicos que limitan la vida aún tienen dificultades para acceder a cuidados paliativos.

La expansión de los cuidados paliativos

En la década de 1980 se abrieron las puertas para enfermos terminales con SIDA, y posteriormente a aquellos con padecimientos cardiacos, respiratorios o renales en etapa terminal, esclerosis lateral amiotrófica (ELA) entre otras enfermedades crónicas que limitaban la vida.

Figura 1. Modelos de cuidados paliativos y de hospice

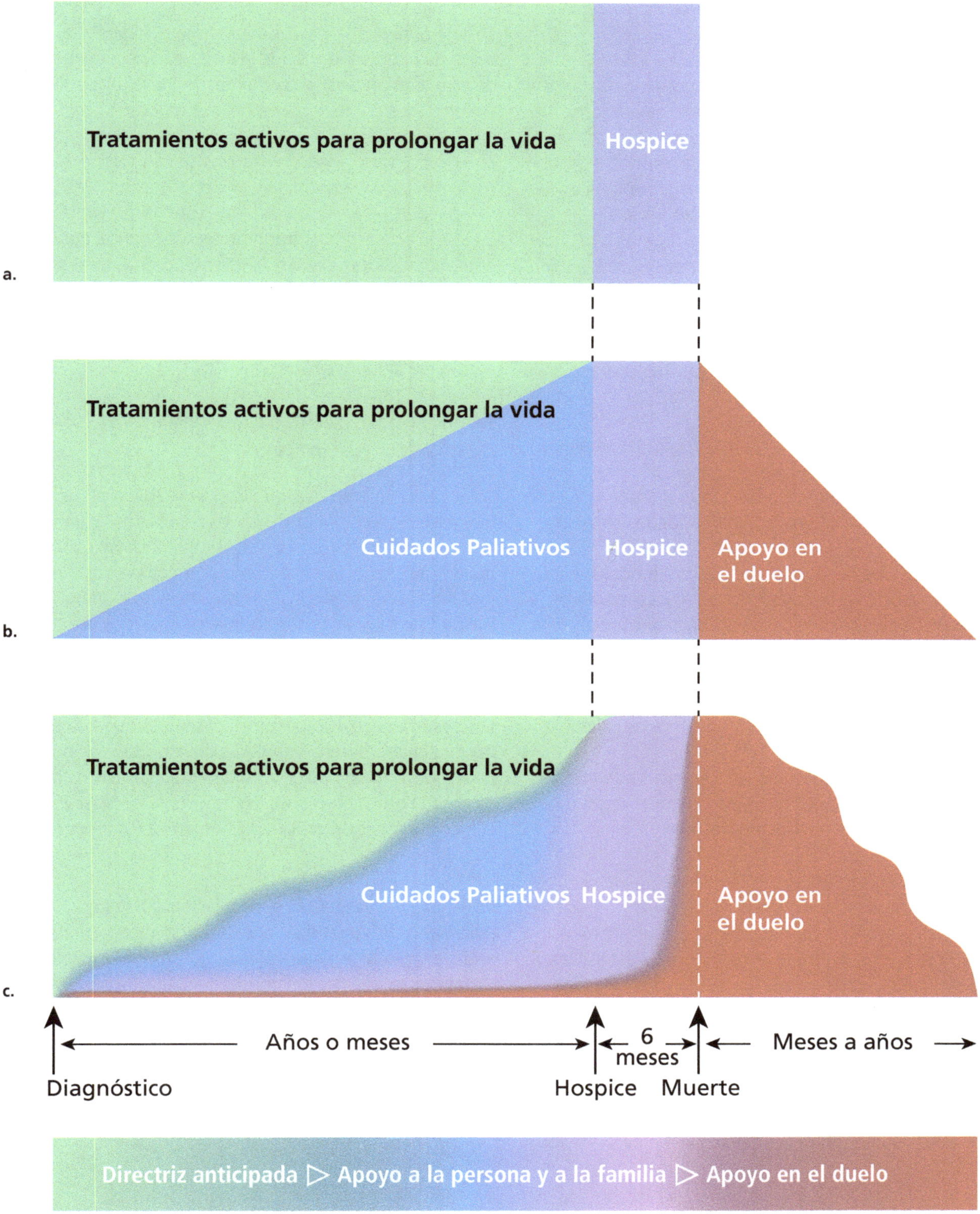
a.
Tratamientos activos para prolongar la vida
Hospice
b.
Tratamientos activos para prolongar la vida
Cuidados Paliativos
Hospice
Apoyo en el duelo
c.
Tratamientos activos para prolongar la vida
Cuidados Paliativos
Hospice
Apoyo en el duelo
Años o meses
6 meses
Meses a años
Diagnóstico
Hospice
Muerte
Directriz anticipada ▷ Apoyo a la persona y a la familia ▷ Apoyo en el duelo

En la comunidad de cuidados paliativos, se entendió que las personas en proceso de morir por alguna enfermedad que limitaba la vida podrían beneficiarse de los cuidados paliativos.

En el Congreso Internacional de Cuidado de los Enfermos Terminales de 2006, un nefrólogo, un neumólogo, un neurólogo y un cardiólogo hablaron sobre la lucha para abordar las necesidades de las personas en vías de morir a quienes cuidaban. El mensaje de estos profesionales fue claro: las personas con diagnósticos distintos al cáncer experimentan una carga significativa de síntomas en el proceso de muerte y tienen necesidades psicosociales; ¡se necesitan programas de cuidados paliativos para atender a las personas que tienen un diagnóstico distinto al cáncer!

Un modelo de cuidados paliativos más receptivo

La Figura 1c muestra un enfoque más receptivo para abordar las necesidades de las personas que pueden beneficiarse de los tratamientos agudos que prolongan la vida al mismo tiempo que reciben apoyo de cuidados paliativos.

Este modelo se basa en las fortalezas del modelo que se muestra en la Figura 1b. Responder a las necesidades de la persona desde el momento del diagnóstico se conoce como "movimiento ascendente" o "carga frontal" (Coyle, 2015). A medida que la persona se acerca a la muerte, los tratamientos que modifican la enfermedad por lo general disminuyen y aumenta el enfoque en los cuidados paliativos.

Tanto en Estados Unidos como en Canadá, cada vez más personas con diagnósticos distintos al cáncer reciben servicios y programas de cuidados paliativos.

En Canadá, los programas de "cuidados paliativos para enfermos terminales" brindan consultas paliativas, acceso a beneficios y servicios de hospice, todos en un solo servicio. En estos programas, la persona puede estar involucrada en "cuidados paliativos para enfermos terminales" durante mucho más de seis meses.

En Estados Unidos, las personas pueden inscribirse en un hospice seis meses antes de su muerte; sin embargo, los médicos tienden a sobreestimar el pronóstico y retrasar el debate sobre la muerte, lo que hace que las personas sean admitidas en programas de cuidados paliativos solo días o semanas antes de su fallecimiento.

En la Figura 1c, la línea ondulada que representa el soporte de duelo muestra que la necesidad de ello puede no disminuir en un declive constante, sino que puede fluctuar en los meses o años posteriores a la muerte.

En México, los cuidados paliativos se ofrecen de acuerdo con los recursos disponibles de cada hospital. Las personas pueden tener acceso a la atención del equipo básico de salud, que está integrado por el médico y el equipo de enfermería paliativista. En el momento en que el médico tratante les hace la propuesta y ellos aceptan, los servicios que se les brindan en área de cuidados paliativos es su consulta médica y la realización de procedimientos para el control de algunos síntomas.

Mejorar la calidad de vida con los cuidados paliativos

En un estudio histórico publicado en 2010, las personas que recibieron cuidados paliativos además del tratamiento oncológico reportaron una mejor calidad de vida, así como mejoría en los estados de ánimo, y como grupo experimentaron una mayor tasa de supervivencia (Temel et al., 2010). Este estudio confirmó que los cuidados paliativos y de hospice sí mejoran la calidad de vida de las personas que están en proceso de morir.

Otro estudio con 160 personas descubrió que la atención hospitalaria temprana y multidisciplinaria se relacionó con un mejor alivio del dolor y calidad de vida, costos reducidos y una atención menos agresiva al final de la vida, así como una menor morbilidad psiquiátrica (Diamond et al., 2016).

Estos estudios respaldan el papel esencial de los cuidados paliativos para garantizar que las personas en proceso de morir tengan una mejor calidad de vida, menos síntomas y una mayor satisfacción con su cuidado. De acuerdo con CHPCA, las personas en vías de fallecer y que recibían cuidados paliativos y de hospice también acudían con menor frecuencia a la sala de emergencias y tenían menos ingresos al hospital que las personas que no recibieron dicha atención (CHPCA, 2013; Coyle, 2015).

El personal de enfermería tiene el deber de contribuir al desarrollo de la profesión a través de diferentes estrategias, incluyendo la investigación de su disciplina.

Artículo 24. Código de Ética para Enfermeras y Enfermeros de México, 2001.

El personal de enfermería, en todas sus posiciones y sitios de trabajo, contribuye al avance de la profesión a través de la investigación y el estudio académico, el desarrollo de estándares profesionales y la generación de políticas de enfermería y de salud.

Provisión #7, Código de Ética de la American Nurses Association, 2015.

¿Cómo pueden contribuir los estudiantes de enfermería al avance de la profesión? ¿Cómo ayudan las enfermeras y enfermeros con quienes trabajan a generar políticas de enfermería y de salud?

Antes pensaba que los cuidados paliativos significaban "no hacer nada". Cuando falleció mi padre descubrí que el equipo de cuidados paliativos había hecho todo lo posible para ayudar a mi padre a vivir una vida plena hasta el día de su muerte.

Papá tenía acceso a un equipo de personas, dependiendo de sus necesidades. Cuando tenía un dolor intenso, un médico de cuidados paliativos y un oncólogo lo atendían. Le ofrecieron radioterapia, no para tratar su enfermedad, sino para disminuir su dolor. Fue difícil para él soportar los tratamientos, pero disminuyeron su dolor y pudo asistir y disfrutar de la graduación de mi hermana, lo que significaba mucho para él.

Cuando ya no podía levantarse de la cama, el psicólogo y la enfermera hablaron con él y le ofrecieron ayuda en casa. El equipo de salud le proporcionó un cuidado personal diario. Su cuidado lo ayudaba a preservar su energía para las cosas que más le importaban.

Cuando la respiración de papá se volvió incómoda, el médico ordenó medicamentos para ayudarlo a respirar mejor. Las enfermeras nos enseñaron cómo darle los medicamentos. Nos apoyaron cuando nos dimos cuenta de que no mejoraría, y nos ayudaron a prepararnos para cuando muriera. Nos dijeron qué esperar, qué podría pasar y qué podíamos hacer. Nos dieron números de teléfono para llamar si necesitábamos algo a mitad de la noche. Cambiaron lo que podría haber sido una experiencia horrible en un momento positivo de estar juntos.

Temas frecuentes en el proceso de brindar atención

Cuando una persona está muriendo, la persona y su familia enfrentan incertidumbre, pérdidas múltiples y cambios en su entorno físico, psicológico y social. Los cuidados paliativos buscan identificar y abordar todos estos temas complejos –y a menudo– interconectados. La CHPCA identifica ocho "temas frecuentes" y el Proyecto de Consenso Nacional para la Atención Paliativa de Calidad en Estados Unidos identifica ocho "dominios de atención" (Figura 2) (CHPCA, 2013; Dahlin, 2013; Ferrell et al., 2007). Al considerar los temas frecuentes o los dominios de atención, los equipos de salud pueden garantizar atender las necesidades integrales de la persona y la familia. En este texto, se usa el término "temas frecuentes" en lugar de "dominios de atención" porque puede ser más fácil de entender por la persona que está muriendo y su familia. Los Dominios de Cuidado de Estados Unidos se proporcionan en el Anexo 6.

Figura 2. Comparación de Temas Frecuentes en Canadá y Dominios de Atención en Estados Unidos

Temas frecuentes de CHPCA	Dominios de Atención en EUA
Manejo de la enfermedad	Estructura y procesos de atención
Físico	Aspectos físicos de atención
Psicológico	Aspectos de atención psicológica y psiquiátrica
Social	Aspectos socioculturales de la atención Aspectos éticos y legales de la atención
Espiritual	Aspectos de atención espiritual, religiosa y existencial
Práctica	Aspectos de atención social
Atención al final de la vida/manejo de la muerte	Atención del paciente con muerte inminente
Pérdida y duelo	Aspectos de atención psicológica y psiquiátrica

El proceso de la Asociación Canadiense de Cuidados Paliativos (CHPCA) para brindar atención

CHPCA desarrolló un modelo nacional de cuidados paliativos para enfermos terminales, el "Cuadro de atención", para ayudar a garantizar un enfoque de atención consistente y de calidad que atienda todas las necesidades. La Figura 3 muestra dos lados del Cuadro de Atención, con los pasos en el proceso de brindar atención que aparece

horizontalmente en la parte superior (CHPCA, 2013). Si bien el proceso tradicional de enfermería consta de cuatro pasos: valoración, planificación de la atención, ejecución de los cuidados y evaluación, el proceso de CHPCA de brindar atención tiene dos pasos adicionales: compartir información y toma de decisiones. El Anexo 5 muestra el diagrama del "Cuadro del CHPCA para brindar atención".

El modelo del cuadro de atención identifica los temas frecuentes, específicamente el manejo de la enfermedad, el cuidado físico, psicológico, social, espiritual, práctico, la atención al final de la vida/manejo de la muerte, así como la pérdida y el dolor. Para fines de este texto, el término "psicosocial" se refiere a cuestiones psicológicas, sociales y espirituales.

La persona que está muriendo, su familia y los equipos de salud se encuentran en el centro del cuadro de atención, donde cada paso del proceso de atención se cruza con cada uno de los temas frecuentes. Aquí es donde se presenta el cuidado. Los equipos de salud revisan cada paso del proceso para cada uno de los temas frecuentes que experimenta la persona. En cualquier momento, la persona, su familia y el equipo de salud pueden participar en la evaluación de un tema, compartir información sobre un segundo tema y confirmar la gestión de un tercero. El proceso de brindar atención no es lineal. Es continuo y dinámico y responde a los cambios en los temas frecuentes de la persona a medida que la enfermedad progresa.

Los profesionales de enfermería pueden utilizar el cuadro de atención como un recordatorio visual para seguir cada paso del proceso de brindar atención y abordar o considerar cada uno de los temas frecuentes. El modelo completo está disponible en el sitio web de CHPCA (CHPCA.net) y vale la pena explorarlo.

Crear un lenguaje común de cuidados paliativos

La definición clara de los términos y cómo utilizarlos resulta clave para lograr una buena comunicación. Es útil usar términos que sean igualmente entendidos tanto por los miembros del equipo de atención médica, como de la persona, la familia y el público general. Esto es un desafío, porque el lenguaje utilizado en cuidados paliativos continúa evolucionando local y globalmente. A quienes trabajen en este campo, les será útil identificar cómo se usan

Figura 3. El Cuadro de Atención (CHPCA, 2013)

PROCESO DE ATENCIÓN					
Exámenes	**Comunicación**	**Toma de Decisiones**	**Plan de Cuidado**	**Cuidado**	**Confirmación**
Historial– oportunidades, expectativas, necesidades, esperanzas, miedos Exámenes – Escalas, examen físico, pruebas de laboratorio, exámenes de gabinete, realización de procedimientos	Límites de confidencialidad Necesidad y acceso a información Proceso para compartir información Traducción Reacciones a la información Comprensión Deseo de más información	Capacidad Objetivos del cuidado Rechazo o cesamiento de terapias sin potencial de beneficio o aceleración de la muerte Prioridad de problemas Opciones y prioridades en terapia Opciones y permiso para tratamiento Apoderado para tomar decisiones Directivas avanzadas Resolución de conflictos	Ámbitos de cuidado Proceso para discutir/desarrollar el plan de cuidado – considerar problemas/oportunidades, suministro de terapias, dependencias, respaldo de cobertura, alivio, duelo, planes para dar de alta, emergencias	Composición del equipo de cuidado, liderazgo, educación, apoyo Consulta Entorno del cuidado Servicios esenciales Apoyo para la persona y la familia Suministro de terapia Errores	Comprensión Satisfacción Complejidad Estrés Preocupaciones, problemas, preguntas
TEMAS COMUNES / ÁREAS DE CUIDADO					
Control de enfermedad	Diagnósticos primarios, prognosis, evidencia Diagnósticos secundarios – demencia, abuso de narcóticos, trauma Comorbilidades médicas – delirio, convulsiones Eventos adversos – efectos secundarios, toxicidad				
Físico	Dolor, otros síntomas Nivel de conciencia Función, ayuda física Fluidos, nutrición Hábitos- alcohol, tabaco, drogas				
Psicológico	Personalidad, conducta Depresión, ansiedad Emociones, miedos Control, dignidad, independencia Conflicto, culpabilidad, estrés, respuestas de adaptación Auto imagen, auto estima				
Social	Valores culturales, creencias, costumbres Relaciones y roles Aislamiento, abandono, reconciliación Ambiente seguro y confortante Privacidad, intimidad Rutinas, rituales, recreo, vocación Finanza, situación legal Protección del familiar que le otorga cuidados Tutela, custodia				
Espiritual	Significado, valor Existencial, trascendental Valores, creencias, práctica, afiliaciones Consejeros espirituales, ritos, rituales Símbolos, íconos				
Práctica	Actividades de la vida diaria Dependientes, mascotas Acceso al teléfono, transporte				
Cuidado al final de la vida/Manejo de la muerte	Preparación para la muerte inminente Manejo de últimas horas antes de morir Constatar y certificar la muerte Apoyo a la familia después del fallecimiento, cuidados del cuerpo Servicio funerario/celebración de la vida				
Pérdida y duelo	Pérdida Duelo: agudo, crónico, anticipado Planificación del duelo Luto				

estos términos relacionados en las comunidades donde viven y trabajan. Asimismo, pueden pedir a las personas que les aclaren qué significa un término para ellas.

Sharon Baxter, directora ejecutiva de CHPCA, aborda las inquietudes sobre la variabilidad en la comprensión de los términos en Canadá y en diferentes países, ciudades o incluso en instalaciones en las que se brindan cuidados de hospice y paliativos. En un discurso de apertura en la conferencia anual de CHPCA en 2015, enfatizó que "la falta de definiciones unificadas no debería de ninguna manera disminuir la provisión de cuidado compasivo y oportuno, así como de educación para las personas en proceso de morir y sus familias".

"Paliativo" es un tipo de cuidado

A veces las personas etiquetan erróneamente a una persona en sus últimos días como "paliativa" o dicen: "es paliativo". Consideren utilizar estas frases en su lugar:

'Él está en sus últimos días y horas. Está muriendo'.

Usen el término "paliativo" solo cuando se refieran a un tipo de cuidado, a una filosofía de cuidado o a un enfoque de cuidado.

"Las personas no son paliativas. El cuidado es paliativo".

Chris Sherwood, enfermera de cuidados paliativos

Programas y beneficios de cuidados paliativos y de hospice en Canadá

En Canadá, los programas provinciales y nacionales están disponibles para las personas que reciben cuidados paliativos y para enfermos terminales. La mayoría de los programas provinciales de atención de cuidados paliativos brindan apoyo para medicamentos, mientras que los programas locales de salud prestan equipos y proporcionan otros suministros necesarios para ayudar a la persona a permanecer en el hogar. La información actual está disponible en cada sitio web provincial de atención médica. El programa nacional Beneficio de Atención Compasiva en Canadá ofrece beneficios de seguro de empleo para un cuidador familiar que debe tomarse un tiempo fuera del trabajo para cuidar a su ser querido al final de la vida (Gobierno de Canadá, 2016a).

Programas y beneficios de cuidados paliativos y de hospice en Estados Unidos

En Estados Unidos, las personas pueden recibir el Beneficio de Hospice de Medicare, una ayuda especializada para las personas si son elegibles para Medicare Parte A (seguro hospitalario), tienen una enfermedad terminal y, de acuerdo con su médico, tienen un pronóstico de vida de seis meses o menos (si la enfermedad sigue su curso normal). Idealmente, una persona se registra en un hospice en los seis meses previos a su muerte; sin embargo, las dificultades para pronosticar esto a menudo significa que la persona no se registra en un centro de cuidados paliativos hasta semanas o días antes de su muerte (US Medicare, 2016). Pueden encontrar más información sobre esta cobertura y cómo puede solicitarla una persona en el sitio web de Medicare (medicare.gov).

Los siguientes pasos de los cuidados paliativos

A pesar de todos los beneficios positivos de los cuidados paliativos, así como de la decisión de atender las necesidades de las personas con un diagnóstico sin cáncer, menos de 30% de las personas en proceso de morir en Canadá reciben servicios especiales de cuidados paliativos (CHPCA, 2015) y las referencias a menudo ocurren en las últimas semanas de vida. En Estados Unidos, aproximadamente 46% de todas las personas que murieron en 2014 estaban bajo el cuidado de un programa de cuidados paliativos; sin embargo, la mitad de ellas recibieron servicios de hospice por menos de 17 días (NHPCO, 2015). Las remisiones tardías derivan en que las personas en vías de morir y sus familias no reciban los beneficios completos del programa (NCHS, 2015). Teniendo en cuenta los beneficios de los cuidados paliativos ¿por qué hay más personas sin acceso a los programas de cuidados paliativos?

Barreras actuales para acceder a los cuidados paliativos

Si bien los cuidados paliativos se basan en el principio de igualdad de acceso, existen barreras que impiden que las personas reciban dicha atención.

Creencia de inelegibilidad

Existe la creencia de que los cuidados paliativos y de hospice son solo para personas con cáncer terminal o para las que se espera que mueran pronto. En 2014, 34% de los canadienses no sabían que los servicios de cuidados paliativos estaban disponibles para las personas con diagnósticos distintos al cáncer, y que los programas de cuidados paliativos podían servir a las personas en proceso de morir y sus familias desde el momento del diagnóstico hasta la muerte. CHPCA, 2015).

Esta falsa creencia de que los cuidados paliativos son para la persona que está a punto de morir fue respaldada recientemente cuando los noticiarios anunciaron que un político prominente estaba "recibiendo cuidados paliativos", solo para ser seguido por otro anuncio unas horas más tarde de que había muerto; además, los países, las provincias, los estados y las comunidades difieren en cuanto a los criterios que las personas deben cumplir antes de poder acceder a los servicios de cuidados paliativos y de hospice. Esto se suma a la confusión y a la falta de comprensión acerca de tales cuidados.

Capacitación insuficiente para el equipo de salud

Las investigaciones indican que solo 3% de los médicos o enfermeras en Estados Unidos reciben capacitación en cuidados paliativos o al final de la vida en su plan de estudios básico (Diamond et al., 2016; Temel et al., 2010). (No hay datos actuales sobre la educación de enfermería en Canadá.) Sin esta educación, un equipo de salud puede no entender por completo las necesidades de la persona en proceso de morir y su familia, o el valor de hablar sobre la progresión de la enfermedad, los objetivos de la atención y los beneficios de hospice y cuidados paliativos. El resultado es que un equipo de salud a quien no se le enseña la filosofía, los principios y las prácticas de cuidados paliativos y de hospice no podrá integrarlos en la atención de pacientes terminales.

Tabúes y miedo de hablar sobre la muerte y el proceso de morir

Los equipos de salud pueden no hablar sobre morir o acerca del proceso de morir porque no se sienten cómodos con el tema, no quieren que el paciente terminal o su familia pierdan la esperanza, o sienten que pueden no estar receptivos a tal discusión. (Beernaught et al., 2014; Synder et al., 2012). Los profesionales de atención médica pueden tener dificultades para decir: "Te estás muriendo", prefieren utilizar vagos eufemismos. Esto puede provocar una falta de comunicación del diagnóstico o pronóstico.

La persona en proceso de morir y su familia también pueden sentirse incómodos al hablar sobre la muerte y su proceso, y con frecuencia creen que el "especialista" hablará sobre la muerte y los cuidados paliativos en el momento apropiado (Friedman, Harwood y Shields, 2002; Temel et al., 2010).

Falta de pronóstico claro, en especial frente a un diagnóstico distinto al cáncer

En Estados Unidos en particular, y en muchos programas en Canadá, la persona que está muriendo necesita tener un pronóstico menor a seis meses para poder recibir cuidados de hospice. Como se mencionó en el Capítulo 1, "Comprender el proceso de morir", la trayectoria de una persona en vías de fallecer debido a una enfermedad crónica tiene muchos altibajos. La persona con una enfermedad crónica puede estar "al borde de la muerte" y recuperarse varias veces antes de morir. La geriatra, médico de hospice y autora Joanne Lynn sugiere que 50% de las personas que sufren de enfermedades crónicas no sabrán que están en la última semana de vida apenas una semana antes de morir (Lynn, 2004). Ella dice: "Si estás esperando que un redoble de tambores anuncie que vas a morir, eso no va a suceder en la mayoría de los casos". La familia y los equipos de salud también pueden desconocer que la muerte está cerca.

Perla Ética
¿De qué maneras pueden los enfermeros ayudar a reducir los obstáculos para brindar atención de excelencia a las personas que están muriendo?

Grupos subatendidos

Ciertos grupos de personas corren un mayor riesgo de no tener acceso o recibir servicios de cuidados paliativos o de hospice. De acuerdo con investigaciones, las personas de algunos grupos de edad, raciales, socioeconómicos, étnicos o religiosos, así como las que tienen ciertas orientaciones sexuales o de género tienen menos probabilidades que otras personas de recibir cuidados paliativos adecuados. En comparación con las personas que acceden a los servicios de cuidados paliativos y para enfermos terminales, los miembros de algunos grupos minoritarios difieren en su comprensión o afinidad por los servicios de cuidados paliativos y su deseo es continuar con los tratamientos de prolongación de la vida. Es menos probable que otros grupos tengan la oportunidad de recibir atención o que sus necesidades de atención no sean reconocidas como únicas (Hughes, 2015; Kirolos et al., 2014).

Ancianos: históricamente, los servicios de cuidados paliativos se brindaban a adultos que morían de cáncer, pero no a ancianos frágiles. Las personas mayores que viven en sus hogares o en centros de atención residencial a menudo no reciben cuidados paliativos.

Niños: la cantidad de niños que sobreviven a enfermedades limitantes de la vida continúa aumentando debido a los avances en la tecnología médica. En Estados Unidos, la mayoría de los niños (75-80%) reciben cobertura de atención médica a través de Medicaid, que puede incluir o no servicios de cuidados paliativos y de hospice; además, los niños representan solo 2.8% de las personas que se benefician de los servicios de cuidados paliativos para enfermos terminales, provocando que se asignen pocos recursos para satisfacer las necesidades de los niños en

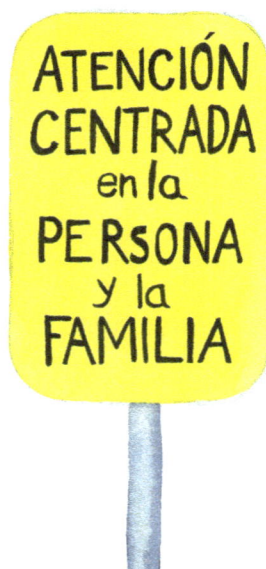

vías de morir (Kaiser Commission on Medicaid and the Underinsured, 2009; NCHS, 2012). Por la misma razón, los recursos públicos a menudo son insuficientes para satisfacer las necesidades de los niños en vías de morir que son dados de alta del hospital. Debido al bajo número de niños que se beneficiarían de los servicios de cuidados paliativos, mantener las habilidades y competencias de los proveedores y eliminar sus temores son también barreras importantes para acceder a dichos cuidados. Los equipos de salud que por lo general cuidan a los adultos pueden no tener experiencia en el manejo de las condiciones más diversas y complicadas que tienen los niños. Los desafíos étnicos y culturales mencionados anteriormente, el miedo a la muerte, especialmente a la muerte de un niño, y la inexperiencia entre los médicos son barreras importantes para acceder a los servicios paliativos para los niños y sus familias.

En México hay una gran necesidad de desarrollar e implementar modelos apropiados de cuidados paliativos pediátricos. En la actualidad existe un acuerdo que declara la obligatoriedad de los esquemas de manejo integral de cuidados paliativos pediátricos enfocado al manejo del dolor. (CSG, 2016)

Personas con discapacidades físicas o del desarrollo: las personas con discapacidades físicas o del desarrollo a menudo no pueden acceder a los cuidados paliativos debido a la pobreza y la falta de recursos (Stienstra y Chochinov, 2006). Desafortunadamente, en comparación con las personas que no tienen tales discapacidades, estas corren un mayor riesgo de desarrollar enfermedades crónicas a una edad más temprana debido al impacto de por vida que sus discapacidades tienen en su salud física (NHPCO, 2009). Asimismo, algunas personas con discapacidades físicas o del desarrollo se sienten más vulnerables debido a las actitudes negativas de los equipos de salud que no están capacitados sobre las diferentes experiencias y habilidades de una persona con discapacidad (VP-NET, 2006).

Martín, un hombre de 64 años con síndrome de Down que vive en un asilo, está experimentando complicaciones cada vez mayores debido a la diabetes, la demencia y la insuficiencia cardiaca que padece. También está experimentando delirio y cada vez es más indiferente. Su consumo y producción urinaria han disminuido. A los equipos de salud les preocupa que esté muriendo de manera inminente. El médico recomienda la transferencia al hospital para su evaluación, ya que no se cuenta con una consulta de cuidados paliativos para los residentes del asilo.

Personas que se identifican como LGBT: incluso hoy en día, aún existe el estigma asociado a las personas que se identifican como lesbianas, gays, bisexuales o transgénero, y esas personas pueden temer ser juzgadas o etiquetadas por los equipos de salud, cuyos valores y creencias son diferentes a los suyos. Las personas de este grupo que ahora son personas mayores pueden haber experimentado rechazo, aislamiento y críticas significativas en décadas pasadas, cuando la homosexualidad se consideraba un trastorno mental, una ofensa criminal y una razón justificable para ser despedido de un trabajo. Hasta hace poco, en algunos lugares, puede haber sido aceptable obligar a las personas LGBT a recibir tratamientos médicos, como la terapia de electrochoques. Estas experiencias pueden haber influido en la percepción de la persona LGBT sobre el sistema de atención médica. Por lo tanto, es comprensible cuando los adultos mayores LGBT, como Gladys (en la historia que sigue) se sienten incómodos con el sistema médico y temen cómo los recibirán los equipos de salud (Comité de Ética de la Sociedad Americana de Geriatría, 2015).

Gladys es una mujer de 70 años con esclerosis lateral amiotrófica (ELA); es muy independiente; siempre se ha cuidado a sí misma y ha vivido sola con el apoyo ocasional de trabajadores de la salud hasta su reciente y rápido declive. Fue admitida en el hospice durante sus últimos meses. Gladys no ha solicitado visitas y ha pedido que no la atiendan varones.

Cuando miro a Gladys, veo a una mujer pequeña, frágil y canosa. No tiene fotografías ni recuerdos en su habitación. Me pregunto por qué no permite que familiares o amigos la visiten. Mientras fortalezco mi relación con ella, le pregunto sobre su familia y amigos. Después de un tiempo, confesó que su pareja por 20 años había fallecido por cáncer de mama hacía cuatro años. Nunca tuvieron hijos, pero formaban parte de un grupo de lesbianas locales y tenían una gran familia para elegir.

Me pregunto si teme permitir que la gente la visite porque el personal reconocerá que es lesbiana, y le preocupa que la traten mal si la gente sabe que es lesbiana. Le pregunto si es por eso que ella ha rechazado recibir visitas. Ella comienza a hablar sobre su experiencia de "salir" y sus experiencias con el sistema de cuidado de la salud hace décadas. Es obvio que estaba profundamente herida por esas experiencias.

Mientras hablamos, me pregunto qué podemos hacer como equipo para generar confianza para que se sienta cómoda invitando a su familia a visitarla y que sea más abierta con nosotros.

Juntos exploramos este tema.

Personas con trastornos mentales: las personas con enfermedades mentales son reconocidas como una población vulnerable, pero se sabe muy poco sobre las necesidades específicas de dichas personas respecto a los cuidados paliativos (iPANEL, 2016; Tuffrey-Wijne, Hogg y Curfs, 2007 Woods et al., 2008). En la historia sobre Samuel que sigue, los desafíos que confronta una persona sin hogar con problemas de salud mental son evidentes.

Personas sin hogar: las personas que no tienen hogar pueden no ser elegibles para los servicios de cuidados paliativos simplemente porque carecen de una dirección fija o un hogar. Muchas personas sin hogar no buscarán servicios de cuidados paliativos, ya sea por el costo, la falta de referencias o de comprensión de los beneficios o las necesidades. Esta población está muy poco atendida. Proporcionar cuidados paliativos a las personas sin hogar es un reto para muchos equipos de salud debido a las diferencias culturales entre estos y la persona que recibe la atención. Eliminar prejuicios y trabajar con compasión son factores importantes cuando se brindan cuidados paliativos a las personas sin hogar (Collier, 2011). Recientemente, se han introducido cuidados paliativos en refugios para personas sin hogar con la finalidad de permitir el manejo de los síntomas para la persona en su propio entorno de comodidad (Podymow, Turnbull y Coyle, 2006).

Samuel es un hombre de 56 años con cáncer de esófago, VIH y esquizofrenia que ha vivido en la calle y en refugios para personas sin hogar durante los últimos 25 años. A veces es agresivo, usa mucho lenguaje soez, es inquieto y, a menudo, rechaza las ofertas de ayuda. Él tiene dolor en su cuello, hombros y pecho. No puede acceder a una consulta de cuidados paliativos o a un programa de hospice porque no tiene una dirección fija. A veces duerme en el refugio.

Mariel es una madre soltera con dos hijos. Tiene cáncer de pulmón en etapa 4 y no puede pagar el tratamiento. Perdió su trabajo debido a su enfermedad y ahora vive en la calle, en su automóvil.

Personas que viven en áreas rurales o remotas: para las personas en proceso de morir que viven en áreas rurales o remotas, es posible que los servicios especializados de cuidados paliativos y para enfermos terminales no estén disponibles. El acceso a tales servicios puede requerir viajar a donde se proporcionan, lo que puede ser costoso y causar incomodidad para la persona en vías de morir y para la familia (Johnson et al., 2011; Lynn, 2004).

Tobías vive en una comunidad rural a dos horas de la ciudad más cercana. Su salud ha estado disminuyendo últimamente, y ahora debe viajar a la ciudad dos veces por semana para recibir diálisis y tratamientos para controlar su enfisema. No hay servicios de cuidados paliativos disponibles en su comunidad, y él no quiere morir solo en la ciudad.

Retos futuros para los cuidados paliativos

Además de las barreras señaladas anteriormente, las siguientes constituyen retos que serán más importantes en las próximas décadas:

- Un número creciente de personas en proceso de morir.
- Un número creciente de personas que envejecen con padecimientos crónicos que limitan la vida y que necesitarán atención durante periodos de tiempo más prolongados.
- Menos cuidadores familiares, ya que la generación del *baby boom* tuvo menos hijos que las generaciones anteriores.

Es poco probable que el modelo especializado de cuidados paliativos pueda satisfacer las necesidades futuras de las personas en vías de morir.

Vientos de cambio: la integración de un enfoque paliativo

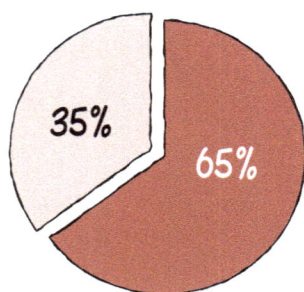

En 2003, *Palliative Care* Australia (PCA) utilizó un enfoque basado en la población para evaluar las necesidades generales de las personas en proceso de morir y los obstáculos que encontraron para recibir cuidados paliativos. La organización estimó que 65% de las personas en vías de morir podría recibir una buena atención desde la atención primaria. Del 35% restante, algunos requerirían accesos esporádicos a las consultas y servicios de cuidados paliativos, mientras que otros requerirían atención continua por parte de servicios de cuidados paliativos especiales. Esta información permitió a la PCA determinar, con base en el número estimado de personas en vías de morir, el tipo y la cantidad de servicios para ser proporcionados a las diferentes comunidades (Palliative Care Australia, 2005).

La investigación de la PCA enfatiza el importante papel del proveedor de atención primaria en el cuidado de las personas en proceso de morir. Asimismo, indica al proveedor de atención primaria que acceda a servicios especializados cuando sea necesario.

Los proveedores de salud en el primer nivel de atención, de acuerdo con la PCA, son médicos generales, enfermeras de atención comunitaria, y personal de hogares de atención residencial. Un especialista cuya área de especialidad principal no es la atención paliativa, por ejemplo, un cardiólogo, también podría formar parte del equipo de atención primaria y es posible que quiera consultar al especialista en cuidados paliativos para que lo ayude a manejar la disnea o para obtener ideas sobre cómo apoyar a los miembros de la familia.

Cuando el equipo de atención primaria integra los cuidados paliativos en la atención, esto se conoce como "integración de un enfoque paliativo".

> Integrar un enfoque paliativo es incorporar los principios, prácticas y filosofía de los cuidados paliativos en la atención de las personas con cualquier enfermedad limitante de la vida, de manera temprana en el trayecto del padecimiento y a través de todos los escenarios de atención.
>
> *Kath Murray*

Con un enfoque paliativo, la atención ya no se centra solo en la atención al final de la vida y puede incluir tratamientos modificadores de la enfermedad, así como un enfoque en proporcionar atención de confort y reducir el sufrimiento. Cualquier persona que está envejeciendo y/o tiene una enfermedad crónica que limita la vida puede beneficiarse de un enfoque paliativo que se integra en su atención (CHPCA y QELCCC, 2015). Las enfermedades limitantes de la vida incluyen EPOC, insuficiencia cardiaca o renal en etapa terminal, enfermedades relacionadas con la demencia, enfermedad de Parkinson y ELA (CHPCA y QELCCC, 2015).

¿Qué es un enfoque paliativo?

De acuerdo con una investigación de la Iniciativa para un Enfoque Paliativo en Enfermería: Evidencia y Liderazgo (iPANEL, por sus siglas en inglés), un enfoque paliativo implica:
- Adoptar los principios fundamentales de los cuidados paliativos.
- Adaptar el conocimiento y experiencia en cuidados paliativos para satisfacer las necesidades de las personas que viven con padecimientos crónicos limitantes de la vida.
- Adaptar y contextualizar este conocimiento y experiencia ascendente para brindar atención centrada en las personas entre diferentes sectores y profesiones de asistencia sanitaria.
- Cuando el equipo de atención primaria integra los cuidados paliativos en la atención, esto se conoce como "integración de un enfoque paliativo".

(Sawatzky et al., 2016)

En la práctica, la integración de un enfoque paliativo implica:
- Reconocer que morir bien también incluye vivir bien hasta el momento del deceso.
- Tener conversaciones abiertas acerca de los cambios físicos que son parte del proceso de morir.
- Compartir información.

- Iniciar pláticas sobre anticipar los planes de atención, los objetivos de la atención, el curso de la enfermedad, los beneficios y riesgos de las opciones de tratamiento, los responsables de la toma de decisiones, etcétera.
- Proporcionar atención integral al abordar los síntomas físicos, así como del sufrimiento emocional y espiritual.

En Canadá, la duración promedio de la estadía en la atención a largo plazo ahora es menor a 18 meses. Dado este corto periodo de tiempo hasta la muerte, la integración de un enfoque paliativo en la atención desde el primer contacto con la persona y su familia es más que apropiado.

> La atención de la persona en proceso de morir no es solo responsabilidad de los especialistas en proveerla. La atención de la persona que va a morir y su familia es responsabilidad de todo el equipo de salud, incluyendo al de enfermería. Nunca habrá suficientes especialistas en cuidados paliativos para poder brindar una buena atención de término de vida a todos.
>
> En el entorno de cuidados intensivos en particular, el equipo de enfermería tiende a considerar que las personas en proceso de morir "no pertenecen" a ese escenario y, por lo tanto, se inclina a llamar al equipo de consulta paliativa o que esa persona sea admitida en una unidad de cuidados paliativos. El equipo de enfermería no sabe que la atención de la persona en proceso de morir es su responsabilidad y que está en sus manos brindar una excelente atención.
>
> *Dra. Kelli Stadjuhar, investigadora principal, iPANEL research*

¿Cómo integrar un enfoque paliativo?

¿Qué pueden hacer para integrar un enfoque paliativo en la atención que brindan? Háganse estas preguntas:
- ¿Cómo podría esta persona beneficiarse de un enfoque paliativo?
- ¿Hay algo que deba entender sobre cuidados paliativos que nos ayude a brindar una mejor atención?

Para comenzar a integrar un enfoque paliativo, será esencial educar al público sobre los beneficios para la persona y la familia de integrar un enfoque paliativo temprano en el proceso de la enfermedad, incluyendo cómo dicho enfoque puede apoyar de manera más efectiva las necesidades de las personas que viven con una enfermedad progresiva que limita la vida.

Reflexionar y responder la pregunta sorpresa

Desde el momento del diagnóstico hasta la muerte, cualquier persona diagnosticada con una enfermedad que limite su vida podría beneficiarse de un enfoque paliativo. Los equipos de salud pueden usar la Pregunta Sorpresa como un primer paso para identificar a las personas en declive y que podrían beneficiarse de la integración de un enfoque paliativo (Lynn, 2005). Los equipos de salud primero reflexionan sobre la salud de la persona y luego responden a la Pregunta Sorpresa:

¿Les sorprendería que esta persona falleciera en menos de un año?

Como herramienta de evaluación, la Pregunta Sorpresa puede ayudar a identificar a las personas con necesidades no cubiertas de cuidados paliativos (Green, 2015). Es difícil identificar cuándo usar la Pregunta Sorpresa debido a variables como la enfermedad de la persona, las comorbilidades

y las diferentes políticas que rigen al integrar un enfoque paliativo. Una persona que se espera muera en menos de un año puede presentar cualquiera, algunas o todas las siguientes características:

- Ingresos hospitalarios frecuentes por el mismo síntoma.
- Dificultad para manejar los síntomas.
- Requisitos de atención cada vez más complejos (por ejemplo, la persona tiene dificultades para funcionar de manera independiente).
- Se agregan necesidades especiales, como requerir un ventilador mecánico o asistencia para la alimentación.
- Disminución del apetito y/o pérdida de peso involuntaria (anorexia o caquexia).

Consideren usar la Pregunta Sorpresa para una persona que presenta cualquiera de las características enumeradas.

Es imperativo notar que la Pregunta Sorpresa, en este contexto, se usa solo como una herramienta de evaluación para determinar cuándo integrar un enfoque paliativo. Los factores como la enfermedad y las comorbilidades de la persona y la experiencia pronosticadora del equipo de salud para realizar la pregunta afectarán la precisión del pronóstico (Downar et al, 2017, White et al, 2017). La Pregunta Sorpresa no ha sido validada como una herramienta de pronóstico independiente (Downar et al, 2017, White et al, 2017).

Hacer la pregunta sorpresa

Hacer la Pregunta Sorpresa ha ayudado a los equipos de salud a identificar a las personas con alto riesgo de morir en menos de un año, lo cual indica que se puede usar para saber cuándo integrar un enfoque paliativo en la atención. La pregunta sorpresa era:

"¿Les sorprendería si este paciente muriera en menos de un año? ¿En meses?"

Los equipos de salud que trabajan con pacientes con cáncer pudieron predecir con precisión 60% de las personas que morirían en el próximo año (Green, 2015, Vick et al., 2015). La Pregunta Sorpresa fue menos precisa en el pronóstico de las personas con otras enfermedades que limitaban la vida (Downar et al, 2017, White et al, 2017).

En el Capítulo 4, "Uso de herramientas estandarizadas", se presentan otras herramientas que incorporan la Pregunta Sorpresa y/o evalúan indicadores generales y específicos

de declive para determinar cuándo integrar un enfoque paliativo.

Cuándo referir a un especialista en cuidados paliativos

En ocasiones, a pesar del excelente cuidado brindado por el equipo del primer nivel de atención, los síntomas pueden persistir y no desaparecer, o las metas de la persona que está muriendo no se cumplen. Los equipos de consulta de cuidados paliativos son equipos expertos o del tercer nivel de atención, a menudo compuestos por un médico, un profesional de enfermería, un trabajador social y otros, como un farmacéutico y un consejero espiritual, que pueden ayudar a los equipos de atención primaria según sea necesario con:

- Problemas complejos de manejo del dolor y los síntomas.
- Necesidades psicosociales o espirituales complejas de la persona o familia.
- Pláticas al final de la vida que el equipo de atención primaria no se siente capaz de abordar o para las cuales la persona y la familia necesitan más apoyo.

Si no se están controlando los síntomas de la persona que está muriendo y/o no se están cumpliendo sus objetivos, se debe considerar la referencia a un equipo experto o del tercer nivel de atención de cuidados paliativos.

Estudio de caso: integración de un enfoque paliativo en una unidad médica

En este estudio de caso, Pedro fue transferido de la unidad de cuidados coronarios a la unidad médica. Pedro es un hombre de 73 años con antecedentes de enfermedad cardiaca. Ingresó hace una semana a la unidad de cuidados coronarios después de un infarto al miocardio que sufrió mientras realizaba compras. La reanimación cardio pulmonar fue realizada inmediatamente por un transeúnte. La puntuación de Pedro en la Escala de Desempeño Paliativo (PPS, por sus siglas en inglés) es de 20%, está durmiendo la mayor parte del tiempo y puede responder preguntas, pero tiene periodos de delirio. Tiene edema pulmonar y periférico, tiene dificultad para respirar y recibe oxígeno a 5 L/min. El catéter urinario está drenando orina clara. Pedro no es candidato para cirugía o rehabilitación. En una reunión familiar celebrada en la unidad de cuidados coronarios, se tomó la decisión de mantenerlo cómodo. Fue transferido a la unidad médica.

La enfermera de la unidad médica lo recibe y considera los temas frecuentes que Pedro y su familia pueden estar experimentando y cómo ella podría evaluar y atender mejor sus necesidades. La ilustración indica algunos de sus pensamientos.

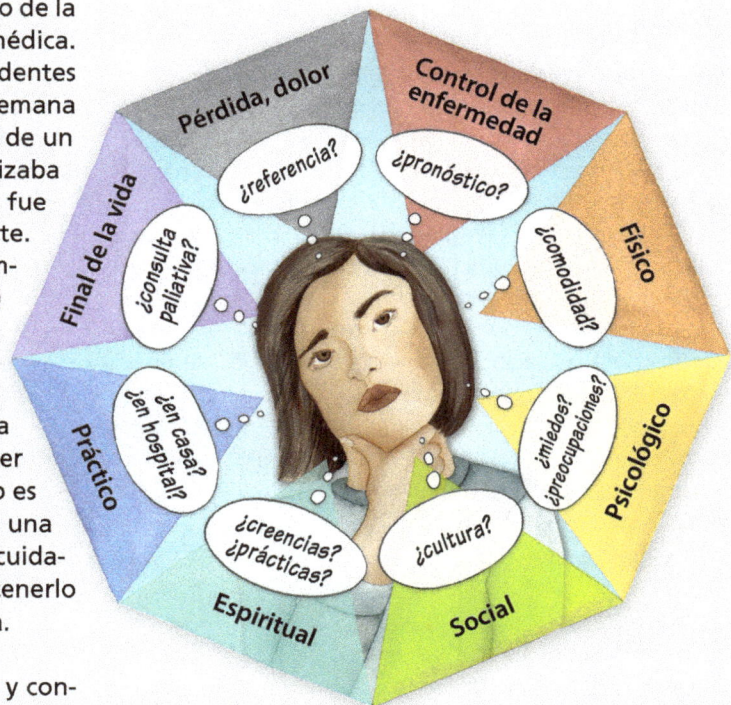

Resumen

Los cuidados paliativos modernos comenzaron hace casi 50 años con el trabajo de Cicely Saunders. Ella fundó el primer hospice y continuó trabajando para brindar una mejor atención a las personas en proceso de morir. A través de su liderazgo, la atención de hospice y los cuidados paliativos se convirtieron en campos de especialidad dentro del cuidado de la salud. Los especialistas médicos, trabajadores sociales, capellanes y de enfermería así como otros elementos en el equipo multidisciplinario respondieron a las necesidades principalmente de personas que morían por cáncer; sin embargo, en los últimos 30 años, los cuidados paliativos se han extendido a personas que mueren con enfermedades crónicas que limitan la vida (por ejemplo, SIDA, EPOC, ECV).

A pesar de ello, en Canadá, menos de 30% de las personas que mueren tienen acceso a cuidados paliativos y de hospice, y en Estados Unidos, menos de la mitad de las personas que mueren reciben cuidado de hospice. Las referencias a un hospice a menudo ocurren en las últimas semanas de vida y, por lo tanto, las personas que están muriendo pierden muchos de los beneficios de los servicios. Las barreras de acceso incluyen la falta de conocimiento sobre la elegibilidad; falta de capacitación para el equipo de atención médica; temor de la persona en vías de morir y su familia de que los profesionales tengan que hablar sobre el proceso de morir y la muerte; así como la falta de servicios para poblaciones vulnerables. Además de estas barreras están las predicciones de que, en las próximas décadas, aumentará el número de personas en proceso de morir, mientras que la cantidad de cuidadores familiares y el de equipo de salud disminuirán. El modelo actual no tiene la capacidad de satisfacer las necesidades de las personas en proceso de morir.

Cambiar el camino hacia la integración de un enfoque paliativo ayudará a satisfacer las necesidades de los futuros fallecidos que son atendidos por el equipo de atención primaria, con la asistencia de especialistas según sea necesario. Educar a los equipos de salud para que integren un enfoque paliativo ayudará a eliminar las barreras que impiden que las personas accedan a los cuidados paliativos. Cuando esto ocurra, los ancianos, las minorías étnicas y otras poblaciones marginadas tendrán un mayor acceso a los beneficios de los cuidados paliativos.

La integración de un enfoque paliativo puede dar como resultado la filosofía de cuidados paliativos que impregna una unidad médica ocupada y se convierte en parte de la fibra de la atención en el cuidado residencial. Esto también significa que ustedes, como profesionales de enfermería, pueden reconocer la fortaleza y la importancia de su función para brindar una atención excelente a la persona que está muriendo y a su familia, y abogar por servicios especializados cuando sea necesario.

Perla Ética

El personal de enfermería demuestra valores profesionales tales como ser respetuoso, responsable, compasivo, digno de confianza e íntegro.
Elemento #1, Código de Ética del Consejo Internacional de Enfermeras- ICN, 2012.

El personal de enfermería tiene el deber de mantener una relación estrictamente profesional con la persona, en un ambiente de respeto mutuo y de reconocimiento de su dignidad, valores, costumbres y creencias.

El personal de enfermería tiene el deber de mantener una conducta honesta y leal; conducirse con una actitud de veracidad y confidencialidad salvaguardando en todo momento los intereses de la persona.
Artículo 3o y 5o, Código de Ética para Enfermeras y Enfermeros de Mexico, 2001.

El personal de enfermería mantiene límites profesionales y se aseguran de que sus relaciones sean siempre benéficas para las personas a quienes sirven. Reconocen que las personas que requieren cuidado médico están en una posición potencialmente vulnerable y no se aprovechan de su confianza y la dependencia de maneras que comprometan la relación terapéutica. Jamás abusan de dicha relación para obtener ventajas personales o económicas y no se involucran en relaciones personales (románticas, sexuales o de otro tipo) con las personas a su cuidado.
Parte I:D. Honrar la dignidad, 7. Código de Ética para Enfermeras Registradas, Canadian Nurses Association, 2017.

La **Provisión #7** del **Código de Ética de la American Nurses Association** establece que el personal de enfermería contribuye al avance de la profesión a través de la investigación y el estudio académico.

Investiguen las contribuciones de algún enfermero o enfermera que hayan conocido, o de quien hayan oído hablar o leído, que haya impulsado el avance de la enfermería a través de la investigación, el estudio académico, la enseñanza o implementando mejoras en los sitios de trabajo.

¿Cuáles creen que son los obstáculos actuales para desarrollar liderazgo de enfermería en el lugar de trabajo?

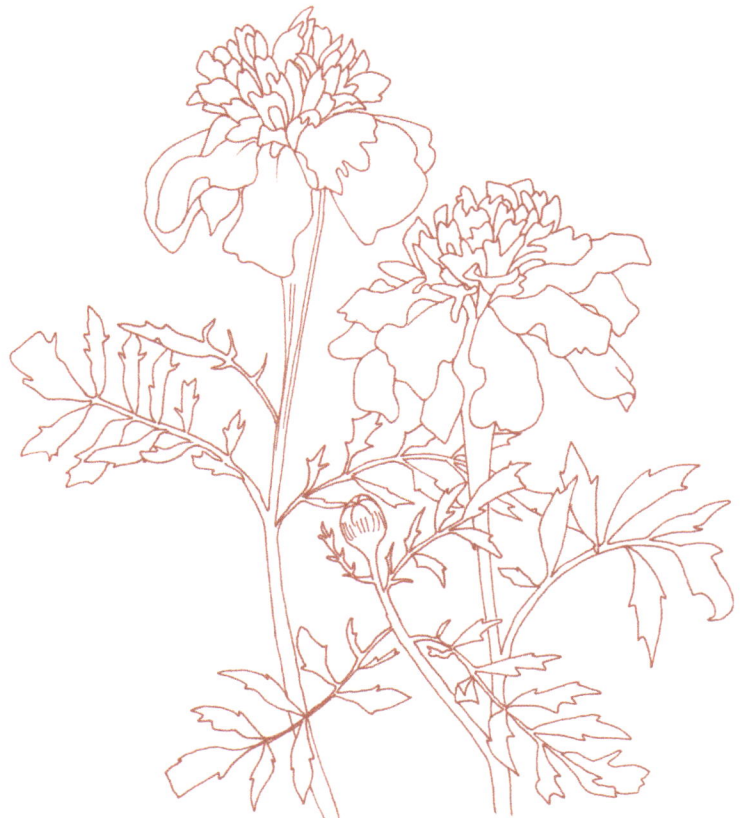

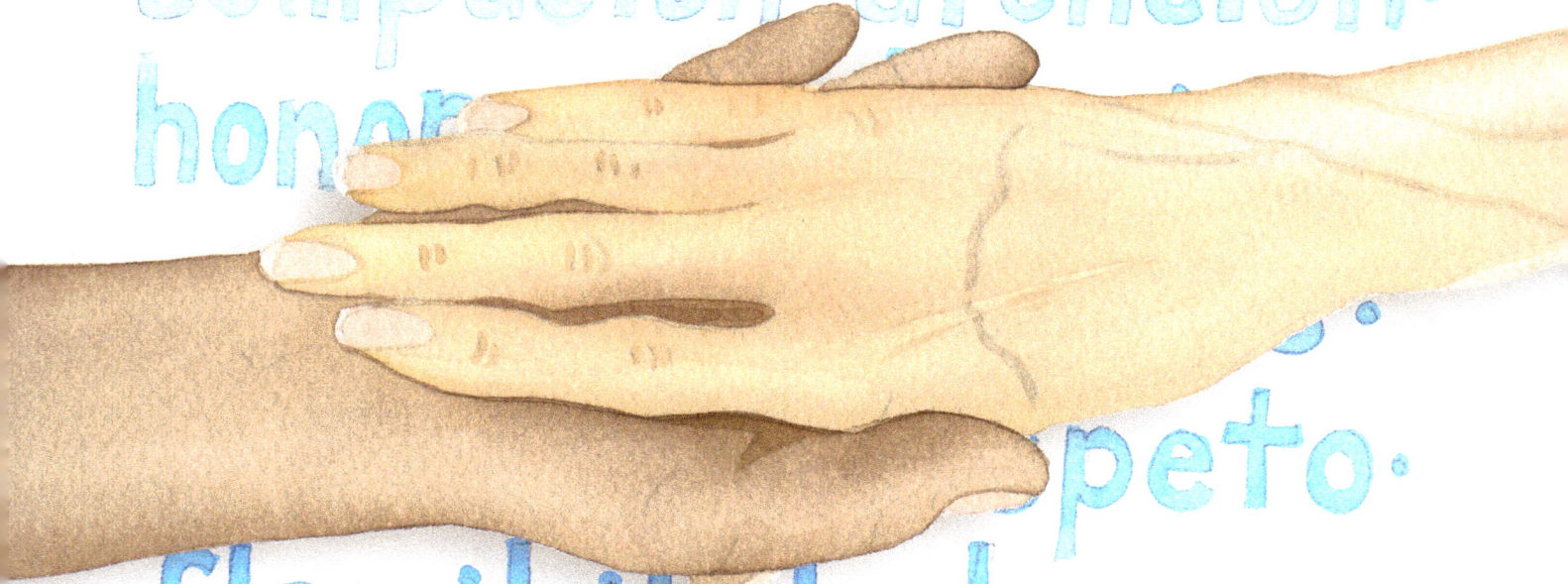

compasión · atención ·
honor
                    peto ·
flexibilidad · ser ·
conexión · respeto ·
aceptacion · amor ·
preguntas · honor
silencio · escuchar ·
práctica reflexiva

Preparación para el cuidado

3

Preparación para el cuidado: un viaje personal

Llegué al área de cuidados paliativos por ser una niña curiosa. Mis primeros recuerdos de la muerte incluyen una rata muerta y una preciosa hoja transparente. Traté de reanimar a ambas, sin éxito. Cuando mis hermanos y yo encontramos un ave muerta, optamos por realizar un funeral. De adolescente viví con mi tía Frankie. Frankie era una enfermera y la cuidadora familiar principal. Atendía a muchos miembros de la familia y amigos durante su envejecimiento, enfermedad y muerte. Con ella aprendí que la muerte es parte de la vida.

Durante la educación media y la universidad, me encontré con la muerte y aprendí que incluso los jóvenes mueren. Aprendí que las personas mueren de cáncer, accidentes y suicidio. Cuando tenía 20 años, murieron mi padre, mi tío y algunos amigos. Observé en ellos un dolor intenso que no era tratado, así como una congestión respiratoria que provocaba aflicción y angustia. Mi compasión por las personas en proceso de morir creció.

Mientras que el movimiento de cuidados paliativos se extendía a nivel mundial, completé mi carrera en enfermería. En 1988 comencé a trabajar en el Victoria Hospice, en la costa oeste de Canadá. Como enfermera de la unidad de pacientes hospitalizados y después como miembro del Equipo de Respuesta Paliativa, trabajé con profesionales de salud que me mostraron sus increíbles habilidades y compasión. Cuidé tanto a personas que murieron en la unidad de cuidados paliativos como a las que fallecieron en casa. Aprendí a prepararme para el cuidado, ya que también aprendí más sobre enfermedades, su progresión, sobre el manejo de síntomas y el proceso de la muerte.

También aprendí de las personas en proceso de morir y sus familias. Me enseñaron cómo estar más cómoda hablando sobre la muerte, así como sobre la importancia de compartir información, responder preguntas y preparar conversaciones difíciles. Al caminar lado a lado con las personas que morían, aprendí a dejar de lado mi agenda y a tratar de abordar sus preocupaciones y necesidades. Aprendí que no podía arreglar el sufrimiento, pero podía acompañarlo y "estar con" el sufrimiento. Ellos me enseñaron cómo prepararse para morir.

De mis colegas, en particular de enfermería, consejeros y médicos, aprendí sobre las mejores prácticas en el manejo de los síntomas, las formas de ser, las habilidades de comunicación y el humor. Tuve la suerte de tener colegas que me mantenían informada después de las visitas y les gustaba que reflexionáramos juntos para afinar y mejorar la atención. Estas interacciones continúan ayudándome al momento de brindar cuidados.

Desde mi niñez temprana y durante mis años de enfermería, me apasiona aprender y me interesan las personas por sí mismas, y anhelo brindar una excelente y compasiva atención; en particular, una atención excelente para la persona que está muriendo y su familia. A través de mi práctica, aprendí la importancia de prepararse para brindar atención.

Preparación para el cuidado: una práctica esencial

La "travesía de las personas en proceso de morir" es una metáfora utilizada frecuentemente para describir el camino que sigue una persona cuando muere. En la práctica de enfermería a menudo se acompaña a las personas en su proceso hacia la muerte. Como acompañante, el enfermero debe prepararse para el viaje: prepararse para el cuidado.

Consideren lo que necesitan saber, ser y tener para este viaje en particular, con esta persona en específico. Puede que se pregunten: "¿Qué funcionará como apoyo? ¿Qué será útil o necesario?". Quizá se pregunten: "¿Cómo debo estar internamente para poder apoyar a esta persona en su viaje y no intentar llevarlo en el mío?".

Para ser un acompañante en la travesía de alguien, deberán reunir información, adquirir habilidades y aprender formas de ser que, en conjunto, se conviertan en mejores prácticas. Este capítulo los ayudará a prepararse para ser un compañero de la travesía de otra persona, al brindarles el conocimiento suficiente como para desarrollar estas habilidades y maneras de ser.

Si bien esta preparación puede parecer simple, puede mejorar profundamente su capacidad de brindar atención con compasión, confianza y competencia. Cuando los profesionales de la salud se preparan para brindar cuidados paliativos, la persona en proceso de morir y su familia reciben una atención excelente, y el profesional minimiza el estrés y evita el agotamiento (Causton, 2016; Davies et al., 2016).

Mejores prácticas: Características personales y maneras de ser

Prepararse para la atención es desarrollar conocimientos, habilidades y actitudes que les permitirán brindar la mejor atención posible a la persona que está muriendo y a su familia. Esta sección identifica las características personales y las maneras de ser que contribuyen a desempeñar las mejores prácticas en los profesionales de atención médica que trabajan en cuidados paliativos. Desarrollar estas características y maneras de ser e incorporarlas a su práctica de enfermería, les ayudará a brindar la mejor atención posible.

Las mejores prácticas incluyen estos valores y visión del mundo

Davies y Steele investigaron las mejores prácticas al preguntar: "¿Cómo llegar a la excelencia [definida como la mejor práctica] en las interacciones de profesionales de la salud con los padres?". Les pidieron a los padres de los niños en vías de morir que identificaran a profesionales de la salud que les brindaron la mejor atención y que describieran sus atributos o técnicas. Los investigadores identificaron elementos comunes presentes en todas las interacciones ocurridas entre los padres y los profesionales de la salud respecto a las mejores prácticas. Davies y Steele (2016) sugieren que los profesionales de la salud que demuestran las mejores prácticas comparten los siguientes valores y visión del mundo:

- Honor: creer que todas las personas, de todas las culturas, son dignas de ser tratadas con honor.
- Respeto: creer que toda persona merece respeto autonomía y control.
- Curiosidad: explorar el mundo y las personas que los rodean.
- Empatía: mantener la perspectiva y sentir las emociones de otra persona.
- Excelencia: esforzarse por implementar las mejores prácticas, comprometiéndose con un aprendizaje permanente.
- Aceptación: evitar juzgar o etiquetar a las personas.
- Conexión: comprender que la persona, la familia y los profesionales de la salud forman un vínculo.

Davies y Steele también identificaron factores contextuales que afectaban las mejores prácticas de un profesional de la salud. El equipo de atención de la salud, su funcionamiento y su liderazgo son ejemplos de factores contextuales que pueden mejorar o disminuir la capacidad del profesional de la salud para implementar las mejores prácticas.

Los profesionales de enfermería que contribuyen con el equipo de atención de la salud de manera que influyan positivamente en su función desarrollarán, a su vez, sus mejores prácticas.

Perla Ética

La ética profesional es la base fundamental de las mejores prácticas de los profesionales de la salud. Para lograr integrar la atención paliativa dentro de la práctica de la enfermería y de su labor individual con la persona que está muriendo y con sus familiares, es crucial examinar sus creencias y valores acerca de cómo la gente experimenta las enfermedades crónicas, el proceso de morir y la muerte. Para poder brindar el mejor cuidado es esencial reflexionar y desafiar sus ideas de modo que puedan descubrir lo que constituye una atención de excelencia.

El objetivo de la atención paliativa es brindar cuidados que honren a la persona y a la familia. El contexto en el que se proporciona la atención cambia constantemente al igual que las necesidades, experiencias, creencias y valores de la persona a quien se cuida. La gran cantidad de cambios en el entorno, las situaciones y las personas involucradas requerirán cambios en la forma en que se proporcione la atención. Para brindar la mejor atención posible es esencial considerar las dimensiones éticas de la práctica de enfermería.

Las mejores prácticas incluyen compasión en el cuidado

Brindar cuidados con compasión se considera una de las mejores prácticas. La compasión es la capacidad de acompañar el sufrimiento, junto con el deseo de transformarlo; por ejemplo, Cicely Saunders demostró compasión cuando sintió el dolor de las personas que sufrían mientras mueren. Ella era empática y quería encontrar mejores maneras de cuidar a los moribundos.

Desarrollar las características personales, así como las maneras de ser para brindar atención con compasión puede incluir reflexionar sobre las siguientes definiciones y textos, e integrar el Modelo GRACE de Respuesta Compasiva en su práctica.

La raíz de la palabra "compasión" significa "sufrir juntos" (UC Berkeley, 2016). La compasión es el sentimiento que surge cuando se presencia el sufrimiento de una persona y se tiene el deseo de ayudar a aliviarlo. Joan Halifax, una eminente instructora en escuelas de medicina que enseña sobre la compasión, afirma: "La intención de transformar el sufrimiento es una de las características que diferencia a la compasión de la empatía" (Halifax, 2013). Aprender a ser compasivo significa estar dispuesto a dar, ayudar, acompañar e incluso estar en momentos difíciles y dolorosos con otra persona.

El teólogo Henri Nouwen cita:

> *No debemos subestimar lo difícil que es ser compasivo. La compasión es difícil porque requiere la disposición interna para ir con los demás a los lugares donde son débiles, vulnerables, están solitarios y desilusionados. La compasión no es nuestra respuesta espontánea al sufrimiento. Lo que más deseamos es eliminar el sufrimiento escapando de*

él o encontrando su cura rápida… por lo tanto, ignoramos nuestro mayor don, que es nuestra capacidad de ser solidarios con los que sufren. Cuando proporcionamos cuidado con compasión y amor en nuestra práctica, estamos dispuestos a ir a lugares donde nosotros mismos, y aquellos a quienes cuidamos, se sienten vulnerables, inciertos o incómodos.
> (Nouwen, McNeill, and Morrison, 1981)

Modelo GRACE de Respuesta Compasiva

Joan Halifax desarrolló el Modelo GRACE (gracia en español) de Respuesta Compasiva para guiar a los cuidadores con estrategias para desarrollar la compasión (Halifax, 2014).

Se alienta a los profesionales de enfermería a utilizar el Modelo GRACE de Respuesta Compasiva para ayudar a enfocarse y estar abiertos a las características únicas y particulares que pueda brindar a cada persona en vías de morir y su familia.

G: Generar atención enfocada. Conéctense con ustedes mismos, usando las estrategias que más les funcionen. Reduzcan la velocidad de forma intencionada, respiren profundamente, hagan una pausa y después concéntrense en la persona, la situación y la interacción.

R: Recordar la intención. Recuerden lo que los trajo a este trabajo en primer lugar. ¿Cuál fue su deseo más profundo para dedicarse a la enfermería? ¿Qué los mantiene motivados? Recordar estas intenciones puede ayudar a acercarse y conectarse con la persona en proceso de morir y a la familia desde sus más altos valores.

A: Armonizarse con uno mismo y con los demás. Hay dos partes en esta sección del modelo. Primero, hagan un ejercicio de introspección. Observen lo que está sucediendo en ustedes en su propia mente y cuerpo. Identifiquen y dejen de lado cualquier prejuicio, carga o barrera que pudieran tener y que pueda alejarlos de su intención.

En segundo lugar, hay que ponerse en sintonía con la otra persona y la familia o los miembros del equipo. Sentir lo que puedan estar experimentando en esta situación y la forma en que les pueda impactar. Permitirse notar y experimentar la empatía o una conexión intuitiva profunda; y, por último, permitir que el encuentro se desarrolle sin metas o expectativas planeadas de antemano. Fomentar el intercambio mutuo entre todos los que están presentes.

C: Considerar lo que va a funcionar. A medida que continúa el intercambio, piensen y pregúntense: "¿Qué es lo que mejor funcionará en este caso?" Apelen a su conocimiento, capacidad y experiencia. Mantengan una postura abierta a la posibilidad de que este encuentro pudiera ser completamente diferente a cualquier otro que hayan experimentado antes.

E: Entender que hay un cierre. Con suerte, lo que surge es la compasión que es mutuamente respetuosa y práctica. Dicha interacción compasiva requiere un cierre claro para la persona en proceso de morir, para la familia o miembro del equipo de morir. El cierre implica la liberación, dejar ir, y reconocer que este encuentro en particular ya ha terminado. Un cierre claro crea el espacio y la capacidad de concentrarse en el próximo encuentro o tarea.

Reflexiones sobre la compasión

El Dr. Philip Larkin es un practicante y educador cuya cordialidad y sabiduría parecen encarnar a los cuidados paliativos. Él es enfermero, educador y el presidente de la Asociación Europea de Cuidados Paliativos. Este es su resumen acerca de la compasión:

- La compasión no es solo un esfuerzo digno. Es un imperativo clínico.
- La compasión es más que un sentimiento o aspiración. Es una acción.
- La compasión es solo compasión cuando se hace algo al respecto.
- La compasión funciona junto con otros atributos como la empatía, simpatía, presencia, silencio, atención, amor, empoderamiento y altruismo.
- Ser un practicante compasivo significa poner en práctica tanto el arte como la ciencia de los cuidados paliativos.
- Brindar una atención compasiva es comprender que a menudo la presencia resulta más valiosa que la práctica.

- Brindar una atención compasiva es poder cuidarse uno mismo, reconocer nuestras debilidades y fortalezas, así como de estar conscientes de cuánto podemos lograr juntos en lugar de solos.

(Larkin, 2016)

Las mejores prácticas incluyen incorporar amor en la práctica profesional

El concepto de incorporar el amor en la práctica profesional fue explorado por Michele (Misha) Butot y puede considerarse una de las maneras de ser que contribuye a la mejor práctica de un profesional de la salud. Para aclarar, el amor en la práctica profesional no se refiere al amor en un sentido romántico.

Misha tenía curiosidad sobre las formas en que los profesionales de la salud autorreflexivos y orientados a la justicia social pensaban y practicaban el "amor" en su trabajo con personas en vías de morir. En entrevistas con profesionales de la salud de diferentes edades, géneros y antecedentes culturales y espirituales, todos los participantes estuvieron de acuerdo en que "el amor era importante para su práctica" (Butot, 2005). El amor se definió como algo espiritual y extensivo a todos los seres vivos. Curiosamente, los participantes rehuyeron el término "amor", prefiriendo replantearlo como "espiritualidad". En este contexto, "... todos los participantes conceptualizaron a la espiritualidad como un reconocimiento de la interconexión intrínseca de todos los seres y un reconocimiento, respeto y reverencia por la integridad, santidad y valor intrínseco propios y ajenos como expresión de la diversidad de esta interconexión" (Butot, 2004). Esta investigación sobre el amor en la práctica profesional hace eco de muchos de los valores y maneras de ser que Davies y Steele identificaron en las mejores prácticas de los profesionales de la salud (Davies et al., 2016). También comparte características de humildad cultural y de brindar atención compasiva (Austerlic, 2009; Mazanec and Panke, 2015).

En 2016 trabajé con Misha y otros tres colegas y resumí sus hallazgos en "10 principios del amor en la práctica profesional" que se muestran a continuación. Consideren estos 10 principios y reflexionen sobre lo que consideren que sea una manera "amorosa" de brindar atención holística a lo largo de la trayectoria de la vida y específicamente en los últimos meses, semanas y días de la vida de una persona. Si no les hace sentido la palabra "amor", reformulen la palabra como "espiritualidad" para brindar atención holística.

---

10 principios del amor en la práctica profesional

Incorporar amor en la práctica profesional significa:
- Reconocer a todos los seres humanos como un todo y estar interconectados.
- Reconocer a todos los seres humanos como dignos de ser valorados y merecedores de derecho y respeto.
- Acercarse a la persona en vías de morir con la mente y el corazón abiertos, y con profunda curiosidad de saber quién es, qué piensa y cuál será la mejor manera de brindarle atención.
- Acercarse a la persona en vías de morir con pleno compromiso con su propia vida, sus relaciones y su comunidad.
- Comprometerse con el crecimiento personal (incluyendo la autorreflexión) y con el desarrollo profesional.
- Comprometerse a crear una atmósfera de aceptación, sin emitir juicios e incluyendo la posibilidad de ser honestos de manera mutua.
- Atender con compasión y de manera desinteresada.
- Comprometerse con la persona en proceso de morir, incluso cuando alguna parte sea vulnerable, incómoda o incierta.
- Estar abierto al cambio que puede generar en nosotros la persona en vías de morir y el realizar esta labor.
- Estar dispuesto a apoyar, reconocer y ser testigo compasivo del cambio.

"Un credo personal sobre el amor en la práctica profesional" (ver la página 37) incorpora mis reflexiones sobre los "10 principios del amor en la práctica profesional" y se incluye como una forma de ayudar a que consideren cómo podría ser para ustedes el amor en la práctica profesional.

Incorporar el amor en la práctica profesional no se trata de arreglar cosas o tratar de componerlas. Se trata de estar, desear ayudar y no estar comprometido en un determinado resultado.

Tom Kitwood, un pionero en el campo de la atención de la demencia, escribe sobre el amor en el cuidado de la demencia:

> El amor en el contexto de la atención de la demencia incluye la comodidad en el sentido original de ternura, cercanía, calmar la ansiedad y proximidad.
> (Kitwood, 2003)

Stephen Post, un investigador de los beneficios en la salud al ayudar a otros, escribió lo siguiente respecto al amor altruista:

> El amor altruista implica tanto un juicio del valor de la persona junto con un cariño positivo. El amor se manifiesta en el cuidado, que es el amor en respuesta al otro en necesidad; se manifiesta en la compasión, que es el amor en respuesta al otro en el sufrimiento; se manifiesta en el compañerismo, que es el amor atentamente presente con el otro en los momentos cotidianos.
> (Post, 2003)

Las palabras de Kitwood y Post han sido una inspiración para los otros que brindan atención compasiva en el cuidado de la demencia. Davies y Steele, Larkin, Butot, Kitwood y Post son solo algunos de los autores que han escrito sobre las mejores prácticas y acerca de la compasión y el amor en la práctica.

Perla Ética
Reflexionen sobre los 10 principios del amor en la práctica profesional y mantengan su mente abierta para identificar y descubrir en dónde están sus valores y creencias actualmente.

Una historia acerca de la atención

Tengo 63 años y hace 5 años me diagnosticaron un tipo de linfoma agresivo. Fui tratado con quimioterapia. Después de una recaída, recibí un trasplante de células madre. Durante ese tiempo, mi esposa y tres de nuestros cuatro hijos fueron diagnosticados con la enfermedad de Huntington.

Durante mi primera hospitalización, mientras más me estudiaban y me observaban, más disminuido me sentía como persona. Pero hubo algunas personas cuyo cuidado animó "mi" recuperación.

… La biopsia de médula ósea fue molesta. Estaba enfadado. No entendía lo que estaba pasando. Había una joven enfermera ahí que me tomó de la mano. Era la primera vez en tres o cuatro semanas de citas médicas que alguien había hecho eso, que alguien me había tocado de una manera que no era del todo clínica por naturaleza. Al final del procedimiento y después de que el doctor salió de la habitación, ella lanzó un suspiro y me dijo: "Odio ese procedimiento".

Le di las gracias y le dije lo que su "cuidado" me había hecho sentir.

Y ella dijo: "Gracias por tomarme de la mano, porque fue difícil para mí ver esto y ser testigo de ese proceso".

Yo era una persona para ella. Yo no era una patología.

En otra ocasión, en medio de la noche, un momento aterrador para mí, una enfermera se sentó junto a mi cama y dijo: "Voy a platicar con usted si le parece bien". Me habló sobre sus hijos y me dejó hablar sobre los míos, acerca de mi profesión, y ella me preguntó sobre esas cosas. Se dirigió a mí como persona, una persona compleja, no solo preguntando por mi historial médico, sino por mi historia personal. La amé por eso. Simplemente la amé por eso.

A menudo, a altas horas de la noche, cuando estoy solo, la enfermera entra y comparto mis intimidades con ella. Las comparto con la enfermera porque las visitas con los médicos son durante el día y duran solo unos minutos, y porque no puedo compartirlas con mi familia. No quiero aumentar su dolor. Piénsenlo, si me está "cuidando", ¿quiere decir que soy importante para usted?

(Mulcahy, 2014)

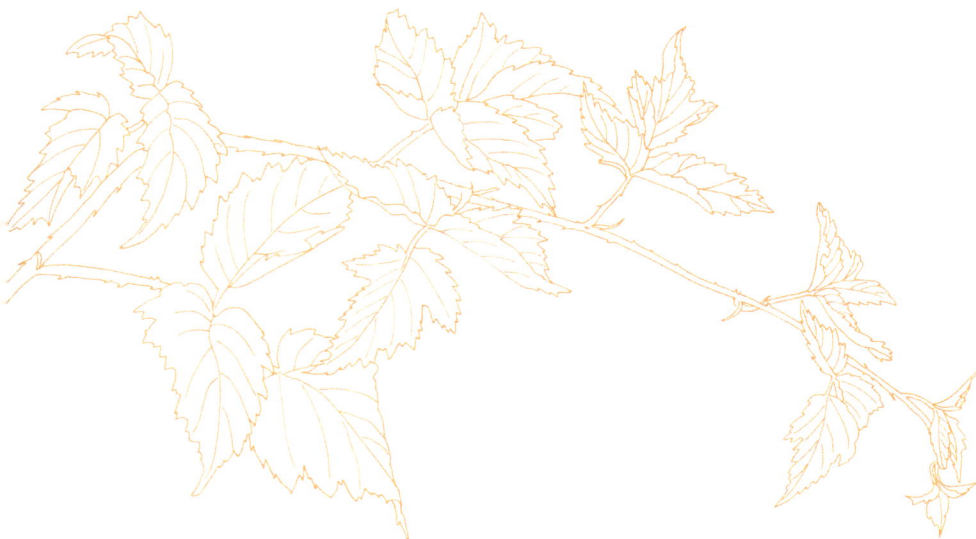

Un credo personal sobre el amor en la práctica profesional

A ti, a quien cuidaré, cuando ame en la práctica profesional:

Quiero cuidarte con amor en mi práctica profesional. Quiero vivir una filosofía de amor en la práctica profesional.

Reconozco que el proceso de morir es un camino sagrado y desconcertante de crecimiento personal. Reconozco que al cuidarte he tenido la oportunidad de aprender contigo y te agradezco que me hayas enseñado.

Cuando te ame en la práctica profesional, te veré como un todo y con dignidad, con fortalezas y desafíos que pueden ser desconocidos para mí. Te respetaré. Respetaré tus esperanzas y preocupaciones y las de los demás. Te cuidaré con ternura. Me daré cuenta de que estamos conectados, respiramos el mismo aire y nos necesitamos el uno al otro.

Cuando te ame en la práctica profesional, aunque tu rostro, tu cuerpo y tus pensamientos cambien con la enfermedad, recordaré que tienes derecho a la justicia, a la equidad, al cuidado y a la calidez.

Cuando te ame en la práctica profesional, respetaré que conoces mejor que yo tus necesidades y las de tus seres queridos. Abriré mis ojos, mis oídos y mi corazón para tratar de entender qué es importante para ti y cómo te gustaría que me preocupara por ti. Sentiré contigo tu sufrimiento, sentiré empatía y me preocuparé profundamente por ti. Adaptaré el plan de atención para satisfacer mejor tus deseos e inquietudes, que significarán más para mí que la eficiencia y las tareas que tengo. Estoy aquí para ayudarte a vivir como eres y contribuir al bienestar de tu familia y comunidad. Voy a esperar contigo.

Cuando te ame en la práctica profesional, sabré que no puedo cambiar o arreglar lo que está sucediendo, pero puedo estar contigo. Yo sé que no puedo decirte cómo morir, qué hacer, qué decir o pensar, o en qué creer; sin embargo, también tomaré el riesgo a veces para compartir mi verdad, mis observaciones y conocimientos contigo y también te ayudaré a actuar de acuerdo con tu voluntad. Aún así, respetaré el que no quieras hablar, que desees dar un paso atrás. Respetaré que en ocasiones tengas esperanzas sobre lo que parece imposible, y puedo seguir presente contigo de cualquier manera.

Cuando te ame en la práctica profesional, llegaré inmersa por completo en mi vida, viviendo mi vida plenamente, comprometida con mis relaciones y en mi comunidad. No esperaré que llenes esa parte de mi vida por mí. Voy a colaborar contigo, apoyar tu deseo y la capacidad de participar plenamente en tu vida, relaciones, y comunidad. Siempre estaré comprometida contigo, incluso si hay un conflicto o si al hacer algo resulta incómodo. Voy a desarrollar mi resiliencia y mi capacidad de estar contigo en tiempos de incertidumbre, vulnerabilidad y miedo.

Cuando te ame en la práctica profesional, voy a entender que al mismo tiempo que estás en proceso de morir, también estás viviendo, por lo que quiero apoyarte plenamente.

Cuando te ame en la práctica profesional, estaré dispuesta a saber y no saber, a cometer errores y hacer las cosas "bien". Sabré que puedo leer acerca de ti en tu expediente y creer que te conozco, pero estaré dispuesta a descubrir que eres diferente a lo que yo pensaba.

Cuando te ame en la práctica profesional, seré sincera y con la mente abierta. Estoy dispuesta a acudir donde te encuentres, de ser sincera contigo y con tu experiencia de vida. No haré juicios. Que mis ojos te contemplen como una persona que ama y es amada.

Cuando te ame en la práctica profesional, estaré dispuesta a ser cambiada por ti y por este trabajo. Sí, cuando te ame en la práctica profesional, podré unirme a ti en el camino del crecimiento personal, en el proceso vida-muerte. Siempre celebraré y recordaré las oportunidades para brindar un cuidado amoroso a alguien que es amado.

Cuando te ame en la práctica profesional, estaré dispuesta y tomaré medidas para apoyarte en tu sufrimiento.

Con amor en la práctica profesional,
Kath Murray y Misha Butot

Si ustedes fueran los que estuvieran cuidando a la persona que muere en "Una historia sobre la atención" (página 36), ¿qué tan cómodos se sentirían tomándola de la mano?

¿Cómo hubiera cambiado la experiencia del paciente si se hubieran mantenido a cierta distancia y se hubieran limitado a observar el procedimiento?

Las mejores prácticas de interacción

La investigación de Davies y Steele también enfatiza la importancia y el valor de la relación e interacciones entre los profesionales de la salud y la persona en proceso de morir (a menudo llamada relación enfermería-paciente) (Davies et al., 2016). "Una historia acerca de la atención" (ver la página 36) ilustra las mejores prácticas cuando la persona habla sobre el cuidado que las enfermeras le brindaron cuando estaba enfermo y en el hospital.

Las formas en que los profesionales de la salud se relacionan con la persona son vitales para la percepción de una excelente atención por parte de la persona. Las interacciones son oportunidades para valorar a la persona, validar sus experiencias y comprender sus necesidades de cuidado. Esfuércense por realizar las mejores prácticas respecto a interacciones y consideren usar el Formato de Evaluación Psicosocial (consultar el Capítulo 4, "Uso de herramientas estandarizadas") para registrar información valiosa que aprenden sobre la persona y la familia.

Maneras de relacionarse para establecer las mejores prácticas de interacción

Las investigaciones de Davies y Steele han identificado estas maneras de relacionarse de aquellos profesionales de la salud que brindaron la mejor atención:

- Ser flexible y estar dispuesto a responder a las necesidades cambiantes de las personas que cuidan para satisfacer mejor sus necesidades, sin descuidar sus otras tareas y responsabilidades.
- Desarrollar y adaptar las prioridades, responder a las necesidades cambiantes y dar seguimiento y evaluar los planes de atención.
- Comprometerse auténticamente escuchando, siendo empático, observando las fortalezas, siendo amable, manteniendo la esperanza y desarrollando la confianza en las relaciones terapéuticas.

- Participar en prácticas reflexivas para aprender sobre sí mismos y las familias con las que están trabajando, y buscar constantemente formas de mejorar su práctica.
- Incorporar sus propias experiencias de vida en relación con la persona y la familia que está muriendo, mientras se enfocan en la persona y entienden los límites.
- Conocer sus fortalezas y limitaciones, así como el impacto de su comportamiento en los demás.

Componentes de las mejores prácticas de interacción

En esta sección se analizan los componentes de las mejores prácticas de interacción, las formas específicas de interacción que se han observado en todas las mejores prácticas de interacción. Si son estudiantes de enfermería o recién graduados, les conviene desarrollar e integrar (una a la vez) estas formas de relacionarse en su práctica.

Tener curiosidad/interés

Conocer gente y tener interés en su vida –sus anécdotas, fortalezas e historia– están dentro de los placeres de la enfermería y respaldan las mejores prácticas de interacción. Conocer a la persona –explorar quién es la persona y quiénes son los miembros de la familia– es esencial para proporcionar una atención centrada en la persona y ser culturalmente sensible.

Existen muchas herramientas disponibles para ayudarles a aprender sobre la persona y la familia. El Dr. Harvey Chochinov, un psiquiatra e investigador de cuidados paliativos de renombre mundial que investiga las necesidades emocionales y psicológicas de las personas en vías de morir, desarrolló con el Equipo de Terapia con Dignidad la "Pregunta de Dignidad" (Chochinov et al., 2016, Chochinov, 2010). Es una pregunta profunda:

¿Qué necesito saber sobre usted como persona para brindarle la mejor atención posible?

La respuesta de la persona puede ayudarles a afinar el plan de atención para satisfacer mejor sus necesidades; por ejemplo, se puede preguntar sobre las costumbres y las tradiciones de la persona.

Muchas unidades de cuidados paliativos usan una herramienta de evaluación psicosocial como parte de su valoración continua para garantizar que la información vital sobre la vida de la persona se comparta con los profesionales de la salud. La evaluación psicosocial incluye una revisión de la vida, creencias, prácticas y temores de la persona, así como preguntas sobre la familia y el apoyo. Una herramienta de evaluación psicosocial, adaptada de la herramienta del Victoria Hospice, se incluye en el Capítulo 4, "Uso de herramientas estandarizadas".

Perla Ética

Reflexionen sobre la diferencia entre la curiosidad que enriquece las relaciones profesionales y la curiosidad que es egoísta. ¿Cómo pueden asegurarse de estar brindando una atención respetuosa a la persona de manera culturalmente sensible?

Además de ayudarles a personalizar el plan de atención para la persona que está muriendo, explorar estos temas servirá para conectarse y establecer un terreno común con la persona y su familia.

Cuando hagan preguntas, recuerden que es apropiado explorar temas que mejorarán la relación terapéutica. No es adecuado hacer preguntas simplemente para satisfacer su propia curiosidad. Tengan en cuenta que la observación puede ser más apropiada que hacer preguntas.

Hacer lo que sea posible para satisfacer las necesidades de la persona

Barnard, Hollingum, y Hartfiel (2006) citan: "hacer lo posible" para satisfacer las necesidades de la persona es un elemento importante de la enfermería de cuidados paliativos. Esto se expresa al decir:

Hagamos de este día el mejor posible para usted por lo que, si hay algo que podamos hacer por usted, lo haremos.

Una manera en la que expreso esto cuando estoy brindando atención personal es diciendo:

Puede ser que este no sea un buen día, pero si lo fuera, ¿qué le gustaría que pasara?

Davies y Steele se refieren a esto como "Hacer para" e incluye consultar con otros profesionales, y hacer una referencia, como parte importante de las mejores prácticas (Davies et al., 2016). Hacer que las necesidades de la persona sean una prioridad y trabajar con el equipo multidisciplinario son maneras de fomentar las mejores prácticas de interacción.

Hacer conexión

La conexión es una habilidad de relacionarse que construye y mantiene la confianza, y comunica valor y respeto. La conexión se produce de muchas maneras: con la risa, las lágrimas, tomarse de las manos y estar con la persona en momentos de silencio y dolor. A veces es importante conectarse visiblemente con la persona y su familia, mientras que en otras ocasiones puede ser más apropiado pasar a un segundo plano y apoyar a la persona y a la familia cuando se conectan entre sí. No siempre es posible conocer a la persona antes de conectarse. En la historia a continuación, una enfermera se conecta con una persona sin contar con el beneficio de conocer a la persona de antemano.

Fui a realizarme una colonoscopia. La enfermera y el médico que la realizaban eran clínicos, duros e impositivos. Me prestaron poca atención mientras llevaban a cabo el procedimiento. Interactuaron conmigo solo para decirme qué hacer.

Entonces otra enfermera entró a la habitación. Vino y se sentó junto a mí. Se presentó, me llamó por mi nombre, tomó mi cabeza entre sus manos y me habló amablemente.

Acunó mi cabeza en sus manos y me habló en voz baja acerca de mí mientras los "otros" terminaban el procedimiento. Sus palabras fueron más que reconfortantes; fueron transformadoras.

Enfocarse en las fortalezas

Descubrir las fortalezas de una persona y su familia es otra habilidad de relación. El papel de enfermería, al igual que el del terapeuta, es descubrir tanto los problemas como las fortalezas de la persona y la familia a la que brinda atención. Consideren usar el Formato de Evaluación Psicosocial del Capítulo 4, "Uso de herramientas estandarizadas", para llegar a descubrir las fortalezas de la persona y su familia.

En la siguiente historia, el profesional de la salud se enfoca en las fortalezas y no juzga.

Un día tuve la suerte de conocer a una mujer mayor sin hogar y que había vivido en la calle durante la mayor parte de su vida. Rápidamente me vi juzgándola y sintiendo compasión por su falta de bienes materiales y estilo de vida inestable. Después me habló de su libertad de estar completamente presente y abierta a la vida, a las experiencias y las personas que conoció sin la distracción de "las cosas". Ella me dijo que viajó ligera en la vida y que su legado eran los recuerdos de los generosos dones de tiempo y la atención que dejó en sus seres queridos. Ella no juzgaba a los demás por sus elecciones y optó por no ser definida por aquellos que sentían la necesidad de juzgarla.

Las fortalezas observadas por el profesional de la salud fueron contenido esencial para hacer un repaso de la vida tan plena de la mujer en sus últimas semanas.

Un enfoque positivo puede ayudarles, en enfermería, a comprender las fortalezas de la persona, integrarlas en el plan de atención, y recordar sus fortalezas a la persona, si las han olvidado.

Ser flexible y sensible

Ser flexible y sensible es esencial cuando la persona y la familia son el centro de la atención. En la siguiente historia, el enfermero es un ejemplo de cómo utilizar un componente de mejores prácticas de interacción respondiendo a las necesidades de la persona y de la familia a medida que cambian.

Había tanto que necesitábamos entender. Nos quedamos abrumados. De alguna manera, el enfermero lo entendió, y sabía lo que teníamos que entender antes de cada procedimiento.

Posteriormente regresaría tras el procedimiento, nos avisaría que ahí estaba, vería lo que se necesitaba a continuación, y luego nos compartiría un poco más de información. Lo hizo con regularidad. Parecía como si estuviera adaptando sus mensajes a lo que requeríamos a cada momento. Nos llevó paso a paso a través del laberinto de las investigaciones y diagnósticos, e hizo posible para nosotros entender lo que estaba pasando… poco a poco.

En esta situación, el enfermero adaptó la educación y comunicación para satisfacer las necesidades de la persona y de la familia en un momento muy estresante, cerciorándose de cumplir siempre sus necesidades a medida que ellos avanzaban. Las sólidas habilidades de relacionarse ayudaron al enfermero a brindar apoyo al saber cuándo intervenir y cuándo hacerse a un lado.

Tratar de comprender al realizar preguntas abiertas

Tratar de comprender a la persona es un componente de la mejores prácticas de interacción. En las conversaciones, la habilidad de relacionarse haciendo preguntas abiertas puede ayudar a entender la persona, a medida que aprenden acerca de su vida, su historia y sus experiencias con el sistema de salud. Tratar de entender puede ayudar a informar al equipo de atención acerca de las preocupaciones o valores étnicos, culturales o religiosos.

Hacer preguntas abiertas de una manera amable y oportuna puede ayudar a crear un espacio en el que la persona en proceso de morir se sienta segura para explorar temas difíciles. Compartir su historia puede ayudar a la persona a desarrollar una mayor comprensión de sí misma y de lo que está experimentando.

Estos son algunos ejemplos de preguntas abiertas:

Mmm…, ¿me puede decir más?

¿Qué piensa de esto?

¿Qué cree que está pasando ahora?

¿Puede darme un ejemplo?

¿Qué necesita en este momento para sentirse seguro?

¿Qué necesitamos saber acerca de usted como persona para proporcionarle la mejor atención posible?

Al brindar atención a personas con enfermedades graves, puede ser útil preguntar acerca de la experiencia de la persona de estar enfermo, el acceso al sistema de salud y tal vez la historia de su diagnóstico o tratamientos. Podrán haber escuchado que la gente habla de un mal diagnóstico, de largas esperas para el tratamiento o la falta de comunicación entre los miembros del equipo de salud. Al escuchar estas historias, es posible identificar la forma de ser que es especialmente importante para esta persona y la familia en particular.

Le pregunté: "¿Puede platicarnos acerca de su diagnóstico y tratamiento?".

Sin dudarlo, compartió historias de diagnósticos erróneos y falta de comunicación. Nos dimos cuenta muy rápido sobre la importancia de tener una comunicación clara y precisa.

Escuchar

Aprender a escuchar a una persona con la única intención de escucharla. A menudo, cuando las personas escuchan, su afán por hablar puede evitar que oigan lo que se dice y lo que se pretende lograr. En un ambiente de trabajo intenso, cuando el tiempo es limitado, es posible que se encuentren escuchando a medias y al mismo tiempo pensando en sus otras responsabilidades laborales (Doane y Varcoe, 2016). Esto puede ser perjudicial para la persona y el equipo de atención médica. Escuchar es esencial para aprender sobre la persona y la comprensión de su salud. También puede ser una intervención útil que permita a la persona compartir su historia, hacer preguntas, considerar sus opciones y confirmar sus elecciones.

Escuchar es una experiencia de cuerpo entero. Como pueden haber aprendido en un curso de comunicación básica, acérquense y presten atención a lo que dice la persona, cómo lo dice y qué está diciendo su cuerpo. Háganles saber con su lenguaje corporal que están presentes y escuchando, que no tienen nada pendiente y que están listos para estar con ellos hasta que terminen de hablar.

Respondan de manera que la persona sepa que está siendo escuchada. Sean testigos y acompañantes.

La próxima vez que entables una conversación –en un minuto a partir de ahora, en una hora a partir de ahora, mañana–, supervisa tus propios hábitos de escucha. Observa si te descubres que solo estás esperando a hablar. Ve si puedes obligarte a detenerte y escuchar más activamente. Primero, cuenta la cantidad de segundos que permites entre que una persona termina de hablar y cuando tú empiezas. Luego intenta duplicar el tiempo de pausa y ve qué sucede.
(Doane and Varcoe, 2016)

Responder

Una habilidad de relacionarse que fortalece las interrelaciones y apoya a la persona que está muriendo y a su familia incluye responder a lo que dicen de manera que aliente la conversación. Hay que abstenerse de minimizar el problema y ofrecer seguridad falsa, mentiras piadosas, elogios excesivos o trivialidades. Evitar estos y otros "obstáculos" a la comunicación es una habilidad relacional importante que facilita la comunicación; las conversaciones fluyen de manera más fácil sin obstáculos de por medio.

Evitar responder con obstáculos

Minimizar el problema
Cuando recibimos una multa por estacionarnos mal, pueden hacernos sonreír cuando alguien nos recuerda que podría haber sido peor: "Mi amigo recibió una multa de estacionamiento y otra por exceso de velocidad el mismo día". Pero cuando una persona se está muriendo, es probable que intentar minimizar los problemas de la persona hagan que se sienta no escuchada e incomprendida.

Ofrecer falsa seguridad
Cuando una persona está estreñida, puede ser útil que una enfermera le asegure que la medicación resolverá el problema. Pero cuando una persona se está muriendo, ofrecer una afirmación falsa como "Todo va a estar bien" no aborda las profundas preocupaciones y ansiedades que la persona está experimentando.

Ofrecer elogios excesivos

Si se alaba repetidamente a la persona por ser fuerte, resistente e ingeniosa, es posible que no quiera compartir ni reconocer sus sentimientos de pérdida, desesperanza o temor, ni pedir ayuda cuando se sienta débil, frágil o perdida.

Decir trivialidades

Las trivialidades son afirmaciones como "El tiempo cura todas las heridas" o "El dolor pasará". Estas afirmaciones no son verdaderas; el tiempo no sana y el dolor no simplemente desaparece. Compartir la verdad compasivamente con la persona es más útil.

Mantener la esperanza

Los profesionales de la salud deben entender que recibir cuidados paliativos no significa que la persona ya no tenga esperanzas. La esperanza es transitoria y cambia a través de diferentes experiencias de vida. Cuando una persona enfrenta la muerte, eso no significa que no haya esperanza, pero puede significar que las esperanzas de la persona han cambiado.

Al momento del diagnóstico inicial, la persona puede tener la esperanza de que exista una cura. A medida que la enfermedad progresa y la cura ya no es una opción, la persona puede esperar tener control sobre los síntomas y vivir para experimentar eventos específicos. Como se pueden imaginar, las personas son únicas en sus esperanzas. Mientras una persona espera la presencia tranquilizadora de la familia, alguien más puede esperar la reconciliación con una persona distanciada, y otra persona puede esperar un guía espiritual.

Algunas personas encuentran esperanza fácilmente a lo largo de su experiencia, mientras que otras luchan por mantenerla o encontrarla. Como profesionales de enfermería, pueden fomentar la esperanza manteniendo una actitud abierta para discutir las esperanzas, temores y luchas que la persona está experimentando. Pueden apoyar la esperanza permitiendo que la persona exprese libremente sus esperanzas y sus pensamientos a medida que evitan juzgarla o cuestionarla. Pueden apoyar la esperanza platicando las experiencias de la persona de una manera que permitan que la esperanza tenga un lugar (Olsson et al., 2010).

Cuando me diagnosticaron por primera vez cáncer de mama, esperaba curarme, librarme de la enfermedad y seguir con mi vida como lo había hecho antes. Recibí cirugía y tratamientos (quimioterapia y radioterapia) con la esperanza de que la enfermedad fuera eliminada de mi cuerpo de una vez por todas. Así fue durante aproximadamente cuatro años. Entonces noté que estaba teniendo problemas con mi respiración. Las pruebas mostraron que el cáncer había regresado y ahora estaba en mis pulmones. Esta vez no se me ofreció cura, solo tiempo. Mi esperanza cambió a tener suficiente tiempo para ver a todas las personas que me importaban tanto cercanas como lejanas, para asegurarme de que mi familia estaría bien con las decisiones de cuidado que estaba tomando, y que tendría tiempo suficiente para organizar todos mis trámites. Cuando me volví más débil y menos capaz de hacer las cosas, mi esperanza se redujo junto con mi mundo. Ahora esperaba una muerte pacífica y sin dolor. Tenía la esperanza de poder morir sin miedo y que todos supieran cuánto los amaba. Y ahora, mi mundo es pequeño y espero poder dejarlo ir con facilidad.

Perla Ética

¿Cómo experimentaría esperanza la persona de la historia anterior de manera diferente si se le hubiera mostrado que los tratamientos curativos y los cuidados paliativos se pueden proporcionar simultáneamente?

Ser testigo de los cambios en la esperanza a medida que se acerca la muerte de una persona puede ayudarlos a comprender y sentirse cómodos con la cara cambiante de la esperanza. El Capítulo 6, "Proporcionar atención psicosocial", examina las intervenciones para apoyar la esperanza.

Acompañar el sufrimiento sin tratar de arreglarlo

Elizabeth Causton, consejera de cuidados paliativos y trabajadora social, ha investigado formas efectivas de comunicación al proporcionar cuidados paliativos. Ella sabe, después de años de trabajo en un equipo de respuesta paliativa, que cuando se trabaja con personas que están muriendo, todos los días se trabaja frente a un dolor y sufrimiento irresolubles. Los problemas suelen ser complejos cuando la cura no es una opción y la muerte está en el horizonte. Algunas cosas se pueden arreglar; por ejemplo, el estreñimiento o la incomodidad física; sin embargo, el dolor emocional y la pena, no. No es apropiado tratar de ocultar o enmascarar el dolor emocional y el pesar de la misma manera que uno trata de cubrir o enmascarar el dolor físico. No es apropiado intentar corregir lo incorregible; no se puede arreglar (Causton, 2016).

La trampa de la reparación

Pensar que es su trabajo arreglar lo que no se puede arreglar cambiará lo que ven, escuchan y enfocan. Pueden estar en la trampa de reparación si:

- Escuchan y responden solo a aquellos problemas que pueden solucionar.
- Piden que se les asignen a personas con problemas "simples" y evitan a las personas cuyos problemas son complejos.
- Se concentran en tareas que les sean familiares y cómodas, y evitan problemas más complejos sin soluciones obvias.
- No distinguen entre aliviar el dolor físico y responder al dolor.

En lugar de tratar de solucionar un problema, esfuércense por estar con la persona, dar testimonio de su dolor, escuchar lo que dicen al respecto y validarlo.

Recuerden que el propósito de escuchar es dar testimonio, y para descubrir cómo apoyar, es estar con la persona, y acompañarla tanto a ella como a la familia. Si, por el contrario, se descubren con la intención de arreglar las cosas, se pueden dejar de escuchar los problemas que no se pueden solucionar e imposibilitar el apoyo que pudiera brindarse a la persona en su sufrimiento de dolor "irreparable"; sin embargo, cuando se escucha, se acompaña y apoya, la persona se sentirá atendida, y pueden presentarse los momentos de sanación.

La trampa de reparación se basa en la creencia de que es su trabajo "arreglar" todo, que algo necesita ser reparado y la ilusión de que en realidad lo podemos hacer.

(Causton, 2016)

Ofrecer silencio

Lo más importante que los profesionales de enfermería pueden aprender a decir es… nada. Las personas son seres humanos, no "quehaceres humanos". Estar en silencio y quietud es a menudo tan o más eficaz que hacer o decir algo. Permanecer quietos y respirar pueden ser las maneras más efectivas de escuchar y apoyar.

La vi de pie, sola y llorando. Yo no la conocía. No sabía por qué estaba llorando. No sabía qué hacer. Fui a su lado, de pie junto a ella, y después de un rato puse mi brazo alrededor de su hombro. Quería apoyarla, pero no tenía ni idea de lo que le podría ser útil.

Me quedé en silencio, y, finalmente, pensé en respirar, de manera lenta y profunda, de manera suficiente como para que pudiera sentir mi respiración a través de nuestro contacto físico.

Después de un tiempo dejó de llorar. Se volvió hacia mí, abrió su teléfono y me mostró la palabra que había programado para aparecer en la pantalla cada vez que abriera el teléfono: "RESPIRA".

Perla Ética

Reflexionen sobre cómo se siente estar en silencio con alguien cuando se quiere dar apoyo. Piensen en cómo se está con el silencio. ¿Cómo es para ustedes?

Ustedes pueden ser una presencia compasiva sin tener que hacer o decir algo para llenar el espacio. Cuando están presentes, se invita asimismo a la persona a estar ahí. En este lugar apacible y seguro la persona puede experimentar su sufrimiento, miedo, dolor y confusión de una manera distinta.

"Estar ahí" para alguien que se encuentra en una situación difícil requiere que se detengan por un momento. Presten atención al ritmo natural de su respiración. Observen cómo inhalan, exhalan, pausan, inhalan, exhalan y pausan. La pausa silenciosa es tan importante del patrón de respiración natural como la propia inhalación y exhalación. Si omiten la pausa, van a hiperventilar, una práctica que no puede sostenerse indefinidamente.

De manera similar, los patrones de comunicación natural incluyen momentos de pausa y de silencio; sin embargo, las personas a menudo se sienten incómodas en los momentos silenciosos compartidos y, como resultado, los evitan o los interrumpen. Muchas personas asocian el silencio con el vacío o la ausencia, cuando en realidad el silencio está lleno de presencia; siempre hay algo que sucede en los espacios entre las palabras y las acciones. Abrazar el silencio es una limpieza consciente del espacio, dejando lugar para lo que sea que deba suceder. El silencio requiere un cierto grado de confianza: en ustedes mismos, en la otra persona y en la situación misma. El silencio requiere que se pierda el control del espacio el tiempo suficiente como para permitir que algo suceda. El silencio permite pensar sobre lo que se podría hacer para apoyar a la persona y a la familia. El silencio permite tener una mente clara y estar abierto a responder a lo que suceda a continuación.

Estaba en sus últimas semanas. Se mostraba callado y retraído. Me preocupaba por él cada día, y luché para saber de qué manera podría conectar con este hombre que no hablaba. Yo sabía que le gustaba estar en silencio, por lo que me puse un "tapón en la boca". Hablé muy poco mientras brindaba el cuidado.

Cuando reinaba silencio en la unidad, me iba a sentar con él; yo le preguntaba: "¿Quiere que lea, o simplemente quiere que me sienta con usted?" A menudo simplemente me quedaba sentada en silencio.

Un día dijo: "Me alegra que esté aquí. ¡La enfermera ayer no dejó de hablar!" Me di cuenta de que mi silencio era útil. Cuando murió, su hija me dio las gracias y me dijo que había apreciado la tranquilidad que le había brindado.

Perla Ética
¿Qué propósito tiene para los profesionales de enfermería estar hablando sin parar?

El silencio puede ser un regalo que demos a las personas que están muriendo y, a las personas que están de luto, el momento de ordenar sus pensamientos, reflexionar, enfrentar los desafíos, prepararse y reagruparse. El silencio puede ser un regalo para aquellos que están cansados; esos momentos pueden darles tiempo para reunir la energía para poder hablar. En enfermería, no necesitamos llenar este espacio silencioso con palabras, sino con presencia silenciosa.

La buena comunicación se ve a menudo como una habilidad, pero la comunicación que incluye el silencio es un arte.

Cuando era niña, me enseñaron que con el fin de estar a salvo al cruzar la calle tenía que detenerme, mirar y escuchar. Detenerme, mirar a ambos lados y escuchar los coches que se acercan.

Cuando era una joven enfermera de cuidados paliativos, me di cuenta de que esta sabiduría se aplicaba al cuidar a una persona en vías de morir y a su familia. Cuando me detengo, pongo en pausa mi agenda y mis necesidades. Cuando miro, veo a la persona, su presencia física, su entorno, su familia. Cuando escucho, oigo lo que se dice y considero lo que se puede sentir pero no decir. Si me detengo, miro y escucho, a veces me invitan a cruzar la calle y viajar con la persona en proceso de morir. En algún momento, la persona avanza sola en su viaje, y yo me quedo atrás. Mi vida ha cambiado; y a veces siento que me han enseñado "los maestros".

Perla Ética
Piensen en cómo esta estrategia (detenerse, observar y escuchar) puede proteger la dignidad de la persona y la sensación de control sobre su propia salud.

Brindar empatía

La empatía es nuestra habilidad humana de ver en perspectiva y sentir las emociones de otra persona. Teresa Wiseman, una experta en enfermería de Inglaterra, identifica cuatro características del comportamiento empático (Wiseman, 1996):

- Ver el mundo como otros lo ven
  Parece que esto es realmente difícil para usted. Quiero entender… ¿podría contarme más?

- No hacer juicios, algo tan difícil de evitar en una sociedad tan acostumbrada a hacerlo.
- Comprender los sentimientos de otra persona: conectarse con los sentimientos propios y ser capaz de conectarse con los sentimientos de otra persona.
- Comunicar su comprensión sobre los sentimientos de la persona.

    Escuché que se siente frustrado y molesto con la falta de comunicación entre el equipo. Dígame cómo se siente.

La empatía es diferente de la lástima. La lástima es sentirse mal por alguien por su circunstancia o situación actual, mientras que la empatía es ponerse en el lugar de esa persona al tratar de ver y entender la situación a medida que la experimenta. La lástima puede cerrar una conversación, mientras que ser empático abre la puerta a la conexión y la comunicación.

Un video de la Dra. Brené Brown, investigadora, autora y narradora, ilustra la diferencia entre simpatía y lástima. Consulten el video "Brené Brown on Empathy" en el sitio web Life and Death Matters (lifeanddeathmatters.ca//brenebrown).

En la empatía, se trata de escuchar:

Parece que esto es muy difícil para usted. Quisiera entender cómo es esto para usted. ¿Me podría decir más?

En la empatía, se trata de acompañar:

Estoy aquí para usted. Por favor, dígame cómo puedo ayudarle.

En la empatía se trata de reconocer las incertidumbres:

Parece que está viviendo con mucha incertidumbre. ¿Cómo es eso para usted?

Empatía es estar presente frente a un dolor irreparable:

Puedo ver el dolor en sus ojos, escuchar su dolor y sentir la preocupación en su voz. Estoy aquí con usted...

Desarrollar la competencia y humildad cultural

La cultura ayuda a formar el comportamiento de las personas y sus interacciones con otras. Las personas de una cultura compartida pueden entender y trabajar más fácilmente entre sí porque sus ideas y creencias son similares. La competencia cultural en los profesionales de salud es importante para comunicar y brindar atención a personas de otras culturas, así como para ayudar a evitar malas comunicaciones, malentendidos y suposiciones falsas.

En enfermería se puede pugnar mejor por la competencia cultural, en primer lugar, al interesarse y buscar el conocimiento cultural de la persona en proceso de morir y su familia; y segundo, al desarrollar su propia autoconciencia cultural (California Health Advocates, 2007; McGee y Johnson, 2014; Mazanec y Panke, 2015). El objetivo es reconocer y respetar la cultura de la persona, incluidas sus creencias y valores.

La competencia cultural no es un objetivo por sí mismo; en su lugar, es un compromiso de por vida para honrar y respetar a las personas que atendemos. Puede describirse mejor como humildad cultural, porque la humildad es fundamental para la competencia cultural. Una persona debe ser humilde para participar continuamente en la autorreflexión y comprometerse de por vida con el aprendizaje y con la práctica reflexiva. Los profesionales de la salud deben ser humildes para admitir abiertamente que no tienen todas las respuestas, así como para reconocer que las respuestas que tienen tanto la persona en vías de morir como su familia son tan válidas como las del equipo médico. Los profesionales de la salud deben ser humildes para evitar los estereotipos que surgen con la conciencia de otras culturas y, en cambio, ver a cada persona como un ser verdaderamente único y valioso (Tervalon y Murray-Garcia, 1998). La humildad cultural requiere que los profesionales de la salud sean curiosos, abiertos y dispuestos a estar en situaciones incómodas, y que dejen de lado su propia agenda de cuidados. Estas características de competencia cultural y humildad cultural encajan perfectamente con el trabajo de Davies y Steele, en el que la curiosidad, la apertura, la disposición a estar con la persona en diversas situaciones y dejar de lado las agendas son solo algunas de las características que identifican las mejores prácticas de interacción.

La humildad cultural es la esencia de proporcionar compasión en el cuidado. La humildad cultural empodera a la persona en proceso de morir y a la familia como partícipes y contribuyentes en una relación terapéutica bilateral (Austerlic, 2009).

Perla Ética

Reflexionen acerca de sus sesgos culturales y creencias respecto a la salud de las personas indígenas. Lean el párrafo siguiente de la Declaración de la ONU sobre los Derechos de los Pueblos Indígenas y exploren los temas identificados en el contexto de su práctica individual.

Artículo 24. 1. Los pueblos indígenas **tienen derecho a sus propias medicinas tradicionales y a mantener sus prácticas de salud, incluida la conservación de sus plantas, animales y minerales de interés vital desde el punto de vista médico.** Las personas indígenas también tienen derecho de acceso, sin discriminación alguna, a todos los servicios sociales y de salud.
Artículo 24. 2. Las personas indígenas **tienen derecho a disfrutar por igual del nivel más alto posible de salud física y mental (…)**

Perla Ética

Parte I:A. Brindar una atención segura, compasiva, competente y ética, 3
Los enfermeros establecen relaciones de confianza con las personas que reciben atención como base de una comunicación significativa, reconociendo que la construcción de estas relaciones implica un esfuerzo consciente. Tales relaciones son fundamentales para comprender las necesidades y preocupaciones de las personas.

*Código de Ética para Enfermeras Registradas
(CNA, 2017)*

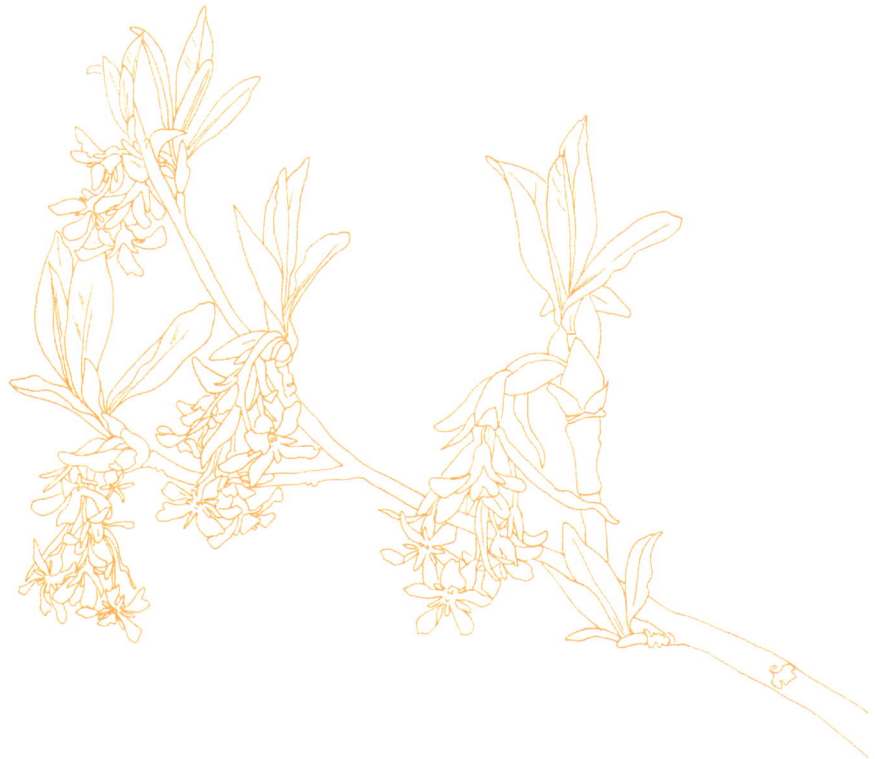

Estrategias personales para la preparación del cuidado

En esta sección se abordan las siguientes estrategias para prepararse a brindar cuidados a las personas en proceso de morir y sus familias:

- Desarrollo de una práctica reflexiva
- Establecer y mantener límites terapéuticos
- Establecer y mantener la práctica de autocuidado

Estas preparaciones pueden mejorar la capacidad para brindar cuidados paliativos con compasión, confianza y competencia. Cuando los profesionales de la salud han brindado atención de acuerdo con las mejores prácticas, la persona en vías de morir y su familia informaron haber recibido una excelente atención, y los profesionales de la salud reducen así al mínimo el estrés personal y evitan el desgaste (Davies et al., 2016).

Desarrollo de una práctica reflexiva

Desarrollar una práctica reflexiva puede ayudar a prepararse para brindar atención (Barnard, Hollingum y Hartfiel, 2006; Causton, 2016; Davies et al., 2016). El término "práctica reflexiva" se usa comúnmente para referirse al proceso de tomar en cuenta los propios valores, juicios, creencias, opiniones, cultura, estereotipos, experiencias, etcétera –coloquialmente lo llamamos "tu equipaje"– y aprender a comprender su influencia en su comportamiento. Todas las personas cargan su propio equipaje, y no es ni bueno ni malo; es parte del ser humano.

Reflexionando sobre el equipaje que cargan

La "travesía de las personas en vías de morir" ya ha sido mencionada como una metáfora común del camino que sigue una persona al morir. Los enfermeros a menudo son compañeros de estas personas en su viaje. Al acompañar a alguien, es importante tener claro que es el viaje de esa persona, no el propio. Al considerar qué traer en este viaje, es importante reflexionar sobre lo que ayudaría a hacer de este el mejor viaje posible para la persona que está muriendo, en lugar de tomar lo que uno quisiera si el viaje fuera propio. El beneficio está en viajar ligero y traer solo lo necesario.

La enfermería se puede preparar para cuidar a las personas en vías de morir mediante el desarrollo de una práctica reflexiva y la toma de decisiones conscientes sobre qué llevar consigo en términos de sus creencias, valores y prejuicios. En la serie de imágenes que se muestran a continuación, una enfermera carga todo el equipaje de su vida. A continuación, ordena su equipaje para decidir qué es lo apropiado llevar con ella cuando brinda atención. No quiere que su equipaje la obstaculice ni la agobie cuando brinda atención. En la imagen final, tiene mucho menos equipaje. Sabe lo que hay en las maletas y cómo trabajar con ellas, y no se siente agobiada por el peso de llevar demasiado.

Participar en una práctica reflexiva y tomar conciencia de su equipaje les permite decidir qué llevar consigo cuando brinden atención y qué dejar atrás. Con esta autoconciencia, ustedes estarán totalmente disponibles para apoyar y asistir a la persona y a la familia en su viaje. Con su exceso de equipaje identificado y dejado atrás, el camino a seguir es claro y será menos probable que tropiecen con su equipaje y confundan sus problemas personales con lo que está sucediendo en el ámbito profesional.

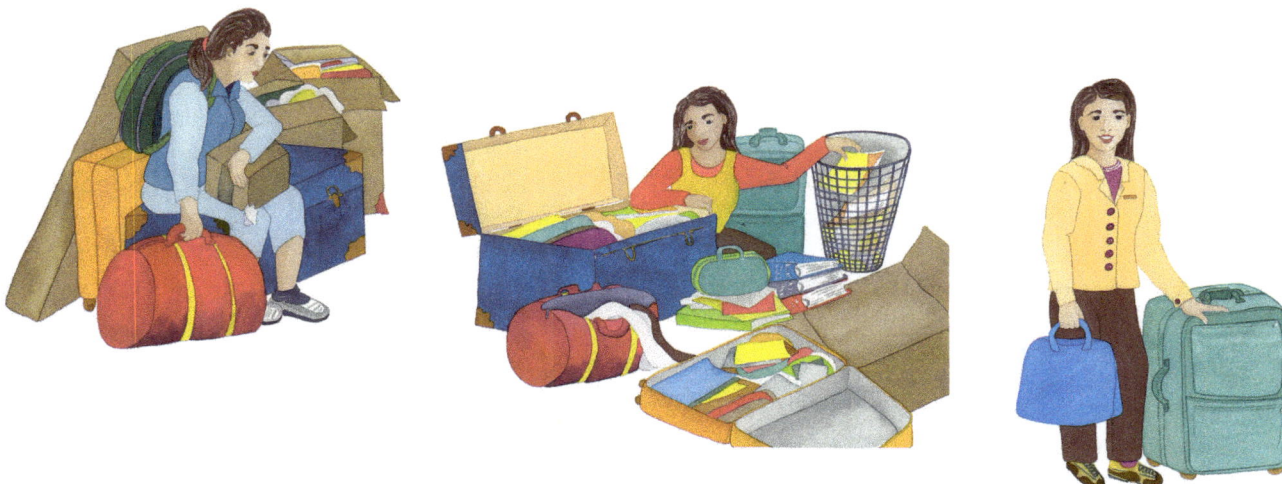

La definición de Davies y Steele de una práctica reflexiva incluyó el pensamiento de los profesionales de la salud sobre sus interacciones con los padres de un niño en fase terminal. Los profesionales de la salud reflexionaron sobre su propio comportamiento y sobre lo que podrían querer repetir en otras situaciones y sobre lo que podrían querer cambiar. De acuerdo con Davies y Steele, desarrollar su propia práctica reflexiva ayuda a oír, escuchar y responder mejor cuando se trabaja con personas en proceso de morir (Davies et al., 2016).

Stephen Levine, poeta, autor y maestro, mejor conocido por sus libros sobre el proceso de morir, dijo una vez que "trabajar con personas en crisis es similar a leer en Braille: necesitas ir sintiendo tu camino momento a momento" (Levine, 1989). Llevar menos equipaje hace que sea más fácil ser flexible y atender las necesidades de la persona que está muriendo en el momento y "sentir a su manera", momento a momento.

Actividades para desarrollar una práctica reflexiva

Davies y Steele identificaron la curiosidad como parte integral de las mejores prácticas para los profesionales de la atención: ser curiosos, de mente abierta y autoconscientes. Tener curiosidad sobre uno mismo les ayudará a desarrollar su práctica reflexiva. Las actividades reflexivas, por ejemplo, la meditación, la reflexión, la oración, llevar un diario, la asesoría, la psicoterapia, pueden ser excelentes herramientas para explorar sus pensamientos y sentimientos, prejuicios, necesidades, deseos, esperanzas, sueños y creencias.

Se sentirán más cómodos con alguien que está muriendo cuando sean conscientes de los propios miedos y prejuicios. El conocimiento que se obtiene de la práctica reflexiva les ayudará a brindar una mejor atención, ya que el miedo y otros problemas personales pueden bloquear la capacidad de ver y escuchar a los demás, así como de comunicarse abiertamente con ellos. Es significativo que en la investigación de Davies y Steele, los profesionales de la atención con mejores prácticas que se dedican a prácticas reflexivas han reportado menos agotamiento que sus compañeros. Por lo tanto, la práctica reflexiva beneficia a la persona que está muriendo, a su familia y a ustedes en enfermería.

Las actividades de reflexión también se pueden utilizar para "hacer una pausa y preparar" el momento antes de brindar cuidados. Pueden proporcionar el espacio interior que les permite poner su equipaje a un lado, en el momento justo, y estarán abiertos a las necesidades de cuidado de la persona en vías de morir. Si no están familiarizados con la práctica de preparación del cuidado, sigan las instrucciones de la "Actividad reflexiva guiada para la preparación del cuidado" que se presenta a continuación. Traten de usar esta actividad antes de entrar en la habitación de una persona en proceso de morir, llamar a la puerta, o antes de hacer una llamada telefónica difícil.

Actividad reflexiva guiada para prepararse a brindar cuidado

Hagan algunas inhalaciones y exhalaciones profundas y lentas. Sientan cómo entra y sale el aire de sus pulmones. Tal vez quieran tocar una pared para incrementar su conexión con la tierra. Enfóquense brevemente en estas conexiones físicas.

Ahora recuerden que están aquí para acompañar a una persona en su travesía. Consideren a la persona y a su familia. Reflexionen sobre su deseo de cuidar. Observen lo que está sucediendo dentro de su cuerpo y mente. ¿Qué prejuicios y creencias tienen acerca de la persona, su familia, su situación? ¿Sus creencias les ayudarán en esta relación o van a interponerse en el camino? ¿Es necesario poner a un lado, cuestionar, o buscar la ayuda de un colega para desafiar sus creencias?

Cálmense con algunas inhalaciones y exhalaciones profundas y lentas.

Tomen en cuenta a la persona a la que están atendiendo y lo que será de ayuda a esta persona y a su familia. ¿Cuáles son sus preocupaciones? ¿Cuáles son sus necesidades?

Relájense con algunas respiraciones profundas y lentas. En la quietud de la respiración, sientan el viaje de la persona, sus necesidades. Consideren de qué manera pudieran relacionarse con la persona de una manera que le resulte de apoyo.

Realicen otra respiración, lentamente hacia dentro y hacia fuera, y recuerden su conexión con la tierra.

Cuando estén listos, continúen con su visita, preséntense y participen.

Establecer y mantener límites terapéuticos

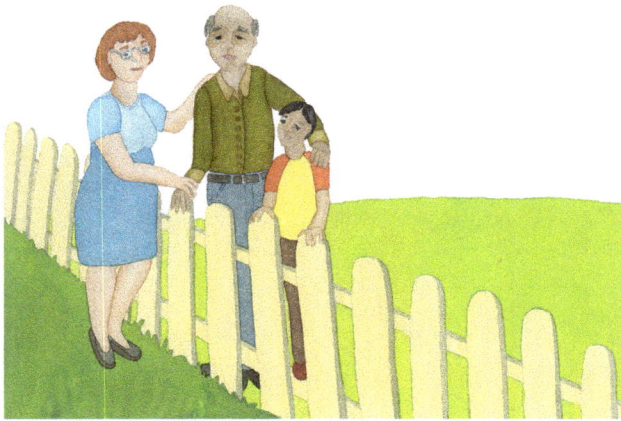

Los límites terapéuticos son líneas o fronteras invisibles en las relaciones, similares a la valla de la ilustración anterior, que les ayudará a saber en dónde terminan sus valores y creencias y dónde comienzan los de la otra persona (Causton, 2016). Establecer límites terapéuticos es un componente del autocuidado, que también es esencial para las mejores prácticas de interacción de Davies y Steele entre los profesionales de la atención y las personas a quienes brindan atención (Davies et al., 2016). Los límites terapéuticos ayudan a recordar que son acompañantes en el viaje de otra persona. Cuando se tienen límites terapéuticos claros, pueden estar presentes y experimentar sentimientos profundos, pero aún así pensar con claridad y actuar con prudencia en su trabajo, y es menos probable que experimenten fatiga por compasión.

Cuidar a las personas en proceso de morir es difícil; significa decir "hola", sabiendo que algún día esto terminará. Pensar en los límites puede recordarles que aunque se preocupen profundamente por algunas familias, deben reconocer que son un "extraño íntimo" que ingresó a sus vidas en un momento de necesidad. Pensar en los límites puede recordarles que aunque puedan sentirse como de la familia, no lo son; ustedes no han compartido los antecedentes familiares ni han conocido a esta familia, excepto durante su experiencia de enfermedad y pérdida. Ustedes están ahí para brindar atención como parte de un trabajo. Mantener los límites les ayudará a recordar su rol y les proporcionará el espacio para recordar las necesidades que están tratando de reconocer y las emociones que sienten.

Mantener límites claros puede ser particularmente difícil cuando se cuida a una persona que está muriendo en su hogar y se apoya a su familia. La familia puede esperar más de ustedes de lo que es realista. La persona puede comenzar a pensar en ustedes como amistades cercanas y no como profesionales de salud. Pueden pedirles su opinión sobre tratamientos o pedirles que firmen documentos.

Es posible que deseen darles el número de teléfono de su casa y visitarlos fuera del horario de trabajo. Cuando se mantienen límites claros, podrán recordar su función como profesional de salud y saber cómo responder a estas solicitudes o expectativas.

Cuando se brinda atención a una persona que está muriendo y a su familia, se hace en momentos que son reconfortantes, que afirman la vida y son sagrados. También se brindan cuidados en situaciones difíciles y dolorosas. Los límites pueden ayudarles a separarse del sufrimiento, el dolor y la tristeza.

Señales de que los límites terapéuticos no están claros

Cuando no se tienen claros los límites terapéuticos, pueden llegar a perder su capacidad de pensar con claridad y actuar con sabiduría y ética, en especial cuando se encuentren en una situación caracterizada por emociones fuertes, dinámicas familiares difíciles o problemas desafiantes relacionados con la atención de la persona que está en vías de morir. Si les son comunes alguna de las siguientes experiencias, puede que sus límites no estén claros.

Experimentación de emociones extremas

Experimentar emociones extremas puede ser indicativo de que algo acerca de la situación de las personas está resonando como algo importante, quizá incluso con algo sin resolver en su propia vida; por ejemplo:

> Lloro por todo. Siento que tengo la carne viva. Me siento fuera de control. Siento que estoy dando mucho de mí en el trabajo. No me queda nada para disfrutar. Mi hija me dijo: "Mamá, ya no te ríes".

El énfasis aquí está en una reacción visceral extremadamente fuerte que incluso puede tomarles por sorpresa. Esto no es lo mismo que el dolor compartido y adecuado que se experimenta en el transcurso de su trabajo.

Se sienten dueños de las personas en vías de morir que están cuidando

Los problemas de propiedad surgen cuando no están dispuestos a "compartir" con otros enfermeros a la persona que cuidan; por ejemplo, podrían estar pensando:

> Yo soy la que más les gusta a mis pacientes y soy la mejor para cuidarlos… nadie más puede hacerlo tan bien como yo.

Es posible que carezcan de límites terapéuticos si se sienten obligados a telefonear en sus días libres para controlar a una persona a la que cuidan, o si no confían en la capacidad de sus colegas para brindarle una excelente atención.

Tratan de tomar el control

Sentir la necesidad de controlar las decisiones de una persona en proceso de morir o de su familia sobre la atención o el tratamiento es indicativo de que pueden estar lidiando con problemas de límites. Presionar a una persona en vías de morir o a su familia para que se comporte de cierta manera, o insistir en que logren ciertas cosas antes de morir, son otros signos de límites poco claros.

Señales de que los límites terapéuticos ya están establecidos

Cuando existen límites terapéuticos, puede que lloren con las personas que les importan, pero sabrán por qué están llorando. Compartirán información personal solo si eso beneficiará a la persona que están cuidando. Ustedes observan y evalúan en lugar de juzgar y etiquetar. Trabajan con su equipo y se comunican sobre las estrategias de atención que funcionan bien para la persona que está muriendo. Ayudan a las personas a saber que estarán bien atendidas incluso cuando no estén de servicio. Escuchan a la persona que está muriendo y a su familia, pero no intentan influir en sus decisiones, y les permiten tomar decisiones que a ellos les parecen correctas.

Estrategias para establecer límites terapéuticos

Prestar atención a la valoración y los límites personales relacionadas con el trabajo son factores cruciales en la construcción de relaciones saludables y prevenir la fatiga relacionada con el estrés excesivo por involucramiento. Desarrollar una práctica reflexiva –reconociendo sus propias necesidades, sentimientos y creencias– ayudará a establecer y mantener los límites terapéuticos.

Las siguientes ideas pueden ayudar a mejorar el mantenimiento de los límites terapéuticos:
- Identifiquen sus límites:
  - De acuerdo con lo establecido por el alcance de la práctica por el organismo académico/regulatorio de enfermería.
  - De acuerdo con lo establecido por su descripción de trabajo y las políticas en el ámbito laboral.
  - En concordancia con los principios legales y éticos.
- Escriban de manera reflexiva acerca de sus límites.
- Recolecten imágenes de esos límites y utilícenlas para hacer un collage.
- Cuando estén ante una situación en la que los límites no son claros, platiquen con un supervisor, colega o un consejero para investigar lo que puede estar ocurriendo.
- Comprométanse en el autocuidado, porque cuando se cuidan a sí mismos y conocen sus propias necesidades, tendrán mayor capacidad de reconocer la necesidad de establecer límites y mantenerlos.
- Hagan cosas que les gusten. Encuentren maneras de dejar de lado el trabajo y disfruten de la vida. ¡Se lo merecen! (Ver el Capítulo 8, "¡Cuidando de ti!").
- Tomen en cuenta la metáfora de la "danza familiar" (ver página siguiente) como una manera de entender los beneficios de establecer límites.

Trabajando desde una distancia terapéutica: la metáfora de la danza familiar

La "danza familiar" es una forma de describir las diferentes formas en que los miembros de la familia interactúan entre sí. La danza familiar –la música, los pasos y el ritmo–, son únicos en cada familia. La danza familiar evoluciona a lo largo de generaciones a medida que los miembros de la familia responden a la alegría, el dolor, el cambio y la pérdida. Cada paso de la danza tiene una razón y una historia. No asuman que la familia entiende lo que están haciendo y por qué lo están haciendo.

Cuando un participante en el baile se sienta o se acuesta en la pista de baile por enfermedad o muerte, la familia tiene que cambiar su baile para compensar la pérdida. La danza debe cambiar al instante, creando confusión y caos.

Mientras la familia batalla, es tentador subir a la pista de baile y enseñarles los pasos de danza de tu familia; sin embargo, puede que no funcionen en la pista de baile de esta familia. Asimismo, se pierde la perspectiva única y valiosa que brinda mantenerse en la orilla de la pista de baile.

Cuando ustedes se mantienen al borde de la pista de baile, sostienen sus límites terapéuticos, disminuyendo así el riesgo de involucrarse excesivamente y perderse en el trabajo. Al mantenerse al borde de la pista de baile, pueden:
- Observar desde un lugar neutral, sin hacer juicios.
- Explorar: tomen en cuenta lo que saben y necesitan saber para entender a esta persona o la situación.
- Imaginar cuál sería una respuesta de apoyo, sanación y validación.
- Preserven la integridad de la danza familiar.

Pero, es difícil permanecer en el borde de la pista de baile, ya que el borde suele ser fluido y no es fácil de identificar; además, todos tienen "ganchos"; es decir, personas o situaciones que son tocados en algún lugar profundo e inconsciente; por ejemplo, cuando se cuida a alguien que tiene su edad o cuyo padre les recuerda al suyo, o cuyo hijo tiene la misma edad que el de ustedes, es fácil sentirse "enganchados". Antes de siquiera saber lo que sucede, podrían quedar enganchados en la pista de baile de otra persona, preguntándose cómo diablos llegaron ahí.

Las personas que se preocupan por las personas en proceso de morir tienen la obligación de hacer este trabajo con plena conciencia. Es importante que hagan su "tarea" identificando sus propios ganchos y prestando atención a las señales de que podrían haber pisado la pista de baile de otra persona. También es importante reconocer que, en algún momento, es probable que todos los profesionales del equipo se involucren excesivamente con una persona o familia bajo su cuidado. Conocer las señales de un sobreinvolucramiento resulta crucial.

Trabajen duro para mantener sus límites y alejarse de la pista de baile de la persona que está muriendo. Conocer sus propios ganchos puede ayudarlos a trabajar desde una distancia terapéutica.

(Causton, 2016)

Establecer y mantener la práctica de autocuidado

El autocuidado es una práctica esencial para enfermería y todos los demás miembros del equipo de atención médica que brindan atención a personas en proceso de morir. Puede presentarse el agotamiento, lo cual es una realidad para los profesionales de la salud que se conectan y desconectan de las personas y las familias una y otra vez en su trabajo. Vale la pena repetir que Davies y Steele identifican al autocuidado como parte integral de las mejores prácticas (Davies et al., 2016) y Butot lo cita como parte del amor en la práctica profesional (Butot, 2005); además, es significativo; y merece la pena reiterar que Davies y Steele encontraron que los profesionales de la atención que se involucraron en las mejores prácticas experimentaron poco o ningún agotamiento.

Las estrategias para el autocuidado son el tema central del Capítulo 8 "¡Cuidando de ti!".

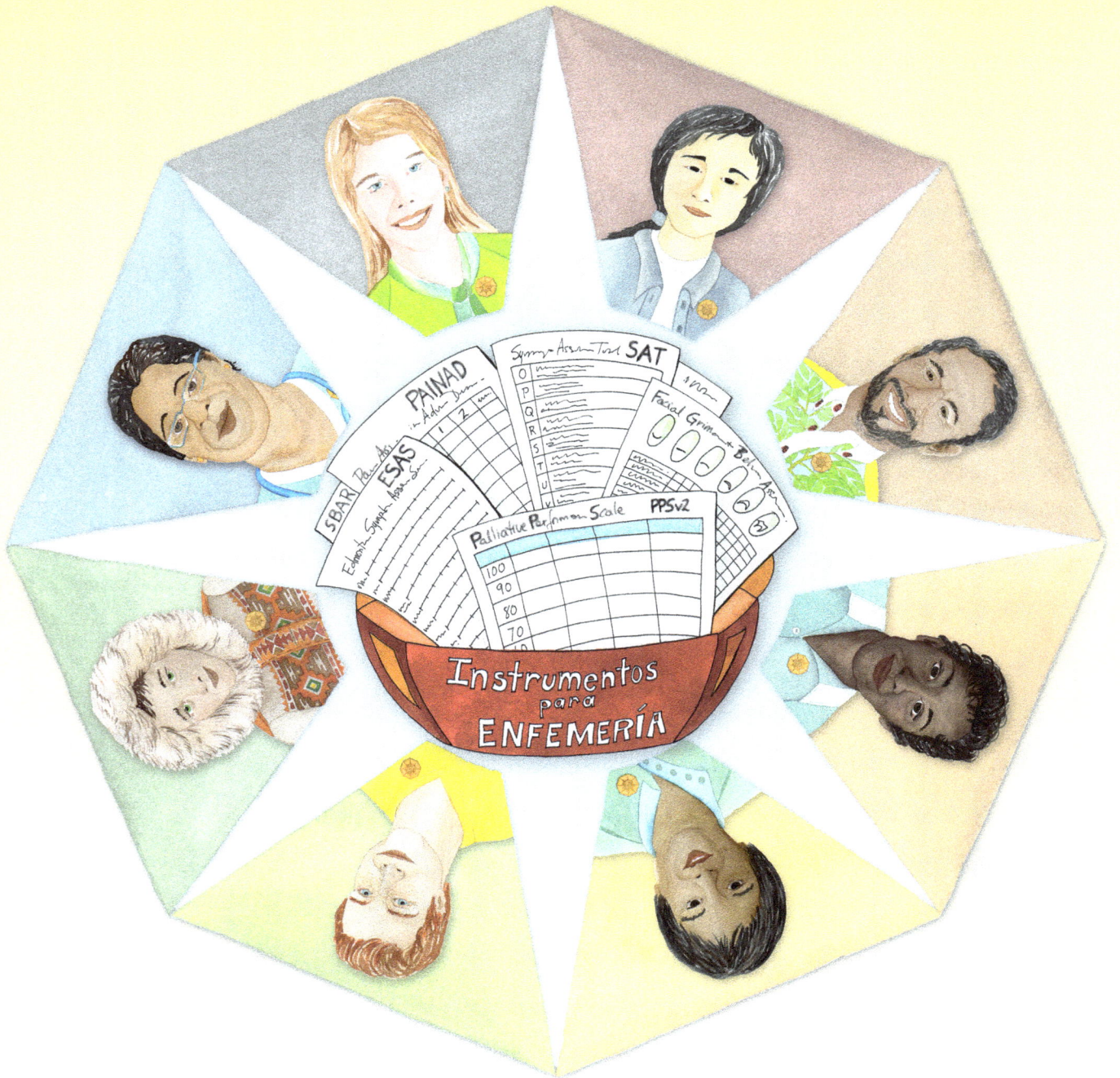

Instrumentos para ENFEMERÍA

Uso de herramientas estandarizadas

Razones para usar herramientas estandarizadas

La idea central de este capítulo es proveer instrumentos para recolectar información, evaluar y valorar síntomas, que les serán útiles en sus esfuerzos para brindar una excelente atención en cuidados paliativos. Las herramientas estandarizadas han sido validadas por múltiples investigadores y han probado ser buenos métodos para recabar información detallada y precisa.

Los instrumentos que presentamos aquí son utilizados ampliamente en Canadá y Estados Unidos; sin embargo, esta colección de herramientas no es exhaustiva. En su práctica pueden encontrarse con otras herramientas estandarizadas que se usan en la comunidad, hospital, clínica o institución. Sigan las políticas y procedimientos de su hospital/institución para determinar qué instrumento utilizar.

No es necesario leer todo el capítulo de principio a fin, pero como con cualquier conjunto de herramientas, es útil saber cuándo y cómo se usan. Les sugerimos familiarizarse con los instrumentos y escalas, de modo que cuando los necesiten sepan dónde encontrarlos; por ejemplo, podrán regresar a revisarlos a detalle cuando se mencionen en otras secciones del libro.

Tomen nota de lo siguiente:
- Ciertos instrumentos de valoración, como la escala PPS ("Palliative Performance Scale"), pueden completarse basándose solo en la observación; otros requieren información que provee la persona a nuestro cuidado y/o sus familiares.
- Algunas personas pueden experimentar "fatiga de valoraciones" cuando se les hacen demasiadas preguntas. Puede ser útil primero acordar con la persona y su familia cuándo y cómo prefieren que se complete la valoración.

Herramientas descritas en este capítulo

Buenas prácticas en la valoración y el intercambio de información

Mostrar curiosidad y hacer preguntas acerca de la persona a nuestro cuidado y su familia son conductas de buenas prácticas del personal de salud (Davies et al., 2016). El proceso de brindar atención incluye la valoración, el intercambio de información, apoyar en la toma informada de decisiones, la planificación, implementación y evaluación del cuidado. De la misma manera que le preguntarían a una persona cómo prefiere que le cocinen sus huevos para desayunar, es útil preguntarle cuál es la mejor manera de hacer las valoraciones. Es asimismo importante compartir información y apoyar a la persona para que tome decisiones, así como incluirla junto con su familia en planear el cuidado, implementarlo y evaluarlo. No hace falta que todo esto ocurra en la entrevista inicial. El arte del cuidador radica en darse cuenta de que algunas de estas cosas son intuitivas y ser capaz de percibir qué preguntas hacer. Lo importante es asegurarse de que las personas a su cuidado entiendan la información y se sientan apoyadas para tomar decisiones.

Abajo mostramos algunos ejemplos de preguntas y conversaciones que pueden adaptar a las necesidades de las personas y sus familias:

Algunos de nosotros hemos estado haciéndole una serie de preguntas en nuestro esfuerzo para conocerlo y entender sus necesidades y cómo podemos ayudarle. Tantas preguntas pueden ser agobiantes a veces y contestarlas puede ser muy cansado. ¿Tiene usted alguna sugerencia acerca de cómo le gustaría que recabáramos la información que necesitamos, pero sin que lo agotemos a usted en el proceso?

Algunas personas prefieren contestar preguntas por sí mismas, mientras que a otras les gusta tener a miembros de su familia cerca para que los ayuden a contestarlas. ¿Usted qué prefiere?

Sabemos que está recibiendo una gran cantidad de información y va a seguir recibiendo mucha información en las próximas semanas y meses. ¿Me puede decir cómo prefiere que le demos información? [¿impresa, por Internet, videos?] Conforme su enfermedad vaya cambiando/avanzando va a ser necesario que tome decisiones acerca de su cuidado. ¿Quiere que le planteemos esas decisiones cuando estén presentes sus familiares o prefiere recibir esa información usted solo?

En algunas familias hay una persona que toma las decisiones. En otras familias las decisiones se toman entre todos. ¿En su familia cómo se acostumbra? ¿Cómo podemos apoyarlo cuando se necesite tomar una decisión? Si hay algo específico que podamos hacer, por favor háganoslo saber.

Perla Ética

El personal de enfermería respeta la vida, los derechos humanos y por consiguiente el derecho de la persona a decidir tratamientos y cuidados una vez informado. Los y las enfermeras mantienen una conducta honesta y leal y se conducen con una actitud de veracidad y confidencialidad, salvaguardando en todo momento los intereses de la persona.

Artículos 2º y 5º, Código de Ética para Enfermeras y Enfermeros de México, 2001.

El personal de enfermería le brinda a la persona a su cuidado la información que necesitan para tomar decisiones informadas y autónomas relacionadas con su salud y bienestar. Asimismo, se asegura de que la información se brinda de manera abierta, precisa, entendible y transparente.

Parte I:C. Promover y respetar la toma informada de decisiones, 1: Código de Ética para las Enfermeras Registradas, Canadian Nurses Association, 2017.

El personal de enfermería se asegura de que la persona reciba información precisa, suficiente y oportuna y que se le provea de manera culturalmente apropiada, para que pueda utilizarla para basar el consentimiento acerca de su atención y tratamiento.

Elemento #1, Código de Ética del Consejo Internacional de Enfermeras, 2012.

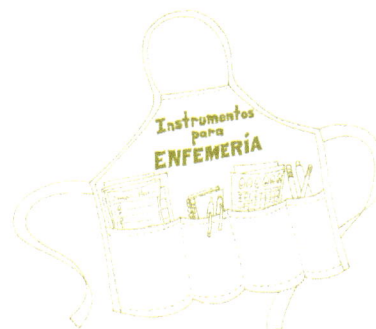

Instrumentos para identificar cuándo integrar un enfoque paliativo

La atención de cuidados paliativos ha empezado a brindarse en etapas más tempranas, más cercanas al momento del diagnóstico. La labor de identificar a las personas que pueden beneficiarse de que en su cuidado se integre el enfoque paliativo durante los meses e incluso años antes de morir es un paso esencial para esta implementación temprana. En esta sección se discuten tres herramientas: el Instrumento de Indicadores de Cuidados Paliativos y de Soporte, SPICT ("Supportive and Palliative Care Indicators Tool"); un instrumento para pronosticar las probabilidades de mortalidad en un año y el Índice Walters, una herramienta para pronosticar la mortalidad a un año después de haber estado hospitalizado. Usen estos instrumentos o los que se utilicen en su comunidad u hospital/institución para apoyarlos a reconocer las necesidades y guiar las conversaciones acerca de los planes y objetivos de cuidado.

Instrumento de Indicadores de Apoyo y Cuidados Paliativos (SPICT™)

La herramienta SPICT ("Supportive and Palliative Care Indicators Tool") (Highet et al, 2014) es un instrumento desarrollado en la Universidad de Edimburgo para ayudar a identificar a las personas en riesgo de deteriorarse o morir en un futuro cercano y para determinar si tienen necesidades de apoyo y cuidados paliativos que deben atenderse. La utilidad de la herramienta SPICT ha sido validada en español para valorar a personas hispanohablantes (Fachado et al, 2018).

Esta herramienta es especialmente útil para identificar a aquellas personas que no tienen cáncer y puede ayudar a identificar a las personas que están al principio del deterioro, de modo que se les pueda brindar apoyo en planear el cuidado y definir los objetivos y opciones terapéuticas antes de que su salud esté en un estado crítico.

Instrucciones: Usen esta herramienta para valorar a cualquier persona que vive con una enfermedad progresiva y limitante para la vida, o que está por ingresar a una residencia de cuidados, o aquellos de quienes se sospecha que su salud pueda estar declinando. Identifiquen si presenta algunos de los indicadores que se enlistan, tanto los indicadores generales de la primera sección como los específicos para ciertas enfermedades, enlistados en la segunda parte.

Si la persona muestra uno o más de los indicadores, revisen su plan de cuidado actual y planeen las modificaciones apropiadas:

- Revisen el tratamiento actual y los medicamentos que recibe para asegurarse que son los óptimos.
- Consideren referir a la persona a que sea examinada por un especialista si los síntomas que presenta o sus necesidades de cuidado son complejos y difíciles de manejar.
- Hablen acerca de los objetivos del cuidado presente y futuro con la persona a su cuidado y su familia y lleguen a un acuerdo acerca del plan de cuidados.
- Brinden apoyo para que se tomen decisiones con anticipación en casos en los que la persona esté en riesgo de perder capacidad conforme su salud se deteriore.
- Registren, comuniquen y ayuden a coordinar el plan de cuidados.

Instrumento Indicador de Cuidados Paliativos y de Soporte (SPICT-ES™)

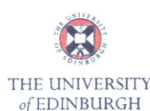

THE UNIVERSITY of EDINBURGH

Life & Death Matters

El instrumento SPICT™ se utiliza para ayudar a identificar a las personas cuya salud se está deteriorando. La evaluación tiene como objetivo detectar necesidades paliativas no cubiertas y elaborar un plan de cuidados.

Identifique si existe alguno de los siguientes indicadores generales de mala salud o deterioro:

- Ingreso(s) hospitalario(s) no planificado(s).
- Limitación funcional o deterioro persistente no reversible (Por ejemplo, la persona permanece en la cama o en una silla durante más de la mitad del día).
- Depende del cuidado de otros debido a sus problemas físicos y / o mentales
- El cuidador de la persona necesita más ayuda y apoyo.
- La persona ha tenido una pérdida significativa de peso durante los últimos meses, o permanece en situación de bajo peso.
- Síntomas persistentes a pesar del tratamiento óptimo de la(s) condición(es) subyacente (s).
- La persona (o familia) pide cuidados paliativos; opta por reducir, detener o no recibir tratamiento; o desea centrarse en la calidad de vida.

Identifique si existen indicadores clínicos de una o varias condiciones asociadas a final de vida.

Cáncer

Deterioro funcional debido a la progresión de la enfermedad oncológica.

Demasiado frágil para el tratamiento del cáncer o tratamiento con objetivo sintomático.

Demencia/Fragilidad

Incapaz de vestirse, caminar o comer sin ayuda.

Disminución de la ingesta (comida y bebida). Dificultad para tragar. Incontinencia urinaria y fecal.

Pérdida de la capacidad para hablar; escasa interacción social.

Caídas frecuentes; fractura de fémur.

Episodios febriles o infecciones recurrentes; neumonía aspirativa.

Enfermedad neurológica

Deterioro funcional y/o cognitivo progresivo a pesar de un tratamiento adecuado.

Problemas de habla con dificultad creciente para comunicarse y / o dificultad progresiva para tragar.

Neumonías aspirativas recurrentes; disnea o insuficiencia respiratoria.

Parálisis persistente después del accidente cerebrovascular con pérdida funcional significativa / discapacidad permanente.

Enfermedad Cardiovascular

Insuficiencia cardiaca o enfermedad coronaria extensa e intratable; disnea o dolor torácico de reposo o a mínimos esfuerzos.

Enfermedad vascular periférica grave e inoperable.

Enfermedad Respiratoria

Enfermedad pulmonar grave y crónica; disnea de reposo o a mínimos esfuerzos entre exacerbaciones.

Insuficiencia respiratoria persistente que requiere de oxigenoterapia crónica.

Insuficiencia respiratoria que requiere de ventilación mecánica o contraindicación de ventilación.

Otras condiciones

Deterioro y riesgo de morir por otras afecciones o complicaciones que no son reversibles; o que no van a solucionarse con ningún tratamiento.

Enfermedad renal

Enfermedad renal crónica en estadio 4 o 5 (TFG <30ml / min) con deterioro del estado de salud.

Insuficiencia renal que complica otras condiciones asociadas al final de la vida u otros tratamientos.

Detener o no iniciar la diálisis.

Enfermedad hepática

Cirrosis, con una o más complicaciones en el último año:
- ascitis resistente a los diuréticos
- encefalopatía hepática
- síndrome hepatorrenal
- peritonitis bacteriana
- hemorragia recurrente por varices esofágicas

El trasplante hepático no es posible.

Revise la situación actual y realice un plan de cuidados.

- Revise el tratamiento actual con medicamentos para asegurar que la persona reciba atención óptima; minimice la polifarmacia.
- Considere la derivación al especialista si los síntomas o los problemas son complejos y difíciles de manejar.
- Acuerde con la persona y su familia un plan de cuidados para ahora y para el futuro. Apoye a los familiares cuidadores.
- Planifique anticipadamente si es probable que se pierda la capacidad para tomar decisiones.
- Registre, comunique y coordine el plan de cuidados.

Por favor, regístrese en el sitio web SPICT (www.spict.org.uk) para más información y actualizaciones.

SPICT-ES™, marzo 2019

Herramientas para pronosticar la mortalidad a un año

El uso de las herramientas que se describen aquí para pronosticar la mortalidad a un año permite a los profesionales de salud identificar a las personas con alto riesgo de morir en los próximos 12 meses y les brinda la confianza necesaria para iniciar con ellos conversaciones acerca de planes y objetivos de cuidado, así como de integrar un enfoque paliativo a la atención que reciben.

Elijan el instrumento apropiado dependiendo de si la persona actualmente vive en su casa o en una residencia de cuidados o si recientemente ha sido hospitalizada.

Instrumento de Tres Criterios para Predecir la Mortalidad a Un Año

La Red de Investigadores Canadienses del Final de la Vida (CARENET) (You, et al 2014) desarrolló una herramienta (Figura 2) que utiliza tres criterios para predecir la mortalidad dentro de un año para alguien que vive en su domicilio o en una residencia geriátrica.

Instrucciones: Evalúen a la persona utilizando los criterios numerados abajo. Cualquier persona que cumpla alguno de los criterios (1, 2 o 3) tiene un alto riesgo de morir en el próximo año y por lo tanto se beneficiaría de iniciar conversaciones acerca de planes y objetivos de cuidado, así como de la integración de un enfoque paliativo en su atención. Este instrumento puede utilizarse para valorar a cualquier persona que está envejeciendo, que vive con una enfermedad progresiva y limitante para la vida, que está por ingresar a una residencia de cuidados o aquellos de quienes se sospecha que su salud pueda estar declinando.

Figura 2. Instrumento de Tres Criterios para Predecir la Mortalidad a Un Año

1. Edad ≥ 55 años y una o más de las siguientes enfermedades crónicas:
- Enfermedad pulmonar obstructiva crónica (EPOC) (con 2 de los siguientes componentes: nivel basal de la presión parcial arterial de CO_2 > 45 mmHg, cor pulmonale, episodio de falla respiratoria durante el año pasado, volumen respiratorio forzado en 1 s < 0.5 L).
- Insuficiencia cardiaca congestiva (síntomas clase IV en la escala de la Asociación Cardiológica de Nueva York y fracción de eyección ventricular izquierda < 25%)
- Cirrosis (confirmada por estudios de imágenes o documentación de várices esofágicas) y uno de los siguientes componentes: coma hepático, enfermedad hepática clase C en la escala de Child, enfermedad hepática clase B en la escala de Child con sangrado gastrointestinal.

- Cáncer (en etapa metastásica o linfoma etapa IV).
- Demencia en etapa terminal (incapacidad para realizar todas las actividades de la vida diaria, habilidades verbales mínimas o nulas secundarias a la demencia, postrado en cama desde antes de una enfermedad aguda).

O

2. Cualquier paciente ≥ 80 años de edad que haya sido hospitalizado debido a un episodio agudo médico o quirúrgico.

O

3. Su respuesta sería "no" si les hicieran la siguiente pregunta:
¿Me sorprendería que este paciente muriera durante el próximo año?

Índice Walter de Pronóstico de Mortalidad

La Dra. Louise Walter y sus colegas en la Universidad de California-San Francisco (UCSF) desarrollaron un sistema de puntuación para evaluar el riesgo de mortalidad a un año para personas que estaban siendo dadas de alta del hospital (Walter et al., 2001).

Este índice ha sido traducido al español (Bernabó, 2003) y se considera útil para evaluar el riesgo de mortalidad en ancianos después de la internación en diferentes contextos.

Si bien este índice no puede predecir quién va a morir, sí brinda información acerca de cuántas personas portadoras de factores de riesgo específicos han sobrevivido y cuántas han muerto en el año posterior a su hospitalización. Este instrumento puede ayudar a identificar quiénes se beneficiarían de integrar un enfoque paliativo en su atención.

Esta herramienta puede utilizarse para valorar a cualquier persona que está envejeciendo, que vive con una enfermedad progresiva y limitante para la vida, que está por ingresar a una residencia de cuidados o aquellos de quienes se sospecha que su salud pueda estar declinando.

La versión en inglés del Índice Walter está disponible en línea en el sitio web de ePrognosis (eprognosis.ucsf.edu/walter.php) y brinda un sistema interactivo para calcular el riesgo de una persona después de una hospitalización.

Instrucciones: Como primer paso, realicen la valoración de los factores de riesgo de la persona (AVDs significa "actividades de la vida diaria"). Las 5 actividades de la vida diaria que se evalúan son: comer, vestirse, bañarse, ir al baño y levantarse de la cama.

Sumen todos los puntos y pasen a la segunda tabla.

Localicen el renglón que corresponde a la puntuación total de la persona y lean en la segunda columna el valor de la mortalidad a un año. Este valor indica el porcentaje de personas con la misma puntuación que murieron durante el año posterior a su hospitalización; por ejemplo, entre las personas con una puntuación entre 2 y 3, 19% habían muerto y 81% seguían vivos al cumplirse un año de su hospitalización.

Resulta útil comunicar al equipo que participa en el cuidado de la persona que su puntuación indica que tiene un riesgo alto de morir en el próximo año. Esta información puede usarse junto con la que se recabe con otros instrumentos para ayudar a definir que se podría beneficiar de un enfoque paliativo, incluyendo la preparación de planes de cuidado y el inicio de conversaciones sobre los objetivos y la toma de decisiones.

Figura 3. Índice Walter de Pronóstico de Mortalidad

Paso 1: Determinar puntaje utilizando factores de riesgo		
Factor de riesgo	**Puntaje**	**Total**
Sexo masculino	1	
Requiere ayuda en 1–4 AVDs	2	
Requiere ayuda en 5 AVDs	5	
Padece insuficiencia cardiaca	2	
Tiene cáncer no metastásico	3	
Tiene cáncer metastásico	8	
Creatinina > 3 mg/dL	2	
Albúmina 3.0–3.4 g/dL	1	
Albúmina <3.0 g/dL	2	
Puntaje total		

Paso 2:	
Puntaje	**Probabilidad de morir durante el próximo año (%)**
0–1	4
2–3	19
4–6	34
> 6	64

Herramientas de identificación de síntomas

Por lo general, los instrumentos que ayudan a identificar la presencia o ausencia de síntomas son rápidos de aplicar y brindan información acerca de cuáles son los síntomas que necesitan atenderse. Estos instrumentos no permiten valorar a profundidad los síntomas existentes.

Sistema de Valoración de Síntomas de Edmonton, ESAS (Edmonton Symptom Assessment System)

El sistema ESAS (Bruera et al., 1991) es una escala numérica utilizada para recabar información acerca de la percepción de la persona acerca de nueve síntomas que podría estar experimentando y otros problemas. Es una herramienta práctica que permite una autoevaluación rápida de los nueve síntomas, utilizando un escala visual horizontal del 0 al 10, en la que 0 significa que el síntoma está ausente y 10 que el síntoma se manifiesta de la peor manera posible. El instrumento fue desarrollado originalmente para utilizarse con personas con cáncer y ahora se usa ampliamente en Estados Unidos y Canadá para la valoración de personas que reciben cuidados paliativos (Cancer Care Ontario, 2010; Richardson y Jones, 2009). La herramienta ESAS ha sido traducida y adaptada al idioma español para

valorar a personas hispanohablantes (Carvajal et al, 2013) y su utilidad ha sido validada en poblaciones latinoamericanas (Carvajal et al, 2013, Covarrubias-Gómez et al, 2014). El instrumento brinda información que es en cierto modo una "fotografía" del estado de la persona.

Instrucciones: Entreguen a la persona una copia de la escala ESAS para que la llene, aclarándole cuál es el lapso de tiempo que debe considerar en sus respuestas: el momento presente, las últimas 8 horas, las últimas 24 horas, la semana pasada, etcétera). Si el objetivo es valorar la evolución de los síntomas, asegúrense de que el periodo entre evaluaciones sea consistente. Solo la persona puede proporcionar las respuestas a las preguntas en esta herramienta, pero un familiar o un miembro del equipo de cuidados puede registrarlas. El instrumento ESAS no puede usarse cuando la persona pierde la capacidad de hacer la autoevaluación.

Cuando la persona indique que un síntoma ha empeorado desde la última vez que se evaluó o cuando refiera la aparición de un nuevo síntoma, es importante hacer una valoración de seguimiento más detallada utilizando el Instrumento de Valoración de Síntomas OPQRSTUVW de la siguiente sección.

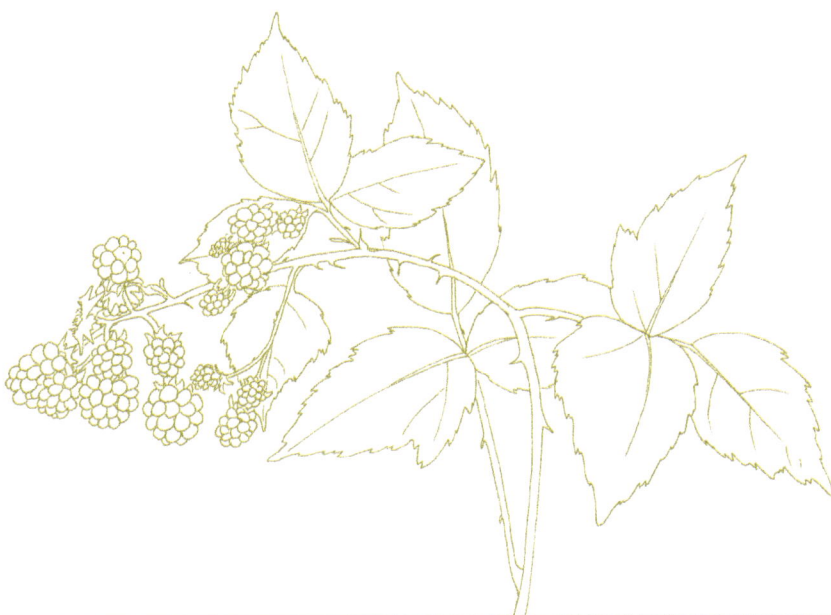

(continua en la página siguiente)

Figura 4. Sistema de Valoración de Síntomas de Edmonton, ESAS-R (Edmonton Symptom Assessment System, versión revisada)

Por favor marque el número que mejor describa cómo se siente AHORA.

Nada de dolor	0	1	2	3	4	5	6	7	8	9	10	El peor dolor que se pueda imaginar
Nada agotado (cansancio, debilidad)	0	1	2	3	4	5	6	7	8	9	10	Lo más agotado que se pueda imaginar
Nada somnoliento (adormilado)	0	1	2	3	4	5	6	7	8	9	10	Lo más somnoliento que se pueda imaginar
Sin náuseas	0	1	2	3	4	5	6	7	8	9	10	Las peores náuseas que se puedan imaginar
Ninguna pérdida de apetito	0	1	2	3	4	5	6	7	8	9	10	El peor apetito que se pueda imaginar
Ninguna dificultad para respirar	0	1	2	3	4	5	6	7	8	9	10	La mayor dificultad para respirar que se pueda imaginar
Nada desanimado	0	1	2	3	4	5	6	7	8	9	10	Lo más desanimado que se pueda imaginar
Nada nervioso (intranquilidad, ansiedad)	0	1	2	3	4	5	6	7	8	9	10	Lo más nervioso que se pueda imaginar
Duermo perfectamente	0	1	2	3	4	5	6	7	8	9	10	La mayor dificultad para dormir que se pueda imaginar
Sentirse perfectamente (sensación de bienestar)	0	1	2	3	4	5	6	7	8	9	10	Sentirse lo peor que se pueda imaginar
Otro problema (sequedad de boca, etc) Nada _____	0	1	2	3	4	5	6	7	8	9	10	Lo peor posible _____ (identifique el síntoma)

Nombre _____

Fecha _____ Hora _____

Figura 4. Continuación

Por favor señale en estos dibujos el lugar donde le duele.

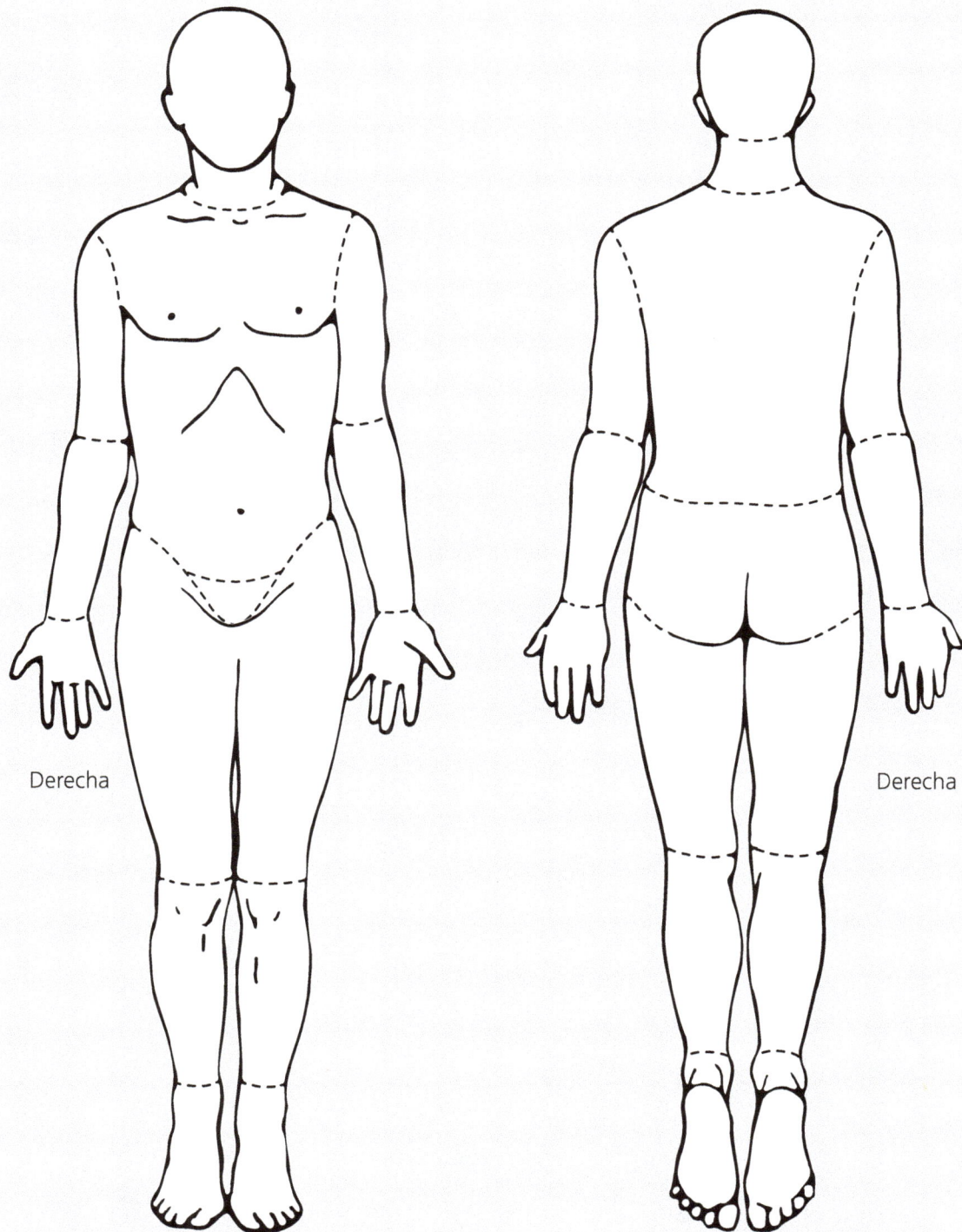

Derecha

Derecha

Escala de Funcionamiento usada en Cuidados Paliativos, PPS

La escala PPS (Palliative Performance Scale) desarrollada en Canadá (Victoria Hospice Society, 2011) se utiliza para valorar la capacidad de una persona para realizar actividades de la vida diaria (AVDs). La herramienta analiza las capacidades de funcionamiento en cinco áreas específicas y las convierte en un valor global fácil de entender que va de 0% a 100%. Las áreas que se valoran son: movilidad, actividad y evidencia de enfermedad, cuidado de sí mismo, ingesta y nivel de conciencia.

La escala PPS es ampliamente utilizada en todo el mundo para examinar a personas ancianas o con enfermedades limitantes para la vida, ya sea en el contexto domiciliario, hospitalario o de residencias geriátricas. La escala PPS también se usa cada vez más para determinar el estado funcional de pacientes con padecimientos agudos y para ayudar en el seguimiento a largo plazo de las capacidades de personas con enfermedades crónicas.

La versión revisada del instrumento, conocida como PPSv2, ha sido traducida y adaptada al idioma español dando como resultado la escala PPS-Spanish y ha sido validada en pacientes en España con diagnóstico de cáncer (Barallat et al, 2017).

La escala PPS puede servir como una guía para observar cambios en las capacidades y conductas de las personas a nuestro cuidado, identificando la trayectoria de declive y facilitando el pronóstico. El uso de la herramienta PPS puede servir como un resumen y una actualización rápida del estado y las necesidades del paciente, útil en la comunicación entre los miembros del equipo y con los familiares.

Hoy estás asignado a atender al paciente de la cama 3, el señor K. El señor K tenía un PPS de 60% la semana pasada, ayer de 40% y hoy está en 20%. Su familia está muy alterada y parecen tener muchas preguntas acerca de su estado y su cuidado.

Figura 5. Escala de Funcionamiento en Cuidados Paliativos, PPS-Spanish.

(Continúa en la siguiente página)

Escala de Funcionamiento en Cuidados Paliativos, PPS-Spanish

Victoria Hospice

Nivel PPS	Deambular	Actividad y evidencia de enfermedad	Cuidado de sí mismo	Ingesta	Nivel de conciencia
100%	Completa	Trabajo y actividad normal Sin evidencia de enfermedad	Completo	Normal	Alerta
90%	Completa	Trabajo y actividad normal Mínima evidencia de enfermedad	Completo	Normal	Alerta
80%	Completa	Actividad normal/trabajo con esfuerzo Evidencia moderada de enfermedad	Completo	Normal o reducida	Alerta
70%	Reducida	Incapaz de trabajar y realizar actividad normal Enfermedad significativa	Completo	Normal o reducida	Alerta
60%	Reducida	Incapaz de realizar aficiones/tareas del hogar Enfermedad significativa	Requiere asistencia ocasional	Normal o reducida	Alerta o confuso
50%	Principalmente sentado/tumbado	Incapaz de realizar cualquier trabajo Enfermedad severa	Requiere asistencia considerable	Normal o reducida	Alerta o confuso
40%	Principalmente encamado	Incapaz de realizar la mayoría de actividades Enfermedad severa	Principalmente asistido	Normal o reducida	Alerta o somnoliento, con o sin confusión
30%	Completamente encamado	Incapaz de realizar cualquier actividad Enfermedad severa	Totalmente dependiente	Normal o reducida	Alerta o somnoliento, con o sin confusión
20%	Completamente encamado	Incapaz de realizar cualquier actividad Enfermedad severa	Totalmente dependiente	Pequeños sorbos	Alerta o somnoliento, con o sin confusión
10%	Completamente encamado	Incapaz de realizar cualquier actividad Enfermedad severa	Totalmente dependiente	Sólo cuidados de la boca	Somnoliento o en coma, con o sin confusión
0%	Muerto	—	—	—	—

Figura 5. Continuación (continua en la página siguiente)

Instrucciones de uso del PPS (ver definición de términos)

1. Las puntuaciones del PPS se determinan leyendo horizontalmente cada nivel hasta encontrar la "opción que encaja mejor."
   - Empiecen en la columna de la izquierda hasta encontrar el nivel de deambular adecuado.
   - Desplácense horizontalmente hacia la próxima columna y después hacia abajo hasta encontrar el nivel de actividad y evidencia de enfermedad. Si es necesario se puede escoger un nivel superior, teniendo en cuenta que las columnas de la izquierda tienen más potencia.
   - Desplácense horizontalmente hacia la columna de "Cuidado de sí mismo," "ingesta" y "nivel de conciencia," antes de asignar el nivel de PPS a la persona.

   Ejemplo 1: Una persona que está la mayor parte del día sentada o tumbada por la fatiga que le produce la enfermedad severa y requiere considerable asistencia para andar incluso en distancias cortas, pero por otro lado tiene un nivel de conciencia completo y buena ingesta. PPS 50%.

   Ejemplo 2: Una persona con tetraplejia que es totalmente dependiente, tendría un PPS 30%. Aunque pueda ser trasladada en silla de ruedas (inicialmente parecería tener un PPS de 50%), la puntuación sería 30% , ya que estaría completamente encamada por la enfermedad o por una complicación y los cuidadores necesitarían ayuda para las transferencias. La persona debe tener una ingesta normal y estar alerta.

   Ejemplo 3: Si la persona del anterior ejemplo es parapléjica y está encamada, pero aún es capaz de mantener el autocuidado en alguna AVD como arreglarse o comer por sí misma, entonces el PPS sería más alto que 40 o 50% hasta que necesite ser cuidado en todas las AVD.

2. Las puntuaciones del PPS tienen incrementos de 10% solamente. Algunas veces hay columnas que se marcan fácilmente en un nivel concreto, pero otras veces parece mejor en un nivel superior o inferior. Entonces

conviene utilizar el juicio clínico para escoger la mejor opción; por ejemplo, marcar PPS 45% o 55% no es correcto, porque son valores intermedios.

Los evaluadores tienen que poner qué es lo que el paciente puede hacer, más que centrarse únicamente en la observación.

3. El test PPS puede usarse con diferentes objetivos. Primero, es una herramienta de comunicación excelente para describir rápidamente el nivel funcional actual de un paciente. Segundo, tiene valor en su uso en valoraciones, comparaciones u otras medidas. Finalmente, parece tener valor pronóstico.

Definición de los términos del PPS

Como podemos ver más abajo, algunos términos tienen significados similares y las diferencias son más aparentes si se leen horizontalmente a través de cada fila hasta encontrar la "opción que se adapta mejor" haciendo uso de las 5 columnas.

Deambular

Los términos "principalmente sentado" "principalmente encamado" o "completamente encamado" son claramente similares. Las diferencias sutiles son relativas a los ítems de la columna "cuidado de sí mismo." Por ejemplo "completamente encamado" en el PPS 30% es debido a debilidad profunda o parálisis más que debido al hecho que el paciente no puede levantarse o es incapaz de tener cuidado de sí mismo. La diferencia entre "sentado/tumbado" y "principalmente encamado," se define por la cantidad de tiempo que el paciente es capaz de estar sentado versus la necesidad de estar tumbado.

"Deambular reducido" lo encontramos en un PPS 70% y en un PPS 60%. Si utilizamos la columna adyacente, la reducción en "deambular" se relaciona con la imposibilidad de llevar a término su trabajo normal en casa o fuera de casa, sus aficiones o las tareas del hogar. La persona aún es autónoma para andar y para hacer las transferencias, pero en el PPS 60% necesita asistencia ocasional.

Figura 5. Continuación

Actividad y evidencia de enfermedad

"Mínima evidencia", "enfermedad significativa" y "enfermedad severa" se refieren a la parte física y a la evidencia científica y muestra ciertos grados de progresión de enfermedad. Se mide en términos de patología, sin tener en cuenta el impacto psicológico (tristeza, ansiedad). Medimos qué es capaz de hacer, no qué hace realmente.

> **Ejemplo:** "cáncer de mama":
> ○ una recidiva implicaría "mínima evidencia"
> ○ 1 o 2 metástasis en pulmón o en huesos implicaría "enfermedad significativa".
> ○ múltiples metástasis en pulmón, huesos, hígado, cerebro, hipercalcemia u otras complicaciones mayores implicarían "enfermedad severa."

La extensión de la enfermedad es valorada también en el contexto de las habilidades que el paciente tiene para desarrollar su trabajo, las aficiones o las tareas del hogar; por ejemplo: "Incapaz de trabajar y realizar actividad normal" significaría continuar con los paseos matinales, pero con una distancia reducida, o no poder hacer absolutamente toda la actividad que hacía antes.

Ejemplo: Si el paciente tiene alguna evidencia de enfermedad, pero no puede trabajar por la quimioterapia, el PPS estaría entre 50 y 70%.

Cuidado de sí mismo
"Asistencia ocasional": La mayor parte del tiempo la persona puede hacer las transferencias, pasear, asearse, ir al baño, comer, pero ocasionalmente necesita ayuda (por ejemplo una vez al día o pocas veces a la semana).
"Asistencia considerable": De manera regular, cada día la persona necesita ayuda (por ejemplo para ir al baño, pero puede lavarse los dientes sola; o necesita ayuda para cortar la comida, pero puede comer sola).
"Principalmente asistido": Es una extensión de asistencia considerable (necesita ayuda para ir al baño y para asearse).

"Totalmente dependiente": La persona es incapaz de comer, ir al baño o hacer cualquier cuidado de sí misma sin ayuda.

> **Ejemplo:** Paciente que tiene mínima evidencia de enfermedad, pero no puede trabajar porque no tiene buen soporte familiar o tiene depresión. PPS 70% o 80%.

> **Ejemplo:** Un paciente tetrapléjico o parapléjico tendría un PPS 30%, ya que necesita ayuda para hacer las transferencias a una silla de ruedas. De ninguna manera podría hacerlo solo. Si solamente es parapléjico y puede alimentarse de manera autónoma, podría tener un PPS 40% o 50%.

Ingesta
"Normal": se refiere a los mismos hábitos alimentarios que cuando estaba sano.
"Reducida": se refiere a una reducción de estos hábitos alimentarios.
"Pequeños sorbos": pequeñas cantidades, generalmente en puré o líquidos, que están muy por debajo de los requerimientos nutricionales.

Si lleva nutrición parenteral, si es nutricionalmente suficiente, se considera aproximadamente igual que si es capaz de comer solo.

Nivel de conciencia
"Alerta": Consciente, orientado y con buena capacidad cognitiva.
"Confuso": Presencia de delirium o demencia y un nivel de consciencia reducido, que puede ser leve, moderado o severo.
"Somnoliento": puede ser debido a la fatiga, a los efectos secundarios de los medicamentos, al delirium o porque se encuentra cerca de la muerte.
"Comatoso": No hay respuesta a los estímulos verbales o físicos. La profundidad de este coma puede fluctuar.

Herramientas de valoración de síntomas

Una vez que se han identificado los síntomas presentes, los instrumentos de valoración se enfocan en un síntoma particular y recaban información detallada que ayuda al personal de salud a administrar tratamiento para controlarlo.

Instrumento OPQRSTUVW

Un instrumento de valoración permite evaluar todos los posibles aspectos de un síntoma que puedan ser útiles para determinar sus causas y la manera como la persona lo experimenta, así como para observar los cambios que ocurren en respuesta a cierto tratamiento o a la progresión de la enfermedad. El Instrumento OPQRSTUVW presentado aquí es una adaptación al español del Acrónimo de Valoración de Síntomas desarrollado en Fraser Health, uno de los sistemas hospitalarios de Columbia Británica, Canadá (Fraser Health Authority, 2016b) La herramienta está originalmente basada en PQRST, una nemotecnia desarrollada en la Universidad de Nueva Inglaterra con el objetivo de mejorar el intercambio telefónico de información entre los médicos y los cuidadores en residencias geriátricas (Bates et al 2002).

Instrucciones: Realicen la valoración de cada uno de los síntomas que aparezca reportado en la escala ESAS o que la persona o sus familiares refieran. Adapten las preguntas correspondientes a cada uno de los elementos en la lista OPQRSTUVW con las palabras que resulten apropiadas para cada síntoma. Registren las respuestas obtenidas en la valoración y repórtenlas al médico o supervisor de cuidado.

Tabla 1. Instrumento de Valoración de Síntomas OPQRSTUVW

OPQRSTUVW		
O	*Origen-Inicio-Aparición*	¿Desde cuándo ocurre? ¿Cuánto dura? ¿Qué tan seguido lo siente?
P	*Provocado por*	¿Qué circunstancias lo desencadenan? ¿Qué lo calma? ¿Qué lo empeora?
Q	*Características*	¿Cómo lo describiría? ¿Qué imágenes le vienen a la cabeza para explicarlo?
R	*Región-Localización*	¿Dónde se siente? ¿Se extiende o se irradia a otras partes?
S	*Severidad*	¿Qué tan intenso es? ¿Le puede asignar un valor en una escala del 0 al 10? ¿O un tamaño?
T	*Tratamiento*	¿Qué está usando o tomando para tratarlo? ¿Qué tanto ayuda? ¿Le causa algún efecto secundario? ¿Qué tratamiento(s) ha usado antes?
U	*Interpretación*	¿Cuál cree que sea la causa? ¿Qué podría estar indicando?
V	*Expectativas*	¿Qué es lo que busca en términos de alivio? ¿Qué partes de su día son las que más siente afectadas y más le gustaría recuperar? ¿Qué objetivo le gustaría alcanzar?
W	*¿Qué más?*	¿Alguna otra cosa que quiera decirnos acerca de lo que siente?

Escalas de cuantificación

Las escalas numéricas en las que se pide asignar valores del 0 al 10 (Figura 6), por ejemplo en la letra "S" del Instrumento de Valoración de Síntomas OPQRSTUVW, son una manera común de hacer que las personas clasifiquen la severidad de un síntoma, como dolor o náusea. Asegúrense que la persona entienda que el 0 indica que no tienen el síntoma y el 10 indica que el síntoma se manifiesta con la mayor intensidad que se pueda imaginar, que está en el peor nivel posible.

¿Puede darle un número entre 0 y 10 a su dolor, en donde 0 significa "ningún dolor" y 10 significa "el peor dolor que se puede sentir"?

Algunas veces las personas encuentran difícil asignarle una "puntuación" numérica al síntoma que padecen y pueden preferir usar palabras como "leve", "moderado", "severo" o como "chico", "mediano", "grande". Usar una escala como la que se muestra en la Figura 6, que incluye colores además de números y palabras, puede ser útil. En esta escala el color verde representa "sin síntoma" y el color rojo representa "síntoma severo".

Figura 6. Escala con números/palabras/color

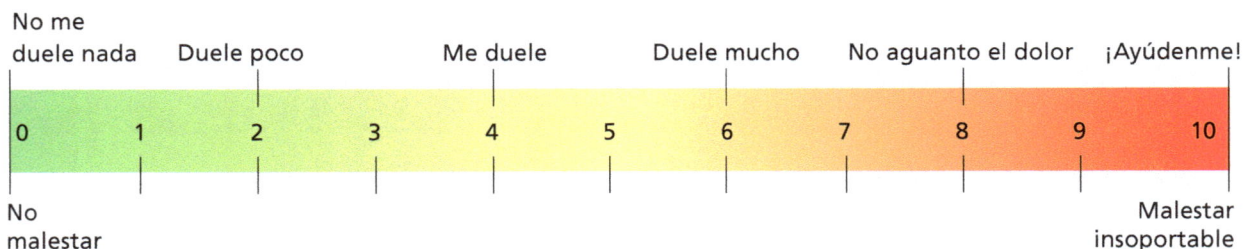

Acrónimo de valoración de dolor ALICIA

Un instrumento de valoración de dolor útil y frecuentemente utilizado en pacientes que hablan español es la nemotecnia ALICIA, que ayuda al personal de salud a recabar información extensa y detallada sobre este síntoma subjetivo. Del mismo modo que el Instrumento OPQRSTUVW, la herramienta ALICIA es útil en la investigación de las causas del dolor y la manera como la persona lo experimenta, así como para observar los cambios que ocurren en respuesta a cierto tratamiento o a la progresión de la enfermedad.

Instrucciones: Cuando la persona a su cuidado refiera que experimenta dolor, hagan las preguntas correspondientes a las letras del acrónimo ALICIA para obtener información acerca de seis aspectos de dicho dolor: A = Aparición, L = Localización, I = Intensidad, C = Características, I = Irradiación y A = Alivio.

Para el caso de la Intensidad, pueden utilizar escalas visuales o numéricas como las que se presentan en la siguiente sección.

Para el caso de las **C**aracterísticas del dolor, pueden sugerirle palabras como las siguientes: ardor, quemante, opresivo, desgarrante, retortijón, repetitivo, taladrante, cólico, punzada, latido, como tener algo pesado encima, como que exprime, como que aprieta, como una aguja, como un pellizco, como si fuera a explotar, como toques eléctricos, constante, como si se estirara, molesto, como un zumbido, pulsante, hueco.

Para el caso de **A**livio, sugieran situaciones como las siguientes: cuando está sentado, cuando cambia de posición, cuando tose, cuando hace frío, en la noche, después de comer, al bañarse, cuando le dan masaje, hacer ejercicio, una almohada caliente, árnica, medicamento X, oír música, sentado en el sol, etcétera.

Registren por escrito las respuestas de la persona y repórtenlas al médico o supervisor de cuidado.

Tabla 2. Acrónimo de Valoración del Dolor ALICIA

Acrónimo de Valoración del Dolor ALICIA	
Aparición	¿Desde cuándo ocurre? ¿Cuánto dura? ¿Qué tan seguido le duele?
Localización	¿Dónde lo siente?
Intensidad	¿Cuánto le duele? ¿Le puede dar un número del 1 al 10? ¿En este momento le molesta más que otras veces? ¿Qué tan intenso ha llegado a sentirlo?
Características	¿Cómo lo describiría? ¿Qué palabras se le ocurren para explicarlo? ¿Qué imágenes le vienen a la cabeza?
Irradiación	¿Siente que se mueve de lugar? ¿O que se extiende o se irradia a otras partes del cuerpo?
Alivio	¿Qué ayuda a que le duela menos? ¿Qué circunstancias lo empeoran? ¿Qué cosas ha notado que lo disparan?

Mapa corporal

El mapa corporal puede usarse para ayudar a la persona a comunicar con precisión dónde siente dolor, si el dolor ocurre en un solo sitio o en varios lugares de su cuerpo. Las personas con deterioros o impedimentos cognitivos pueden usar un mapa corporal aún si no son capaces de responder verbalmente con claridad a las preguntas (Weiner, Peterson y Keefe, 1998).

Instrucciones: Den a la persona una hoja de papel con el mapa corporal impreso y algo con qué dibujar (plumas, lápices, crayones, marcadores), y pídanle que se tome un tiempo para marcar en el mapa dónde tiene dolor. Si la persona no ve bien, amplíen la ilustración. Si la persona no puede dibujar, tal vez puede señalar con el dedo las áreas del mapa donde le duele y un familiar o cuidador puede ayudarle a marcarlas en el papel. Utilizar un mapa corporal para localizar el dolor no requiere de capacidades verbales, pero sí requiere que la persona posea las capacidades cognitivas para relacionar la ilustración con su propio cuerpo. Esta herramienta solo debe utilizarse para identificar la *localización* del dolor, **nunca** para tratar de ***descartar*** que exista dolor.

Figura 7. Mapa corporal

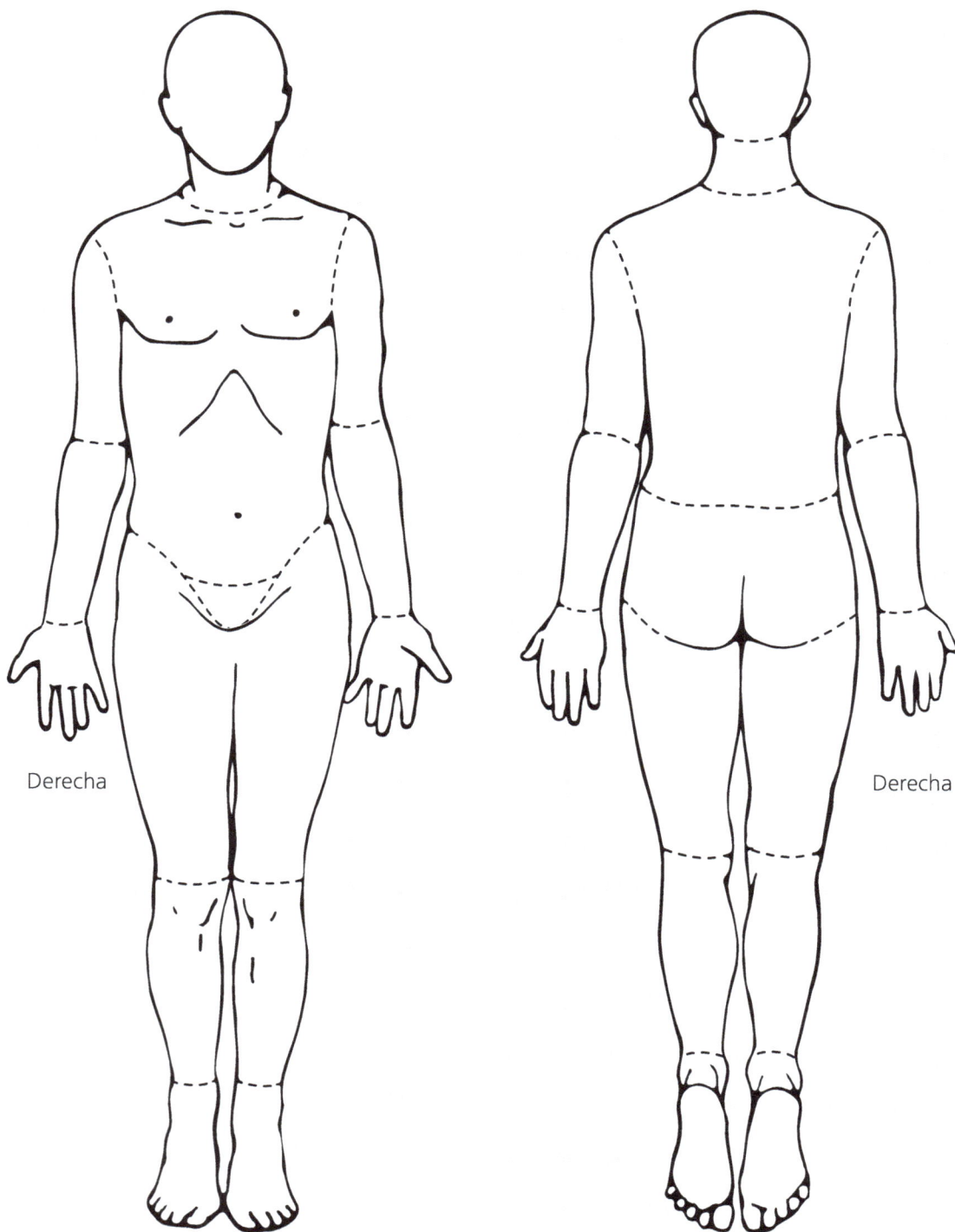

Derecha

Derecha

Evaluación de confusión y delirium

La herramienta CAM (Método de Evaluación de la Confusión; "Confusion Assessment Method") se utiliza para identificar la presencia de delirium en una persona y tratar de identificar sus causas (Inouye et al, 1990).

El CAM en idioma español es un instrumento, confiable y reproducible, que puede aplicarse satisfactoriamente para el diagnóstico de delirium en pacientes de habla hispana, en poblaciones de adultos mayores latinoamericanos (Villalpando-Berumen et al 2003, Chávez-Delgado et al 2007).

Es interesante resaltar que a partir del instrumento CAM se han derivado otras escalas para identificación de delirium, enfocadas a pacientes en contextos específicos; por ejemplo, la CAM-ICU, desarrollada para personas que se encuentran internadas en la unidad de terapia intensiva y no pueden hablar. La CAM-ICU también ha sido traducida y validada para su uso con pacientes latinoamericanos (Tobar et al 2010).

En la población geriátrica, el delirium o estado confusional agudo es un trastorno frecuente y grave: es útil contar con una herramienta para diagnosticarlo rápidamente.

Instrucciones: Contesten las cuatro preguntas de la siguiente lista. Para el diagnóstico de delirium es necesario que la respuesta sea "SÍ" en las dos primeras preguntas y también en alguna de las dos últimas (#3 o #4).

Figura 8. Método de Evaluación de la Confusión (CAM)

Método de Evaluación de la Confusión (CAM)		SÍ	NO
1. Comienzo agudo y curso fluctuante	¿Ha observado un cambio agudo en el estado mental del paciente? Si la contestación es NO, no seguir con el cuestionario.		
2. Alteración de la atención	¿El paciente se distrae con facilidad o tiene dificultad para seguir una conversación? Si la contestación es NO, no seguir con el cuestionario.		
3. Pensamiento desorganizado	¿El paciente manifiesta ideas o conversaciones incoherentes o confunde a las personas?		
4. Alteración del nivel de conciencia	¿Está alterado el nivel de conciencia del paciente?¿Vigilante ("hiperalerta"), letárgico o estuporoso?		

La versión en español de CAM fue publicada y validada en ancianos mexicanos por la Dra. María Estela Chávez-Delgado y colaboradores (Rev Med Inst Mex Seguro Soc 2007; 45 (4): 321-328). Cualquier comunicación relacionada con su uso y diseminación debe dirigirse a María Estela Chávez-Delgado. Hospital General de Zona 89, Instituto Mexicano del Seguro Social (IMSS), Av. Circunvalación Agustín Yañez, Colonia Moderna, Guadalajara, Jalisco 44190, México.
estela_hu@yahoo.com, echavez@cencar.udg.mx

El instrumento CAM se incluye aquí con el amable permiso de ambos investigadores otorgado a Life and Death Matters.

Valoración de cambios en función intestinal BPS

La escala de Función Intestinal BPS ("Bowel Performance Scale") fue desarrollada por el Victoria Hospice en Canadá (Downing et al 2007) y se utiliza para valorar la función intestinal del paciente y los cambios que pueda presentar hacia diarrea o estreñimiento. Esta valoración es útil para identificar la necesidad de ajuste de medicamentos que puedan estarle ocasionando estos efectos secundarios.

Figura 9. Escala de Función Intestinal Victoria (BPS)

VICTORIA ✦ HOSPICE

Escala de Función Intestinal ("Bowel Performance Scale", BPS)

– 4	– 3	– 2	– 1	BPS Score 0	+ 1	+ 2	+ 3	+ 4
← Estreñimiento				Normal	Diarrea →			
Características								
Heces impactadas u obstructivas con o sin fuga de material líquido	Heces sólidas y duras, con masas conglomeradas pequeñas	Heces formadas, sólidas y duras	Heces formadas y sólidas	Heces formadas semisólidas	Evacuaciones formadas blandas	Evacuación amorfa, suelta o pastosa	Evacuación semi-líquida o líquida con o sin moco	Evacuación líquida con o sin moco
Frecuencia								
Paciente no genera evacuación	Evacuación retrasada tres días o más	Evacuación retrasada tres días o menos	La normal para el paciente	La normal para el paciente	La normal para el paciente	Frecuencia normal o más frecuente	Muy frecuente	Muy frecuente
Control								
Incapaz de evacuar a pesar de esfuerzos máximos	Requiere un enorme esfuerzo ("pujar") para evacuar	Requiere un esfuerzo moderado ("pujar") para evacuar	Requiere un esfuerzo mínimo ("pujar") para evacuar	No se requieren esfuerzos para evacuar	Requiere un esfuerzo nulo o mínimo para controlar la urgencia de evacuación	Requiere un esfuerzo moderado para controlar la urgencia de evacuación	Resulta muy difícil controlar la urgencia de evacuación; puede ser explosiva	Incontinencia fecal o evacuación explosiva – incapaz de controlar la urgencia o no nota la salida de material

(Instrucciones de uso en la página siguiente)

Figura 9. Escala de Función Intestinal Victoria (BPS) (continuación)

Instrucciones de Uso

1. El instrumento BPS es una escala numérica de 9 puntos. Sirve para generar una puntuación individual basada en el "mejor ajuste vertical" entre los tres parámetros de las evacuaciones [características, frecuencia, control] y se registra por ejemplo como: BPS +1, BPS –3 o BPS +2.

2. Observen las descripciones de cada nivel BPS para familiarizarse con la manera en cómo los tres parámetros cambian gradualmente de estreñimiento a diarrea.

3. Las evacuaciones "usuales" del paciente por lo general corresponden a lo que se describe en las columnas 0, –1 y +1. Para cualquiera de estas, la frecuencia puede variar entre tenerlas varias veces al día a tener una diaria o una cada dos días. Cada paciente establece cuál es su frecuencia "normal".

4. Los pacientes que han sido sometidos a una intervención quirúrgica en el intestino (colostomía, ileostomía, asa intestinal corta) pueden tener una frecuencia de evacuaciones mayor a lo que se describe arriba; sin embargo, esto no invalida su uso en dichos casos, ya que la escala BPS se aplica combinando los tres parámetros para determinar el "mejor ajuste".

5. Los pacientes pueden usar palabras diferentes a las incluidas en la escala para describir su actividad intestinal. El cuidador o personal de salud debe usar su juicio clínico para decidir cuáles casillas son las más apropiadas.

6. En casos potencialmente confusos se usan los siguientes métodos para determinar la puntuación BPS:
   - Si dos de los parámetros coinciden en la misma columna vertical por lo general es suficiente para establecer la puntuación, incluso si el tercer parámetro difiere.
   - La importancia relativa de los tres parámetros es: Características > Frecuencia > Control.

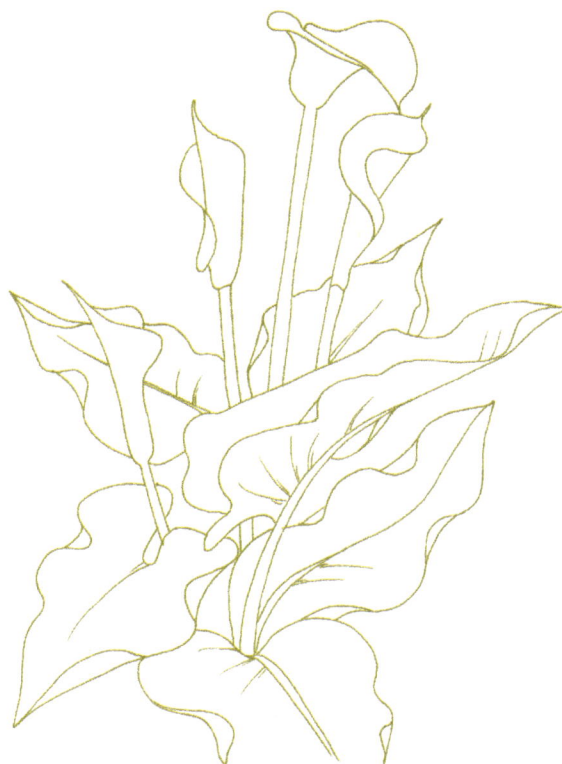

Figura 9. Escala de Función Intestinal Victoria (BPS) (continuación)

Ejemplos de puntuaciones BPS

Caso uno

Hombre de 62 años con cáncer de próstata metastásico. Su puntuación PPS es de 40% y su estatus funcional en la escala ECOG es de 3. En la actualidad toma hidromorfona, docusato sódico y senósidos A–B. Sus evacuaciones han sido regulares, pero hoy refiere que tuvo dos eventos de heces "aguadas" y tuvo que "ir al baño corriendo". En este caso, la escala BPS daría una puntuación BPS +2, de la siguiente manera:

Aunque la frecuencia de evacuaciones se había mantenido "normal", hoy aumentó a dos diarias. Esto probablemente corresponde a la casilla "Frecuencia normal o más frecuente". La característica de las evacuaciones fue "aguada", que resulta similar a "evacuación amorfa y suelta o pastosa". Finalmente, hubo cierto esfuerzo en controlar la urgencia de la evacuación, ya que el paciente tuvo que "ir al baño corriendo". Esto puede corresponder a la columna +1 [requiere esfuerzo mínimo para controlar la urgencia] o la columna +2 [requiere esfuerzo moderado]. Tomando los tres parámetros en consideración, el "mejor ajuste vertical cae en la puntuación BPS +2.

Caso uno

Mujer de 78 años con cáncer de mama metastásico. La paciente es bastante activa con un PPS de 70% y un ECOG de 2 pero, al aumentar el dolor en su espalda recientemente se le aumentó la dosis de morfina oral de liberación prolongada. Esto le ha causado "problemas" de función intestinal y "solo ha tenido dos evacuaciones en esta semana". Refiere que las heces son "duras y con grumos" y que a veces le duele expulsarlas. Dice que no tiene hemorroides.

Su puntuación sería BPS –2, ya que ha notado un cambio en su frecuencia normal de eliminación al tener "solo dos evacuaciones esta semana" y esto le resulta un "problema". La información puede indicar una puntuación –2 o –3, pero no un –1 o –4; además, la paciente refiere que la evacuación puede ser dolorosa, lo cual indica cierta dificultad en el parámetro "Control". No queda claro si esta dificultad constituye un "esfuerzo mínimo" o un "esfuerzo moderado", pero no parece ser un esfuerzo "enorme" o "máximo". Las evacuaciones se describen como "duras y con grumos", que corresponde bien a "heces formadas y duras" y no parecen tener la característica de "con masas más pequeñas". Considerando todo lo anterior, se concluye que el mejor ajuste vertical es BPS –2.

Escalas de valoración de fragilidad

La fragilidad se refiere a los cambios en el estatus de una persona como resultado de las pérdidas en sus capacidades físicas y cognitivas, así como su energía y salud en general.

En la última década se han desarrollado varias escalas de fragilidad, tratando de establecer un consenso entre especialistas y una manera concisa y eficiente para valorar a los pacientes de edad avanzada.

Escala de Fragilidad Clínica CFS

Una de las escalas más importantes es la Escala de Fragilidad Clínica CFS ("Clinical Frailty Scale") desarrollada en el Estudio Canadiense de Salud y Envejecimiento CSHA ("Canadian Study of Health and Aging") (Rockwood et al., 2005).

La escala CFS ha sido reconocida por un consorcio de geriatras europeos, canadienses y estadounidenses, la I.A.N.A. Task Force, como una herramienta útil para identificar cuándo las personas están en mayor riesgo de morir

y la magnitud de sus necesidades que puede requerir cuidados profesionales (Abellan van Khan 2008).

Instrucciones: Observen a la persona y sus actividades e identifiquen un factor de fragilidad entre 1 y 7 que concuerde con su energía, sus capacidades y su salud. Las personas que se identifiquen como frágiles o vulnerables (puntuación 4 a 7) se beneficiarían de que se integre un enfoque paliativo a su cuidado médico.

Figura 10. Escala CFS

Escala de Fragilidad Clínica*

1. Gran condición física. Personas robustas, activas, energéticas y motivadas. Tienden a hacer ejercicio regularmente. Están entre los individuos en mejor forma para su edad.

2. Bien. Personas que **no tienen síntomas de enfermedad activa**, pero no están tan en forma como en la categoría 1. Hacen ejercicio frecuentemente o son **muy activas ocasionalmente**, p. ej., en ciertas temporadas del año.

3. Bastante bien. Personas cuyos problemas médicos están bien controlados, pero que no hacen ejercicio con regularidad más allá de caminar como parte de su rutina diaria.

4. Vulnerable. Si bien **no dependen de otros** que les ayuden en su vida diaria, con frecuencia **sus síntomas limitan sus actividades.** Es común que se quejen de que "cada vez van más lento" y/o de que se sienten cansados durante el día.

5. Levemente frágil. Estas personas frecuentemente muestran una **"desaceleración" más evidente** y necesitan ayuda con AVDs de alto nivel (controlar sus finanzas, transportarse, labores pesadas de limpieza, medicinas).
En general, la fragilidad leve progresivamente afecta la capacidad de hacer compras y caminar afuera solos, así como la preparación de comidas y los quehaceres domésticos.

6. Moderadamente frágil. Las personas necesitan ayuda con **todas las actividades fuera de casa** y con los **quehaceres domésticos.** En su hogar frecuentemente tienen problemas con las escaleras y necesitan ayuda para bañarse y a veces cierta ayuda para vestirse.

7. Severamente frágil. Son completamente dependientes en lo que se refiere al cuidado personal, ya sea por razones físicas o cognitivas; sin embargo, parecen estables y no tienen un riesgo elevado de morir (dentro de los próximos 6 meses).

8. Extremadamente frágil. Completamente dependientes, llegando al final de la vida. Por lo general son incapaces de recuperarse incluso de una enfermedad menor.

9. Enfermo terminal. Acercándose al final de la vida. Esta categoría corresponde a personas con una **esperanza de vida < 6 meses,** pero que **no tienen otras evidencias de fragilidad.**

Valoración de fragilidad de personas con demencia

El grado de fragilidad corresponde con el grado de demencia. Los **síntomas comunes de demencia leve** incluyen olvidar los detalles de un evento reciente a pesar de recordar el evento, repetir la misma pregunta o historia y el aislamiento social.
En la **demencia moderada,** la memoria reciente está muy deteriorada, aunque las personas pueden recordar bien eventos de su vida pasada. Son capaces de realizar actividades de cuidado personal si alguien se los recuerda.
En la **demencia severa** son incapaces de realizar actividades de cuidado personal sin ayuda.

*1. Canadian Study on Health & Aging, Revised 2008
2. K Rockwood et al. A global clinical measure of fitness and frailty in elderly people. CMAJ 2005;173:489-495.
©2009. Version 1.2_EN. All rights reserved. Geriatric Medicine Research, Dalhousie university, Halifax, Canada. Permission granted to Katherine Murray, founder of Life and Death Matters, to reproduce here for research and educational purposes only. Translated with permission to Spanish by Irma Aguilar Delfín, Mexico, 2019.
La escala FCS© se reproduce aquí con permiso otorgado a Katherine Murray, fundadora de Life and Death Matters, exclusivamente para fines educativos y de investigación. Traducida con autorización al español por Irma Aguilar Delfín, Mexico, 2019.

DALHOUSIE
UNIVERSITY
Inspiring Minds

Conversión entre la escala CFS y la PPS

Se ha encontrado que existe una correlación entre las puntuaciones CFS y las puntuaciones de la escala PPS.

La escala PPS es utilizada primordialmente en cuidados paliativos, mientras que la escala CFS es usada por lo general por equipos de geriatría. Es común que los especialistas de ambas áreas se enfrenten a problemas de comunicación, ya que cada uno entiende solo su propia escala.

El equipo de la Dra. Daphna Grossman, de la Universidad de Toronto, desarrolló una herramienta para hacer la conversión entre ambas escalas (Grossman et al, 2014), que ayuda a mejorar la comunicación entre los miembros del equipo de cuidado de personas ancianas, específicamente entre geriatras y paliativistas.

Figura 11. Tabla de conversión de valores entre las escalas CFS y PPS.

Puntuación escala CFS	PPS
3–4	70%–90%
5	60%
6	40%–50%
7	10%–30%

Escala FRAIL

Otra escala de fragilidad es la escala FRAIL, desarrollada por la Sociedad Internacional de Nutrición y Envejecimiento (Morley et al, 2012). La escala FRAIL resulta particularmente útil, ya que permite obtener una valoración precisa y su aplicación solo requiere recabar respuestas a 5 preguntas (Morley et al 2013). El cuestionario estandarizado no requiere que se lleve a cabo un examen físico del paciente y por lo tanto puede ser aplicado por personal de enfermería, cuidadores o los propios pacientes, incluso por vía telefónica.

La escala FRAIL ha sido exitosamente traducida y adaptada al español y validada en 606 ancianos mexicanos (Rosas-Carrasco et al, 2016), lo que apoya su utilidad para la valoración de fragilidad en pacientes latinoamericanos.

Instrucciones: Pidan a la persona que conteste las 5 preguntas de la tabla siguiente. El rango de puntuación total va de 0 a 5 puntos (1 punto por cada pregunta, de 0= mejor hasta 5= peor). Las puntuaciones de 3–5 representan fragilidad, 1–2 pre-fragilidad, 0 = sin fragilidad o robusto. Las personas identificadas como frágiles se beneficiarían de la integración de un enfoque paliativo a su atención médica.

Figura 12. Escala FRAIL

Escala FRAIL	
1. En las últimas 4 semanas; ¿cuánto tiempo se sintió cansado?	1) Todo el tiempo 2) La mayor parte del tiempo 3) Algo de tiempo 4) Muy poco tiempo 5) Nada de tiempo Las respuestas #1 o #2 son puntuadas como 1 y el resto como 0.
2. Usted solo, sin ningún auxiliar como bastón o andadera; ¿tiene dificultad para subir 10 escalones (una escalera)?	Sí =1 No =0
3. Usted solo, sin ningún auxiliar como bastón o andadera; ¿tiene dificultad para caminar 100 metros (dos cuadras) sin descansar?	Sí =1 No =0
4. ¿Algún médico le ha comentado que tiene alguna o varias de las siguientes enfermedades? **Las 11 enfermedades incluidas son:** *hipertensión arterial, diabetes, cáncer (excepto un cáncer menor en piel), enfermedad pulmonar crónica, cardiopatía isquémica, insuficiencia cardiaca, angina, asma, artritis (incluyendo osteoartrosis y artritis reumatoide), enfermedad vascular cerebral (embolia) y enfermedad renal crónica.*	Sí =1 No =0 **El total de enfermedades (0–11) son recodificadas como 0–4 = 0 y 5–11 = 1.**
5. ¿Cuánto pesa con su ropa y sin zapatos? [peso actual] Hace un año ¿Cuánto pesaba con ropa y sin zapatos? [Peso hace un año]	El porcentaje de cambio de peso se calcula de la siguiente manera: [(Peso hace un año – Peso actual) / Peso hace un año] * 100. Si la pérdida de peso es ≥5%, se suma un punto, si es ≤4 se puntúa como 0.
Las puntuaciones de 3–5 representan fragilidad, 1–2 pre-fragilidad, 0 = sin fragilidad o robusto.	

Nota de Copyright

Instrumento de Valoración de Dolor en Demencia Avanzada PAINAD

El Instrumento de Valoración PAINAD ("Pain Assessment in Advanced Dementia" (Warden, Hurley y Volicer, 2003) se desarrolló con el objetivo de poder valorar el dolor de una persona a partir de parámetros observables de comportamiento. Esta herramienta se usa cuando las personas con demencia ya no son capaces de comunicar su dolor de manera verbal.

La escala se ha traducido al portugués y validado en pacientes brasileños (Pinto et al, 2015) encontrándose útil para el cuidado de pacientes ancianos, dada su facilidad de uso y tiempo corto de aplicación.

Instrucciones: Observen a la persona por 3 a 5 minutos durante una actividad que involucre movimiento (p.ej., al cambiarla de posición o transferirla de la cama al sillón o viceversa), y de acuerdo con su conducta asígnenle una puntuación entre 0 y 2 para cada parámetro indicado en la Figura 13.

Sumen los valores de los cinco parámetros para obtener la puntuación total, que puede ir del 0 al 10. La puntuación indica si la persona puede estar experimentando dolor; puntuaciones más altas aumentan la probabilidad de estar observando dolor.

La puntuación en sí no indica la intensidad del dolor.

Comparen la puntuación total con otra puntuación obtenida previamente con el instrumento. Una puntuación aumentada sugiere que la persona ha experimentado un aumento de dolor; del mismo modo, una disminución en la puntuación sugiere que el dolor ha disminuido.

La herramienta PAINAD debe aplicarse:
- Al momento del ingreso de la persona bajo nuestro cuidado.
- Durante cada actualización del estatus de los pacientes (semanal, mensual, trimestral, etcétera).
- En cada cambio de turno, cuando la conducta de la persona sugiere que su dolor no está controlado.
- Cada vez que se reporte el estatus de dolor de la persona.
- Después de cada intervención de control de dolor (p. ej. 1 hora después de ajuste de dosis de analgésico) para evaluar la efectividad.

Figura 13. Instrumento de Valoración de Dolor en Demencia Avanzada PAINAD

	0	1	2	
Respiración independiente de vocalización	Normal	Episodios de respiración agitada o dificultosa Periodos cortos de hiperventilación.	Respiración agitada y ruidosa Periodos largos de hiperventilación Respiración *Cheyne-Stokes*.	
Vocalizaciones negativas	Ninguna	Quejidos y gemidos ocasionales Habla en voz baja y con tonos negativos o desaprobatorios.	Pide ayuda repetidamente de forma perturbada Se queja, gime o solloza a volumen alto Grita y llora.	
Expresión facial	Sonriente o inexpresivo	Triste Asustado Ceño fruncido.	Muecas de dolor.	
Lenguaje corporal	Relajado	Tenso Agitado y afligido Inquieto.	Postura rígida Puños apretados Rodillas flexionadas contra el abdomen Resiste que se le acerquen o se retrae Manotea y trata de golpear.	
Consolabilidad	Sin necesidad de consuelo	Capaz de distraerse y tranquilizarse si el cuidador le habla o lo toca para consolarlo.	Imposible de consolar, distraer o tranquilizar.	
			Puntuación Total	

El instrumento PAINAD se incluye aquí con el amable permiso del Dr. Ladislav Volicer. La traducción al español es de Life and Death Matters.

Instrumento de Valoración de Dolor para Pacientes No Comunicativos (Non-Communicative Patients Pain Assessment Instrument, NOPPAIN)

El Instrumento NOPPAIN (Snow 2004) es utilizado por los cuidadores profesionales mientras brindan apoyo y asistencia a una persona con algún grado de discapacidad física y que además es incapaz de comunicarse verbalmente con sus cuidadores. El instrumento permite identificar la presencia de dolor con base en la observación de la conducta y expresión facial de la persona. El uso diario de esta herramienta puede ayudar a evitar que un dolor preexistente en el paciente alcance niveles en que se vuelva difícil de controlar, así como a detectar de manera temprana un dolor nuevo.

Instrucciones: Mientras brindan a la persona a su cuidado la asistencia cotidiana, observen cómo responde a los cambios de posición y las transferencias, y presten atención a signos verbales, faciales o de comportamiento que pudieran indicar que está experimentando dolor. Indiquen en el mapa corporal incluido en el instrumento la localización en donde se sospecha el dolor y marquen las casillas que describan las maneras en que la conducta de la persona sugiere que está sintiendo dolor. Utilicen el esquema del termómetro que se incluye al final del instrumento para indicar la severidad del dolor.

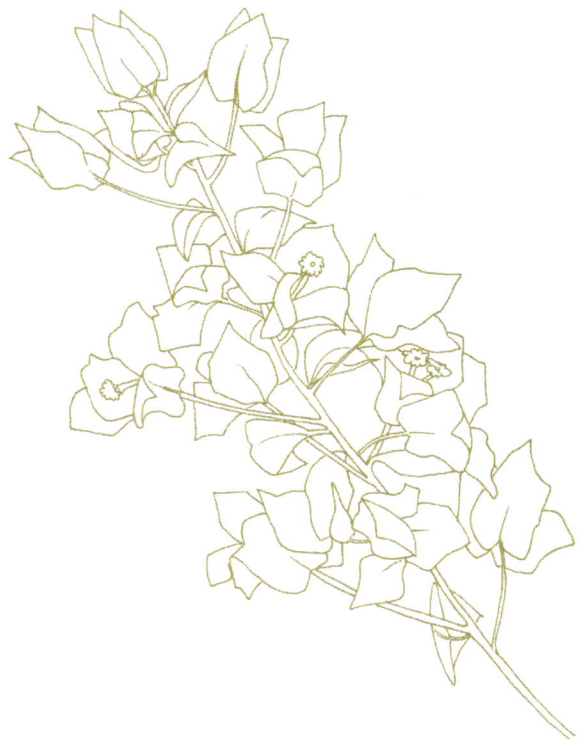

NOPPAIN
(Instrumento para la Evaluación del Dolor en Pacientes No Comunicativos)
Lista de Verificación de Actividades

Nombre del evaluador: _____
Nombre del residente: _____
Fecha: _____
Hora: _____

INSTRUCCIONES: El cuidador deberá observar durante al menos 5 minutos a la persona mientras realiza las actividades de apoyo, buscando comportamientos que puedan indicar dolor. Ambas páginas de este formato deben llenarse inmediatamente después de completar las actividades de cuidado.

	¿Hizo usted esto? *Marque Sí o No*	¿Observó dolor al hacer esto? *Marque Sí o No*		¿Hizo usted esto? *Marque Sí o No*	¿Observó dolor al hacer esto? *Marque Sí o No*
(a) Ayudó al residente a acostarse O lo vió acostarse	☐ SÍ ☐ NO	☐ SÍ ☐ NO	(f) Le dió de comer al residente	☐ SÍ ☐ NO	☐ SÍ ☐ NO
(b) Ayudó al residente a darse vuelta en la cama	☐ SÍ ☐ NO	☐ SÍ ☐ NO	(g) Ayudó al residente a ponerse de pie O lo vio pararse	☐ SÍ ☐ NO	☐ SÍ ☐ NO
(c) Ayudó al residente a cambiar de lugar: ir de la cama al sillón o viceversa o llevarlo al baño o a la silla de ruedas	☐ SÍ ☐ NO	☐ SÍ ☐ NO	(h) Ayudó al residente a caminar O lo vio caminar	☐ SÍ ☐ NO	☐ SÍ ☐ NO
(d) Ayudó al residente a sentarse en la cama/silla/sillón o lo vió sentarse	☐ SÍ ☐ NO	☐ SÍ ☐ NO	(i) Bañó al residente (regadera o tina) o le dió un baño de esponja en cama	☐ SÍ ☐ NO	☐ SÍ ☐ NO
(e) Vistió al residente	☐ SÍ ☐ NO	☐ SÍ ☐ NO			

PREGÚNTELE A LA PERSONA: ¿TIENE DOLOR? ☐ **sí** ☐ **no**

PREGÚNTELE A LA PERSONA: ¿LE DUELE? ☐ **sí** ☐ **no**

Reacciones de Dolor (¿Qué vio y oyó usted mientras brindaba los cuidados?)

¿Palabras de dolor?
- "Duele"
- ¡Ay! ¡Ouch!
- Dice groserías
- "¡Haz que pare!"
- "¡Que ya se quite!"

☐ SÍ ☐ NO

¿Qué tan intensas eran las palabras de dolor?

0   1   2   3   4   5

La menor intensidad posible — La mayor intensidad posible

¿Caras de dolor?
- Muecas
- Gestos
- Ceño fruncido/arruga la frente

☐ SÍ ☐ NO

¿Qué tan intensas son las caras de dolor?

0   1   2   3   4   5

La menor intensidad posible — La mayor intensidad posible

¿Protegiéndose?
- Rígido
- Abrazándose
- Resguardando partes del cuerpo (especialmente durante el movimiento)

☐ SÍ ☐ NO

¿Qué tan intensa es la acción de protección?

0   1   2   3   4   5

La menor intensidad posible — La mayor intensidad posible

¿Sonidos de dolor?
- Gemidos
- Quejidos
- Gruñidos
- Llora
- Jadea
- Suspira

☐ SÍ ☐ NO

¿Qué tan intensos son los sonidos de dolor?

0   1   2   3   4   5

La menor intensidad posible — La mayor intensidad posible

¿Frotándose?
- Se soba o se masajea una parte del cuerpo

☐ SÍ ☐ NO

¿Qué tan intenso es el frotamiento?

0   1   2   3   4   5

La menor intensidad posible — La mayor intensidad posible

¿Inquietud?
- Cambia continuamente de posición
- Se balancea o se mece
- No puede estarse quieto

☐ SÍ ☐ NO

¿Qué tan intensa es la acción de protección?

0   1   2   3   4   5

La menor intensidad posible — La mayor intensidad posible

Localice las áreas con problemas

Marque con una "X" el sitio en donde haya dolor
Marque con una "O" el sitio donde haya lesiones en la piel

FRENTE   ESPALDA

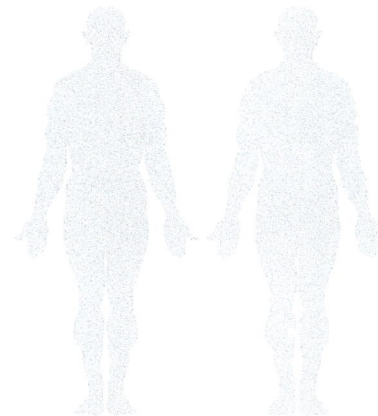

NOPPAIN es un instrumento desarrollado por la iniciativa METRIC (TM) del Departamento de Asuntos de Veteranos de los Estados Unidos. Snow, O'Malley, Kunik, Cody, Briera, Beck, Ashton. Se prohíbe cualquier alteración de este instrumento. NOPPAIN puede ser copiado y distribuido sin costo para fines de uso clínico o de investigación. Su desarrollo fue apoyado por VA HSR&D y NIMH. Favor de dirigir cualquier comunicación a la Dra. Lynn Snow en snow@ua.edu. Traducción al español por Life and Death Matters (I. Aguilar Delfín, PhD).

Figura 14. Parte 2

NOPPAIN
(Instrumento para la Evaluación del Dolor en Pacientes No Comunicativos)
Lista de Verificación de Actividades

Nombre del evaluador: _____

Nombre del residente: _____

Fecha: _____

Hora: _____

Califique el nivel de dolor del residente en el punto más alto que lo observó mientras le brindaba cuidados.

(Encierre su respuesta en un círculo).

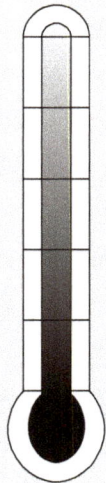

El dolor es casi insoportable

Dolor terrible

Dolor bastante intenso

Dolor moderado

Algo de dolor

No tiene dolor

Herramienta de Comunicación QAVR

Las valoraciones necesitan ser comunicadas entre los miembros del equipo de cuidados de manera clara y concisa. Mientras menos involucrado esté alguno de los miembros del equipo con cierto paciente y su condición, más importante será proveer un informe de valoración preciso y completo.

La herramienta QAVR (se pronuncia "CUAVER") es un instrumento de comunicación que brinda una estructura útil para ayudarlos a preparar y entregar un reporte claro. Esta herramienta se adaptó del método SBAR ("Situation, Background, Assessment, Recommendation"), utilizado originalmente por pilotos de avión para comunicar información a la torre de control durante emergencias.

Instrucciones: Una vez que hayan completado la valoración (por ejemplo, utilizando el instrumento OPQRSTUVW), utiliden la herramienta QAVR para ayudarse a elaborar y después a presentar su informe al médico tratante, jefa de enfermeras, supervisor de cuidadores o a cualquier otro miembro del equipo.

A lo largo de los años he escuchado los siguientes comentarios:

Oigo que el cuidador dice:

"La auxiliar de enfermería no me escucha"

Y a veces oigo al auxiliar de enfermería decir:

"La enfermera no me escucha"

Y a veces oigo a la enfermera decir:

"El doctor no me escucha"

Y a veces oigo a la persona que cuidamos o a su familiar decir:

"¡Nadie me escucha!"

Me parece que algunas veces las personas no son escuchadas porque su reporte no es claro y conciso y resulta difícil para quien lo escucha entender qué es lo que se necesita y qué es lo que se debería hacer.

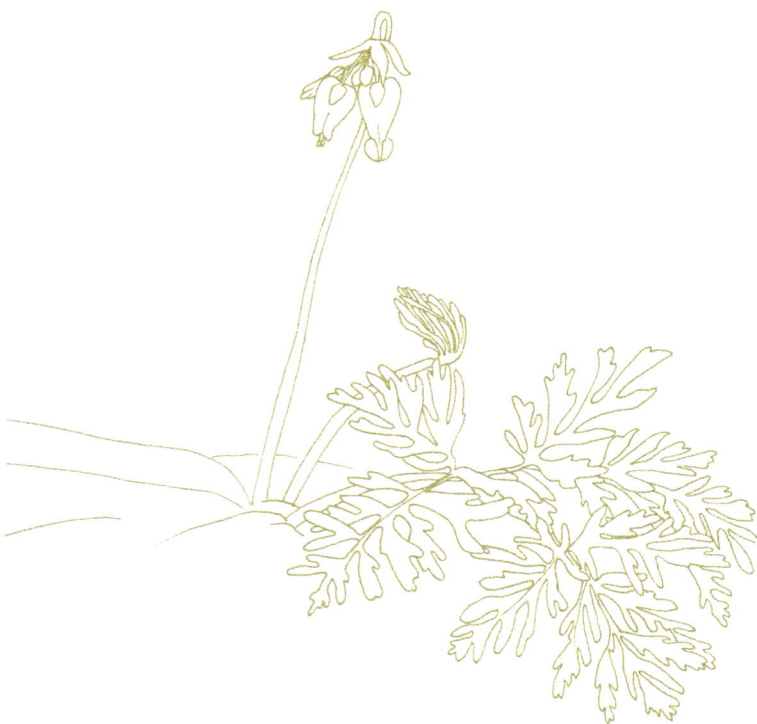

Figura 15. Herramienta de Comunicación QAVR

Ten a la mano la siguiente información para cuando vayas a hablar con el médico o supervisor: expediente, escala PPS, alergias, medicamentos actuales, nuevos resultados de laboratorio y gabinete, peso reciente, estatus de la voluntad anticipada.

Q ¿Quién llama y Qué le pasa a Quién?
Mi nombre es [inserta tu nombre] y trabajo en [inserta tu área de trabajo, piso, departamento, servicio, etc].
Estoy llamando por: [inserta el nombre y apellido de la persona].
[Describe el problema y lo que te preocupa].

A Antecedentes
Describe brevemente las partes relevantes de la historia clínica del paciente/cambios recientes/asuntos que acaban de surgir.
Da un resumen breve de los tratamientos que está recibiendo y qué tan efectivos son.

V Valoración del problema o síntoma

O **O**rigen-Inicio-Aparición	
P **P**rovocado por	
Q **C**aracterísticas	
R **R**egión-Localización	
S **S**everidad	
T **T**ratamiento	
U **I**nterpretación	
V **E**xpectativas	
W ¿Qué más?	

Cambios en relación a valoraciones anteriores:

R Recomendaciones
¿Cree que deberíamos [inserta aquí lo que tú quisieras que se hiciera]:
☐ Recetar analgésico/ajustar dosis/incluir otro medicamento?
☐ Solicitar una interconsulta/visita del médico o enfermera?
☐ Ordenar pruebas de diagnóstico?
☐ Hacer otra cosa:

Si el médico/supervisor ordena un cambio de tratamiento, entonces pregunta:
☐ En caso de que veamos que el paciente no mejora, ¿cuándo le volvemos a llamar?
☐ ¿Quiere que le llamemos al paliativista/clínica del dolor/psiquiatra si notamos que no mejora?

Documenta el cambio en la condición del paciente y las instrucciones de notificación del médico/enfermera/supervisor

Instrumentos de valoración psicosocial

Formato de Valoración Psicosocial

El formato que aparece en las siguientes páginas se desarrolló para ayudar al personal de salud y al equipo de cuidadores a entender mejor a la persona y a su familia, prepararlos para abordar asuntos prácticos y registrar y actualizar las conversaciones acerca de los objetivos y planes de cuidado. Esta herramienta fue adaptada, con permiso del Formato de Valoración Psicosocial del Victoria Hospice (Victoria Hospice Society, 2016). En su forma actual, el objetivo es apoyar al equipo de cuidado en sus esfuerzos para establecer las mejores prácticas en sus interacciones con las personas a su cuidado. Los cuadros designados para recabar información pueden ser utilizados por el personal de salud, la persona y su familia para escribir de forma libre o dibujar sus respuestas. Considérenlo solo como una plantilla y siéntanse libres de modificarlo y adaptarlo para cubrir mejor las necesidades de las personas a su cuidado.

Instrucciones: Utilizando este formato, trabajen con la persona y su familia para recabar información acerca de ellos, sus necesidades de cuidado, las cosas que les preocupan y las decisiones que desean queden establecidas. El formato es un documento vivo y puede irse completando a lo largo de varias sesiones. Es útil agregar páginas vacías al final para poder registrar cambios, reflexiones y observaciones posteriores.

Perla Ética
Parte I:D. Honrar la dignidad, 9
El personal de enfermería procura que las personas al final de la vida que se encuentran a su cuidado tengan claro qué es lo que desean. Escuchan las historias de la persona para ganar una mejor perspectiva acerca de sus objetivos y deseos.
Código de Ética para Enfermeras Registradas, Canadian Nurses Association, 2017.

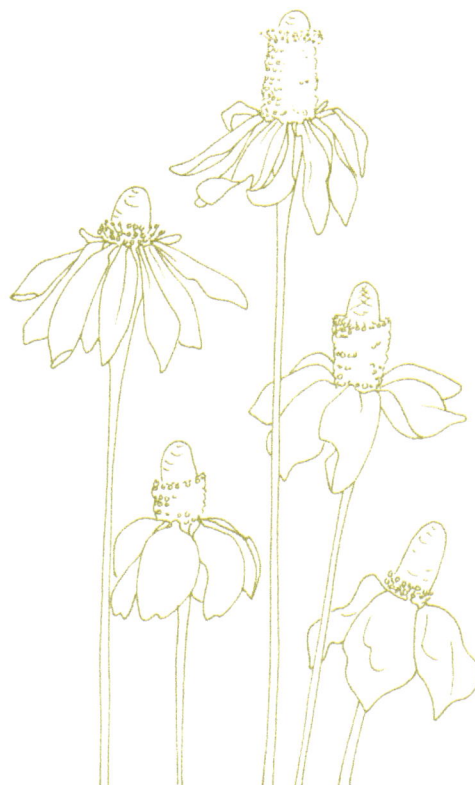

Figura 16. Formulario de evaluación psicosocial

Página 1 de 6

Fecha de Valoración _____

Nombre _____ Dirección _____ Teléfono _____

Persona de contacto _____ Dirección _____ Teléfono _____
(si es diferente de la anterior)

Familiograma y red de apoyo

SÍMBOLOS

☐ Hombre   ◯ Mujer

——— Vínculo actual
═══ Vínculo fuerte/cercano
⋀⋀⋀ Vínculo conflicto/negativo
Vínculo superficial
Separación
Buena comunicación

Figura 16. Continuación

Página 2 de 6

Conociéndote—La Persona

La historia de mi vida—intereses, profesión, actividades

Mis **fortalezas**—estrategias y reacciones ante dificultades, estilo de toma de decisiones

Mis miedos y preocupaciones—físicos, espirituales, emocionales, económicos, sexuales, otros

Lo que entiendo de mi enfermedad

Mis creencias y prácticas (religiosas, culturales, sociales)

Mi comunidad de apoyo

Figura 16. Continuación

Página 3 de 6

Mis objetivos de cuidado

Fecha	Expectativas

Mis preferencias respecto al momento de mi muerte	Mis peticiones especiales para el momento de mi muerte y después de morir

Figura 16. Continuación

Página 4 de 6

Conociendo al Cuidador Principal

Nombre _____ Domicilio _____ Teléfono _____

La Vida del cuidador—demandas actuales, actividades, intereses	**Fortalezas del cuidador**—estrategias y reacciones ante las dificultades, estilo de toma de decisiones
Miedos y preocupaciones del cuidador—físicos, espirituales, emocionales, económicos, sexuales y otros	**Necesidades del cuidador**—físicas, psicológicas, médicas, sociales, espirituales
Comunidad de apoyo del cuidador	Creencias culturales y espirituales del cuidador

Figura 16. Continuación   Página 5 de 6

Conociendo a la Familia

Mapa familiar del cuidador y comunidad de apoyo

Comunicación, estilos de toma de decisiones, roles y costumbres familiares

Conociendo a Otros Cuidadores

Nombre	Información de contacto	Preocupaciones

Figura 16. Continuación

Página 5 de 6

Documentos, trámites legales y funeral

DOCUMENTOS	Firmado	Fecha	Guardado en	Notas
Voluntad Anticipada				
Formato de No Reanimación Cardiopulmonar				
Designación de Representante Legal en Caso de Discapacidad				
Testamento				

TRÁMITES			
Carta Poder	Persona(s) designadas	Relación con la persona	Teléfono de contacto
• Poder Notarial			
• Bancos/asuntos financieros			
• Otros			
Tomadores de decisiones sustitutos			

FUNERAL			
Servicios contratados	sí	no	Notas
Funeraria			Teléfono

Personas a quienes informar que la muerte está próxima		Intentar que alcancen a estar presentes al momento de la muerte		Llamar cuando la muerte sea inminente	
	Horas disponibles para llamarles	Cualquiera	Tarde/noche	Cualquiera	Tarde/noche
Nombre	Teléfono				
Nombre	Teléfono				

Autoridad religiosa/guía espiritual a quien se debe llamar para que esté presente cuando la muerte esté próxima o inmediatamente después de morir			
Persona que la solicita	¿Antes, durante, después?	Contacto religioso/espiritual	Teléfono

Notas

Herramienta de valoración espiritual FICA

El instrumento de valoración espiritual FICA (Puchalski y Romer, 2000) se utiliza para recabar información acerca de las creencias, valores y necesidades espirituales de la persona. Esta información puede registrarse en el plan de cuidados y compartirse entre los miembros del equipo para orientarlos acerca de maneras apropiadas de integrar esta espiritualidad personal dentro del cuidado de la persona.

Instrucciones: Cuando una persona ingresa a una institución, servicio o equipo de cuidados, es recomendable utilizar la herramienta FICA para obtener información acerca de sus necesidades de cuidado espiritual. Estas necesidades pueden modificarse con el tiempo, de modo que es conveniente confirmarlas periódicamente con él o ella para asegurarse de que las actividades y actitudes del equipo siguen siendo congruentes con los deseos de la persona a su cuidado.

Elijan algunas de las preguntas que se incluyen en la herramienta FICA, según sean apropiadas para cada persona y familia. Documenten sus respuestas y compartan dicha información con el equipo de cuidado. Todos los miembros del equipo (psicólogo, enfermeros, médicos, nutriólogos, fisioterapeutas, etcétera) pueden usar la información recabada para integrar cuidado espiritual en sus labores directas y sus interacciones diarias.

Como con cualquier otra parte de la entrevista a un paciente, el personal de salud debe adherirse estrictamente a los principios éticos que involucran el intercambio de información personal y sensible.

FICA es el nombre de una herramienta desarrollada por la doctora Christina Puchalski junto a un grupo de médicos de atención primaria, que permite a los profesionales de la salud abordar la espiritualidad y la presencia de sufrimiento espiritual con sus pacientes.

En un contexto clínico, la herramienta FICA funciona como una guía para que los profesionales de la salud realicen preguntas a sus pacientes acerca de la espiritualidad y puedan entablar con ellos una conversación al respecto. La información obtenida mediante este instrumento se considera parte del historial clínico del paciente.

Figura 17. Herramienta FICA de Valoración Espiritual

Herramienta FICA de Valoración Espiritual	
El nombre FICA es un acrónimo que reúne cuatro dimensiones en las cuales se sugiere profundizar más para conocer la historia espiritual del paciente. A continuación, se muestran dichas dimensiones y las preguntas que se sugiere realizar a los pacientes para abordarlas:	
F: FE Y CREENCIAS	¿Se considera usted una persona espiritual o religiosa? ¿La espiritualidad es algo importante para usted? ¿Tiene creencias espirituales que le ayuden a superar el estrés o a enfrentar los momentos difíciles? (antes de realizar estas preguntas se sugiere explicar el contexto de la evaluación al paciente, es decir, señalarle que se requiere recabar información sobre su espiritualidad para poder integrarla al plan de tratamiento). Si ante las preguntas anteriores, la respuesta es "No", se recomienda preguntar: ¿Qué le da sentido a su vida? (ante esta pregunta, se ha observado que comúnmente los pacientes mencionan la familia, la carrera profesional o la naturaleza entre otros elementos). De todas formas, es importante señalar que la pregunta por el sentido de la vida debe ser realizada incluso si el paciente responde "Sí" al primer grupo de preguntas.
I: IMPORTANCIA	¿Qué importancia tiene la espiritualidad en su vida? ¿Su espiritualidad ha influido en cómo se cuida a sí mismo/a y en su propio estado de salud? ¿Su espiritualidad ha influido en las decisiones que usted toma en torno a su salud? (por ejemplo, voluntades anticipadas, tratamientos, entre otras).
C: COMUNIDAD	¿Forma usted parte de una comunidad espiritual? (se sugiere mencionar los siguientes ejemplos: iglesia, templo, mezquita, grupo de amigos con pensamientos afines, familia, grupo de practicantes de yoga, entre otras comunidades; que suelen funcionar como sistemas de apoyo importantes para algunos pacientes). Luego, se sugiere profundizar preguntando: ¿Estas comunidades le brindan apoyo?, ¿de qué forma? ¿Existe un grupo de personas a las que usted realmente quiere o que son importantes para usted?
A: APROXIMACIÓN EN EL CUIDADO	¿Cómo quisiera que lo apoyemos y abordemos, como equipo de salud, en estos importantes temas? (Con estos nuevos modelos, que incluyen el diagnóstico del sufrimiento espiritual, "A" también se refiere a la evaluación y el plan que se implementará para tratar el sufrimiento espiritual del paciente, además dentro del tratamiento o del plan terapéutico de los otros problemas).

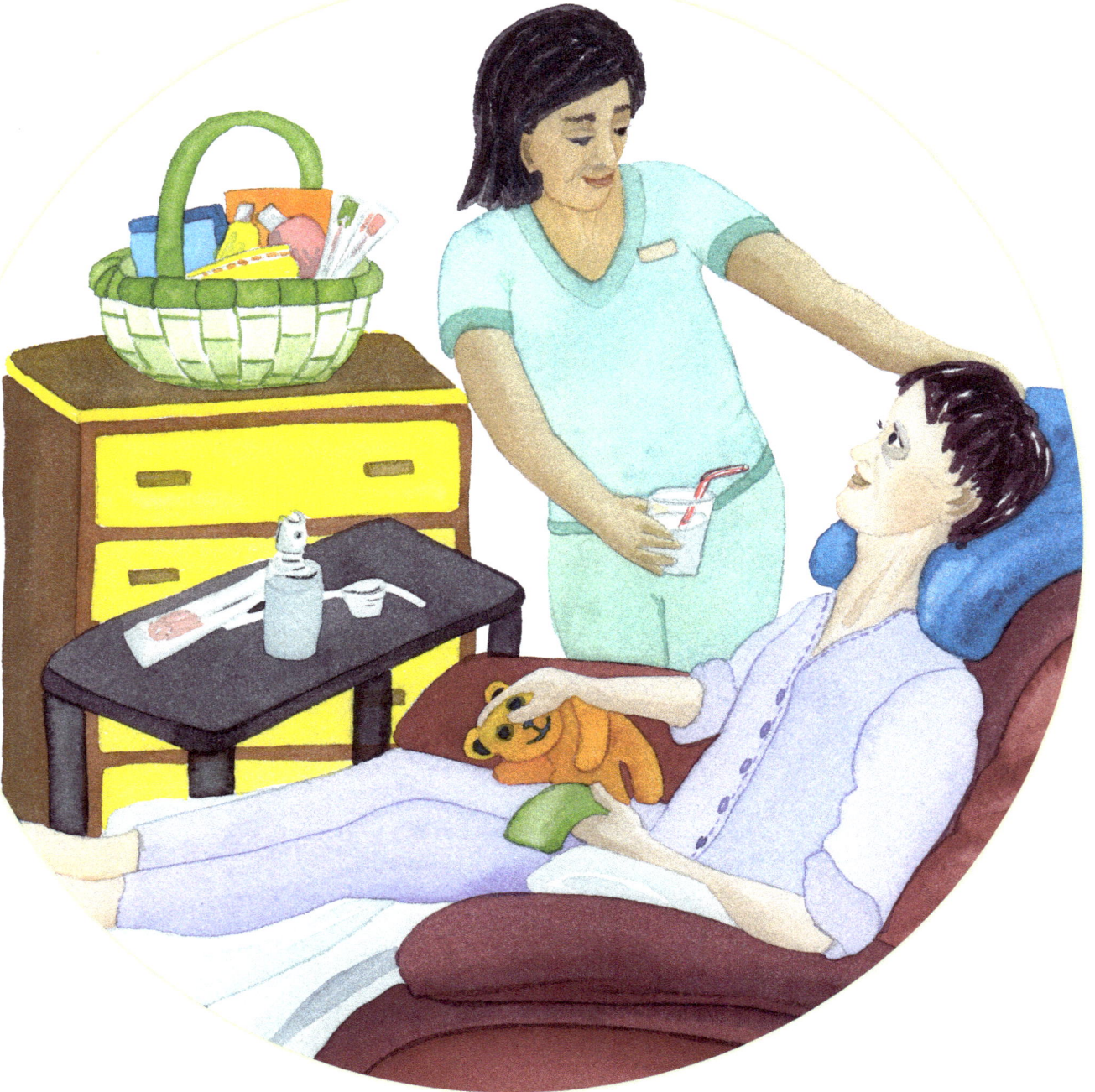

Mejorando el confort físico

Parte 1: Fundamentos y prácticas

La muerte es inevitable. El dolor, la angustia y otros síntomas no tienen por qué serlo.

Una enfermera

Los fundamentos para controlar los síntomas, usar medicamentos y opiáceos son clave para aumentar el confort físico de la persona que está muriendo. El confort físico y el manejo de los síntomas son esenciales para mejorar la calidad de vida de la persona. Cuando los síntomas no se controlan, la persona que está muriendo y su familia pueden experimentar mayor sufrimiento y ansiedad. Los fundamentos para el manejo de los síntomas se pueden integrar en la atención en cualquier entorno. A nivel mundial, los medicamentos y las guías para el manejo de los síntomas varían, pero los fundamentos siguen siendo los mismos.

Comprender el lugar de la persona en su trayectoria de enfermedad ayudará a guiar las investigaciones y tratamientos.

Consideren utilizar la Herramienta de Indicadores de Cuidados Paliativos y de Apoyo (SPICT, por sus siglas en inglés), así como herramientas para evaluar la fragilidad y la mortalidad a un año (consulten el Capítulo 4, "Uso de herramientas estandarizadas") que les ayudarán a llevar conversaciones sobre las metas de atención y determinar si las investigaciones son adecuadas.

Recuerden que los síntomas físicos no se manejan de manera aislada. Para controlar los síntomas de una manera que satisfaga las necesidades de la persona que está muriendo y sea apropiado para su declive, es esencial abordar los problemas psicosociales. El uso del Formato de Evaluación Psicosocial (consulten el Capítulo 4, "Uso de herramientas estandarizadas") ayudará al equipo de atención médica a comprender a las personas en vías de morir, en términos de quiénes son, qué es importante para ellas y su familia, y el apoyo de su comunidad.

Fundamentos del control de síntomas

Los síntomas físicos se manejan abordando la enfermedad subyacente que los causa, mediante el uso de medicamentos y tratamientos para disminuir o enmascarar los síntomas, a través de medidas no farmacológicas para mejorar el confort físico y atendiendo las necesidades psicosociales. Apliquen los siguientes principios para el manejo de los síntomas:

- Enfocarse en los objetivos de cuidado de la persona.
- Educar a la persona y a la familia.
- Prevenir los síntomas que pueden evitarse.
- Controlar los síntomas antes de que escalen.
- Usar medidas de confort no farmacológicas cuando sea posible.
- Apoyar a la familia para que participe en la planeación y prestación de la atención.
- Seguir el plan de atención y administrar los medicamentos acorde con lo ordenado.
- Evaluar, registrar e informar las respuestas de la persona a medicamentos y medidas de confort.

(Pallium Canada, 2013; WHO, 2012; ELNEC, 2015)

Perla Ética
Artículo 10
Aplicar los conocimientos científicos, técnicos y humanísticos debidamente actualizados en el desempeño de su profesión.
Código de Ética para Enfermeras y Enfermeros de México (Comisión Interinstitucional de Enfermería, México 2012

Principio 2
El equipo de enfermería brinda una atención segura y competente a sus pacientes.

Reflexionen sobre de qué manera el equipo de enfermería brinda una atención segura y competente a través de integrar los fundamentos del manejo de síntomas para ayudar a prevenir y controlar síntomas.
Código de Ética para Enfermeros Licenciados/Registrados (CCPNR, 2013)

Fundamentos para usar medicamentos para el control de síntomas

Estos fundamentos orientan la práctica de los profesionales de la salud que administran medicamentos para controlar los síntomas en cuidados paliativos:

- Usen la vía oral cuando sea posible. Utilicen una vía alternativa cuando sea necesario.
- Recuerden que una combinación de medicamentos puede ser más eficaz que uno solo.
- Tomen en cuenta las necesidades de la persona y su familia, y las realidades del entorno de cuidado al decidir qué medicamento y qué vía usar.
- Proporcionen los medicamentos regularmente, apegados al horario indicado durante todo el día y toda la noche. Los síntomas continuos requerirán medicamentos continuos.
- Titulen (aumentar o disminuir) los medicamentos de acuerdo con la dosis que satisfaga los objetivos de la persona.

- Continúen con los medicamentos mientras los síntomas persistan.
- Proporcionen dosis de rescate para prevenir el dolor, que respondan al dolor irruptivo y ayuden con la titulación.
- Usen medidas de confort no farmacológicas para ayudar al control de los síntomas.
- Evalúen y registren las respuestas de la persona a medicamentos y a las medidas de confort no farmacológicas.
- Evalúen regularmente y cuando la condición o los comportamientos de la persona cambien.

(CHPCA, 2013; Dahlin, 2013)

Cuando utilicen medicamentos para controlar los síntomas, familiarícense con las siguientes características del medicamento, con la finalidad de evaluar mejor su eficacia y seguir el plan de atención:

- Inicio del efecto
- Tiempo para llegar a su efecto pico
- Duración del efecto

Perla Ética

Reflexionen sobre la historia de Carlos a continuación y, utilizando el pensamiento crítico, consideren de qué otra manera podrían haber procedido, utilizando la Herramienta de Valoración de Síntomas para ayudarse a completar un examen exhaustivo, así como la herramienta QAVR para consultar con el médico y controlar este síntoma de manera más temprana y con mayor eficacia. ¿Qué hubieran reportado ustedes?

Carlos

"Cuénteme qué le preocupa", dije.

Necesitábamos entender lo más posible sobre su angustia como pudiéramos durante la preparación de su traslado al hospice.

"El dolor en mi espalda", dijo.

"¿Es peor o mejor desde la radioterapia?", pregunté.

"Nunca ayudó; y está peor que nunca. No me puedo mover ni tantito". Su radiación había sucedido hace más de dos semanas. Debería haber tenido algo de alivio por la radiación.

Me di cuenta en ese segundo: todavía estaba recibiendo analgésicos orales a pesar de que había tenido náuseas y vómito intermitentemente durante la última semana.

Tal vez había vomitado o no estaba absorbiendo algunos de sus analgésicos. El médico había dado órdenes para cambiar de vía de administración si era necesario. No habíamos cambiado la vía de administración.

"Con seguridad podemos hacerlo sentir más cómodo en este momento, Carlos. Si ponemos una aguja diminuta en el brazo, justo debajo de la piel, podremos administrar sus analgésicos a través de la aguja y no tendrá que tragar las píldoras. Es posible que su estómago no esté absorbiendo el medicamento y que en ocasiones lo haya vomitado. Esa puede ser la razón por la que esté teniendo más dolor. ¿Qué le parece? ¿Hay algo más que me quiera comentar, Carlos?

Su cuerpo no se movía detrás de la arrugada sábana blanca, pero sus labios se movieron para emitir un susurro: "Gracias".

El uso de opiáceos para manejar los síntomas

Los opiáceos son compuestos que se unen a los receptores opiodes en el cuerpo. El uso de opiáceos para controlar los síntomas ha revolucionado la capacidad de mejorar la calidad de vida y aliviar el sufrimiento de las personas que experimentan dolor y disnea en los cuidados paliativos. Utilicen opiáceos cuando los medicamentos no opiáceos no resulten eficaces y cuando no sea posible o ya no sea apropiado tratar la enfermedad subyacente que causa el síntoma (Pallium Canadá, 2013; Fraser Health Authority, 2016a; Paice, 2015). Esta sección aborda los fundamentos para usar los opiáceos, sus efectos secundarios y los temores que la persona que está muriendo, su familia y el equipo de atención médica comúnmente expresan acerca de ellos.

Mecanismo de acción de los opiáceos

Los opiáceos funcionan al disminuir la percepción de dolor de una persona. Se unen a uno o más receptores opiodes en el cuerpo y disminuyen la transmisión de mensajes de dolor al cerebro. Con la disnea, se cree que los opiáceos pueden disminuir la sensibilidad de los receptores de dióxido de carbono en los centros respiratorios, disminuyendo así la sensación de falta de aire. Asimismo, pueden relajar las vías respiratorias al unirse a los receptores opiodes en las vías respiratorias y aumentar la oxigenación del corazón al causar vasodilatación cardiaca (UTHealth, 2016).

Opiáceos utilizados con mayor frecuencia en cuidados paliativos

Los opiáceos comúnmente usados para el manejo de los síntomas son de origen natural, semisintéticos o sintéticos. Los medicamentos opioides que se producen naturalmente, denominados "opiáceos", se extraen de la resina de la amapola o adormidera. Aunque hay más de 25 compuestos opiáceos diferentes presentes en el opio, solo la morfina y la codeína se usan como analgésicos opiáceos. La codeína se deriva de la morfina durante la fabricación, y después de que se administra la codeína, el cuerpo la convierte nuevamente en morfina (UTHealth, 2016).

Los opiáceos semisintéticos como la hidrocodona, la hidromorfona, la oxicodona y la oximorfona se derivan de la molécula de la morfina, pero después se reestructuran durante su manufactura.

Los opiáceos totalmente sintéticos, como la metadona y el fentanilo, se sintetizan a partir de sustancias químicas que no se derivan de la planta de opio.

Morfina

La morfina es un opiáceo natural y el más frecuentemente utilizado y menos costoso disponible. Debido a que la morfina se puede transformar en muchos productos diferentes, es posible adaptar la dosis y la vía de administración para satisfacer mejor las necesidades de la persona. Por lo general, la morfina se usa en personas con dolor de moderado a severo. Las dosis de morfina no tienen límite y se pueden aumentar según corresponda hasta que se alivie el dolor (Kennedy, 2016).

En comparación con los opiáceos semisintéticos y sintéticos, los opiáceos naturales como la morfina tienen más probabilidades de causar reacciones de liberación de histamina, que pueden aparecer como síntomas similares a las alergias, que incluyen picazón, estornudos y empeoramiento del asma. Por lo tanto, después de administrar morfina, se deben observar las reacciones a la histamina, que pueden ocurrir inmediatamente o hasta unos pocos días después. Si se produce una reacción de histamina, hablen con el médico sobre cómo cambiar el medicamento a un opiáceo semisintético o sintético que pueda tolerarse mejor (Fraser Health Authority, 2016a).

Las personas con una función renal deficiente pueden no ser capaces de tolerar la morfina. En particular, cuando se administra regularmente, la acumulación de morfina y metabolitos aumentan el riesgo de toxicidad.

La morfina es el opiáceo con el que se comparan otros opiáceos en términos de potencia. "Equianalgesia" es el grado de analgesia que brinda otro opiáceo en comparación con el que proporciona la morfina.

La Tabla 1 muestra las equivalencias de dosificación para opiáceos comunes proporcionados por vía oral/rectal o subcutánea, en comparación con la fuerza o potencia de la morfina (Pharmacist's Letter, 2012). Pueden usar estos valores para calcular una dosis equivalente del nuevo opiáceo.

Tabla 1. Equianalgesia de los opiáceos y las diferentes vías de administración.

Opiáceo	Dosis oral/ rectal	Subcutáneo	Esquema
Hidromorfona	2 mg	1 mg	c4h
Oxicodona	5 to 7 mg	—	c4h
Morfina	10 mg	5 mg	c4h

La verdadera alergia a los opiáceos

Las personas pueden decir que son alérgicas a los opiáceos, pero de hecho lo que a menudo describen son los efectos secundarios del medicamento, los cuales ocurren en al menos 60% de las personas.

Las personas pueden experimentar una liberación de histamina, principalmente con morfina y con menos frecuencia con opiáceos semisintéticos. En estos casos, la persona puede experimentar un empeoramiento de asma, prurito o estornudos. Esto puede ocurrir en 2 a 10 de cada 100 pacientes (Gueant et al., 1998; Mertes y Laxenaire, 2000).

Una respuesta alérgica verdadera a los opiáceos que incluye secreciones inmunes mediadas por inmunoglobulina E acompañadas de una reacción anafiláctica es rara y ocurre en menos de 0.001% de la población (1 de cada 91,000 personas).

Codeína

La codeína se considera un opiáceo débil que, cuando se combina con acetaminofeno, proporciona alivio del dolor moderado. Debido a que tiene una potencia más baja que la morfina, se puede percibir como un opiáceo más seguro para iniciar la terapia con opiáceos. La formulación de la tableta de codeína-acetaminofeno-cafeína es un analgésico ampliamente recetado en parte debido a su imagen de tener poca potencia y ser seguro (Kennedy, 2016).

A diferencia de la morfina, la codeína tiene una dosis máxima en la que el alivio del dolor no aumenta, pero sí los efectos secundarios. Se ha sugerido que la dosis máxima para la codeína es entre 240 mg y 600 mg por día (Sweetman, 2005). El límite superior puede ser más bajo para una combinación de codeína y paracetamol, ya que la dosis máxima diaria de acetaminofeno es de 4 g o menos.

La eficacia de la codeína puede ser poco confiable. Por sí misma no proporciona alivio del dolor hasta que el cuerpo lo metaboliza en el hígado y lo convierte en el principal metabolito activo que alivia el dolor: la morfina. El proceso metabólico depende de la presencia de suficientes enzimas hepáticas; una insuficiencia de enzimas hepáticas da como resultado una producción mínima de morfina. Es más probable que las personas de raza caucásica sean malos convertidores de codeína a morfina; sin embargo, este problema también ocurre en muchas otras poblaciones. Una persona de edad mayor también puede ser incapaz de tolerar las dosis de opiáceos debido a los cambios en el metabolismo y la depuración de los opiáceos, las comorbilidades y las interacciones farmacológicas concurrentes (Ginsburg, Silver y Berman, 2009). Por lo tanto, es importante controlar la efectividad del alivio del dolor en todas las personas que reciben codeína (Kennedy, 2016).

La dosis equianalgésica para codeína es la siguiente:

morfina 10 mg VO = aprox. codeína 100 mg VO

Esta conversión puede ser errónea porque la absorción y el metabolismo de la codeína varían mucho entre las personas; sin embargo, la dosis equianalgésica proporciona una idea general de lo que podría ser la equivalencia. Solo recuerden que el uso del cuadro de equivalencia de codeína a morfina puede no ser tan confiable como usarlo para comparar la hidromorfona con la morfina (Kennedy, 2016).

Hidromorfona

La hidromorfona es un opiáceo semisintético y potente utilizado para tratar el dolor de moderado a intenso. Debido a su potencia, es un medicamento de alto riesgo y su uso requiere atención especial.

La hidromorfona y sus metabolitos se eliminan del cuerpo a través de los riñones con mayor facilidad que la morfina. Por lo tanto, es el opiáceo de elección para las personas con enfermedad renal (Kennedy, 2016).

Debido a que las palabras "hidromorfona" y "morfina" son algo similares, cualquiera puede confundirse y, en consecuencia, dar como resultado la administración incorrecta de la medicación. Si se administra hidromorfona por error en lugar de morfina, la persona recibe una dosis cinco veces mayor. Si se producen errores repetidos, podrían producirse toxicidad y daño graves. Las organizaciones de seguridad recomiendan usar letras en mayúsculas y minúsculas para llamar la atención y distinguir cuidadosamente los nombres de los medicamentos. Este tipo de escritura es una combinación de letras mayúsculas y minúsculas dentro de la misma palabra (por ejemplo, HIDROmorfona) (ISMP, 2011) que ayuda a diferenciar los medicamentos de nombre similar entre sí.

La dosis equianalgésica para hidromorfona es:

morfina 10 mg VO = HIDROmorfona 2 mg VO

Oxicodona

La oxicodona es un opiáceo semisintético que se usa para tratar el dolor moderado cuando se combina con acetaminofeno o ácido acetilsalicílico, así como para tratar el dolor severo por sí mismo. Algunas personas pueden responder bien a la oxicodona en comparación con otros opiáceos, incluidas las personas que tienen reacciones alérgicas a otros opiáceos, como a la morfina y a la codeína.

La oxicodona está disponible en tabletas de liberación sostenida y de liberación inmediata con diferentes concentraciones (Fraser Health Authority, 2016a). Se han producido nuevas formulaciones de oxicodona de liberación sostenida para disminuir el abuso de la preparación de acción más rápida; sin embargo, algunas no son seguras ni están indicadas para personas con dificultades para tragar.

La dosis equianalgésica para la oxicodona es:

morfina 10 mg VO = OXIcodona 5 a 10 mg VO

Fentanilo

El fentanilo es 80 a 100 veces más potente que la morfina. Es un opiáceo totalmente sintético, un medicamento fabricado para interactuar con receptores opioides. Al igual que la metadona, el fentanilo presenta menor riesgo de reacción a la histamina; sin embargo, los parches de fentanilo que contienen la dosis más baja proporcionan demasiados opiáceos y son inseguros para una persona sin uso previo de opiáceos (Kennedy, 2016). De acuerdo con un estudio reciente, los parches de fentanilo son seguros para ser prescritos solo a personas con una adecuada exposición previa a opiáceos (Friesen, Woelk y Bugden, 2016).

El fentanilo en forma de parche transdérmico (TD) libera el medicamento a través de la capa de piel epidérmica en la capa de grasa subcutánea, donde el medicamento se absorbe lentamente en el sistema circulatorio. La absorción constante requiere la adherencia continua del parche a la piel a la temperatura normal de la piel. Si la temperatura de la piel aumenta, la absorción del medicamento se incrementará (Pallium Canada, 2013). Al cambiar o descontinuar el fentanilo, la medicación continúa siendo liberada desde el área de depósito debajo de la piel por hasta tres días; aproximadamente 50% de la medicación desaparece en aproximadamente 17 horas (en un rango de 13 a 22 horas) (Kennedy, 2016).

En algunas personas, el fentanilo transdérmico puede causar menos somnolencia y estreñimiento que las dosis equivalentes de morfina de liberación sostenida. El fentanilo TD se considera cuando el dolor es persistente y severo, y cuando la administración oral regular no es posible. El fentanilo también se considera para personas con insuficiencia renal, ya que no se conocen metabolitos activos.

No debe usarse fentanilo TD para una persona menor de 18 años o que no haya recibido anteriormente opiáceos. Una persona sin experiencia previa a opiáceos es alguien que ha recibido menos de 60 mg VO de dosis total diaria (DTD) equivalente de morfina durante siete días. El uso de fentanilo TD también debe evitarse si la persona:
- Está recibiendo codeína o tramadol (para los cuales es difícil determinar el equivalente de morfina)
- Está experimentando dolor leve, inestable o mal controlado
- Está diaforético, caquéxico o es mórbidamente obeso
- Esta padeciendo depresión respiratoria significativa o tiene asma bronquial aguda o severa

(Kennedy, 2016)

La dosis equianalgésica de fentanilo no está claramente establecida. En cambio, un rango de dosis de fentanilo está generalmente indicado.

Procedimientos para aplicar un parche de fentanilo

Fentanilo es un medicamento potente. Al aplicar o quitar un parche de fentanilo, los profesionales de la salud y otras personas deben realizar procedimientos de manipulación cuidadosos para evitar el contacto directo con el parche (Fraser Health Authority, 2016a; Kennedy, 2016).

Precauciones
- **Usar** guantes para aplicar y remover un parche.
- Si su piel entra en contacto con el parche de fentanilo, enjuaguen la piel con agua sin usar jabón.

Seleccionar un sitio en donde aplicar la medicación

- Coloquen el parche en el pecho, la espalda, el costado o la parte superior del brazo de la persona, en un área seca, sin vello y donde no exista inflamación o se haya realizado radiación, y en el que no haya cortes ni llagas.
- Recorten el vello corporal, pero no rasuren, ya que puede irritar la piel.
- Eviten colocar el parche en áreas del cuerpo donde la ropa o la persona puedan frotar el parche.
- Eviten colocar el parche sobre tatuajes, ya que pueden alterar la absorción.
- Apliquen y roten los parches en diferentes sitios en el cuerpo para evitar causar irritación. Si es posible, esperen siete días antes de volver a usar un sitio.

Manejo de un parche de fentanilo

- Eliminen los parches viejos antes de aplicar un nuevo parche.
- Coloquen el parche en la piel y sostengan la palma de la mano sobre el parche durante 30 segundos para asegurar una buena conexión con la piel.
- Registren la fecha y hora de la aplicación en la etiqueta provista, pero no escriban directamente en el parche.
- Si un parche no se adhiere completamente, apliquen cinta adhesiva alrededor de los bordes del parche. Si persisten los problemas con la adhesión, se puede cubrir con una capa adhesiva transparente sobre el parche (Janssen Inc, 2017).
- Cambien los parches cada 72 horas según lo indicado, aunque algunas personas pueden requerir un parche nuevo cada 48 horas.

Seguimiento

- Vigilen de cerca si la persona está diaforética, lo que puede causar que el parche se desprenda y posiblemente provoque un cambio en la cantidad de medicamento absorbido.
- Revisen la posición del parche al menos cada 24 horas.
- Enseñen a la persona y a la familia sobre lo siguiente:
  - Eviten involucrar a los niños en la aplicación del parche. Se han producido incidentes en los que un parche de fentanilo se cayó y fue manipulado por niños, lo que ocasionó su muerte.
  - No llamen a los parches "adhesivos", "curitas" o "tatuajes".
- Eviten aplicar calor al área (por ejemplo, una almohadilla térmica o una bolsa de agua caliente), ya que puede provocar que se absorban demasiados opiáceos a la vez.
- Retiren los parches de una persona que ha muerto antes de transferir el cuerpo a la morgue o la funeraria.

Facilitar las transiciones hacia/desde un parche de fentanilo y hacia/desde otros opiáceos

Cuando se administren parches de fentanilo, soliciten al médico que suministre un opiáceo de liberación inmediata, como morfina o hidromorfona, para obtener dosis de rescate.

- Cuando se cambie a un parche de fentanilo de un opiáceo de liberación inmediata, sigan las indicaciones del médico/enfermero y, hasta que el fentanilo haga efecto, proporcionen un número determinado de dosis de opiáceos de liberación inmediata antes de suspenderlo.
- De manera similar, cuando se pasa de un parche de fentanilo a un opiáceo de liberación inmediata, sigan el esquema que el médico/enfermero y la organización prevén para retrasar el uso inicial de un opiáceo de liberación inmediata hasta que haya pasado suficiente tiempo para que el sistema de la persona depure el fentanilo.

Procedimientos seguros para eliminar los parches de fentanilo después de usarlos

Enseñe a todas las personas que puedan entrar en contacto con los parches de fentanilo (profesional de salud, la persona y su familia) cómo deshacerse de los parches de forma segura después de quitarlos. Todos deben estar conscientes de que los parches descartados contienen suficiente medicación como para dañar seriamente o matar a alguien, incluso después de que la persona que muere haya usado el parche durante 72 horas. Sigan estrictamente estas medidas de seguridad para evitar lesiones graves o la muerte:

- Usen guantes cuando apliquen, retiren y desechen parches de fentanilo.
- Doblen el parche por la mitad, con los lados pegajosos juntos.
- Guardar el parche en un lugar seguro, cerrado con llave fuera del alcance de los niños.
- Devuelvan los parches sin usar al farmacéutico/médico/organización/instituto.
- No arrojen los parches al inodoro, esta práctica contamina el medio ambiente.

Sufentanilo

El sufentanilo es un verdadero opiáceo sintético que es 1,000 veces más potente que la morfina. Se puede administrar por vía sublingual y se absorbe rápidamente a través de las membranas mucosas. El medicamento tiene efecto en aproximadamente 5–10 minutos y alcanza su efecto pico en 15–30 minutos; el efecto dura de 30 a 40 minutos. La corta duración de su efecto es ideal para usarlo antes de procedimientos dolorosos (por ejemplo, cambio de vendaje, desbridamiento de quemaduras, cambio postural de la persona).

Después de administrar el medicamento con una jeringa debajo de la lengua de la persona, indíquenle que mantenga la solución en la boca por dos minutos. Mantener la medicación debajo de la lengua durante este tiempo permite su absorción a través de la membrana mucosa en el torrente sanguíneo. Las personas con deterioro cognitivo pueden tener dificultades para mantener el medicamento en la boca.

Sigan las indicaciones del médico/enfermero, así como las guías y políticas de la organización, para determinar la dosis que mejor satisfaga las necesidades de la persona. Una dosis demasiado alta puede dificultar la respiración. No administren sufentanilo a personas sin experiencia previa con opiáceos.

El sufentanilo es muy potente y su nombre puede confundirse con el de fentanilo. Por lo tanto, vuelva a considerar el uso de letras mayúsculas y minúsculas (por ejemplo, SU-Fentanilo y fentanilo) para evitar la posibilidad de confundir un nombre con el otro.

Metadona

La metadona es un verdadero opiáceo sintético que puede usarse como alternativa si una persona ha tenido reacción alérgica a otros opiáceos, tanto naturales como semisintéticos. Cuando se usa correctamente, la metadona puede proporcionar alivio del dolor tanto para el de tipo nociceptivo como para el neuropático (Pallium Canadá, 2013).

La metadona es un opiáceo difícil de usar porque toma un largo tiempo para llegar a su efecto máximo, por lo que existe mayor riesgo de sobreestimar o subestimar la dosis correcta necesaria para aliviar el dolor. En Canadá, los médicos o enfermeras no solo requieren una licencia especial para recetar metadona debido a la complejidad de este medicamento. La persona que usa este medicamento debe ser vigilada de cerca para evitar efectos secundarios y toxicidad no deseados. La acumulación de metadona puede ocurrir dentro de los primeros 3–14 días. Las personas que cambian de otro opiáceo a metadona a menudo requieren ingreso hospitalario para que se les realice una estrecha supervisión.

Tramadol

Es un analgésico opiáceo sintético de acción mixta o dual. Tiene propiedades opiáceas con baja afinidad a receptores *mu*, lo que le confiere una potencia cuatro a seis veces menor que la morfina. También actúa estimulando en forma leve la liberación de serotonina y la inhibición de la recaptura presináptica de noradrenalina y serotonina. Se considera un opiáceo débil que se utiliza como "puente" en el segundo escalón de la escalera analgésica. Su vida media plasmática es de 6 horas con un inicio de acción entre 10 y 30 minutos según la vía de administración. Existen presentaciones orales de liberación prolongada con efecto de 12 y 24 horas. Se puede administrar por vía oral, rectal, subcutánea, intramuscular, intravenosa o sublingual. El metabolismo es hepático, con una biodisponibilidad de 70 % (que se incrementa a 90% con la administración crónica), su distribución en los tejidos es amplia y se excreta por vía renal.

Se sugiere su administración intravenosa lenta y diluida en infusión continua para limitar efectos secundarios como náuseas y vértigo. Los efectos secundarios más frecuentes (5–7%) son: náuseas, vértigo, vómito, boca seca, diaforesis (sudoración) y estreñimiento, por lo que es importante dar tratamiento preventivo. Puede incrementar el riesgo de convulsiones en pacientes epilépticos o con hipertensión intracraneana y está contraindicado en pacientes con intoxicación metabólica y/o secundaria a abuso de sustancias.

No tiene efecto clínicamente relevante en la función respiratoria y cardiovascular y su potencial adictivo es muy bajo; se recomienda tener precaución en su uso combinado con antidepresivos o inhibidores de MAO por el riesgo de desarrollar síndrome serotoninérgico.

Indicado para dolor moderado a severo, se recomienda titulación lenta y progresiva en adulto mayor con valoración de efectos secundarios e interacciones farmacológicas. Aunque en algunos países su uso pediátrico es aprobado con valoración continua, en general se recomienda para mayores de 12 años, con una dosis máxima de 400 mg/día en paciente adulto.

Buprenorfina

Opiáceo agonista parcial derivado de la tebaína, considerado un opiáceo fuerte para tratar dolor moderado a severo con efecto techo. Tiene alta afinidad por los receptores *mu*, pero su activación es parcial y es antagonista de receptores *kappa*; se disocia lentamente del receptor.

Se puede utilizar por vía intramuscular, intravenosa, sublingual, transdérmica y subcutánea. Su absorción es lenta, observándose concentraciones plasmáticas pico a dos horas de su administración; tiene metabolismo hepático por CYP3A4 con excreción biliar, se han observado pocas interacciones con fármacos tanto *in vivo* como *in vitro*; mínima eliminación renal.

Los estudios clínicos han confirmado que buprenorfina es 30 veces más potente que morfina y tiene una duración de acción casi tres veces mayor debido a su alta liposolubilidad, peso molecular (467) y configuración estructural que aumenta la penetración tisular tanto por vía transmucosa como transdérmica. La buprenorfina sublingual se asocia con un inicio más rápido de acción que por vía subcutánea, con efecto analgésico de 6 a 8 horas.

Tiene mínimos efectos sobre el sistema cardiovascular, tanto en pacientes normales como en pacientes con patología cardiovascular y no produce inmunosupresión clínicamente relevante. Es bien tolerada y eficaz en dolor oncológico, no oncológico y neuropático, independientemente de la edad. Se utiliza cada vez más en el anciano por su disponibilidad transdérmica y por la analgesia sostenida durante largo tiempo. La ausencia de eliminación renal y de diferencias en su farmacocinética en pacientes con insuficiencia renal hace que sea el opiáceo de elección en pacientes nefrópatas.

Toxicidad por opiáceos

La toxicidad por opiáceos puede presentarse cuando la persona acumula un opiáceo porque su cuerpo no puede eliminarlo ni a sus metabolitos lo suficientemente rápido. Esto puede suceder cuando los opiáceos se administran regularmente durante un periodo prolongado o en una dosis demasiado alta. Cuando los opiáceos se acumulan, la persona puede mostrar estos síntomas:

- Aumento de la agitación
- Aumento en el estado de ensoñación
- Alucinaciones
- Somnolencia que persiste más allá de los primeros días con el medicamento
- Movimientos involuntarios repentinos o espasmos
- Convulsiones
- Hipersensibilidad/hiperalgesia, que es cuando al ser tocada, incluso suavemente, resulta doloroso para la persona (el riesgo de desarrollar este síntoma aumenta con dosis más altas de opiáceos, por ejemplo, DTD > 200 mg equivalente de morfina)

El equipo de atención médica puede prevenir la toxicidad de los opiáceos asegurándose primero de que la función orgánica de la persona, principalmente la función renal, sea suficiente para eliminar los opiáceos y sus metabolitos. Las enfermeras también pueden asegurar que las dosis administradas se incrementen en los pasos apropiados para evitar la toxicidad.

Cuando se sospeche de toxicidad por opiáceos, consulten con el médico/enfermero. La toxicidad inducida por opiáceos puede tratarse mediante el uso de diferentes opiáceos en rotación y eliminando la acumulación de metabolitos con hidratación (a menudo mediante hipodermoclisis, que implica la administración de líquido por vía subcutánea), si esto está en consonancia con los objetivos de atención de la persona. Cuando una persona está recibiendo opiáceos y puede tragar y tolerar líquidos, fomentar la ingesta de líquidos es útil para prevenir la toxicidad de los opiáceos.

Abordando los efectos adversos de los opiáceos

Antes de hablar sobre cómo usar los opiáceos para manejar los síntomas, esta sección aborda los efectos secundarios de los opiáceos y las preocupaciones y temores que las personas tienen acerca de su uso.

Las personas que toman opiáceos pueden experimentar varios efectos secundarios comunes, que pueden anticiparse y controlarse (ELNEC, 2015; Fraser Health Authority, 2016a).

Perla Ética
Provisión 4
El personal de enfermería tiene autoridad sobre su práctica clínica y es responsable de la misma; toma decisiones y las pone en práctica de manera consistente con su obligación de promover la salud y brindar una óptima atención.
Código de Ética para Enfermeras (ANA, 2015a)

Consideren de qué manera pueden mitigar los temores y preocupaciones sobre la administración de opiáceos en la capacidad del profesional de enfermería para brindar una atención óptima.

Estreñimiento

El estreñimiento es el efecto secundario más común y se tiene temor de tomar opiáceos debido a su acción para disminuir la motilidad de los intestinos, causando estreñimiento. El Dr. Jim Wilde, un querido colega, dijo: "¡La mano que escribe la prescripción de opiáceos también escribe la del laxante!". La información sobre el manejo del estreñimiento se presenta en la sección "Cambios en la función intestinal" en la Parte 2 de este capítulo.

Náuseas y vómito

¡Las náuseas y el vómito son mi principal temor sobre el uso de opiáceos! Causan náuseas y vómito a través del sistema nervioso central (SNC) o del tracto gastrointestinal (GI).

Cuando las personas tienen náuseas y vomitan en cuestión de minutos, horas o unos días después de comenzar a tomar opiáceos, por lo general se debe a que el SNC ha identificado los opiáceos como un compuesto extraño que debe eliminar del cuerpo. El cuerpo puede volverse

tolerante al opiáceo y las náuseas y vómito pueden desaparecer después de un tiempo. Hasta entonces, se requerirán antieméticos para controlarlos.

Otras personas sienten náuseas después de que el opiáceo disminuye la velocidad de los movimientos peristálticos del sistema GI. La digestión disminuye y la comida no digerida permanece en el estómago. Cuando esto sucede, la persona puede vomitar alimentos no digeridos. Un medicamento como la metoclopramida estimulará al sistema GI para "volver a trabajar" y mover los alimentos a través del tracto digestivo.

La información sobre cómo controlar las náuseas está disponible en la sección "Náuseas y vómito" en la Parte 2 de este capítulo.

Confusión

Algunas personas que toman opiáceos experimentan un aumento en las ensoñaciones y percepciones erróneas, y algunas veces experimentan delirium. Tales síntomas pueden requerir un cambio a un opiáceo alternativo; por ejemplo, una persona puede experimentar menos confusión si se cambia de morfina a HIDROmorfona o a un parche de fentanilo. Otras personas presentan confusión si la dosis de opiáceos aumenta demasiado rápido.

Somnolencia

Cuando una persona comienza a tomar un opiáceo y cuando se aumenta la dosis, es normal que la persona esté somnolienta durante unos días. Anticípense y preparen a la persona y a la familia para este efecto secundario. Podrían decir:

Cuando una persona comienza a recibir un opiáceo, como la morfina, puede sentirse más adormilada y querer dormir más durante los próximos días. Esto es normal y pasará en aproximadamente tres días.

Si la muerte es inminente, puede ser útil decirle a la persona o a la familia:

Si una persona está muriendo, en los próximos días y semanas dormirán más debido al proceso de muerte. Si ese es el caso, es posible que no se recuperen del aumento de la somnolencia asociada con el inicio o el aumento de la medicación opiácea.

Doctrina del doble efecto

Consideremos el caso de María, de 48 años de edad, que tiene cáncer de mama con metástasis en hueso. Recientemente quedó inmovilizada debido a fracturas patológicas en la columna vertebral y la cadera. Al momento del ingreso al hospital, gritaba continuamente, incapaz de darle un valor numérico a la intensidad de su dolor. No lograba encontrar una posición cómoda por sí misma y le resultaba intolerable cualquier intento de los profesionales de salud para ayudarle a cambiar de posición.

Teniendo como objetivo auxiliarla a controlar su dolor, el equipo le administró morfina subcutánea y medicamentos adyuvantes. Cuatro horas más tarde, María refiere que su dolor está en 5/10 mientras permanece recostada sin moverse, pero que regresa a 10/10 con cualquier cambio de posición. Se queda dormida entre las valoraciones y su frecuencia respiratoria es de 14.

Al equipo le preocupa que si le aumentan la dosis del analgésico vaya a alcanzar un nivel demasiado alto de sedación y deje de respirar.
- ¿Cómo le explicarían el principio del doble efecto a su equipo de trabajo?
- ¿Los miembros del equipo expresarían preocupación acerca de un control sintomático adecuado cuando existe un doble efecto?
- ¿A quién le llamarían si tuvieran necesidad urgente de una consulta de cuidados paliativos?

En esta situación, a la paciente se le administró morfina para calmar su dolor. El efecto secundario de la morfina fue un aumento en la somnolencia. Esto se conoce como sedación secundaria o sedación consecuente, que es un ejemplo de doble efecto.

La doctrina del doble efecto establece que un resultado indeseable del tratamiento, incluso si deriva en la muerte, es permisible siempre y cuando dicho efecto dañino no se persiga en sí mismo, sino que ocurra como un efecto secundario inevitable de una acción benéfica (Kendall, 2000).

Los criterios que deben cumplirse para que aplique la doctrina del doble efecto son:
- El efecto deseado debe ser benéfico para el paciente (en este caso, control de dolor).
- El efecto no deseado debe ser esperado, pero no algo que se intente lograr (en este caso, somnolencia).
- El efecto dañino no debe ser el medio para producir el efecto benéfico.
- El beneficio del efecto bueno debe ser mayor, en comparación, a la magnitud del daño del efecto no deseado (en este caso, la somnolencia no constituía una preocupación para la persona o su familia).

La sedación consecuente (ordinaria o leve) es el efecto no deseado pero esperable como reacción adversa de varios medicamentos utilizados para el control de síntomas en los pacientes. Este tipo de sedación puede ser transitoria y con frecuencia se reduce o se elimina con un ajuste de dosis o conforme el paciente desarrolla tolerancia. Se pueden utilizar periodos breves de sedación en el manejo general del dolor, disnea o delirium.

Insuficiencia respiratoria debida a opiáceos

Los opiáceos pueden ralentizar la respiración. Muchas personas temen que los opiáceos causen insuficiencia respiratoria y la muerte.

Las personas con mayor riesgo de desarrollar insuficiencia respiratoria inducida por opiáceos significativa son los ancianos, los que no hayan tenido experiencia previa con opiáceos, los que tienen sistemas respiratorios comprometidos (por ejemplo, las personas con enfermedad pulmonar obstructiva crónica [EPOC]) y los que reciben medicamentos sedantes concomitantes. La insuficiencia respiratoria también puede presentarse si la dosis de opiáceo se incrementa muy rápidamente para controlar la angustia severa, y si la medicación se acumula en el torrente sanguíneo más allá del punto necesario para el tratamiento de los síntomas.

La insuficiencia respiratoria rara vez ocurre en personas que reciben dosis regulares de opiáceos tituladas para cumplir con su necesidad específica de tratamiento de los síntomas. Por lo general, se alivia el dolor y se produce una disminución del nivel de conciencia antes de que ocurra la insuficiencia respiratoria.

La Escala de Sedación Inducida por Opiáceos de Pasero (escala Pasero) (Pasero, 2009) (Figura 1) les ayudará a identificar la sedación que puede preceder a la insuficiencia respiratoria, así como a saber cuándo suspender la medicación. Usando la escala Pasero, vigilen la frecuencia respiratoria de la persona y respondan e informen si el nivel de conciencia de la persona está disminuyendo. Administren oxígeno si la saturación de oxígeno disminuye a menos de 90%. El tratamiento para revertir la insuficiencia respiratoria inducida por opiáceos es administrar naloxona (Fraser Health Authority, 2016a). Familiarícense con las guías de práctica en su entorno de atención y consulten con su equipo sobre cualquier duda que tengan.

La escala de Pasero no fue desarrollada para ser utilizada con personas que están muriendo debido a su enfermedad; por ejemplo, en esas personas, se espera que el nivel de conciencia disminuya y las respiraciones se vuelvan irregulares y esporádicas. Es muy apropiado consultar con el equipo y analizar si el nivel de conciencia disminuye debido a la medicación o a la progresión de la enfermedad.

Figura 1. Escala de Sedación Inducida por Opiáceos de Pasero, con intervenciones

Nivel	Estado	Guía de dosificación
S= Sueño	Fácil de despertar	Aceptable—No es necesaria ninguna acción; se puede aumentar la dosis de opiáceo si se requiere
1	Despierto y alerta	Aceptable—No es necesaria ninguna acción; se puede aumentar la dosis de opiáceo si se requiere
2	Ligeramente somnoliento, fácilmente excitado	Aceptable—No es necesaria ninguna acción; se puede aumentar la dosis de opiáceo si se requiere
3	Frecuentemente somnoliento, excitable, se queda dormido durante la conversación	Inaceptable Controlar de cerca el estado respiratorio y el nivel de sedación hasta que este sea estable a menos de 3 y el estado respiratorio sea satisfactorio Disminuya la dosis de opiáceos de 25% a 50%[1] o notifique al médico o al anestesiólogo para recibir indicaciones Consideren la posibilidad de administrar un opiáceo conservador, no sedante, o un no opiáceo como acetaminofeno o un AINE, si no está contraindicado
4	Somnoliento, mínima o nula respuesta a la estimulación verbal o física	Inaceptable Detenga el opiáceo Consideren administrar naloxona [2,3] Notifique al medico o anestesiólogo Vigilen de cerca el estado respiratorio y el nivel de sedación hasta que este sea estable a menos de 3 y el estado respiratorio sea satisfactorio

[1] Los pedidos de analgésicos opiáceos o un protocolo hospitalario deben incluir la expectativa de que una enfermera disminuirá la dosis de opiáceos si el paciente está excesivamente sedado.

[2] Mezclar 0.4 mg de naloxona y 10 mL de solución salina normal en una jeringa y administrar esta solución diluida muy lentamente (0.5 mL durante dos minutos) mientras se observa la respuesta del paciente (titulación al efecto) (Fuente: Pasero, Portenoy, McCaffery M. Analgésicos opiáceos En: Pain: Clinical Manual. 2nd ed. St. Louis, MO: Mosby; 1999: 161–299; American Pain Society (APS). Principios del uso de analgésicos en el tratamiento del dolor agudo y el dolor crónico por cáncer. Glenview, IL: APS; 2003.)

[3] Los protocolos hospitalarios deben incluir la expectativa de que una enfermera administre naloxona a cualquier paciente sospechoso de tener sedación inducida por opiáceos e insuficiencia respiratoria potencialmente mortal.

Copyright © 1994, Chris Pasero. Usado con permiso. Fuente: Pasero C. Acute Pain Service: Policy and Procedure Manual. Los Angeles, CA: Academy Medical Systems; 1994.

Speech bubbles in comic panels:
"No me sorprende que tenga náuseas ..."
"Lo siento cariño, estoy muy cansado"

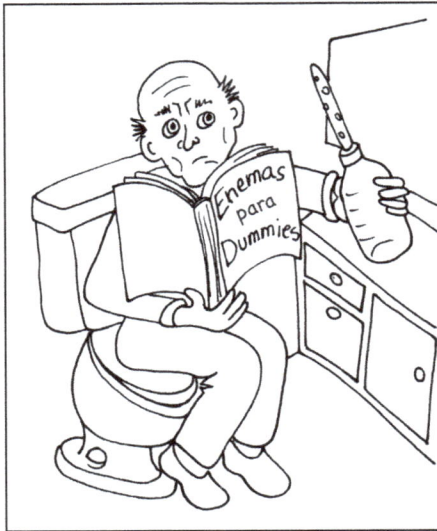

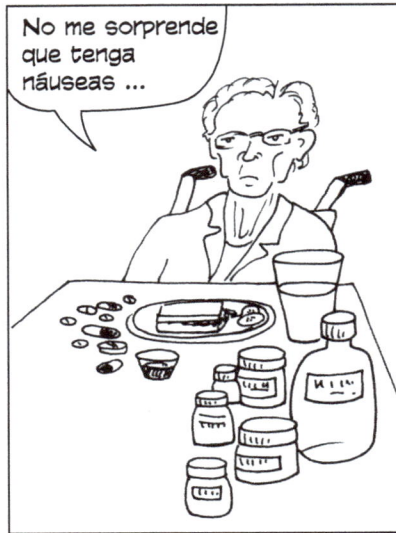

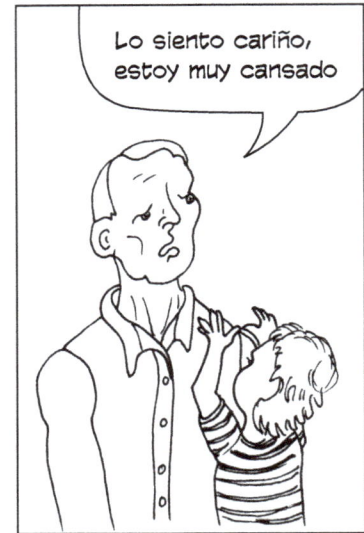

Otros efectos adversos de los opiáceos

La sequedad de boca, la retención urinaria, el prurito (picazón), el mareo y la diaforesis (sudoración) son otros efectos secundarios que pueden ocurrir con los opiáceos; sin embargo, pueden presentarse independientemente de tomar opiáceos y pueden no estar relacionados con la medicación. Recuerden estos puntos clave sobre los efectos secundarios de los opiáceos:

- La boca seca es común, especialmente en personas que reciben morfina. El buen cuidado de la boca y los sorbos frecuentes de líquidos suelen ser eficaces en su tratamiento.

- La retención urinaria puede presentarse como resultado del aumento del tono del esfínter de la vejiga, lo que reduce la capacidad de la vejiga para vaciarse. Este efecto secundario puede disminuir con el uso continuo del opiáceo.

- El prurito puede ocurrir como resultado de la liberación de histamina en respuesta a medicamentos, especialmente morfina. Es posible que se requiera una rotación de antihistamínicos u opiáceos.

- Los mareos pueden ser causados por la liberación de histamina, lo que resulta en una acumulación del suministro de sangre venosa. Puede ser útil cambiar de posición y ponerse de pie lentamente.

Abordando preocupaciones y temores sobre los opiáceos

Además de preocuparse por los efectos secundarios que los opiáceos causan, una persona que está muriendo y su familia pueden temer el simbolismo de usarlos, estar inquieta que su uso se posponga hasta que el dolor sea severo y angustiarse por desarrollar tolerancia, dependencia y adicción a los opiáceos. Compartir información puede ayudar a la persona y a la familia a tomar decisiones informadas acerca de recibir opiáceos.

Simbolismo

Un temor común es asociar el uso de opiáceos con la muerte inminente. Podrían escuchar:

Si comienza a recibir morfina, ¡morirá!

Ella morirá pronto si le administran este medicamento.

Recuerde estos puntos clave al abordar este temor:
- Los opiáceos ya no están reservados para su uso en los últimos días y horas de una persona, como lo fueron anteriormente.
- Los opiáceos ahora se usan mucho antes en el proceso de la enfermedad para proporcionar confort a la persona.
- Entre las personas que reciben opiáceos para controlar el dolor, muchas reportan una mejor calidad de vida y algunas viven más tiempo que las personas que no recibieron opiáceos.

Posponer el uso de opiáceos hasta un tiempo posterior

Algunas personas temen que el iniciar opiáceos al principio del proceso de la enfermedad puede dejar a la persona sin suficientes opciones para controlar el aumento del dolor en el futuro. Podrían escuchar:

Si tomo morfina ahora, ¿qué tomaré cuando el dolor sea realmente malo?

Necesito ahorrar las tomas de morfina para cuando realmente la necesite.

Recuerden estos puntos clave al abordar este temor:
- La dosis de morfina puede aumentarse cuando aumente el dolor.
- No hay límite en la cantidad de alivio del dolor que los opiáceos puedan suministrar.

Tolerancia

Así como las personas piensan que deben posponer el uso de opiáceos hasta que el dolor o la disnea sean "realmente malas", pueden temer que los opiáceos dejen de funcionar si se usan demasiado tiempo o frecuencia. Podrían escuchar:

¿Qué pasa si mi madre se acostumbra a la morfina y deja de ser eficaz?

Recuerden estos puntos clave al abordar este temor:
- Cuando una persona se acostumbra al opiáceo, desarrolla una tolerancia a ese opiáceo específico. Cuando el dolor no ha aumentado, pero el cuerpo requiere más del mismo medicamento para alcanzar el mismo umbral de alivio del dolor, es que se ha producido tolerancia.
- La tolerancia se desarrolla en las personas a diferentes ritmos. Si se produce tolerancia, la dosis de opiáceo puede aumentar o puede usarse un opiáceo diferente para proporcionar suficiente alivio del dolor.

Dependencia

La persona y la familia pueden temer desarrollar dependencia al opiáceo. Podrían escuchar:

¿Mi madre se volverá dependiente de la morfina si la toma todos los días?

Recuerden estos puntos clave al abordar este temor:
- La dependencia ocurre cuando el cuerpo se acostumbra a recibir el opiáceo. La dependencia es reversible.
- Si un nuevo tratamiento alivia el dolor de la persona y el opiáceo ya no es necesario después de un largo periodo de tratamiento, entonces la dosis de opiáceo

debería reducirse lentamente para prevenir los síntomas de abstinencia. Esto no indica una adicción.

Adicción

Históricamente, se pensaba que la adicción rara vez era un problema para las personas que recibían opiáceos en el tratamiento del dolor relacionado con el cáncer; sin embargo, la provisión de opiáceos en cuidados paliativos para personas con enfermedades crónicas obliga a los profesionales de la salud a aprender sobre el uso de opiáceos en esta población.

Las personas que consideran tomar opiáceos pueden expresar el temor de convertirse en adictos. Podrían escuchar:

¿Me convertiré en drogadicto si tomo morfina regularmente?

No quiero convertirme en un adicto.

Recuerden estos puntos clave al abordar este temor:
- La adicción es un problema psicológico.
- Una persona que es adicta tiene una preocupación abrumadora por tomar más medicamento del necesario.
- La adicción produce un comportamiento compulsivo de búsqueda de drogas.

Ayuden a la persona y a la familia a comprender sus temores y pongalos en contacto con el médico/enfermero o el asesor de cuidados paliativos con quien pueden platicar sobre sus inquietudes.

El dolor no protege a las personas de desarrollar una adicción a los opiáceos. Hablen con el equipo de atención médica y tengan en cuenta el pronóstico de la persona:
- ¿La persona va a necesitar manejo del dolor por años?
- ¿El riesgo de adicción es una preocupación para esta persona?
- ¿Qué medicamentos y modalidades pueden ayudar a disminuir la dosis de opiáceos requerida para controlar el dolor?

Si la persona tiene antecedentes de adicción, se espera que necesite una dosis más alta de opiáceo para controlar el dolor o la disnea. Al apoyar el control del dolor, tengan en cuenta los siguientes fundamentos:
- Cuando una persona tiene un historial de adicción, pueden aparecer comportamientos que no están relacionados solo con la adicción (por ejemplo, buscar más de un médico/enfermera para obtener múltiples

recetas) sino también con el dolor asociado con el estado de la enfermedad.

- El tratamiento del dolor para una persona con una adicción pasada o actual puede requerir la consulta con un especialista en cuidados paliativos para garantizar que el dolor se controle adecuadamente.
- La valoración de los opiáceos y la administración de prescripciones se deben vigilar y controlar de cerca (Pallium Canada, 2013).

Compartir información con la familia para abordar los temores y dudas sobre los opiáceos

- ¡Escuchen!
- Permitan que la persona y su familia les platiquen su historia y expresen sus inquietudes.
- Si es necesario, hagan preguntas que ayuden a identificar los temores.

Desvíos

Es importante administrar los opiáceos con precaución y evitar su desvío o mal uso (Smith y Passik, 2008).

El "desvío" ocurre cuando las recetas de opiáceos, escritas para una persona con dolor, llegan al mercado ilegal. Esto puede ocurrir si la persona da o vende medicamentos o si se los roba. La Dra. Sharon Koivu, una especialista de cuidados paliativos, es una apasionada de proporcionar educación para disminuir la adicción y el desvío.

Usen la debida diligencia para evitar desvíos. Los siguientes protocolos ayudarán a prevenir el desvío de medicamentos:

- Eviten dispensar grandes cantidades de opiáceos al mismo tiempo.
- Aconsejen a todos los profesionales de la salud, a la persona y a la familia que almacenen los opiáceos en un lugar seguro y cerrado con llave.
- Instruyan a la persona y a la familia sobre la devolución de opiáceos no utilizados a una farmacia/institución.
- Asegúrense de que la persona esté tomando y recibiendo los opiáceos recetados.

Los opiáceos serán siempre una herramienta útil en los cuidados paliativos; sin embargo, administrar los opiáceos con precaución es la nueva normalidad.

Los temores de los profesionales de la salud acerca de los opiáceos

No es raro que los miembros del equipo de atención médica tengan inquietudes y temores sobre la administración de opiáceos, como se ilustra en la siguiente historia, en la que la enfermera exacerba el sufrimiento del Sr. Brown al retener los opiáceos.

La historia del Sr. Benítez

El Sr. Benítez está en la cama, en una posición sentada o semi-fowler. Tiene dificultad para respirar en reposo. Los músculos accesorios se relacionan con el trabajo de respirar. Habla unas pocas palabras, hace una pausa para respirar, y después habla de nuevo, pero solo unas pocas palabras. Su frecuencia respiratoria es de 36/minuto. Le pido que califique la dificultad de respirar. Él dice: "5 de 10."

¿Qué puedo hacer para ayudarlo?

Comenzó a recibir morfina hace una semana. Estuvo un poco soñoliento los primeros días, pero ciertamente no está adormilado ahora. Él recibe 10 mg VO de morfina cada 4 horas. Su última dosis fue hace una hora. Hay indicación de administrar 5 mg de morfina oral como dosis de rescate, pero no me siento cómoda dándola.

Si le doy otra dosis, puede causarle insuficiencia respiratoria, pueden reducirse sus niveles de oxígeno en su sangre, puede ser su última dosis... ¿Qué pasa si la toma y muere?

Enciendo el ventilador y lo coloco hacia él. Le aprieto la mano y le digo que lo visitaré en media hora.

Perla Ética

Para evaluar las cuestiones éticas planteadas en la historia sobre el Sr. Benítez. ¿Cuales son las opciones? ¿Cuáles son las fortalezas y debilidades de las diferentes opciones?

Las mejores prácticas para aliviar los síntomas con opiáceos

Los siguientes conceptos y prácticas guían el desarrollo de un plan de atención cuando se usan opiáceos para el manejo de los síntomas. Se pueden usar prácticas similares para valorar otros medicamentos para aliviar otros síntomas, como náuseas y vómito o estreñimiento (Fraser Health Authority, 2016a, Pallium Canada, 2013; ELNEC, 2015).

Proporcionar suficiente opiáceo para superar el umbral de alivio de síntomas

El dolor se produce porque un estímulo, como un tumor que presiona un hueso, proporciona una entrada neuronal que hace que las neuronas se disparen, enviando una señal (en este caso, una señal de dolor) al cerebro. Recuerden que los nervios funcionan sobre la base de "todo o nada", enviando una señal solo cuando la entrada supera el umbral de activación de las neuronas. En el caso del dolor, el estímulo debe causar la entrada neural suficiente como para superar el umbral, lo que hace que las neuronas se disparen y que la persona sienta dolor. Cuando un medicamento alivia el dolor, se puede decir que superó el umbral de alivio del dolor.

Cuando se trabaja con medicamentos, y específicamente con opiáceos, el objetivo es administrar suficientes medicamentos para superar el umbral de alivio del dolor y, por lo tanto, mejorar el confort físico.

La Figura 2 muestra el umbral de alivio del dolor en relación con el aumento de las dosis de opiáceos. Las curvas representan los niveles séricos de opiáceos después de la administración de tres dosis de opiáceos orales diferentes. La primera dosis de medicamento no es suficiente para alcanzar el umbral de alivio del dolor. La segunda dosis supera el umbral y alivia el síntoma. La tercera dosis alivia el dolor, pero también es lo suficientemente alta como para causar efectos secundarios excesivos. En este contexto, la dosis promedio es la dosis ideal para esta persona.

El espacio entre el umbral de alivio del dolor y los efectos secundarios en aumento se denomina "ventana terapéutica". La dosis ideal de cualquier medicamento eleva sus niveles séricos a la ventana terapéutica, suficiente para aliviar el síntoma sin causar efectos secundarios excesivos.

Para algunos medicamentos y para algunas personas, la ventana terapéutica puede ser bastante superficial. Cuando es poco profunda, pueden ser necesarias dosis frecuentes para mantener los niveles séricos dentro de ella, evitando así las fluctuaciones de los niveles séricos que causan efectos secundarios o dolor intercurrente.

Los medicamentos de liberación sostenida son útiles para mantener los niveles séricos de los medicamentos de manera consistente dentro de la ventana terapéutica, durante un largo período de tiempo. Estos pueden usarse

Figura 2. Efectos de las diferentes dosis de opiáceos orales sobre los niveles séricos de los opiáceos

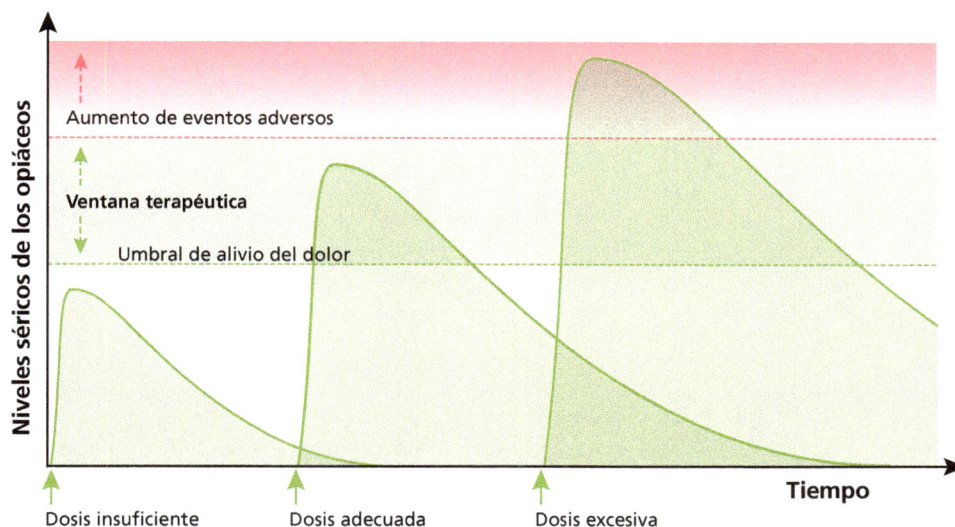

después de que la dosis ideal de medicación de la persona haya sido titulada. Las bombas que proporcionan infusión subcutánea continua de medicamentos; es decir, pequeñas cantidades de medicamento a intervalos frecuentes, pueden ser útiles para mantener a las personas dentro del rango terapéutico.

Brindar opiáceos de manera regular día y noche de manera continua

Cuando una persona que está muriendo recibe regularmente opiáceos de liberación inmediata, como morfina por vía oral, el medicamento alcanza el nivel máximo en la sangre en aproximadamente una hora. En dos o tres horas, el nivel de opiáceo en la sangre disminuye a medida que se excreta a través de los riñones.

Históricamente, las personas recibían medicación para el dolor con PRN (lo que significa pro re nata, o "según sea necesario"). Cuando los medicamentos se administran según sea necesario, la persona experimenta un ciclo de dolor recurrente y posiblemente creciente; por ejemplo, una persona hospitalizada recibe una dosis de opiáceo y una hora más tarde se alivia el dolor. Unas horas más tarde, el dolor vuelve, pero la persona es reacia a solicitar medicamentos. Cuando la persona finalmente solicita la medicación, la enfermera puede estar ocupada, por lo que la persona espera más tiempo para aliviar el dolor. La enfermera le da el medicamento y la persona espera a que surta efecto. El ciclo comienza de nuevo.

Además del problema de la persona que necesita solicitar el medicamento, es posible que la enfermera no piense que el medicamento es necesario o que se sienta incómoda al proporcionarlo. Dependiendo de quién brinde la atención, la persona que está muriendo puede encontrar demoras en recibir la medicación.

La mejor práctica es proporcionar medicamentos para el dolor continuo regularmente, en un horario regular a lo largo de todo el día. Por lo tanto, las indicaciones PRN no son una forma efectiva de proporcionar opiáceos.

La Figura 3 ilustra que cuando el opiáceo se suministra regularmente a la misma hora, los niveles séricos de opiáceos permanecen por encima del umbral de alivio del dolor, asegurando un alivio continuo del dolor.

El objetivo es encontrar la dosis correcta que tenga el efecto deseado sobre el dolor o la disnea y después administrar esa dosis regularmente para evitar que el síntoma vuelva a aparecer. Los opiáceos de liberación inmediata, como la morfina o la HIDROmorfona, se administran regularmente cada 4 horas para evitar que el síntoma vuelva a aparecer. Los medicamentos como la morfina de liberación sostenida se administran cada 8 a 12 horas.

El dolor continuo o la disnea requieren que la medicación se administre regularmente a la misma hora.

Figura 3. Alivio continuo de los síntomas proporcionado por los opiáceos administrados regularmente y a la misma hora

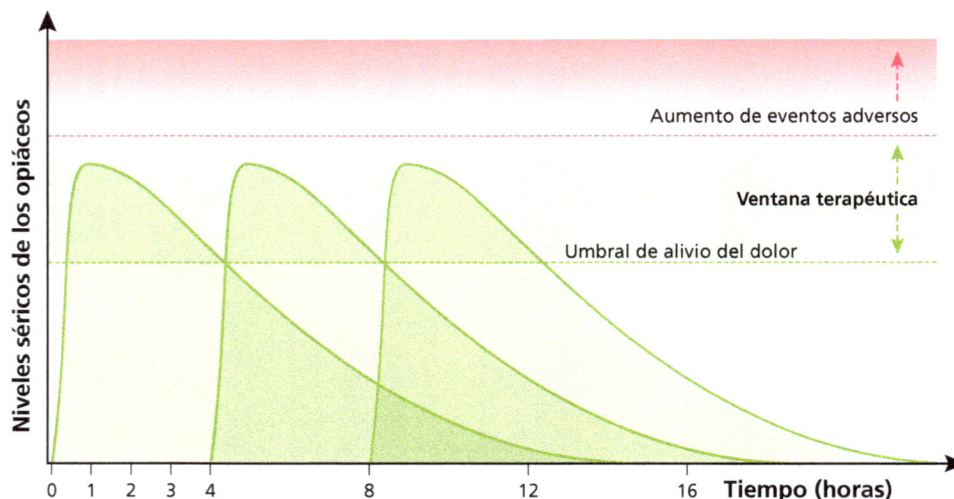

Brindar dosis de rescate

Cuando se controla el dolor de una persona, el dolor irruptivo es un dolor que "interrumpe" el control regular del dolor. El dolor irruptivo puede ocurrir de manera espontánea o predecible con un incidente específico (por ejemplo, un cambio de vendaje). También puede presentarse cuando el dolor no está bien controlado y se puede llamar con mayor precisión como "falla al final de la dosis".

La Figura 4 muestra el valor de administrar la dosis de rescate antes de un procedimiento doloroso. En este caso, a la persona se le administra la dosis de rescate una hora antes de un procedimiento doloroso. El medicamento adicional causa un aumento temporal en el nivel sérico de opiáceos para proporcionar alivio del dolor antes del procedimiento doloroso. Las dosis de rescate también se administran mientras se valoran los medicamentos para encontrar la dosis correcta.

Las dosis de rescate a menudo son llamadas "dosis incidentales", "dosis de refuerzo" y "dosis en bolo" o "dosis intermedias". Una indicación para los opiáceos regulares siempre debe incluir una solicitud de dosis de rescate. Se debe usar el mismo opiáceo para la dosis de rescate que para la dosis regular siempre que sea posible; por ejemplo, si la persona está recibiendo morfina cada 4 horas o morfina de liberación sostenida cada 12 horas, la medicación de rescate será una morfina de liberación inmediata; sin embargo, si la persona tiene un parche transdérmico de fentanilo, el medicamento utilizado para las dosis de rescate será hidromorfona o morfina.

Cuando el dolor irruptivo ocurre espontáneamente, respondan rápidamente para proporcionar la dosis de rescate.

Cuando se puede anticipar dolor o disnea incidental, proporcionen una dosis de rescate por adelantado; por ejemplo, si se sabe que la atención personal y un cambio de vendaje son dolorosos o provocan un aumento en la dificultad respiratoria, programen y proporcionen una dosis de rescate una o dos horas antes de que se brinde la atención.

Existen preparados de opiáceos transmucosales de inicio rápido más nuevos que pueden ser muy útiles en el tratamiento de personas cuyo dolor se produce muy rápidamente, demasiado rápido para que la morfina o la hidromorfona surtan efecto a tiempo. Estos medicamentos incluyen tabletas sublinguales de fentanilo y líquido sufentanil líquido sublingual, que deben mantenerse en la boca hasta su absorción y no ingerirse. Aunque son caros, estos medicamentos pueden ser muy útiles y efectivos en ciertas situaciones. Asimismo, estos medicamentos de inicio rápido se pueden proporcionar inmediatamente antes de los procedimientos anticipados que causan dolor.

Se recomiendan varias fórmulas para determinar la dosis de rescate. A menudo, la dosis de rescate se calcula como 50% de la dosis de cada 4 horas o 10% de la dosis diaria total. Cuando se solicita una nueva dosis regular de opiáceos, también se deberá calcular e indicar una nueva dosis de rescate.

Figura 4. Efectos de una dosis de rescate con opiáceos de liberación inmediata sobre los niveles séricos de los opiáceos

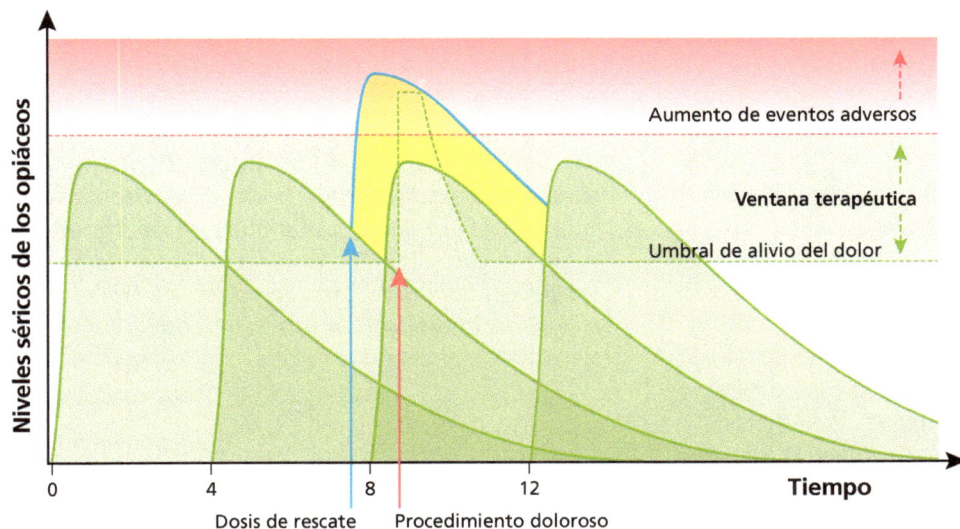

Ejemplo de cálculo: dosis de rescate

Mina está recibiendo HIDROmorfona 2 mg VO cada 4h. Requiere una dosis de rescate.

50% de la dosis de cada cuatro horas
Calculen su nueva dosis de rescate al dividir la dosis de cada 4h entre 2.
- La nueva indicación será HIDROmorfona 1 mg VO PRN para la dosis de rescate.

10% del método dosis total diaria
Calculen la dosis de rescate al dividir su dosis total diaria de 24 horas entre 10.
- La dosis total diaria es de 2 mg x 6 dosis = 12 mg.
- 10% de 12 mg = 1.2 mg VO.

La HIDROmorfona viene en presentaciones de tabletas de 1 mg y 2 mg, por lo que la dosis de rescate de hidromorfona será también de 1 mg VO PRN.

Las dosis de rescate se pueden utilizar para informar sobre el proceso de titulación.

Titular la dosis más efectiva

El objetivo es determinar la dosis de opiáceo requerida para alcanzar el umbral de alivio de los síntomas (o alcanzar el objetivo individualizado de la persona para el control de los síntomas), sin causar efectos secundarios excesivos. El proceso de aumentar, y en ocasiones disminuir, la dosis de medicamento para alcanzar el efecto deseado se denomina "titulación".

Sigan estas guías para titular los opiáceos:
- Usen una formulación de opiáceo de liberación inmediata para encontrar la dosis correcta.
- Comiencen con dosis bajas y vayan despacio, especialmente cuando cuiden a personas débiles, ancianas o sin experiencia previa con opiáceos.
- Cambien a un medicamento de liberación sostenida una vez que el síntoma se haya estabilizado si la condición es estable.
- Aumenten la dosis oral de medicamento cada 24 a 72 horas hasta que la persona se sienta cómoda y se logren sus objetivos para el control de los síntomas.
- Anticipen los efectos secundarios y atiéndanlos cuando ocurran.
- Registren y reporten una evaluación de seguimiento.

Si bien no se espera que las enfermeras calculen o indiquen medicamentos, la información provista en este texto ayudará a comprender el razonamiento del médico/enfermero, identificar si se produce un error, sentir mayor comodidad al administrar opiáceos y compartir información con la persona y la familia.

Cuando el síntoma no se maneja adecuadamente, o cuando el síntoma recurre antes de que venza el próximo medicamento programado, se ajusta la dosis en curso, en este caso aumentada.

En el siguiente caso de estudio, Samuel ha requerido varias dosis de rescate en las últimas 24 horas. La dosis regular es insuficiente y debe aumentarse.

Ejemplo de cálculo: Nueva dosis de opiáceo

Samuel está recibiendo morfina 30 mg VO cada 4 horas (es decir, la dosis regular). Recibe morfina 15 mg por vía oral según sea necesario para el dolor irruptivo. Durante los últimos dos días, Samuel tomó 5 o 6 dosis de rescate en cada periodo de 24 horas. Su dolor es sordo y continuo. Califica su dolor como 7/10. Su dolor se alivia a 1/10 solo después de la dosis de rescate.

Existen varios métodos para calcular la nueva dosis de cada 4 horas. Un método común es aumentar a la dosis regular la cantidad que se da como dosis de rescate. En el caso de Samuel, el cálculo sería así:

Muestra del cálculo de titulación
Dosis cada 4 horas + dosis de rescate = nueva dosis de cada 4 horas
30 mg + 15 mg = 45 mg cada 4 horas

Realicen un seguimiento y vuelvan a evaluar a Samuel una hora y tres horas después de recibir su nueva dosis de cada 4 horas. Si es necesario, soliciten a Samuel o a su familia que califiquen y registren sus niveles de dolor regularmente para las siguientes dosis. Ofrezcan dosis de rescate si es necesario. Recuérdenle a Samuel que llame si necesita otra dosis de rescate.

Cambiar a opiáceos de liberación sostenida cuando los síntomas sean aliviados y se encuentren estables

Cuando el alivio de los síntomas parece ser estable, la persona puede beneficiarse de los opiáceos de liberación sostenida. Las preparaciones de morfina, HIDROmorfona y oxicodona de acción prolongada se administran cada 8 a 12 horas. Cuando se usa un opiáceo de liberación sostenida para el medicamento regular, entonces el opiáceos de liberación inmediata se usa para la dosis de rescate, y la fórmula para calcularla es la misma; por ejemplo, Sara recibe 15 mg de morfina de liberación sostenida cada 12 horas y 2.5 mg de morfina como dosis de rescate para el dolor irruptivo.

Cambiar la vía de administración cuando sea necesario

Cuando la persona no pueda tolerar los medicamentos orales (por ejemplo, debido a vómito) o no pueda tragar (por ejemplo, por la disminución física), la persona tendrá que recibir medicamentos por una vía alterna. Un cambio de vía requerirá la orden de un médico/enfermero (si no se ha recibido ya) y el acceso a la nueva formulación de medicamento.

Es útil anticipar la necesidad de un cambio de vía. Las personas que viven en comunidades aisladas pueden no tener fácil acceso a una farmacia, las personas que viven en la ciudad pueden no tener una farmacia disponible, y no todas las instalaciones cuentan con medicamentos de diferentes formulaciones. Si trabajan en una institución, pueden hacer arreglos para que se almacenen medicamentos comunes en una variedad de formulaciones diferentes para su administración por diferentes vías. Es útil tener una selección de medicamentos que se puedan administrar por vía oral, bucal, supositorio, tópica, transdérmica y subcutánea. En una casa, es posible que desee tener suficientes medicamentos alternativos disponibles en la vía a medida que la condición de la persona disminuya.

Las vías de administración de medicamentos que se describen a continuación pueden usarse para una amplia gama de medicamentos.

Oral

La vía oral es la preferida debido a la facilidad de administración y al aumento y disminución gradual de la concentración del medicamento en la sangre. Cuando una persona recibe opiáceos por vía oral, los opiáceos de liberación inmediata generalmente tienen efecto dentro de una hora y alcanzan su punto máximo en dos horas.

Si la persona no puede tragar las tabletas, los opiáceos de liberación inmediata se pueden pulverizar o moler. Los opiáceos de liberación sostenida no se pueden moler ni masticar. Pregunten al farmacéutico o médico/enfermero si las cápsulas se pueden abrir.

Subcutánea

Las inyecciones subcutáneas se administran cuando la vía oral no está disponible (p.ej., es inminente que la persona está muriendo y ya no puede tragar, o está vomitando y no puede mantener medicamentos en el estómago). Mantengan el volumen de inyección a menos de 1 mL. Existe información limitada de investigación formal sobre esto, pero un número considerable de profesionales de la salud sugieren que los volúmenes entre 0.5 y 1 mL son menos dolorosos para los pacientes que los volúmenes más grandes.

Tópica

La aplicación tópica de morfina puede ser útil para tratar úlceras dolorosas en la piel. La morfina se mezcla con un gel acuoso al 0.125% (ELMMB, 2013).

Transdérmica

La vía transdérmica es eficaz para personas con:
- Mala absorción de medicamentos orales
- Dificultades para tragar
- Náuseas y vómito
- Dificultad para recibir medicamentos regularmente por la boca

Esta vía no debe ser usada por personas que son caquécticas (con pérdida progresiva y patológica de peso), ya que la absorción es deficiente.

Intravenosa

Consideren administrar medicamentos por vía intravenosa cuando la persona:
- Sea incapaz de tragar
- Esté vomitando
- Tenga obstrucción GI o deterioro de absorción
- Tenga dolor severo que requiera un rápido alivio

Bucal

A la vía por la que los medicamentos son colocados entre el interior de la mejilla y la encía se denomina "vía bucal". A menudo se usa cuando la persona ya no puede tragar. El medicamento se absorbe mejor cuando se administra en volúmenes de 1 mL o menos, para evitar la ingestión o ahogo incidental.

Los medicamentos que son altamente lipofílicos, como el sufentanilo, se absorben a través de la membrana de la mucosa directamente en el torrente sanguíneo. El medicamento comienza a tener efecto aproximadamente 10 minutos después de su administración. Como la absorción no es predecible, la efectividad de esta vía es variable; además, los medicamentos no lipofílicos como la morfina se absorben poco, lo que limita el uso potencial de esta vía.

Sublingual

Cuando se utiliza la vía sublingual, se coloca el medicamento debajo de la lengua para que se absorba a través de la mucosa. Este método es útil cuando se administra sufentanilo o lorazepam.

Rectal

Al igual que la vía oral, la rectal proporciona una absorción constante de la medicación. Puede ser útil cuando la persona tiene dificultad para absorber los medicamentos por vía oral; sin embargo, es posible que a las familias no les guste usar esta vía debido a la dificultad para ubicar a la persona para la inserción del supositorio que contiene la medicación.

Intravenosa

La vía intravenosa es la menos preferida porque a menudo se limita a ciertos entornos debido a las condiciones requeridas para usarla. Se puede usar cuando otras vías no proporcionan un alivio adecuado del dolor. Un ejemplo de los beneficios de este método de administración de medicamentos es la infusión continua de opiáceos cuando la administración intermitente no proporciona un alivio adecuado del dolor.

Epidural o intratecal

La vía epidural o intratecal es la administración de medicamentos directamente a los espacios que rodean la médula espinal a través de un catéter muy pequeño insertado entre vértebras específicas. La medicación se administra en el catéter usando una pequeña bomba computarizada. El medicamento se mezcla con el líquido cefalorraquídeo epidural o cerebral, se absorbe y alivia el dolor con mayor efectividad que cuando se administra por vía oral, subcutánea o intravenosa. Estas vías se están investigando para ser usadas con personas cuyo dolor no se controla cuando se utilizan otras vías de administración de medicamentos.

Intramuscular

No se recomienda la vía intramuscular, porque las inyecciones frecuentes pueden ser dolorosas y la persona puede carecer de la masa muscular que las inyecciones requieren.

Recalcular la dosis cuando se cambie de vía de administración

Si la persona no puede tolerar los medicamentos orales, ya sea debido a náuseas, vómito o disminución de la capacidad de ingestión, podría ser necesario cambiar las vías de administración.

Cambio de vía de administración: nuevo cálculo de dosis, de oral a subcutánea

Un medicamento es dos veces más eficaz cuando se administra por vía subcutánea (SC) en comparación con la vía oral. Por lo tanto, la dosis SC es solo 50% de la dosis oral.

Ejemplo de cálculo: Cambio de vía de administración oral a SC

Eva está vomitando y no puede recibir morfina 10 mg VO c/4h o morfina 5 mg VO PRN para la dosis de rescate para el dolor irruptivo. La norma es dividir la dosis oral entre 2 para determinar la nueva dosis para la administración SC.

Cálculo muestra de titulación:
dosis oral ÷ 2 = dosis SC
10 mg ÷ 2 = 5 mg dosis SC

La nueva dosis sería de 5 mg de morfina vía SC cada 4 horas y 2.5 mg de morfina como dosis de rescate para el dolor irruptivo.

Cambio de vía de administración: nuevo cálculo de dosis, de subcutánea a oral

Al cambiar la administración de opiáceos de la vía SC a la oral, la dosis SC se multiplica por 2 o se duplica para determinar la dosis oral.

Ejemplo de cálculo: Cambio de vía de administración SC a oral

Dos días después, Eva ya no tiene náuseas ni vómito. Está tragando bien y tomando líquidos sin experimentar náuseas. El médico da la indicación de cambiar su medicamento a morfina oral. En la actualidad está recibiendo morfina 5.0 mg SC c4h, siendo la dosis de morfina 2.5 mg SC para dosis de rescate.

Cálculo del ajuste de dosis:
dosis SC × 2 = dosis oral
5 mg × 2 = dosis oral de 10 mg

La nueva dosis sería 10 mg de morfina VO cada 4 horas y 5 mg de morfina VO como dosis de rescate.

Cambio de vía de administración: nuevo cálculo de dosis, de oral a rectal y viceversa

Cuando la vía de administración cambia de la oral a la rectal o de la vía rectal a la oral, la absorción se considera igual y la dosis no cambia.

Usar conversiones equianalgésicas al cambiar entre opiáceos

Las personas pueden necesitar cambiar a un opiáceo diferente si, por ejemplo, experimentan efectos secundarios o desarrollan una tolerancia a un opiáceo en particular. Al cambiar a un nuevo opiáceo, es importante darle a la persona una dosis equivalente del nuevo opiáceo. Como se mencionó anteriormente, esto obviamente no es algo que ustedes, en enfermería, pedirán, pero es algo que querrán saber para asegurarse de que se solicite una dosis adecuada. También pueden ayudar a explicarlo a la persona y a la familia. Usen la Tabla 1 (página 101) para calcular una dosis equivalente de un nuevo opiáceo.

Caso de estudio

Elías, un hombre de 51 años, tiene antecedentes de insuficiencia hepática por cirrosis avanzada y un reciente sangrado GI por varices esofágicas. Tiene dolor por ascitis y por una llaga adquirida antes de ingresar a la unidad. Ha dicho que no quiere más transfusiones de sangre y ha pedido que se le permitan morir pacífica y naturalmente. Está recibiendo morfina 20 mg VO c4h, con morfina 10 mg VO para dosis de rescate.

Elías ahora está experimentando delirium, no puede proporcionar respuestas claras, gime y hace muecas cuando se le reposiciona. El equipo de atención se pregunta si está confundido por la morfina.

Indicaciones

El médico proporciona las siguientes indicaciones:
1. Discontinuar la morfina.
2. Iniciar con HIDROmorfona 2 mg VO c4h y con HIDROmorfona 1 mg VO para dosis de rescate.

La enfermera revisa el cuadro equianalgésico y encuentra que una dosis de 10 mg de morfina VO es equivalente a 2 mg de HIDROmorfona. Por lo tanto, la dosis de de morfina de Elías, 20 mg VO cada 4 horas, sería equivalente a 4 mg de HIDROmorfona VO cada 4 horas. La enfermera se da cuenta, con base en la tabla de equianalgésicos, que la dosis que el médico indicó es la mitad de la dosis que debiera ser.

Compartir la información

La enfermera contacta al médico, revisan el cuadro equianalgésico y proporcionan una breve evaluación de Elías, incluyendo que parece tener molestias con los cambios de posición. El médico brinda la siguiente indicación:
1. Administrar HIDROmorfona 4 mg VO c4h e HIDROmorfona 2 mg VO dosis de rescate para aliviar el dolor irruptivo.

Medidas de confort no farmacológicas: la canasta del confort

La "canasta del confort" es una imagen que uso para la recopilación de artículos no farmacológicos que los profesionales de la salud y los miembros de la familia pueden usar para ayudar a disminuir la incomodidad de una persona que está muriendo y brindarle apoyo. Las medidas de confort ayudan a las personas a relajarse, a distraerlas de la incomodidad que causan los síntomas y pueden ayudar a que los medicamentos sean más eficaces. Las medidas de confort pueden ayudar a aliviar la incomodidad mientras la persona espera a que el medicamento surta efecto; y estas medidas pueden comunicar compasión, con o sin el uso de medicamentos.

La mayoría de las medidas de confort no farmacológicas pueden ser brindadas por cualquier persona, sin receta o especialista. Es posible que deban verificar las políticas de su agencia, institución o unidad para aclarar qué estrategias se pueden usar y quiénes en el equipo pueden utilizarlas.

Tengan en cuenta estas guías al proporcionar medidas de confort no farmacológicas:
- Respeten a la persona que está muriendo y personalicen la atención.
- Sean flexibles al ofrecer medidas de confort, porque las que funcionan ahora podrían no funcionar en otro momento, y viceversa.
- Inviten a la familia a participar en la provisión de medidas de confort.
- Proporcionen a la familia información sobre las medidas de confort que usen y de qué manera la familia puede integrarlas para el cuidado de la persona.
- Animen a la familia a pensar en las cosas que la persona solía hacer que le proporcionaba consuelo. Consideren si esas cosas podrían adaptarse para ser ahora medidas de confort.
- Tengan en cuenta que los miembros de la familia podrían querer acostarse al lado o acurrucarse con la persona o querer tiempo para la intimidad. Es posible que quieran tener permiso para acostarse en la cama. Los rieles laterales podrían evitar que las personas se caigan de la cama. Cerrar la puerta puede proporcionar cierta privacidad.
- Si corresponde, inviten a familiares y amigos a que compartan cuáles serían sus medidas de confort.
- Tengan en cuenta la posibilidad de agregar nuevos instrumentos a su canasta de confort.
- Inviten a la persona que está muriendo a que les enseñen nuevas medidas de confort.

Es importante elegir las medidas de confort que mejor satisfagan las necesidades y preferencias de esta persona en este momento. Podrían hacer preguntas como las siguientes:

Entiendo que tomaron juntos un curso de masaje terapéutico. ¿Ha pensado en ofrecerle un tratamiento a Roberto?

Escuché que usted y Samuel solían cantar juntos. ¿Consideraría cantar para él ahora?

La canasta del confort: creatividad en la atención

Consideren crear su propia "canasta" de medidas de confort basada en su vida, talentos y experiencias. Las personas pueden cantar, distraer, masajear, energizar o contar historias divertidas para brindar confort.

También pueden obtener ideas sobre lo que es importante para la persona que están cuidando en la casa al mirar lo que hay en sus estantes, paredes y muebles. En el entorno de cuidado residencial, podrían encontrar crema de manos en el tocador del baño, almohadas en el armario y un reproductor de música en el estante. Si integran estos elementos en su cuidado de la persona, será más probable que proporcionen confort que si utilizaran algo de los estantes de otra persona. Recuerdo a una mujer cuyo amor era la música, y ella enseñó a los cuidadores a organizar diversas canciones para establecer diferentes estados de ánimo, dependiendo de su necesidad.

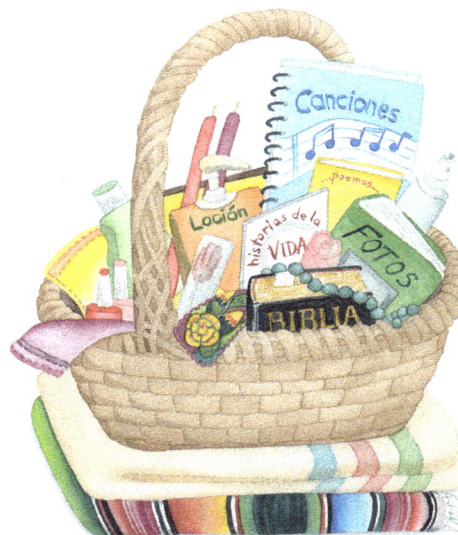

Parte 2: Síntomas comunes

La Parte 2 de este capítulo describe los síntomas más comunes que podría experimentar una persona que está muriendo y las estrategias para mejorar su confort físico. En esta sección se identifican los instrumentos de evaluación específicos para cada síntoma. En Enfermería se podrían considerar usar el SPICT-ES, el Índice Walter o la Escala de Fragilidad Clínica CFS para entender mejor la trayectoria de la enfermedad y el deterioro funcional de esta persona, así como ayudar a informar los objetivos de la atención.

Los aspectos psicosociales son esenciales para mejorar el confort físico de una persona y pueden cambiar a medida que progresan los síntomas. Se recomienda utilizar el Formato de Evaluación Psicosocial para poder abordar los cambios en las necesidades psicosociales de la persona.

Anorexia y caquexia

Javier, de 84 años, fue admitido hace un mes. Su condición va en declive y tiene repetidas infecciones en el pecho, caídas frecuentes, demencia progresiva y cáncer de pulmón. Desde su admisión, Javier duerme más, se retira y rechaza la comida y tiene dificultades para tragar.

Marta, la esposa de Javier, lo visita a diario, le trae flan casero y lo anima a comer. Está preocupada de que si Javier no come, morirá.

La hija de Javier, María, llegó hoy a la ciudad. Alarmada por su pérdida de peso, María dijo de inmediato: "¡Se está muriendo de hambre!". Ella cree que el bajo estado nutricional es responsable de su deterioro.

La comida es una necesidad básica y una preocupación fundamental de los seres humanos. Una gran cantidad de reuniones sociales y rituales culturales involucran a la comida y a la alimentación como una forma de "estar juntos". Preparar y servir comida es una manera de comunicar el amor.

Las necesidades nutricionales y, por lo tanto, la ingesta dietética de una persona cambian desde su nacimiento, la edad adulta, la vejez y hasta el proceso de morir como una función normal de la vida y la muerte. El tipo de alimento que come un niño de 2 años podría provocar que un recién nacido se ahogue, así como la cantidad de alimento requerida para alimentar y satisfacer a un varón de 25 años haría que un adulto mayor se sintiera hinchado o con náuseas.

Independientemente de las cambiantes necesidades nutricionales y sin importar si la disminución de la ingesta es normal cuando una persona vive con una enfermedad que limita su vida, su menor interés en los alimentos y la disminución de la ingesta alimentaria pueden convertirse en la principal preocupación de la familia. Existen diferentes interpretaciones de lo que está sucediendo y cómo responder puede causar conflictos dentro de la familia y en el equipo de atención médica, en los últimos meses, semanas o días de la vida de una persona.

¿Qué es la anorexia, la caquexia y el síndrome anorexia-caquexia primario?

La anorexia, en el contexto de este texto para una persona que vive con una enfermedad que limita la vida, se define como la disminución del apetito o falta de interés en la comida y la alimentación. La caquexia se define como una disminución sustancial de peso debida a pérdida de masa muscular, tejido adiposo y minerales óseos, debilidad general y procesos inflamatorios. Las pérdidas de tejido no responden al aumento de la ingesta o la administración de suplementos (Wholihan, 2015). En este escenario, la anorexia o la caquexia pueden presentarse una en ausencia de la otra. El síndrome de anorexia-caquexia (SAC) primario, en el que ambas están presentes, está provocado por múltiples anomalías endógenas, posiblemente relacionadas con la amenaza percibida de aumentar la enfermedad progresiva crónica. La presencia de SAC primario indica un pronóstico más precario que cuando la anorexia o la caquexia están ausentes. La anorexia o caquexia secundarias son el resultado de factores que reducen la ingesta o la absorción de nutrientes (por ejemplo, náuseas, diarrea, dolor).

Prevalencia

El SAC primario se ha reportado en hasta 86% de las personas con enfermedades relacionadas con el cáncer. Entre las personas con EPOC, 30–70% experimentan SAC, al igual que 30–60% de las personas con enfermedad renal en etapa terminal. El virus de la inmunodeficiencia humana (VIH) y la insuficiencia cardiaca congestiva (ICC) también se asocian con la anorexia y la caquexia, y afectan a 10–35% de las personas con esas afecciones (Wholihan, 2015).

Causas

Las causas de la anorexia y la caquexia secundarias se abordan primero, ya que estas causas se abordarían durante la evaluación inicial para la anorexia y caquexia secundarias, o SAC primario.

Causas de la anorexia y caquexia secundarias

Los factores que provocan la anorexia y caquexia secundarias incluyen:

- Malestar oral (p.ej., boca seca, dolor en la boca, estomatitis, dificultad o dolor al tragar)
- Aversión a los olores y sabores de la comida
- Dolor no controlado, disnea y náuseas y vómito
- Fatiga
- Problemas psicosociales (depresión, ansiedad o estrés)
- Deterioro cognitivo
- Efectos adversos de los medicamentos
- Efectos adversos de los tratamientos (quimioterapia, radioterapia, etc.)

Si bien se podría asumir que la anorexia (disminución del apetito) provoca caquexia (pérdida de peso involuntaria), en muchos casos los cambios bioquímicos de la caquexia contribuyen a desarrollar la anorexia (Morley, Thomas y Wilson, 2006; Wholihan, 2015).

Una evaluación exhaustiva puede ayudar a determinar qué factores contribuyen al desarrollo de la anorexia y la caquexia.

Causas del SAC primario

El SAC primario es un síndrome multifactorial complejo que afecta a muchas personas con enfermedades limitantes de la vida, incluido el cáncer (Wholihan, 2015). Las personas con SAC presentan síntomas que varían dependiendo de la enfermedad inicial, pero son similares en términos de disminución de la ingesta, falta de apetito, pérdida de músculo esquelético, pérdida de grasa, fatiga, debilidad, inmunidad alterada y procesos inflamatorios crónicos. Los síntomas gastrointestinales asociados con SAC incluyen náuseas, vómito, estreñimiento, eructos, dolor abdominal, hinchazón, indigestión e hipo. Otros síntomas relacionados incluyen aversiones alimentarias, cambios en la capacidad de oler y saborear y saciedad temprana (Arensmeyer, 2012).

Fisiopatología del SAC primario

La caquexia se produce debido al catabolismo (descomposición) de las proteínas y los lípidos (grasas) y a los cambios en el metabolismo de los carbohidratos. Se piensa que la liberación de citocinas, incluso a niveles bajos, así como la respuesta del sistema inmunológico a la enfermedad inician los cambios metabólicos. Las citocinas involucradas son el factor de necrosis tumoral, la interleucina-1, la interleucina-6 y el factor de proteína de la caquexia (Morley, Thomas y Wilson, 2006).

El inicio del SAC todavía no se entiende claramente; sin embargo, una comprensión simplificada de los procesos involucrados puede ayudar cuando se habla con la persona y la familia. Las investigaciones actuales sugieren que la enfermedad progresiva grave disminuye la ingesta de alimentos y causa fatiga. A medida que la enfermedad progresa, los sistemas sensoriales periféricos alertan al cuerpo sobre la creciente amenaza de la enfermedad progresiva (por ejemplo, tumor, insuficiencia renal), creando un efecto catabólico que incluye la inflamación y la liberación de citocinas (mensajeras del sistema inmunológico). El gasto de energía basal de la persona, ya de por sí aumentado para tratar la enfermedad progresiva, se incrementa aún más debido a las reacciones inflamatorias. La inflamación resultante, la liberación de citocinas y las anomalías metabólicas conducen a una señalización neurohormonal alterada. Estos cambios, junto con la liberación de moléculas específicas de la enfermedad como el factor de necrosis tumoral y la proteína específica del SAC (factor inductor de la proteólisis) y los factores de degradación de la grasa (factor de movilización lipídica) (Dodson et al., 2011), producen un estado catabólico en el cual la persona sufre pérdidas significativas de tejido muscular y grasa. La persona está utilizando mucha más energía de lo normal; sus depósitos de músculo y grasa se están descomponiendo, pero la persona no puede absorber ni utilizar los nutrientes ingeridos o suplementados debido al desarrollo de intolerancia a la glucosa, resistencia a la insulina y problemas gastrointestinales (Wholihan, 2015).

Podría ser de ayuda para la familia entender la diferencia entre la caquexia y la inanición, así como comprender que su ser querido con caquexia no está muriendo de hambre. La Tabla 2 muestra las diferencias en la respuesta del cuerpo a la inanición y a la caquexia. Observen cómo la producción de energía disminuye en la inanición, pero aumenta en la caquexia, y qué tan diferente se conservan o usan los recursos del cuerpo en estas dos condiciones.

Tabla 2. Diferencias en las respuestas del organismo ante la inanición y el SAC.

Inanición	Síndrome de anorexia-caquexia
Ingesta • Limitada o nula	Ingesta • Ingesta disminuida debido a la dificultad/incapacidad para digerir y metabolizar nutrientes
Uso de la energía • El organismo utiliza menos energía al reducir funciones no esenciales	Uso de la energía • El organismo utiliza más nutrientes y energía debido a la respuesta inflamatoria e inmunológica
Cambio en la fuente de energía primaria • El organismo utiliza las reservas de grasa para producir energía, preservando los órganos internos y los tejidos musculares	Cambio en la fuente de energía primaria • El organismo utiliza por igual las proteínas y las reservas de grasa para producir energía y no preserva los órganos o músculos internos

Evaluación

La anorexia y la caquexia son notablemente comunes entre las personas con enfermedades graves progresivas. Es imperativo que las enfermeras examinen regularmente los signos de anorexia y caquexia. La detección temprana brinda la mejor oportunidad para mejorar la calidad de vida de la persona que está muriendo.

Evalúen la anorexia y la caquexia cuando la persona o la familia exprese alguna inquietud acerca de la disminución del apetito, de la ingesta dietética o la pérdida de peso. Una evaluación exhaustiva de SAC incluye medir el apetito de la persona, su ingesta dietética y, si está justificado, su estado nutricional. La pérdida de peso, independientemente de su etiología, tiene un efecto decididamente negativo en la supervivencia (Wholihan, 2015).

Detección de la anorexia con el Sistema de Valoración de Síntomas de Edmonton

Usen el Sistema de Valoración de Síntomas de Edmonton (ESAS) como una herramienta de detección regular para la anorexia. Hagan un seguimiento de la evaluación cuando la pregunta de ESAS acerca la ingesta dietética muestre un valor mayor a 0 (Cancer Care Ontario, 2010; Wholihan, 2015), lo cual indica disminución del apetito. Cuando la persona no puede realizar un autorreporte, los profesionales de la salud de atención primaria y los familiares que ayudan con las comidas pueden asistir con la evaluación.

Una guía general sugiere que los puntajes de ESAS de 1 a 3 indican anorexia/precaquexia leve; los puntajes de 4 a 6 pueden sugerir anorexia/caquexia moderada; y los puntajes de 7 a 10 indican anorexia y caquexia severas (Cancer Care Ontario, 2010).

Evaluación con el Instrumento de Valoración de Síntomas adaptado para anorexia y caquexia

Cuando se sospeche anorexia, caquexia o SAC, evalúen a la persona por causas primarias y secundarias utilizando el Instrumento de Valoración de Síntomas adaptado para anorexia y caquexia (consulten la Tabla 3). Si la persona no puede realizar un autorreporte, los profesionales de atención primaria y los miembros de la familia pueden ayudar a proporcionar respuestas. Cuando se descubren causas secundarias de anorexia o caquexia, se puede platicar sobre los tratamientos.

La evaluación de las pérdidas de tejido muscular y de grasa, así como el edema, es crucial para comprender la gravedad del SAC (Patient Global Platform, 2014). Una persona con menos de 5% de pérdida de peso en los últimos seis meses puede tener signos tempranos de SAC. En el otro extremo del espectro, cuando una persona muestra una pérdida de peso mayor a 5% en los últimos seis meses y pérdidas significativas de tejido muscular y graso, y edema, la persona puede tener SAC grave.

Evaluación de la fragilidad y reporte de las conversaciones sobre los objetivos de atención

Evalúen la fragilidad de la persona usando la Escala de Fragilidad Clínica (CFS) o la Escala de Desempeño Paliativo (PPS). Consideren utilizar el SPICT o los instrumentos para pronosticar la mortalidad a un año (consulten el Capítulo 4, "Uso de herramientas estandarizadas") para reportar las conversaciones de objetivos de atención y determinar si las pruebas de laboratorio son apropiadas.

Pruebas de laboratorio para identificar o confirmar causas

El médico puede ordenar análisis de sangre, específicamente niveles de albúmina sérica, para determinar el estado nutricional de la persona. Si se ha identificado SAC grave, es posible que los niveles de albúmina en suero no proporcionen información adicional.

Tabla 3. Instrumento de Valoración de Síntomas adaptado para anorexia y caquexia.

Instrumento de Valoración de Síntomas adaptado para anorexia y caquexia		
O	***Origen-Inicio-Aparición***	Anorexia: ¿Cuándo notó por primera vez que su apetito estaba disminuyendo? Caquexia: ¿Cuándo notó por primera vez que estaba bajando de peso?
P	***Provocado por:***	Anorexia: ¿Sabe lo que le ha hecho perder el interés en comer y alimentarse? ¿Hay algo que le estimule el apetito o le dé hambre? ¿Su pérdida de apetito causa otros síntomas? ¿Hay otros síntomas [causas secundarias] que pueden estar causando su falta de apetito, como náuseas, vómito, estreñimiento, diarrea, dolor o sequedad en la boca, cambios en el sabor, olores desagradables de los alimentos, problemas para tragar, sensación de estar satisfecho, dolor, falta de aliento, depresión, ansiedad y fatiga? Caquexia: ¿Qué cree que podría estar causando que pierda peso?
Q	***Características***	¿Podría describir los síntomas que ha tenido? Comparado con su apetito normal, y en una escala de 0 a 10, ¿podría calificar su apetito actual, siendo 0 sin cambios en el apetito y 10 con grandes cambios en el apetito?
R	***Región-Localización***	¿Podría describirme de qué manera su pérdida de apetito está afectando su cuerpo? ¿Podría describirme su experiencia respecto a la pérdida de peso? ¿Está perdiendo peso en partes específicas de su cuerpo?
S	***Severidad***	¿Qué tan severos son sus síntomas en relación con la anorexia? ¿Podría calificar su severidad en una escala del 0 al 10? ¿Qué tanta capacidad tiene para ingerir en términos de alimentos líquidos y sólidos? ¿Qué tanto peso ha perdido y por cuánto tiempo ha sucedido esto?
T	***Tratamiento***	¿Ha tomado anteriormente suplementos o medicamentos para ayudarle en su pérdida de apetito? al tomarlos, ¿dejó de perder peso? ¿Qué ha intentado al respecto? ¿Fue eficaz? ¿Padeció algún evento adverso cuando tomó los medicamentos? ¿Ha cambiado recientemente algún medicamento?
U	***Interpretación***	¿Qué es lo que piensa está provocando la pérdida de apetito? ¿De qué manera esto afecta sus actividades diarias? ¿Podría decirme cómo se siente acerca de su pérdida de apetito y peso?
V	***Expectativas***	¿Cuáles son sus objetivos para controlar su pérdida de peso y de apetito? En una escala del 0 al 10, ¿en dónde le gustaría que estuviera su nivel de apetito?
W	***¿Qué más?***	• Evaluación física

Compartir la información

Los cambios dramáticos en la apariencia de una persona con anorexia, caquexia o SAC pueden ser difíciles de presenciar para los familiares, por lo que es importante que los médicos puedan comprenderlos y explicarlos.

> ### Perla Ética
> *Artículo 2*
> **Respetar la vida, los derechos humanos y por consiguiente el derecho de la persona a decidir tratamientos y cuidados una vez informados.**
> *Código de Ética para Enfermeras y Enfermeros de México (Comisión Interinstitucional de Enfermería, México, 2012)*
>
> **Intenten identificar los asuntos éticos a tratar por una persona con anorexia y/o caquexia, considerando el derecho de las personas a recibir información y tomar decisiones sobre su atención de salud. ¿Qué problemas éticos pueden surgir si la familia no quiere que le digan a la persona que está muriendo?**

Con la familia

Para una persona que está perdiendo peso, mirarse en un espejo y no reconocerse a sí misma es perturbador. Puede ser útil para la persona y la familia comprender que los cambios físicos no son por inanición sino resultado de cambios metabólicos que causan desgaste muscular, pérdida de grasa y un mayor gasto de energía. Así como el proceso de la enfermedad no se puede cambiar, el metabolismo alterado tampoco lo hará. La caquexia no se puede revertir.

Ayuden a la familia a comprender que la caquexia y la anorexia son parte del proceso de muerte normal que deriva de una enfermedad progresiva grave. La anorexia y la caquexia están relacionadas con la disminución de la supervivencia en personas con enfermedades progresivas, incluido el cáncer (Wholihan, 2015). En algunos casos, el personal de enfermería podría necesitar abogar por la persona que está muriendo para ayudar a la familia a entender por qué la persona no está comiendo (Brady, 2016).

La familia puede estar preocupada porque la persona se está muriendo de hambre o está en riesgo de morir antes y podría no entender que el aumento de la ingesta dietética no reducirá la pérdida de peso. Al principio del proceso de la enfermedad, se anima a una persona que está muriendo a comer alimentos que le den la mayor cantidad de nutrientes; sin embargo, a medida que progresa la enfermedad, comer puede causar incomodidad a la persona si se le fuerza a ingerir alimentos en un sistema GI que no puede digerir y metabolizar adecuadamente.

Cuando la ingesta disminuye aún más, la familia puede querer discutir la posibilidad de alimentación por sonda o nutrición parenteral. Ayuden a la familia a comprender que las investigaciones actuales no respaldan la nutrición IV o la alimentación por sonda o los suplementos nutricionales, ya que no aumentan la supervivencia, ni reducen las úlceras por presión, ni limitan el riesgo de aspiración ni mejoran la capacidad funcional. En algunos casos, estas medidas pueden causar más incomodidad para la persona con SAC (Dy, 2006).

La alimentación manual se ha identificado como el mejor método para alimentar a una persona con demencia y SAC (Wholihan, 2015). Esto respalda un enfoque holístico de la atención, abriendo nuevas vías para que los miembros de la familia interactúen con sus seres queridos. Ayuden a los miembros de la familia a cambiar su enfoque de garantizar la nutrición suficiente para proporcionar lo que la persona prefiere y permitirles comer lo que su cuerpo pueda tolerar. Es importante atender las preferencias de la persona para evitar que la comida se convierta en una fuente de estrés o conflicto.

Apoyen a la persona y a la familia en el aprendizaje de nuevas formas de pasar tiempo juntos que no impliquen comida y alimentación. Revisar los objetivos de la atención con la persona y la familia puede ayudar a que la familia comprenda mejor los objetivos de la atención de la persona y lo que es importante para ella en ese momento. Asimismo, es importante crear un ambiente cómodo y estimulante para las personas en vías de morir cuando comen y, aunque no tengan hambre, para alentarlos a estar con la familia durante las comidas para disfrutar el tiempo juntos.

Puede ser útil para la persona y la familia reunirse con un nutriólogo para determinar opciones de alimentos tolerables y sugerencias para mejorar la ingesta de alimentos.

Preguntas frecuentes sobre el síndrome anorexia-caquexia

En Enfermería se pueden adoptar las siguientes respuestas a las preguntas y preocupaciones comunes que los miembros de la familia pueden expresar sobre el SAC.

¿Qué son la anorexia, caquexia y el SAC?
La anorexia es una disminución del apetito y la caquexia es la pérdida de peso involuntaria. Una persona que tiene ambas condiciones, tiene SAC.

¿Qué causa la caquexia y la anorexia?
Cuando una persona está muy enferma, el sistema inmunológico de su cuerpo desencadena una respuesta inflamatoria. Cuando la enfermedad es progresiva y de larga duración, se desarrolla una inflamación sistémica. Las investigaciones actuales indican que la inflamación sistémica puede provocar procesos que causan pérdida de peso y disminuyen el apetito. Es importante tener en cuenta que la pérdida de peso puede ocurrir independientemente de cuánto coma una persona.

¿Qué causa la pérdida de peso?
La pérdida de peso es en parte el resultado de un apetito escaso y una ingesta reducida. También es resultado de la inflamación sistémica y el mayor gasto de energía de la caquexia, que hace que el cuerpo consuma energía más rápido de lo normal. El cuerpo utiliza sus propios músculos para satisfacer sus necesidades nutricionales, lo que deriva en la pérdida de peso.

¿Caquexia es lo mismo que inanición?
La caquexia es diferente de la inanición (consulten la Tabla 2 en la página 115). Cuando una persona está hambrienta, los procesos de su cuerpo se ralentizan para conservar los nutrientes, utilizando reservas de grasa para obtener energía. Con la caquexia, los procesos del cuerpo se aceleran en respuesta a la inflamación, consumiendo más energía de lo normal. A diferencia de lo que sucede en la inanición, en el caso de la caquexia, el cuerpo quema los músculos y los tejidos grasos para obtener energía. La pérdida significativa de estos tejidos cambia en gran medida la apariencia de la persona, dando lugar a la apariencia desgastada que muestra la caquexia.

¿Se está muriendo porque no está comiendo?
No. Ella/Él no está comiendo porque está muriendo.

¿La persona que está muriendo no está comiendo debido a la incomodidad?
Una persona que está muriendo no experimenta hambre de la misma manera que lo hace una persona sana. Por lo tanto, la ingesta reducida en una persona en vías de morir no da lugar a sensaciones de hambre. Una boca seca u otros tipos de problemas en la boca pueden causar molestias, por lo que el cuidado regular de la boca será útil para una persona con anorexia y caquexia.

¿Cómo pueden apoyar y cuidar a la persona?
Proporcionando cuidados atentos y cariñosos en forma de cuidados de la piel, masajes y atención bucal. Pueden explorar cómo simplemente "acompañar" a la persona, brindando compañía; por ejemplo, leyendo o contando anécdotas de las personas. Pregunten a la familia de qué manera les gustaría ayudar.

¿Existe algún tratamiento o medicamento que pueda ayudar?
Los medicamentos pueden estimular el apetito. Debido a que existen muchas causas de anorexia y caquexia, la persona puede necesitar una combinación de medicamentos. Los medicamentos como los esteroides no aumentan el peso a largo plazo, ni aumentan la masa muscular ni prolongan la vida.

Medidas de confort no farmacológicas

Tomen en consideración estas estrategias para manejar el confort ante la anorexia y la caquexia (Arensmeyer, 2012; Morley, Thomas y Wilson, 2006; Wholihan, 2015).

Ofrecer asesoría nutricional

Ofrecer asesoría nutricional de manera proactiva puede ralentizar o retrasar la pérdida de peso de la persona, lo que ayudaría a mantener su estado funcional y calidad de vida (Arensmeyer, 2012).

Ofrecer alimento conforme se tolere

Proporcionen a la persona pequeñas cantidades de comida frecuentemente durante el día, siempre teniendo en cuenta el interés de la persona en la comida. Recuerden incluir alimentos que la persona pueda tolerar y disfrute. Agreguen calorías o proteínas adicionales a los alimentos, si los tolera.

Ofrecer líquidos según se toleren

Con la anorexia y la caquexia, la ingesta de líquidos puede ser más importante que la sólida. Al principio del proceso de la enfermedad, es útil alentar a la persona a tomar líquidos, especialmente si la persona está recibiendo altas dosis de opiáceos. Esto ayuda a facilitar la excreción de metabolitos. Consulten la sección sobre deshidratación en el Capítulo 7, "Cuidados en los últimos días y horas".

Apoyar a la familia y al profesional de la salud para nutrir en nuevas maneras

Existen muchas maneras en que el profesional de la salud y la familia pueden "nutrir" a la persona que no involucran comida. Resulta útil aprender a enfocarse menos en los alimentos y más en actividades placenteras como masajes, música, lectura y grabación de recuerdos.

Prevenir las úlceras por presión y otros problemas secundarios relacionados con la caquexia

A medida que la persona pierde músculo y tejido adiposo disminuye el "colchón" natural entre sus huesos y la superficie en la que reposa. Su piel también se vuelve más fragil y susceptible al deterioro. Puede resultar incómodo para la persona permanecer en una misma posición durante un largo periodo de tiempo. Ayuden a mantener el confort de la persona cambiándola de posición tantas veces como sea necesario. Examinen la piel regularmente para detectar llagas y proporcionen medidas de confort, como masajes suaves, para ayudar a prevenir la ruptura de la piel.

Medidas farmacológicas

Los medicamentos pueden ayudar a aumentar el apetito y la energía a corto plazo, pero no darán como resultado la reconstrucción del tejido o el regreso la fuerza muscular. Debido a que la anorexia y la caquexia son causadas por una combinación de muchos factores, ningún medicamento o tratamiento resultará eficaz (Arensmeyer, 2012; Morley, Thomas, and Wilson, 2006; Wholihan, 2015).

Acetato de megestrol

Se ha reportado que el acetato de megestrol, una hormona femenina que se toma por vía oral, mejora el apetito y produce un pequeño aumento de peso. También se ha informado que mejora la sensación de bienestar de la persona y disminuye la fatiga, y puede mejorar la calidad de vida. El acetato de megestrol no aumenta el tiempo de supervivencia. (Ruiz-Garcia 2013)

Agentes de motilidad gástrica

Cuando las náuseas, vómitos o estasis gástrica causan problemas que conducen a la anorexia, los medicamentos como la metoclopramida o la domperidona pueden ser útiles.

Corticosteroides

La dexametasona se ha usado en personas que padecen cáncer, con diferentes niveles de éxito. Las mejoras son subjetivas y duran menos de tres o cuatro semanas. Este medicamento no aumenta la supervivencia.

Agonistas del receptor de la hormona de crecimiento

Los agonistas del receptor de la hormona de crecimiento (por ejemplo, anamorelina) están siendo probados en personas con SAC relacionado con el cáncer y muestran la promesa de aumentar el tejido muscular (Temel et al., 2016).

Cannabinoides

No hay suficiente investigación, específicamente estudios controlados de calidad, para evaluar el potencial de los cannabinoides para aumentar el apetito y disminuir la pérdida de peso en personas con SAC (Reuter y Martin, 2016).

Evaluación y confirmación

En Enfermería, se debe revisar regularmente a la persona que está muriendo para evaluar el progreso de la anorexia, la caquexia o el SAC. Como las opciones de tratamiento farmacológico para estos síntomas son muy limitadas, el seguimiento se centra principalmente en proporcionar medidas de confort no farmacológicas para la persona y apoyo psicosocial para la persona y la familia, ayudando a la familia a adaptarse y encontrar nuevas formas de "nutrir" a su ser querido a medida que progresan los síntomas.

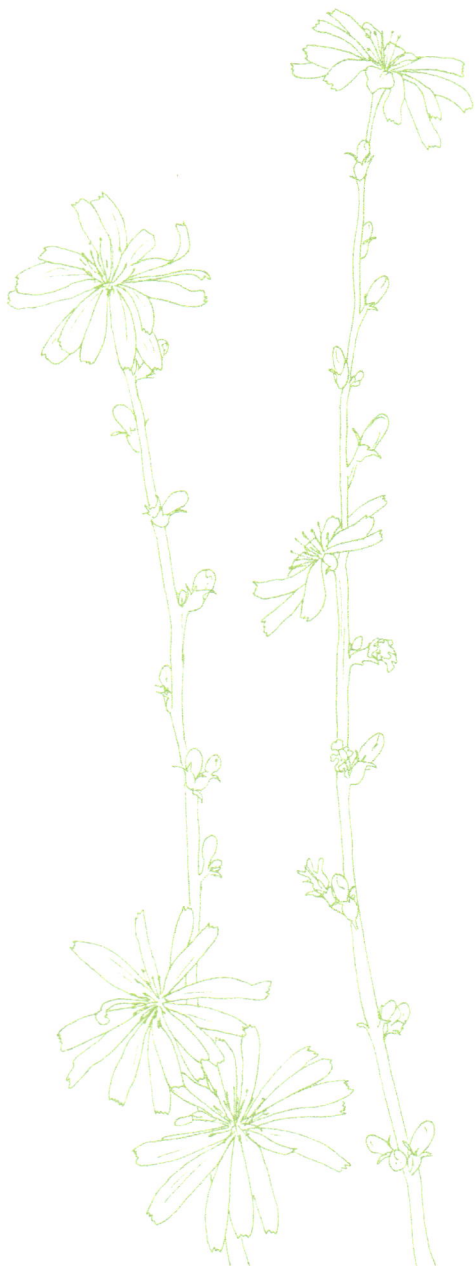

Verdades de la nutrición al final de la vida

Lo que un paciente puede comer será menos cada vez. Lo que un paciente pueda beber ahora será menos cada vez. Tanto comer como beber llegará a su fin.

Dejar de comer y beber es natural en el proceso de muerte, como lo es la lucha contra ella.

Lo que tiene valor nutricional en una etapa no lo tendrá en otra.

En el proceso de morir, comer alimentos que les guste se vuelve más importante que comer alimentos para obtener un valor nutricional.

Lo que "funciona", en términos de alimentos, no es necesariamente lo que a uno le gusta ni lo más nutritivo.

La atmósfera alrededor de la comida es más importante que lo que se consume.

Lo que es nutricionalmente correcto en una etapa puede ser muy incorrecto en otra.

Una terapia nutricional agresiva en la enfermedad avanzada a menudo contribuye a dificultar el control de los síntomas.

En la enfermedad avanzada, la comida puede causar más incomodidad que placer.

(Adaptado de Downing y Wainwright, 2006)

Cambios en la función intestinal

El Sr. Fernández fue hospitalizado recientemente: tiene insuficiencia cardiaca en etapa terminal y dolor osteoartrítico severo en caderas y rodillas. Hoy, me avisó que su abdomen estaba sensible y a veces tenía dolor. Palpé su abdomen. Estaba firme y sensible. Me dijo que su última evacuación había sido hace cuatro días y que tuvo que esforzarse para tener solo una deposición pequeña y dura que agravó aún más sus hemorroides.

Los cambios en la función intestinal, como el estreñimiento y la diarrea, ocurren comúnmente en los últimos meses de vida. Una persona que experimenta cualquiera de los siguientes síntomas puede estar estreñida: disminución de la frecuencia de las deposiciones (evacuaciones intestinales), aumento de la dureza de las heces o mayor esfuerzo para evacuar las heces. Debido a que el tiempo normal entre evacuaciones intestinales varía mucho de persona a persona, el estreñimiento puede manifestarse como diferentes periodos de tiempo sin evacuar.

Prevalencia

Las personas mayores de 65 años con movilidad reducida o disminución de la ingesta de alimentos y líquidos o que están deshidratados tienen mayor riesgo de sufrir cambios en la función intestinal. Se estima que entre 30% y 100% de las personas que reciben cuidados paliativos pueden experimentar estreñimiento (Economou, 2015). Las personas que reciben opiáceos corren un alto riesgo de estreñimiento, al igual que las personas con tumores en la región abdominal/pélvica que pueden tener masas presionando en los intestinos, lo que causa cambios en la función.

Causas

El estreñimiento puede ser causado por factores que afectan el contenido del intestino (por ejemplo, cambios en la dieta o ingesta de líquidos), la función del músculo de la pared intestinal (p.ej., medicamentos, obstrucción, inmovilidad física) y la función intestinal (p.ej. compresión tumoral, ascitis) (Fraser Health Authority, 2016c; Pallium Canada, 2013). Las complicaciones que resultan del estreñimiento incluyen dolor abdominal o malestar, problemas gastrointestinales como náuseas y vómito, obstrucción intestinal, dolor rectal y hemorroides.

Cuando una persona experimenta diarrea, su intestino grueso no está reabsorbiendo agua, lo que provoca que las heces sean líquidas en lugar de sólidas y formadas. Una persona puede tener múltiples evacuaciones sueltas en un día que pueden estar acompañadas de cólicos y molestias abdominales. Las pérdidas de líquidos con diarrea pueden ser graves dar lugar a deshidratación, que puede provocar debilidad física, desequilibrio electrolítico o delirium. Las causas de la diarrea incluyen medicamentos, tratamientos de radiación y/o quimioterapia, mala absorción de alimentos, cirugías, infecciones (p.ej., ERV, MRSA, C. diff.) y algunos tipos de cáncer.

Es importante saber que a veces, cuando una persona está muy estreñida, con heces duras obstruyendo el recto (impactado) es posible que deposiciones líquidas pasen "alrededor" de la obstrucción dando la apariencia de diarrea.

Fisiopatología

La función del colon es proporcionar un conducto para las heces desde el intestino delgado hasta el ano y eliminar el exceso de líquidos de las heces. El tiempo promedio de tránsito para que la materia fecal se mueva a través del colon es de dos a tres días. Cuando las heces permanecen en el colon durante más tiempo y se siguen extrayendo líquidos, las heces se vuelven más secas, duras y difíciles de mover. Cuando la materia fecal pasa demasiado rápido a través del colon, es acuosa y no está formada; la persona tiene diarrea (Economou, 2015; Pallium Canada, 2013).

El estreñimiento se presenta cuando los movimientos peristálticos se hacen más lentos y las heces permanecen en el colon por más tiempo de lo normal, deshidratándose cada vez más. Los factores que afectan el peristaltismo provienen del sistema nervioso entérico, la ingesta de líquidos y fibra de la persona, su nivel de actividad y los cambios en su rutina intestinal (por ejemplo, falta de tiempo y privacidad para la defecación):

- Los medicamentos (por ejemplo, los opiáceos) interfieren con los estímulos neurales entéricos al colon, disminuyendo la tasa de peristalsis.
- La progresión de la enfermedad puede disminuir el nivel de actividad general de una persona, lo que significa que su actividad muscular disminuye. La deambulación, el movimiento general y las contracciones de los músculos abdominales contribuyen a iniciar y promover el peristaltismo. Los bajos niveles de actividad significan que el peristaltismo se estimula menos.

- La ingesta reducida puede afectar tanto la ingesta de fibra dietética como la de líquidos. El equilibrio entre la fibra dietética y la ingesta de líquidos ayuda a iniciar la peristalsis dilatando las paredes del colon. También ayuda a mover las heces, manteniendo una consistencia adecuada. Un desequilibrio en la ingesta de fibra o agua afectará la peristalsis en el colon, contribuyendo ya sea al estreñimiento o a la diarrea.
- Una menor privacidad puede ser cuando una persona se muda de un lugar de residencia a otro; por ejemplo, a un centro de cuidado a largo plazo. El cambio resultante de una rutina intestinal, que incluye tiempo u oportunidad insuficientes en el momento apropiado, puede inhibir la peristalsis. La ansiedad y la angustia también pueden afectar la función intestinal.

Cuando la tasa de peristalsis aumenta y/o cuando la capacidad del colon para eliminar el agua de las heces disminuye, la persona experimenta diarrea. Los efectos secundarios de la radioterapia y la quimioterapia pueden dañar las células epiteliales del tracto gastrointestinal, lo que evita la absorción de agua en el colon. Las anomalías digestivas y la sangre excesiva en el lumen intestinal pueden causar diarrea (Economou, 2015).

Evaluación

Los cambios en la función intestinal se pueden evaluar con la Escala de Desempeño Intestinal de Victoria (BPS) (Victoria Hospice Society, 2009) junto con el Instrumento de Valoración de Síntomas adaptada para los cambios en la función intestinal. Se requerirán pruebas de laboratorio para confirmar o identificar las causas del estreñimiento o la diarrea.

Evaluación con el BPS de Victoria

Este instrumento proporciona criterios e imágenes visuales para evaluar la gravedad del estreñimiento o la diarrea, en comparación con las deposiciones habituales de la persona. La Figura 5 muestra la porción de evaluación de la herramienta. El instrumento completo (consulten la página 70 en el Capítulo 4, "Uso de herramientas estandarizadas") incluye guías para el control intestinal, así como recomendaciones de ingesta, medicamentos, pruebas de laboratorio y cuidado físico que corresponden a cada puntaje en la escala.

Figura 5. Escala de Función Intestinal BPS.

VICTORIA HOSPICE

Escala de Función Intestinal ("Bowel Performance Scale", BPS)

– 4	– 3	– 2	– 1	BPS Score 0	+ 1	+ 2	+ 3	+ 4
← Estreñimiento				Normal		Diarrea →		
Características								
Heces impactadas u obstructivas con o sin fuga de material líquido	Heces sólidas y duras, con masas conglomeradas pequeñas	Heces formadas, sólidas y duras	Heces formadas y sólidas	Heces formadas semisólidas	Evacuaciones formadas blandas	Evacuación amorfa, suelta o pastosa	Evacuación semi-líquida o líquida con o sin moco	Evacuación líquida con o sin moco
Frecuencia								
Paciente no genera evacuación	Evacuación retrasada tres días o más	Evacuación retrasada tres días o menos	La normal para el paciente	La normal para el paciente	La normal para el paciente	Frecuencia normal o más frecuente	Muy frecuente	Muy frecuente
Control								
Incapaz de evacuar a pesar de esfuerzos máximos	Requiere un enorme esfuerzo ("pujar") para evacuar	Requiere un esfuerzo moderado ("pujar") para evacuar	Requiere un esfuerzo mínimo ("pujar") para evacuar	No se requieren esfuerzos para evacuar	Requiere un esfuerzo nulo o mínimo para controlar la urgencia de evacuación	Requiere un esfuerzo moderado para controlar la urgencia de evacuación	Resulta muy difícil controlar la urgencia de evacuación; puede ser explosiva	Incontinencia fecal o evacuación explosiva – incapaz de controlar la urgencia o no nota la salida de material

Evalúen con el Instrumento de Valoración de Síntomas OPQRSTUVW adaptado para los cambios en la función intestinal

Usen las preguntas provistas en este Instrumento de Valoración de Síntomas OPQRSTUVW adaptado para los cambios en la función intestinal (Tabla 4) como guía cuando reúnan información sobre los cambios intestinales de una persona.

Evalúen la fragilidad e incorporen los hallazgos a las conversaciones sobre los objetivos de atención

Evalúen la fragilidad de la persona usando la Escala de Fragilidad Clínica o el PPS. Consideren utilizar el SPICT o los instrumentos para pronosticar la mortalidad a un año (consulten el Capítulo 4, "Uso de herramientas estandarizadas") para reportar las conversaciones de objetivos de atención y determinar si se requieren pruebas de laboratorio.

Tabla 4. Instrumento de Valoración de Síntomas adaptado para los cambios en la función intestinal.

Instrumento de Valoración de Síntomas adaptado para los cambios en la función intestinal		
O	**Origen-Inicio-Aparición**	¿Cómo están funcionando sus intestinos? ¿Tiene algún problema de estreñimiento? ¿Diarrea? ¿Cuándo tuvo su última evacuación? ¿Cuál es/fue su rutina normal de evacuación?
P	**Provocado por:**	¿Qué empeora/mejora el estreñimiento/diarrea?¿Tiene náuseas o vómito?
Q	**Características**	• Utilicen el Instrumento BPS para recopilar información sobre la consistencia de las heces y el esfuerzo requerido.
R	**Región-Localización**	¿Ha notado cambios en la cantidad de gases que esté teniendo? • Auscultar los sonidos intestinales y el tono en cuatro cuadrantes. • Palpar el abdomen para buscar inflamación, distensión abdominal, asimetría, masas, dolor, malestar. ¿Tiene dolor o molestia al evacuar? • En caso afirmativo, consideren realizar una evaluación perirrectal para buscar hemorroides o fisuras.
S	**Severidad**	¿Puede calificar su estreñimiento/diarrea en una escala del 0 al 10? • Observen a la persona en busca de signos de deshidratación. ¿Qué líquidos ha tomado hoy?
T	**Tratamiento**	¿Ha usado medicamentos en el pasado o está usando medicamentos que afectan sus intestinos? ¿Ha tomado laxantes recientemente? ¿Está tomando laxantes actualmente?
U	**Interpretación**	¿Qué cree que está causando los problemas con sus intestinos? ¿Cómo es esto para usted?
V	**Expectativas**	• Pregunten: "¿Cuáles son sus metas y esperanzas para el manejo intestinal?" • Revisen los objetivos de atención con la persona.

W	**¿Qué más?**	• Evaluación física
		   ◦ ¿Cuándo fue la última evaluación de la cabeza a los pies?
		   ◦ Si la persona no ha tenido una evacuación intestinal en tres días o está goteando heces, ¿se ha realizado una revisión rectal? Las contraindicaciones para una revisión rectal son inmunidad severamente dañada, como una cifra muy baja de leucocitos (puede ocurrir con quimioterapia, la presencia de un tumor o coagulación sanguínea deteriorada).
		 • Resultados relevantes de laboratorio y diagnóstico.
		 • Medicamentos

Estos consejos pueden ser útiles para comprender la causa del estreñimiento y la diarrea:

- Si una persona expele heces líquidas después de un periodo de estreñimiento, puede tener impactación fecal en el recto. Se puede requerir un examen rectal para evaluar la impactación.
- Las heces con sangre o moco pueden sugerir la presencia de un tumor, hemorroides, fisuras o colitis preexistente.
- Se requieren pruebas de laboratorio para confirmar o identificar las causas del estreñimiento o la diarrea.

Compartir la información

Es importante que los profesionales de la salud compartan información con la persona y su familia sobre cómo se desarrolla el estreñimiento o la diarrea en el cuerpo. Pueden adaptar la siguiente información sobre cómo funciona el tracto gastrointestinal o proporcionar información impresa, según las preferencias de la persona y la familia.

Cómo funciona el tracto GI

El organismo procesa los alimentos de la siguiente manera:

- Los alimentos van a la boca, al estómago y al intestino delgado, donde se extraen los nutrientes de la masa de alimentos digeridos. La masa liquida restante se mueve al intestino grueso, el colon, que es la última sección del intestino. El colon funciona como un tubo de secado, eliminando la humedad de la masa a medida que se mueve a lo largo del colon. Conforme se elimina la humedad, se forman las heces y se trasladan al recto para su evacuación. El líquido se elimina de las heces siempre que permanezca en el colon.
- Si la masa se mueve muy lentamente a través del colon, la materia fecal se seca y se endurece, lo que produce estreñimiento. Los opiáceos, otros medicamentos, enfermedades o la inmovilidad de la persona pueden reducir la motilidad en el colon.
- Si la masa se mueve demasiado rápido a través del colon, se elimina muy poco líquido, lo que provoca diarrea.

El objetivo es mantener la masa en movimiento a través de los intestinos para que se formen las heces (no duras o secas) y se pueda evacuar fácilmente sin esfuerzo excesivo.

Precauciones al utilizar laxantes y ablandadores de heces

Cuando se requieren laxantes, deben tomarse regularmente para mantener todo en movimiento y prevenir el estreñimiento. Tomar altas dosis de laxantes con poca frecuencia es contraproducente, ya que pueden iniciar un ciclo muy desagradable de diarrea seguido de estreñimiento.

Los ablandadores de heces rara vez son eficaces para el estreñimiento en entornos de cuidados paliativos, y los laxantes osmóticos pueden hacer que las evacuaciones intestinales sean muy difíciles de controlar. Los laxantes estimulantes, como los senósidos, son el tratamiento preferido.

Las decisiones sobre el manejo de la función intestinal deben reflejar los objetivos de la atención de la persona. Se puede proceder haciendo preguntas como estas:

¿Cuáles son sus objetivos para este síntoma?

¿Con qué frecuencia le gustaría tener una evacuación?

¿Qué es lo normal para usted?

¿Le gustaría que tratáramos de llegar a eso?

¿Le parece que sería posible?

La familia puede responder si la persona no puede hablar o comunicarse de manera efectiva.

Medidas de confort no farmacológicas

Prevención

La movilidad limitada y la ingesta nutrimental disminuida pueden afectar significativamente la función intestinal. Si es posible, incluyan medidas para abordar estas causas (Larkin et al., 2008).

Movilidad limitada
Mantener la fuerza y la actividad de los músculos abdominales en una persona con movilidad limitada puede ayudar a prevenir problemas intestinales. Para estimular la movilidad intestinal, involucren a la persona a realizar ejercicios de silla o cama que usen los músculos abdominales y requieran mover las piernas. Estos pueden incluir ejercicios de rango de movimiento, con o sin ayuda, apropiados a la capacidad y tolerancia de la persona.

Ingesta nutrimental disminuida
Cuando la ingesta dietética general disminuye, se puede incorporar fibra insoluble a la dieta de la persona, pero solo si también ingiere suficientes líquidos. Una gran

cantidad de personas que se acercan al final de la vida no pueden tomar suficientes líquidos para permitir que la fibra funcione como laxante. En tales casos, se debe evitar la fibra, ya que puede empeorar el estreñimiento.

Cuando la energía o la movilidad de la persona es limitada, las modificaciones en la dieta y la ingesta adecuada de líquidos son importantes. Cuando controlar la urgencia es un problema, proporcionar acceso rápido y conveniente a un inodoro es una prioridad.

En el momento

Usen estas estrategias para brindar confort en el momento:
- Respondan a las campanas o timbre de llamada lo antes posible.
- Brinden privacidad a la persona, como cortinas y ruido de fondo, cuando la persona esté usando el cómodo.
- Proporcionen un fácil acceso a las instalaciones para ir al baño.
- Retiren y limpien el cómodo inmediatamente después del uso.
- Ayuden a la persona a usar el cómodo y a limpiarla después en caso necesario.
- Procuren que la piel de la persona no se irrite.
- Usen productos para la incontinencia si es apropiado.
- Si el olor es molesto para la persona, proporcione flujo de aire abriendo una ventana o activando un ventilador.

Con la familia

Compartan información con la familia acerca de:
- Maneras de brindar confort (arriba mencionadas).
- Estrategias para brindar privacidad cuando una persona esté usando el inodoro en la habitación.
- La importancia de guardar un reporte (documentación); registrando la fecha y calidad de las evacuaciones de la persona, incluyendo una descripción de las heces.

Con el equipo de atención

Realicen estas acciones junto con el equipo de atención:
- Sigan los protocolos intestinales según lo indicado, incluido el registro y reporte de la respuesta al tratamiento.
- Discutan las opciones con el equipo de atención si el protocolo intestinal no es efectivo.
- Compartan las evaluaciones con el médico para analizar posibles cambios a las indicaciones de medicación.
- Realicen un seguimiento con el médico si el estreñimiento o la diarrea no se resuelven.

Medidas farmacológicas

Principios para utilizar medicamentos para manejar la función intestinal

Sigan estos principios para manejar los cambios en la función intestinal:
- Ser proactivos. Recuerden que "la mano que escribe la prescripción de opiáceos escribe la del laxante".
- Administrar medicamentos regularmente. La persona puede requerir laxantes o una rutina intestinal de manera continua.
- Eviten los horarios de medicamentos excesivamente complicados al maximizar la dosis del laxante de primera elección antes de agregar un segundo agente para ayudar con el estreñimiento.
- Usen la Escala de Función Intestinal BPS, en el capítulo 4 (o una herramienta que se use actualmente en su unidad) regularmente para identificar la eficacia de los tratamientos.

Tratamientos farmacológicos para el estreñimiento

Usen tratamientos farmacológicos para reducir el estreñimiento y aumentar el confort (Economou, 2015; Larkin, et al., 2008; Victoria Hospice Society, 2009).

Dieta alta en fibras
Aumenten la ingesta de fibra dietética de la persona para ayudar a tratar el estreñimiento aumentando la masa en el intestino. Este tratamiento solo tiene éxito si la ingesta de líquidos también se incrementa y, por lo tanto, no es un tratamiento apropiado para las personas que no pueden tomar suficientes líquidos.

Estimulantes intestinales
Administren laxantes estimulantes intestinales (p.ej., bisacodilo) para aumentar la actividad peristáltica en el intestino. Tengan precaución si existe sospecha que las heces de la persona puedan ser duras o estar impactadas.

Laxantes
Administren laxantes para suavizar las heces y ayudar con la evacuación. Consideren qué tipo de laxante funcionará mejor para la persona:
- **Laxantes osmóticos** (p.ej., lactulosa): los laxantes hiperosmóticos son compuestos no absorbibles que permanecen en el colon, atraen el agua y suavizan las heces. La persona puede experimentar efectos secundarios como cólicos o molestias abdominales.

- **Laxantes salinos** (p.ej., citrato de magnesio): estos laxantes también dirigen agua al colon para ayudar a ablandar las heces.
- **Laxantes lubricantes** (p.ej., enema de retención de aceite): estos laxantes cubren las heces y también pueden ayudar a suavizarlas ayudando al colon a retener agua.

Enemas

Administren enemas para irritar y/o distender el colon para activar la peristalsis en el colon.

Subcutáneos inyectables

Usen medicamentos de este tipo (p.ej., metilnaltrexona), que son muy eficaces para tratar el estreñimiento inducido por opiáceos. Este tratamiento está contraindicado cuando hay una obstrucción intestinal.

Tratamientos farmacológicos para la diarrea

Agentes antidiarreicos

Usen medicamentos de este tipo (p.ej., loperamida) para disminuir la peristalsis en una persona que tenga diarrea. Verifiquen cuidadosamente las contraindicaciones y úsenlos solo si está indicado.

Subsalicilatos de bismuto

Usen medicamentos de este tipo para restablecer el equilibrio de fluidos al afectar la pérdida de agua y la permeabilidad a lo largo de los intestinos.

Evaluación y confirmación

Hagan preguntas a la persona como las siguientes para evaluar el tratamiento y confirmar que está teniendo el efecto deseado:
- ¿De qué manera está afectando su función intestinal a su bienestar ahora?
- ¿Se están cumpliendo sus objetivos para el manejo de su función intestinal?
- ¿Es necesario adaptar o actualizar el plan de atención?
- ¿Necesita más información sobre los cambios en la función intestinal y el plan para controlarla en los próximos días?

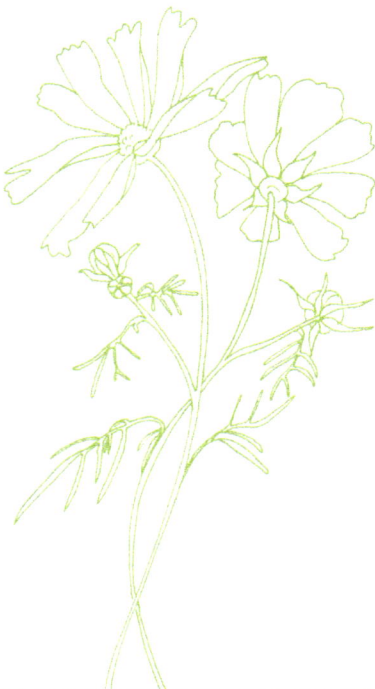

Caso de estudio

Intercambio de información con el médico

Estoy hablando respecto al el Sr. Martínez. Tiene 54 años, padece insuficiencia cardiaca en etapa terminal y tiene dolor osteoartrítico bilateral intenso en las caderas y rodillas. Está estreñido, y preocupado por sus intestinos; le causa ansiedad el dolor al defecar y quiere que controlemos el estreñimiento. Esta es mi evaluación:

- Ocurrencia: Última evacuación hace 4 días.
- Calidad: Bolitas pequeñas, duras, haciendo el máximo esfuerzo para que pasen.
- Patrón intestinal normal: formado, esfuerzo mínimo o nulo, evacuaciones intestinales regulares cada 1 a 2 días.
- El estreñimiento agrava las hemorroides, aumenta el dolor pero no sangra.
- Dolor: el abdomen está sensible y, a veces, doloroso, y el dolor se asocia con las hemorroides y, al evacuar, las heces son de consistencia firme.
- Disminución de gases en los últimos 4 días.
- Auscultación: Intestinos activos en los 4 cuadrantes.
- Palpación: Abdomen firme y sensible al tacto, sin masas distinguibles.
- La ingesta no ha cambiado. Maneja los alimentos y líquidos sin dificultad. Bebe 7 vasos de agua al día.
- La PPS es actualmente de 40%, era de 50% al ingreso la semana pasada.

- Actividad: Principalmente en cama o sentado en la silla, pero se levanta varias veces al día para ir al baño.
- Medicamentos actuales: Senósidos 12 mg VO dos veces al día, morfina de liberación sostenida 15 mg VO c12h.
- Examen rectal realizado, heces duras presentes en el recto.
- No se tienen radiografías recientes disponibles.

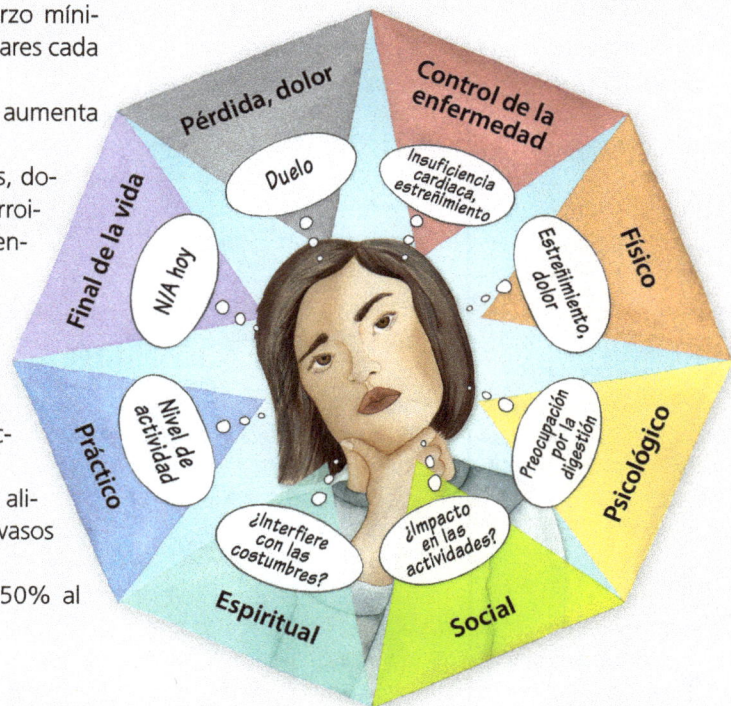

Indicaciones

El médico indica lo siguiente:
- Administrar enema de fosfato de sodio.
- Aumentar los senósidos a 24 mg dos veces al día.
- Realizar evaluaciones continuas.

Delirium

¿Qué es el delirium?

Sandra siempre ha sido predecible, pero esta persona que ahora conozco y que me conoce ... es impredecible. Está agitada, no me reconoce y después sí. Es confuso. Ella se ve igual.

En un momento está lúcida, el siguiente minuto se muestra confundida y unas horas más tarde, lúcida de nuevo.

En un momento ella quiere ponerse de pie, y luego quiere sentarse. Pide algo, pero no está segura de lo que quiere. Abre la boca para hablar –ella, que platicaba tanto–, pero ahora sus palabras son confusas.

Ella se alimenta sola, pero de repente deja caer su taza. Está muy inquieta: despierta toda la noche... deambulando por todos lados moviendo cosas y clasificando los papeles en su escritorio. Después se la pasa adormilada y durmiendo la mayor parte del día y es difícil despertarla.

Cuando está despierta, se distrae fácilmente y pregunta qué sucede en la habitación de al lado. Lo peor es que se ha vuelto paranoica. De repente se asustó y pensó que la estaba envenenando; se volvió agresiva y trató de pegarme.

Ella esta aterrorizada; ve arañas en la pared y extrañas criaturas en el armario; tiene miedo, terror. ¿Que se supone que haga? Le dije que me ocuparía de ella, pero creo que necesito pedir ayuda. Ella no se siente segura aquí.

El delirium es un estado agudo de confusión que se presenta como un cambio repentino y grave en la cognición de una persona, que afecta su conciencia, atención, pensamiento, percepción y, posteriormente, su comportamiento (Pallium Canada, 2013). El cerebro de una persona que está delirando no puede enviar y recibir información de manera correcta (Lawlor y Bush, 2014).

La quinta edición del Manual Diagnóstico y Estadístico de Trastornos Mentales describe el delirium y presenta los criterios utilizados para diagnosticarlo (American Psychiatric Association, 2000), que incluyen los siguientes:

- Una perturbación de la conciencia: reduce la claridad de la conciencia del entorno, así como la capacidad para enfocarse, sostener o cambiar la atención.
- Un cambio en la cognición: déficit de memoria, desorientación y trastornos del lenguaje o el desarrollo de un trastorno perceptivo que no se explica por una demencia preexistente, establecida o en evolución.

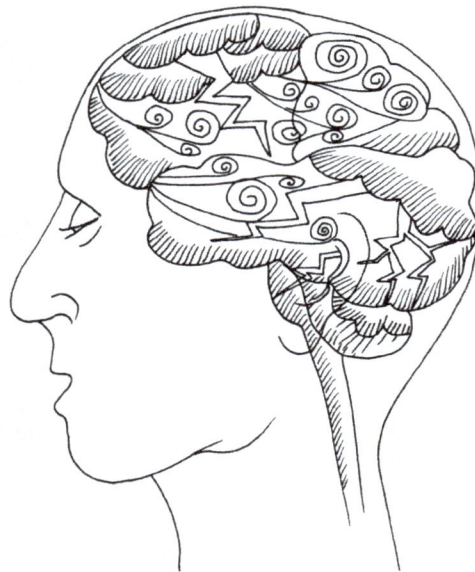

- Una perturbación que se desarrolla durante un corto periodo de tiempo (por lo general de horas a días) y tiende a fluctuar durante el transcurso del día.
- Una alteración por la cual la historia clínica, el examen físico o los hallazgos de laboratorio proporcionan evidencia de que está causada por las consecuencias fisiológicas directas de una condición médica general.

El delirium es una complicación frecuente en el contexto paliativo, pero el reconocimiento y la documentación del delirium son bajos (Lawlor y Bush, 2014). Se estima que cerca de la mitad de los episodios de delirium en personas con cáncer avanzado son reversibles. Las enfermeras pueden ayudar a disminuir la frecuencia y duración de los episodios de delirium al conocer los factores de riesgo para que se desarrolle, realizar evaluaciones con regularidad para detectarlo en forma temprana y tratar las causas cuando sea posible (Pallium Canada, 2013).

El delirium desde la perspectiva del cerebro

Para que yo (el cerebro) funcione, el resto de las partes de mi cuerpo y los órganos tienen que estar funcionando correctamente! Cuando no hacen su trabajo, eso puede impedir que yo pueda hacer mi trabajo. Cuando no funciono bien, parece que estoy confundido. "Confundido" significa muchas cosas diferentes. Puede significar que no logro encontrar las palabras correctas, prestar atención o tomar decisiones buenas y claras. Podría significar que tengo dificultades para recordar y ordenar lo que está en el pasado, el presente o el futuro. Puede ser que tenga mucho sueño cuando se supone que debo estar despierto, mientras que otras veces estoy despierto cuando todos los demás intentan dormir. A veces me hace sentir agitado y molesto, y otras veces me da sueño y me pregunto qué es lo que me está molestando. Alucino y malentiendo lo que estoy viendo, escuchando o experimentando. A veces trato de dar sentido a lo que veo, como la vez que confundí a la enfermera con mi hija, o la ocasión que creí que las campanas eran la alarma de incendio. Pero otras veces lo que veo o pienso que está sucediendo es aterrador, y me da miedo. Hoy vi arañas en la pared y pensé que la gente estaba tratando de lastimarme y capturarme. Nadie me entiende; y tengo miedo; he perdido el control.

Entiendo que lo que experimento se llama "delirium". Cuando estoy en medio de este delirium, estoy completamente confundido y, una hora después, estoy lúcido otra vez. A veces puedo recordar la confusión, y otras veces no puedo decir nada al respecto.

Cuando le pregunto a la enfermera por qué ocurre el delirium, me da una lista completa de cosas, pero algo que nadie menciona es el proceso de morir. ¿Sabías que la mayoría de las causas del delirium son parte del proceso de morir? ¿Sabías que los medicamentos son una de las causas comunes del delirium? Ahora, mi cuerpo y yo, a menudo necesitamos estos medicamentos para controlar los síntomas comunes de morir, aunque estos medicamentos pueden causar delirium. Así que como lo veo, morir causa delirium.

Déjame explicarte por qué…

Mi cuerpo y yo estamos conectados. Mi cuerpo está enfermo ahora mismo. A medida que la enfermedad avanza a través de mi cuerpo, mi deseo de comer y mi capacidad para tragar y digerir los alimentos disminuyen. Mis órganos, incluidos los riñones y el hígado, no funcionan bien, por lo que las toxinas se acumulan. Mi corazón tampoco está funcionando bien, por lo que tengo poco oxígeno y algunas veces tengo demasiado dióxido de carbono. No estoy tragando bien, así que tengo poca agua y energía. Mi metabolismo está cambiando y mis electrolitos están fuera de balance. Incluso mi sistema inmunológico es débil. Tengo más infecciones: las infecciones del tracto urinario y la neumonía son mis compañeras constantes. Para hacer bien su trabajo, los antibióticos necesitan un sistema inmunológico saludable, por lo que en mi cuerpo no pueden hacer bien su trabajo. ¡Me temo que en algún momento los antibióticos van a dejar de funcionar por completo!

Ah, y mi vejiga e intestinos no funcionan bien, y con los efectos secundarios de los medicamentos, los intestinos se estriñen. Déjame decirte, cuando los intestinos están estreñidos, ¡no puedo pensar bien! En resumen, pueden ver la lista de todas las cosas distintas que provoca el delirium, pero el proceso de morir… bueno, es la "tormenta perfecta" para el delirium.

Los tres tipos de delirium

Los tres tipo de delirium se caracterizan de la siguiente manera:

- **Delirium hiperactivo:** la persona muestra signos externos de confusión, inquietud, agitación y alucinaciones. La inquietud y la agitación pueden ser de naturaleza verbal o motora.
- **Delirium hipoactivo:** la persona está confundida, pero como la persona está inactiva y duerme más, es posible que no se note la confusión. La persona puede parecer deprimida.
- **Delirium mixto:** la persona puede alternar entre estados hipo e hiperactivos, entre ser receptiva y menos receptiva, despierta y somnolienta; por ejemplo, es difícil despertar a la persona un minuto y al siguiente levantarse de su cama como resorte (Heidrich e English, 2015).

Prevalencia

La prevalencia del delirium aumenta a medida que las personas envejecen. Cerca de 1% a 2% de las personas mayores de 65 años experimentan delirium. La prevalencia aumenta a 10% entre las personas de 85 años o más y es más alta entre las personas con demencia: 22%. Asimismo, las personas que tienen deterioro cognitivo, especialmente que afecte la memoria, que están tomando múltiples medicamentos (cinco o más), sobre todo medicamentos psicotrópicos y sedantes, y que experimentan un retiro repentino de medicamentos, y las personas que consumen alcohol regularmente están en riesgo de desarrollar delirium. La prevalencia de delirium entre las personas que reciben atención residencial varía entre 1.4% y 70%, según las comorbilidades; por ejemplo, insuficiencia orgánica, problemas médicos múltiples, dolor no tratado, investigación, inmovilización, desnutrición y fragilidad, cáncer avanzado, falta de sueño o trastornos, así como la muerte de un ser querido puede aumentar el riesgo de que una persona desarrolle delirium. Los factores de riesgo para desarrollar esta condición incluyen tener más de 65 años y deficiencias sensoriales (por ejemplo, falta de visión o audición), estar en la unidad de cuidados intensivos, estar hospitalizado y estar en un entorno de atención residencial o postaguda (ANA, 2015b; Heidrich y English, 2015).

Los profesionales de la salud, incluido el personal de enfermería, no siempre son capaces de reconocer o controlar el delirium; en consecuencia, aproximadamente 60% de las personas con este padecimiento no se identifican como tales.

Causas

Para la mayoría de las personas, al menos tres factores contribuyen al desarrollo del delirium (Pallium Canada, 2013). La causa más común de delirium al final de la vida son los medicamentos (por ejemplo, opiáceos, anticolinérgicos, benzodiacepinas). A menudo, estos medicamentos son esenciales para el confort y no pueden retirarse. La insuficiencia metabólica resultante de la insuficiencia orgánica es la siguiente causa más común de delirium. Otras causas de delirium se muestran en la Figura 6.

El siguiente acrónimo del Cancer Care Ontario (Cancer Care Ontario, 2010) puede ayudar a recordar las causas comunes del delirium en el entorno paliativo:

D – ¡Drogas, drogas y más drogas! Deshidratación y depresión

E – Desequilibrio de Electrolitos, trastornos Endocrinos, Etilismo (alcohol)

L – Lesión: Insuficiencia hepática

I – Infección: infección urinaria, neumonía, sepsis

R – Problemas Respiratorios (hipoxia), Retención (urinaria o estreñimiento)

I – Incremento de la presión Intracraneal

U – Uremia: problemas Urinarios (insuficiencia renal), dolor no tratado

M – Enfermedad Metabólica, Metástasis cerebral, Medicamentos

Figura 6. Causas de delirium.

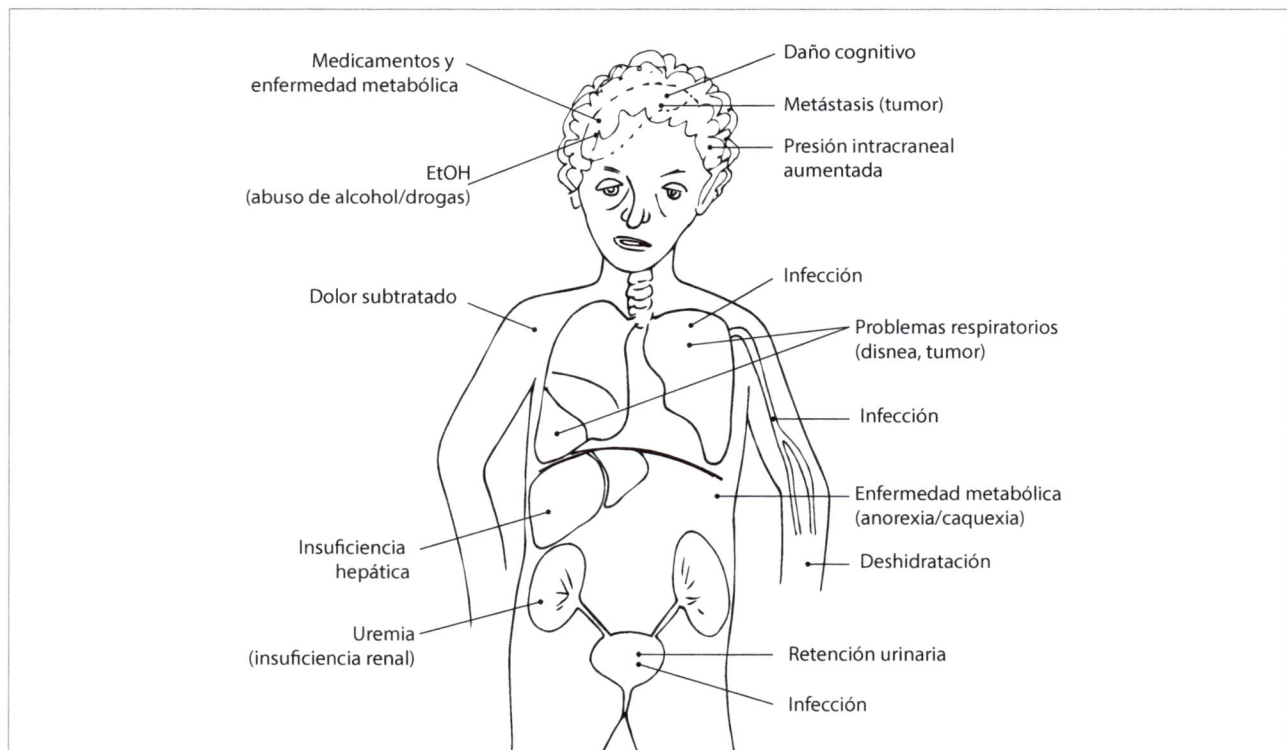

130   Lo Esencial en Cuidados Paliativos: un Recurso Práctico en Enfermería

Fisiopatología

El delirium no es un problema psicológico. Es provocado por cambios fisiopatológicos en el cuerpo o cerebro que afectan el funcionamiento del cerebro.

El delirium no es un problema psicológico y tampoco es un problema de salud mental. Es provocado por cambios fisiopatológicos en el cuerpo que afectan el cerebro. El desequilibrio en los niveles de neurotransmisores están implicados en el delirium, causando una función colinérgica reducida y una función dopaminérgica y gabaérgica aumentada. Otros sistemas de neurotransmisores (por ejemplo, serotoninérgicos, noradrenérgicos, glutaminérgicos, histaminérgicos) también pueden estar involucrados. Las áreas del cerebro afectadas son el tálamo y los ganglios basales, especialmente en el hemisferio no dominante. Los niveles de los neurotransmisores pueden desequilibrarse en respuesta a la toxicidad de los medicamentos, la toxicidad metabólica y la inflamación sistémica, y como consecuencia de una respuesta de estrés agudo. Una gran cantidad de estos procesos son irreversibles en la persona en vías de morir.

El delirium es más probable que se revierta si se detecta temprano y se actúa de manera rápida, y si las causas se identifican y pueden tratarse.

Demencia y delirium: ¿Cuál es la diferencia?

En el delirium, el tejido cerebral suele estar intacto; los cambios ocurren en otras partes del cuerpo y causan cambios neuroquímicos en el cerebro. En la demencia, el tejido cerebral en sí se está deteriorando. La Tabla 5 muestra las diferencias entre las dos condiciones (Huang, 2016).

Tabla 5. Diferencias entre demencia y delirium.

Demencia	Delirium
Inicio gradual	Inicio repentino
Etiología primaria de SNC	Etiología secundaria de SNC
Crónica, progresiva	Temporal, fluctuante
Disminución lenta de las habilidades de comunicación	Disminución rápida de las habilidades de comunicación
Atención/alerta estable	Atención/alerta baja
Se conserva el nivel de actividad	Hiper/hipoactividad
Raramente reversible	A menudo reversible

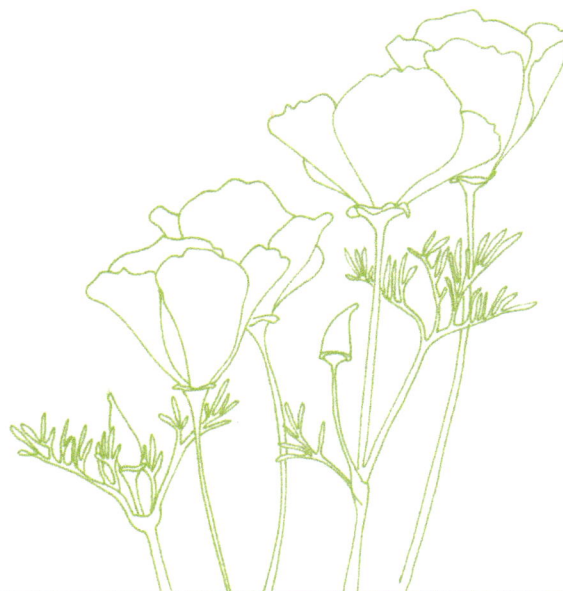

Reflexiones de una enfermera

¡He aprendido sobre el delirium y sé que es algo malo! He asistido a Seminarios y talleres sobre el delirium. Aprendí que puede causar complicaciones debilitantes, como deshidratación, inmovilidad debido a fracturas y caídas, ruptura de la piel, infección y posible pérdida de independencia. Sé que se supone que debo estar al pendiente de los signos de delirium, detectarlo y tratarlo como una emergencia. Sé que la identificación temprana a menudo es crucial para un control eficaz, pero aquí está el desafío:

Cuando la persona está experimentando delirium, puede que no sepa que tienen un problema, y si yo no la conozco, es posible que no sepa que hay un problema; además de eso, la familia puede estar perpleja y confundida, sin comprender lo que está sucediendo; y en una unidad médica con tanto trabajo es tan fácil dar por sentado las cosas hasta el turno de la noche. Después, durante el turno de noche, la persona no se está quieta y comienza a caminar por los pasillos. Por la mañana, la persona está profundamente dormida, y el personal del día se pregunta qué fue lo que les hicimos

en el turno de noche y nos acusan de haberle dado demasiada atención a la persona. ¡Ojalá vinieran a trabajar el turno de noche alguna vez!

¿Cómo puedo saber la diferencia entre demencia y delirium? Sé que en cuidados paliativos, excepto en los casos de personas que están en proceso de muerte inminente, 60% de las primeras apariciones de delirium pueden revertirse con éxito. Sé que los delirios posteriores no se revierten con tanta frecuencia pero ¿cómo decidir si investigamos o no cuando no tenemos a la mano a quien "toma las decisiones" cuando la persona ya no puede tomar decisiones? ¿Y cómo podemos controlar los síntomas que son angustiantes para la persona y la familia? ¿Cómo ayudamos a la familia a tener un cierre con la persona cuando esa persona está tan confundida? Eso es lo más difícil para mí, porque ya no tenemos a la persona como principal responsable de la toma de decisiones. Es tan difícil para los que toman decisiones captar todas las complejidades y posibilidades y, de repente, tener que asumir ese papel. ¡Es especialmente difícil si no se ha hablado de ello por adelantado!

Evaluación

Detección a través del Método de Evaluación de la Confusión (CAM)

El Método de Evaluación de la Confusión (CAM) es un instrumento de detección desarrollado específicamente para identificar el delirium (VIHA, 2014). El instrumento CAM identifica cuatro características del delirium:

A. Curso de inicio agudo y fluctuante
B. Desatención
C. Pensamiento desorganizado
D. Nivel alterado de la conciencia

Si la persona presenta tanto A como B, más ya sea C o D, se debe evaluar como delirium. El instrumento completo se encuentra en el Capítulo 4 "Uso de herramientas estandarizadas" (ver página 69).

En el caso de estudio sobre Sandra (consulten la página 135), está claro que cumple con los cuatro criterios para delirium identificados en el instrumento CAM, lo que sugiere que está experimentando delirium. El inicio de su delirium fluctuante fue agudo, a veces no puede prestar atención, su pensamiento es desorganizado y su nivel de conciencia se ve alterado (sus ciclos de sueño-vigilia se ven perturbados).

Figura 7. Método de Evaluación de la Confusión.

Método de Evaluación de la Confusión (CAM)		SÍ	NO
1. Comienzo agudo y curso fluctuante	¿Ha observado un cambio agudo en el estado mental del paciente? Si la contestación en NO, no seguir con el cuestionario.		
2. Alteración de la atención	¿El paciente se distrae con facilidad o tiene dificultad para seguir una conversación? Si la contestación en NO, no seguir con el cuestionario.		
3. Pensamiento desorganizado	¿El paciente manifiesta ideas o conversaciones incoherentes o confunde a las personas?		
4. Alteración del nivel de conciencia	¿Está alterado el nivel de conciencia del paciente?¿Vigilante ("hiperalerta"), letárgico o estuporoso?		

La versión en español de CAM fue publicada y validada en ancianos mexicanos por la Dra. María Estela Chávez-Delgado y colaboradores (Rev Med Inst Mex Seguro Soc 2007; 45 (4): 321-328). Cualquier comunicación relacionada con su uso y diseminación debe dirigirse a María Estela Chávez-Delgado. Hospital General de Zona 89, Instituto Mexicano del Seguro Social (IMSS), Av. Circunvalación Agustín Yañez, Colonia Moderna, Guadalajara, Jalisco 44190, México. estela_hu@yahoo.com, echavez@cencar.udg.mx

El instrumento CAM se incluye aquí con el amable permiso de ambos investigadores otorgado a Life and Death Matters.

Evaluar la fragilidad y reportar sobre las metas de atención

Evalúen la fragilidad de la persona utilizando la Escala de Fragilidad Clínica CFS o el PPS. Consideren usar SPICT o instrumentos para pronosticar la mortalidad a un año (consulten el Capítulo 4, "Uso de herramientas estandarizadas") para reportar las conversaciones sobre objetivos de atención y determinar si es adecuado realizar estudios.

Evaluar con el Instrumento de Valoración de Síntomas adaptado para delirium

Utilicen el Instrumento de Valoración de Síntomas adaptada para delirium (Tabla 6) para realizar la evaluación. Como es poco probable que la persona pueda ayudar a completar la evaluación, pídale a la familia y/o a los miembros del equipo de atención médica que reúnan la información. Solo hagan preguntas que sean apropiadas para la persona.

Investigar para identificar o confirmar las causas

Investigue las causas subyacentes del delirium si es apropiado hacerlo y de acuerdo con los objetivos de atención de la persona. Las pruebas de laboratorio y radiológicas comunes pueden incluir lo siguiente: hemograma completo, electrolitos, calcio, albúmina, función renal/hepática, hemocultivos si se sospecha sepsis, ácido úrico, saturación de oxígeno y radiografía de tórax. A veces, las pruebas que muestran el cerebro mediante tomografía computarizada o resonancia magnética son útiles. El análisis de sangre inicial y la radiografía identificarán infecciones, hipercalcemia, deshidratación e insuficiencia orgánica, que a menudo proporciona información suficiente para identificar los próximos pasos.

Intercambio de información

Realizar una reunión familiar podría ser una buena manera de compartir información sobre el delirium, las posibles causas, las pruebas que se pueden hacer y las opciones para revertir el delirium y para tratar sus causas subyacente. El caso de estudio sobre Sandra (consulten las páginas 135–136) destaca el intercambio de información.

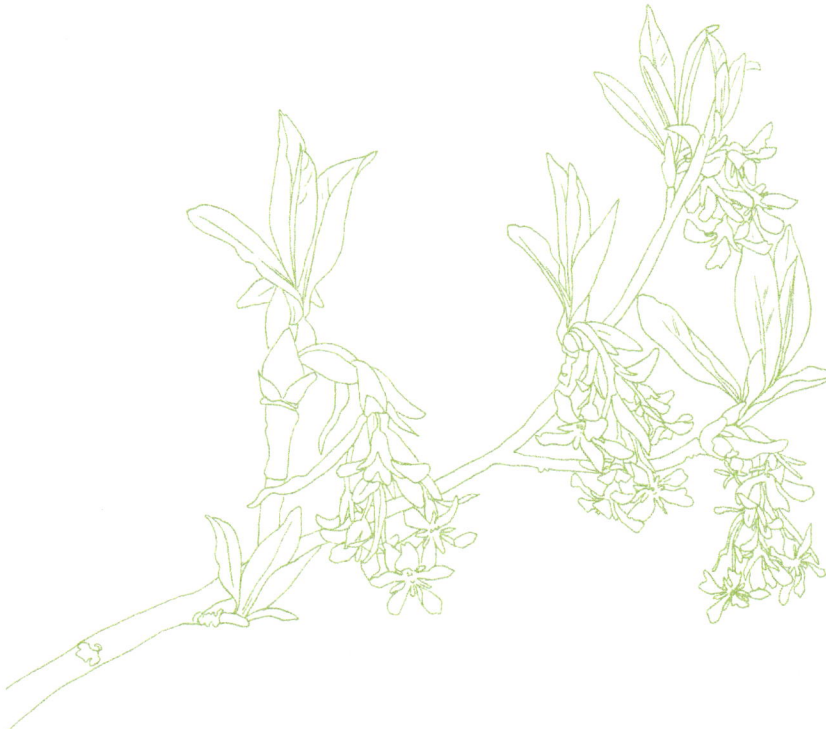

Tabla 6. Instrumento de Valoración de Síntomas adaptado para delirium.

Instrumento de Valoración de Síntomas adaptado para delirium		
O	**Origen-Inicio-Aparición**	• ¿Cuándo notó por primera vez la confusión o delirium de la persona? • ¿La persona había experimentado antes confusión o delirium?
P	**Provocado por**	• ¿Qué parece aumentar, disminuir o afectar la confusión o el delirium? • Recientemente, ¿la persona se mudó o fue reubicada o experimentó una pérdida significativa?
Q **R**	**Características** **Región-Localización**	• ¿El estado mental de la persona cambió de repente? En caso afirmativo explicar. • ¿Tiene la persona un ciclo normal de sueño-vigilia? Si no, explique. • ¿Está la persona desatenta y se distrae fácilmente? ¿Tiene la persona dificultad para prestar atención y seguir una conversación? • ¿Está la persona alerta? ¿Hiperalerta? ¿Soñolienta? ¿Estuporosa? ¿No responde? • ¿Su nivel de conciencia fluctúa? Explique. • ¿Está la persona mostrando signos de perturbaciones perceptivas y percepciones erróneas, ilusiones o alucinaciones (táctiles, visuales o auditivas)? • ¿Está la persona demostrando comportamientos que sugieren perturbaciones perceptivas (por ejemplo, "estar en las nubes"? • ¿La persona está expresando ideas delirantes o infiriendo que tienen tales ideas?
S	**Severidad**	• ¿Está la persona agitada? ¿Hiperactiva? ¿Combativa? ¿Es una amenaza para uno mismo o para los demás?
T	**Tratamiento**	• ¿Está la persona tomando algún medicamento que parece afectar la confusión o el nivel de conciencia? • ¿Se han usado medicamentos en el pasado para ayudar a resolver la confusión o el delirium?
U	**Interpretación**	• ¿Tiene la familia alguna idea acerca de qué está causando este delirium? • ¿Qué le han dicho a la familia sobre la condición de la persona?
V	**Expectativas**	• ¿Tiene la persona o familia alguna creencia o inquietud específica sobre el delirium? • ¿La persona tiene alguna ansiedad o angustia espiritual?

W	**¿Qué más?**	• Evaluación física
		  ○ Signos vitales
		  ○ Signos de fiebre, diaforesis
		  ○ Sonidos en el pecho: presencia de esputo
		  ○ Retención urinaria/vejiga distendida
		  ○ Vaciamiento: frecuencia, urgencia, olor, catéter urinario
		  ○ Estreñimiento
		  ○ Contracciones mioclónicas

Perla Ética

Reflexionen sobre la reunión familiar descrita en el caso de estudio sobre Sandra y, utilizando un pensamiento crítico, sugieran cómo la discusión podría ser diferente si la familia estuviera en contra del tratamiento de la infección y el intento de devolver a su madre a su "yo anterior". ¿Qué cuestiones éticas podrían surgir en ese caso? ¿Cuáles serían las opciones?

Caso de estudio

Intercambio de información en una reunión familiar sobre Sandra y su delirium

La inclusión del médico, la enfermera practicante o ambos en las reuniones familiares sobre una persona que experimenta delirium puede ser especialmente útil. El esposo de Sandra, Mateo, y su hija, Alicia, se reúnen con el médico, el Dr. Ramírez, y la enfermera, Carmen, para hablar sobre el delirium de Sandra.

El médico da la bienvenida todos e identifica el motivo para la reunión: proporcionar información para que los miembros de la familia entiendan qué está sucediendo y qué pasos pueden seguirse para ayudar a Sandra.

Dr. Ramírez: Revisemos la condición de Sandra y hablemos de cómo ha estado y de cómo está ahora.

Sandra tiene 85 años de edad y tiene cáncer de mama metastásico, antecedentes de problemas cardiacos leves en los que se le insertó un stent y un largo historial de diabetes dependiente de insulina. Ella está experimentando lo que los médicos llaman "delirium". Entiendo que están preocupados acerca de cómo está. Tenemos cierta información para compartirla con ustedes sobre Sandra.

En primer lugar, ¿pueden decirme lo que ven? [Entrada para la familia]

Dr. Ramírez: ¿Qué es lo que más les preocupa? [Entrada para la familia]

Dr. Ramírez: Hay ciertas decisiones que se deben tomar.

Necesitamos decidir cómo proceder con algunas opciones terapéuticas y sobre los tratamientos. Me gustaría darles algo de información para que puedan tomar una decisión por Sandra, en función de lo que creen que ella misma podría haber elegido por sí misma en virtud de estas circunstancias, si ella pudiera hablar por sí misma. ¿Platicaron alguna vez con ella acerca de cómo hubiera querido proceder bajo estas circunstancias?

Mateo: Sé que mi esposa no hubiera querido que la mantuviéramos viva de manera artificial.

Alicia: Mi madre hubiera querido vivir más tiempo si pudiera volver a su "antiguo yo". Si pueden hacer algo que la lleve a su antigua normalidad, entonces quisiéramos que lo hicieran.

Dr. Ramírez: Es bueno conocer esa información. Déjenme revisar cómo está Sandra y tomemos en cuenta esos pensamientos.

…Primero que nada, ella tiene cáncer que se ha diseminado a sus huesos y pulmones; también tiene problemas de corazón y antecedentes de diabetes. Estas condiciones complican las opciones de tratamiento; además, tiene diversos factores de riesgo, incluyendo su edad. Algunas de las causas del delirium son los medicamentos, la deshidratación, las infecciones, órganos que no funcionan bien y retención urinaria o estreñimiento. Según su muestra de orina y su análisis de sangre, parece que tiene infección de las vías urinarias.

Teniendo en cuenta la edad y la salud de Sandra, es mucho más susceptible a las condiciones que causan el delirium. Sabemos que si podemos tratar con éxito la infección de las vías urinarias, entonces podríamos resolver el delirium y ella volverá a lo que era antes de esta infección en particular.

También sabemos que, debido a su historial de infecciones recurrentes de las vías urinarias en los últimos meses; eso, más todas las condiciones que padece, le será difícil combatir la infección. Si es ese el caso, entonces la posibilidades de revertir el delirium disminuyen. ¿Qué piensan sobre esto?

Mateo: Bueno, entiendo que tiene infecciones recurrentes, con mayor frecuencia y que son más difíciles de tratar.

Dr. Ramírez: Parece que la infección es parte de su proceso de la etapa terminal.

Carmen: Si no está mejorando, si está muriendo, ¿qué creen que debiéramos hacer para mantenerla lo más cómoda posible? ¿Cuáles son sus prioridades principales ahora?

Alicia: Bueno, queremos que sea… no queremos que sienta dolor. ¿Cómo sabremos si está cómoda? No queremos que le cueste respirar. No queremos que pierda su dignidad. ¿Cuánto tiempo creen que le queda?

Carmen: Entonces, es importante que no tenga dolor; y nos plantean buenas preguntas Hablemos de ello.

Caso de estudio

Dr. Ramírez: Comprendo que la fuerza de Sandra ha disminuido en las últimas semanas, que se está levantando menos y que está en la cama la mayor parte del tiempo. A medida que su enfermedad avanza, está experimentando un aumento del dolor. Para tratar el dolor hemos aumentado la medicación. El aumento en los analgésicos ha causado el delirium.

No podemos disminuir la medicación si queremos mantenerla cómoda. Podemos cambiarla a un medicamento diferente para el dolor. Podemos darle algunos líquidos, pero no podemos dejar de darle algo para el dolor. Entonces, el desafío es cómo manejar el delirium para que no esté agitada y sí cómoda.

¿Qué piensan de esto?

Mateo: Ella tenía claro que no quería morir con dolor. Si no puede detener la medicación para el dolor, ¿qué se puede hacer acerca de la confusión… delirium?

Dr. Ramírez: Podemos cambiarla a un medicamento diferente. También podemos administrarle líquidos para ayudarla a limpiar su sistema de medicamentos; y podemos darle medicación para disminuir su agitación. Si el delirium disminuye, podemos disminuir la medicación para la agitación y las alucinaciones. Si no ocurre eso, el medicamento la hará sentir cómoda y la ayudará a dormir.

Alicia: Si ella duerme más, ¿podrá hablar con nosotros cuando despierte? ¿Hay algo que podamos hacer para mantenerla cómoda y detener el delirium? ¿Cuánto tiempo cree que le queda de vida?

Dr. Ramírez: Parece que su primera prioridad es estar sin dolor. La siguiente prioridad es recuperar cierto grado de claridad en la medida de lo posible para tener un poco más de tiempo con ella antes de que muera ¿Es correcto?

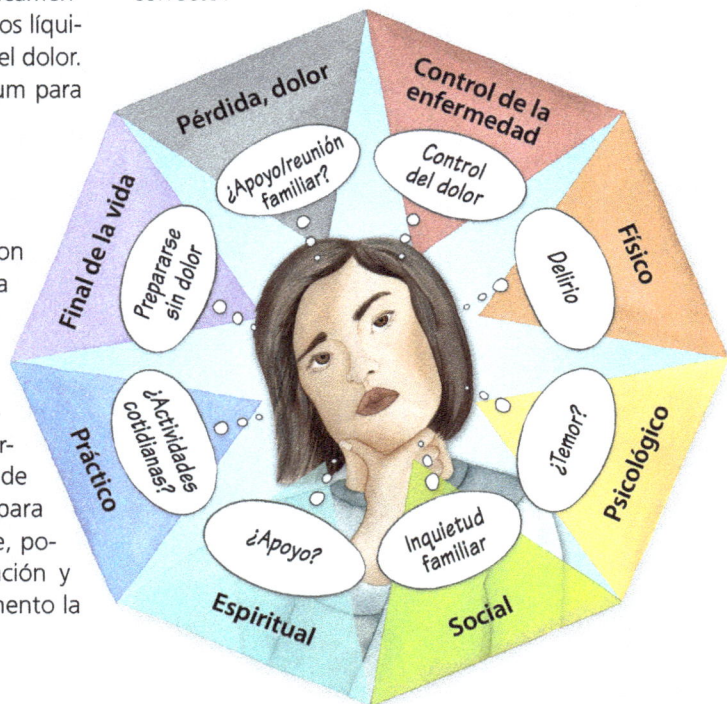

Medidas de confort no farmacológicas

Prevención o detección temprana

Muchos de los cambios físicos en el proceso de morir (por ejemplo, infecciones, deshidratación, efectos secundarios de los medicamentos, estreñimiento, desequilibrios de electrolitos) pueden causar delirium (ANA, 2015b; Pallium Canada, 2013). Estas medidas pueden ayudar a prevenir el delirium:

- Proporcionen continuidad de cuidadores y profesionales de la salud cuando sea posible.
- Ayuden a la persona a percibir con precisión el entorno, brindándole una iluminación adecuada y ayudándola a usar sus lentes y audífonos.
- Si la persona está recibiendo opiáceos y aún está tomando líquidos bien, anímenla a que tome líquidos para ayudar al cuerpo a excretar los subproductos del medicamento. Consideren dar líquidos por hipodermoclisis.
- Comuníquense utilizando el lenguaje apropiado para las capacidades y cognición de la persona.
- Proporcionen sonidos, olores y texturas familiares que transmitan calidez y cuidado a esa persona; por ejemplo, el aceite de lavanda alivia la ansiedad de muchas personas. Reduzcan los niveles de estímulos.

- Toquen música si resulta útil para la persona.
- Traten de usar imágenes guiadas o técnicas de relajación con la persona, pero solo en las fases iniciales de inquietud.
- Denle a la persona algo suave y reconfortante para sostener (por ejemplo, un juguete de peluche).

Utilicen las siguientes estrategias para detectar el delirium de manera temprana:
- Estén alertas a los signos de delirium. Reporten el delirium tan pronto como se sospeche o detecte, no esperen a que el delirium se intensifique.
- Hagan detecciones regularmente para el delirium. Vigilen los cambios agudos en la mentalidad.
- Registren y reporten el historial de delirium de la persona, así como sus antecedentes de temas traumáticos que surjan en los sueños.
- Diferencien el delirium de una "conversación de transición" (vean la discusión sobre "regalos finales" y "conciencia de la muerte cercana" en el Capítulo 7, "El cuidado en los últimos días y horas").

En el momento

Durante el delirium, la persona no puede dirigir su propio cuidado, no puede controlar su propia seguridad y puede estar en un estado alterado de conciencia. Tomen en cuenta las siguientes estrategias para ayudar a brindar comodidad y disminuir la gravedad del delirium en una persona (ANA, 2015b; Heidrich e English, 2015).

Garantizar la seguridad
Mantengan a la persona segura con estas medidas:
- Retiren los objetos que la persona pueda usar para hacerse daño o dañar a otros (por ejemplo, tijeras, cuchillos, objetos filosos, medicamentos).
- Mantengan los rieles laterales de la cama hacia abajo y bájela si la persona intenta salir de la cama por su cuenta. Si es necesario, usen almohadillas de cadera o coloquen un colchón en el suelo junto a la cama para reducir las consecuencias de una caída.
- Informen de inmediato si una persona con delirium muestra signos de hacerse daño a sí misma o a otros.
- Eviten las restricciones físicas, ya que pueden aumentar la agresión física de una persona y comprometer la seguridad. Consideren estrategias alternativas como estas:
  - Usar una alarma con sensor de movimiento o una cámara en la habitación para monitorear a la persona
  - Retiren o camuflen los tubos y catéteres cuando sea posible si estos molestan a la persona.

Atender regularmente a las necesidades de cuidado general
Es menos probable que la persona con delirium comunique verbalmente sus necesidades de atención general. Pueden proporcionar apoyo asistiendo regularmente a estas necesidades, como ayudar a ir al baño, brindar cuidado de la boca y asegurar la hidratación con sorbos de líquido si la persona puede tragar.

Controlar la agitación de manera inmediata
La agitación es un síntoma común que acompaña al delirium (delirium hiperactivo), aunque también pueden presentarse conductas retraídas (delirium hipoactivo). Recuerden que una persona agitada está sufriendo. Asegúrense de minimizar la incomodidad; por ejemplo, ayuden si la persona necesita evacuar, proporcionen una dosis de medicamento de rescate si la persona tiene dolor, y otras medidas semejantes. Reporten si la agitación no disminuye.

Brindar una observación constante
Usen acompañantes –voluntarios o familiares capacitados o no capacitados– para que "se sienten" con la persona que experimenta delirium (Carr, 2013). Los acompañantes pueden tranquilizar a la persona en el momento, además de monitorearla y reportar cambios en el comportamiento, así como el delirium.

Asegurar una comunicación adecuada
El delirium afecta la capacidad de la persona para hablar y entender el lenguaje. Apoyar a una persona con delirium requiere que se hable en oraciones simples, claras y cortas. Sean pacientes al hablar, hagan una pregunta a la vez y esperen una respuesta antes de continuar.

Llevar a la persona a la realidad
Exploren la realidad de la persona en proceso de morir para determinar lo que está experimentando. Si es posible y apropiado, llévenlos a la realidad. Si la persona está en un "lugar feliz", no será necesario llevarlos a la realidad actual.

Tranquilizar a la persona
El delirium hará que a la persona le resulte difícil recordar y comprender lo que está sucediendo. Pueden ayudarla a través de la dificultades del delirium al recordarles con frecuencia que no están solos. Digan, por ejemplo:

Estoy aquí con usted. Me aseguraré de que esté a gusto y a salvo.

Apoyar a la persona durante las alucinaciones

Las alucinaciones pueden aterrorizar a una persona. Necesitarán trabajar para comprender lo que la persona está experimentando y después asegurarle que ustedes están ahí para ayudarla. Comprendan los sentimientos de la persona:

Yo no veo la arañas, pero sé que usted sí y yo estoy aquí para ayudarlo a hacer que se vayan.

También pueden ayudar de estas maneras:
- Usen frases tranquilizadoras como: "Sé que esto es aterrador para usted. Lo voy a ayudar a superarlo.
- Pregunten: "¿Qué está viendo, oyendo? ¿Cuáles son sus preocupaciones sobre esto?
- Traten de llevar suavemente a la persona hacia la realidad si es posible (recuerden que la experiencia del delirium es la realidad de la persona).

Alentar la relajación

Ayudar a una persona con delirium para relajarse puede ser reconfortante y proporciona descanso para la familia. Ofrecer estas medidas de confort puede ayudar a la persona a relajarse:
- Mantas calentadas
- Objetos suaves (p. ej., peluches de juguete, mantas de lana suave)
- Reiki, masaje o toque curativo
- Música favorita
- Aromaterapia

Para la familia

Ser testigo del delirium de un ser querido puede ser aterrador para la familia, y ésta podría necesitar tanto apoyo como la persona en proceso de morir para comprender la experiencia del delirium. Anticipen que las familias experimentarán dolor (sintiendo la pérdida de la persona que era), especialmente si los síntomas no se están resolviendo y la condición de la persona disminuye a pesar de los intentos de tratarlos. Pueden ayudar a la familia al:
- Escuchar sus inquietudes y registrarlas para reportarlas al equipo de atención médica.
- Proporcionar un espacio para que los miembros de la familia tomen una siesta y recuperen su fuerza durante el delirium o después de que la persona se calme.
- Proporcionar mantas calientes u otros objetos que le sean reconfortantes.

La familia también puede querer hablar con ustedes sobre los temas que surgen en el delirium, o puede tener preguntas para el equipo de atención médica sobre la diferencia entre delirium y la toma de conciencia antes de la muerte. Prepárense para responder estas preguntas y sepan cómo remitir a la familia a fuentes de más información.

Delirium y regalos finales

No es infrecuente que las personas cercanas a la muerte "vean" a sus seres queridos que murieron anteriormente. En su libro Regalos finales: Entendiendo la conciencia especial, las necesidades y las comunicaciones de las personas en vías de morir, Callanan y Kelley se refieren a esto como "conciencia previa a la muerte" (Callanan y Kelley, 1993). Es diferente de las alucinaciones y no se considera delirium. Consulten más información sobre el conocimiento antes de morir; está disponible en el Capítulo 7, "Cuidado en los últimos días y horas".

Después del delirium

Cuando el delirium se haya resuelto, puede ser posible hablar con la persona y escuchar lo que recuerda del episodio. Puede ser útil explorar los temas que surgieron durante el delirium. Es posible que desee considerar el concepto de sufrimiento asociado con el delirium y el concepto de dolor total.

Continúen evaluando y previniendo el delirium de estas maneras:
- Monitoreo frecuente. Es posible que se solicite a una persona que cuide que la persona se quede quieta para evitar lesiones o daños.
- Limitar el ruido, visitantes, luces brillantes y espejos (que pueden distorsionar las imágenes de la persona).
- Evitar cambios y mantener artículos familiares a la vista y al alcance.
- Monitorear la hidratación, nutrición y deglución.
- Mantener la integridad de la piel si la persona tiene movilidad limitada, mediante el reposicionamiento regular.
- Animar a la persona para que se mueva tanto como pueda.

Medidas farmacológicas

Las medidas farmacológicas pueden tratar las causas del delirium y ayudar a controlar los síntomas (ANA, 2015b; Heidrich y English, 2015; Pallium Canada, 2013).

Tratar la causa

Si las pruebas han identificado con éxito una causa o las causas del delirium, consideren usar los tratamientos que se muestran en la Tabla 7 para controlarlas. Asegúrense de que los tratamientos cumplan con las metas de atención de la persona.

Tabla 7. Causas y tratamientos del delirium.

Causa	Tratamientos a considerar
Toxicidad por opiáceos	Cambiar los opiáceos
Sepsis	Iniciar antibióticos
Medicamentos	Detener los medicamentos causantes
Deshidratación	Proporcionar líquidos
Infecciones de las vías urinarias	Administrar antibióticos y retirar el catéter urinario si resulta adecuado
Hipercalcemia	Brindar hidratación artificial y después bifosfonatos
Hipoxia	Proporcionar oxígeno

Manejar el síntoma

Los medicamentos pueden ayudar a controlar los síntomas del delirium, como paranoia, agitación, alucinaciones e insomnio. Dependiendo de la causa del delirium y su gravedad, los medicamentos requeridos para manejar el síntoma pueden hacer que la persona esté menos alerta e incluso que disminuya su capacidad de respuesta.

Las metas de atención de la persona dirigirán al médico, al equipo de atención de salud y a la familia cuando se tengan que tomar decisiones sobre los medicamentos. Consideren los planes de cuidado en estos dos escenarios:

Mi papá solo quiere estar cómodo. No quiere más pruebas o tratamientos.

Papá estuvo lúcido esta mañana y quiere vivir para la fiesta de aniversario este fin de semana. Creo que es importante para él que este delirium sea investigado y tratado si es posible.

Los medicamentos neurolépticos (antipsicóticos) como haloperidol se usan para reducir la agitación moderada a severa o síntomas psicóticos asociados con el delirium. Estos medicamentos pueden reducir el sufrimiento de la persona, permitir que continúen las pruebas y tratamientos, y evitar que la persona se lastime a sí misma o a otras personas (Canadian Coalition for Seniors' Mental Health, 2006). Estos medicamentos se usan en dosis más bajas que en el contexto psiquiátrico; por lo tanto, causan menos efectos secundarios extrapiramidales. Evalúen a la persona por medio de la Escala de Fragilidad Clínica CSHA (consulten el Capítulo 4, "Uso de herramientas estandarizadas") cuando consideren qué medicamentos usar.

Los medicamentos utilizados para controlar un síntoma específico difieren dependiendo del médico, comunidad y país. No importa que el médico elija una medicación u otra, una dosis u otra. Lo que importa es que la persona se sienta cómoda. Tal vez quisieran consultar con un asesor de cuidados paliativos sobre estrategias farmacológicas adicionales (Palio Canadá, 2013; Cáncer Cuidado Ontario, 2010).

Los medicamentos neurolépticos primarios utilizados para controlar el delirium incluyen:
- Haloperidol: el primer medicamento de elección porque es el menos sedante.
- Metotrimeprazina y clorpromazina: más sedantes que el haloperidol, lo que puede ser ventajoso si la persona necesita sedación para asentarse.
- Loxapina: recetada para personas de edad muy avanzada y frágiles y mucho menos sedante que haloperidol o metotrimeprazina, pero también menos eficaz.

Se usan medicamentos neurolépticos más nuevos cuando el pronóstico es más largo que unos pocos días, porque tienen menos efectos secundarios extrapiramidales. Estos medicamentos incluyen olanzapina, quetiapina y risperidona.

Las benzodiacepinas (lorazepam, midazolam) a menudo contribuyen al delirium y, en consecuencia, rara vez se usan cuando una persona tiene delirium; sin embargo, si se usa junto con neurolépticos administrados de manera rutinaria, las benzodiazepinas puede ayudar a controlar el delirium (Pallium Canada, 2013).

Las opciones farmacológicas adicionales incluyen el uso de corticosteroides para reducir la inflamación si existe metástasis cerebral rotando con opiáceos para ayudar a reducir o revertir la neurotoxicidad de los opiáceos e hidratar a la persona para ayudar a eliminar la acumulación de metabolitos.

Disnea

La siguiente historia de dificultad para respirar es típica de las personas que tienen enfermedad pulmonar obstructiva crónica (EPOC) o insuficiencia cardiaca congestiva (ICC).

Carlos es un hombre de 77 años a quien se le diagnosticó EPOC hace 10 años. En los últimos cuatro meses ha estado en el hospital tres veces por exacerbación de la EPOC. Está disminuyendo su fuerza y ha perdido casi casi 10 kilos. A Carlos le cuesta mucho respirar cuando se esfuerza, no puede cuidar de sí mismo y requiere ayuda para bañarse. Requiere de oxígeno a tiempo completo, 3 L/minuto y se niega a salir de la casa porque hacerlo le resulta demasiado difícil con el oxígeno. Por la noche duerme en la silla reclinable porque es difícil dormir acostado en la cama. Esta noche tuvo otra vez dificultades para respirar y llamó la ambulancia para llevarlo a Urgencias. Cuando fue admitido, expresó sus temores sobre la dificultad que está experimentando para respirar y afirmó que no está seguro de lo que está pasando y por qué no está mejorando.

¿Qué es la disnea?

La disnea es la sensación de tener dificultad para respirar. Disnea es lo que la persona dice que es; es una experiencia subjetiva y no se puede medir únicamente con base en signos objetivos (Pallium Canada, 2013). Las personas que tienen una enfermedad respiratoria que limita su vida citan a la disnea como uno de los síntomas que más temen. La disnea puede ser angustiante tanto para la persona que la experimenta como para la familia que la atestigua; sin embargo, este síntoma puede ser controlado de manera eficaz.

Prevalencia

Ocurre principalmente en personas con enfermedades pulmonares, 95% de las personas con EPOC experimenta disnea y en 61% de las personas con ICC, las dos causas principales de muerte en adultos. Entre las personas con cáncer de pulmón, 70% reporta disnea, al igual que 50% de las personas con esclerosis lateral amiotrófica (ELA). La disnea también afecta a 70% de las personas con demencia y 37% de las personas que han sufrido un derrame cerebral. La debilidad y la fatiga aumentan a medida que avanza la enfermedad. También aumenta el riesgo y la gravedad de la disnea (Dudgeon, 2015; Pallium Canada, 2013).

Causas

La disnea se desencadena cuando se compromete la estructura o función de los pulmones o el intercambio de gases. En una persona con enfermedad avanzada, la disnea, como muchos otros síntomas, puede tener más de una causa. La Figura 7 muestra las causas de la disnea y la Tabla 8 muestra sus características observables (Cancer Care Ontario, 2010; Downing y Wainwright, 2006; ELNEC, 2015).

Causas pulmonares

Una persona puede experimentar disnea cuando sus pulmones están comprimidos o restringidos cuando se expanden, o cuando se inhibe el intercambio de gases. Las causas incluyen tumores, cardiomegalia y síndrome de vena cava superior que compriman los pulmones; edema, EPOC, fatiga, debilidad muscular, bronquitis, embolia, enfisema y fibrosis que disminuyen la capacidad pulmonar al restringir la expansión de los pulmones; y neumonía o fibrosis que disminuyen el intercambio de gases.

Causas cardiovasculares

Los problemas que disminuyen la capacidad del corazón para bombear sangre, como la ICC, la enfermedad arterial coronaria y el aumento de la presión arterial pulmonar, pueden causar disnea. Cuando el flujo de sangre a los pulmones disminuye, el intercambio de gases aminora y se transporta menos oxígeno a la sangre y a los tejidos.

Causas neuromusculares

La disnea puede ocurrir como consecuencia de vivir con enfermedades crónicas que limitan la vida, como ELA, que debilitan los músculos y limitan el movimiento del aire. Los tratamientos de la enfermedad pueden causar disnea temporal, como la anemia inducida por la quimioterapia o disnea crónica, como reducción de la capacidad pulmonar después de la lobectomía. Los tratamientos para el corazón, como la toxicidad a digoxina o radiación para pericarditis puede además resultar en disnea. En algunos casos, el dolor puede exacerbar la disnea.

Figura 8. Causas de la disnea.

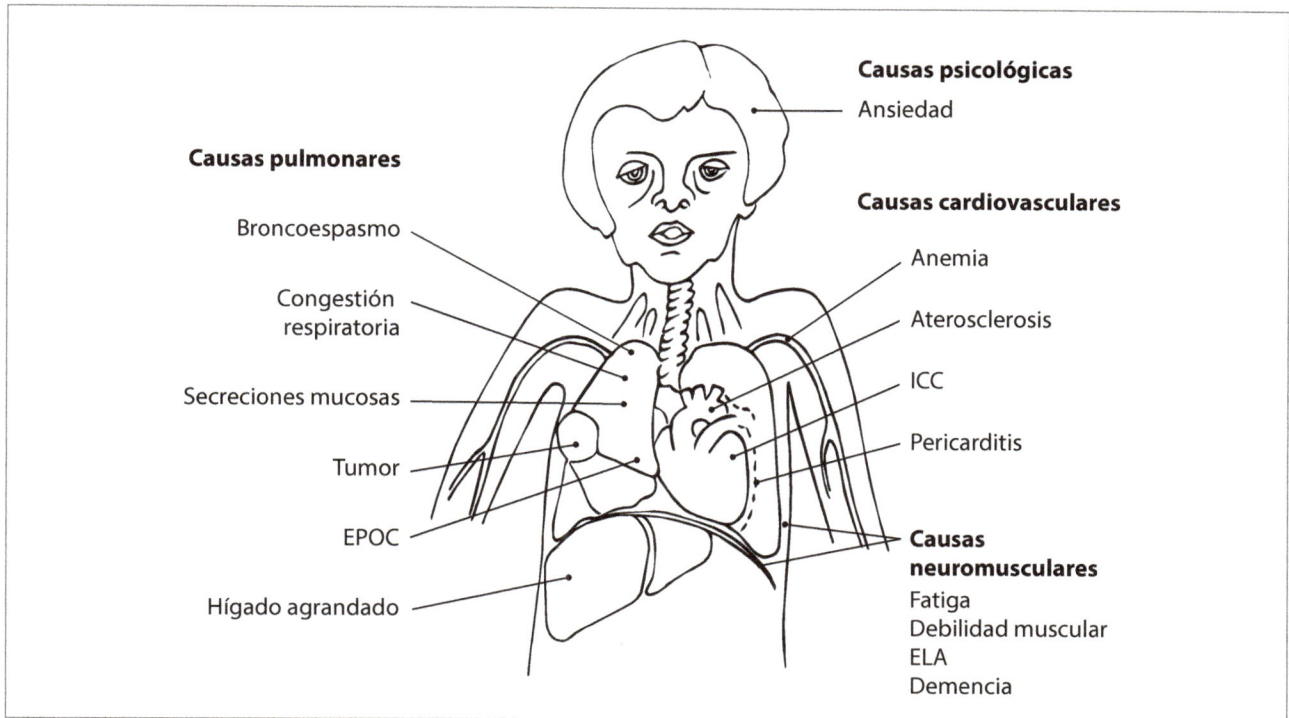

Causas psicológicas
Ansiedad

Causas pulmonares
Broncoespasmo
Congestión respiratoria
Secreciones mucosas
Tumor
EPOC
Hígado agrandado

Causas cardiovasculares
Anemia
Aterosclerosis
ICC
Pericarditis

Causas neuromusculares
Fatiga
Debilidad muscular
ELA
Demencia

Las enfermedades que limitan la vida, como la demencia, causan fatiga, lo que deriva en debilidad muscular que contribuye a la disnea. A medida que el cuerpo trabaja más fuerte para funcionar, el trabajo de la respiración se hace más difícil y comienza la disnea.

Causas psicosociales

Los factores psicosociales como la ansiedad y los episodios de pánico pueden causar una respiración rápida y superficial y la sensación de disnea. La falta de aire es una experiencia aterradora y puede precipitar la ansiedad, que en sí misma afectará la respiración.

(Downing and Wainwright, 2006; ELNEC, 2015)

Experimentar disnea: una actividad

La disnea es una experiencia subjetiva definida como "Lo que dice la persona que es". Experiméntenlo a través de este ejercicio.

Materiales
Una pajilla/popote

Procedimiento
1. Mientras están sentados, coloquen el extremo de la pajilla en su boca, sellen los labios alrededor de ella, cierren sus fosas nasales y respiren usando solo el aire de la pajilla durante un minuto.
2. Continúen apretando sus fosas nasales y respiren únicamente a través de la pajilla, pero ahora aumenten su actividad caminando por la habitación, lentamente al principio y luego a un ritmo más rápido. Dejen de apretar sus fosas nasales y retiren la pajilla de la boca después de un minuto.

3. Respiren profundamente y permitan que su respiración vuelva a la normalidad.

Reflexión
1. ¿Cómo se sienten ahora que no están respirando a través de la pajilla?
2. Describan la experiencia de respirar a través de la pajilla. ¿Sintieron que estaban recibiendo suficiente aire? ¿Qué palabras usarían para describir cómo se sintieron?
3. La mayoría de las personas se sienten aliviadas al poder respirar tan fácilmente cuando termina el ejercicio. ¿Cómo se sentirían si tuvieran vías aéreas que siempre limitan su consumo de aire y afectan sus actividades cotidianas?
4. ¿Cómo se sentirían si experimentaran una toma limitada de aire repentinamente, sin previo aviso y sin saber la causa?

Fisiopatología

La disnea es la sensación de tener dificultad para respirar producida como una respuesta integrada de los centros respiratorios, localizada en la médula y la protuberancia del tronco encefálico (Buchanan y Richerson, 2009; Burki y Lee, 2010; Dudgeon, 2015). Estos centros son activados por señales de los siguientes procesos:

- Los mecanorreceptores en las vías respiratorias superiores o inferiores, parénquima pulmonar o pared torácica indican un aumento en el trabajo respiratorio. La entrada a estos receptores proviene de músculos estirados que respiran (diafragma e intercostal), aumentando la resistencia a la inflación de los pulmones, mayor flujo de aire y mayor presión intersticial y capilar.
- Los quimiorreceptores se encuentran en los vasos sanguíneos y en la médula del tallo cerebral, lo que indica cambios en los niveles de dióxido de carbono, oxígeno y pH en la sangre. Esta información se envía desde los sistemas nerviosos central y periférico a los centros respiratorios. La sensación de falta de aire se desencadena principalmente cuando los quimiorreceptores centrales detectan niveles crecientes de dióxido de carbono y notifican al centro respiratorio que la ventilación es inadecuada. Que la disnea se desencadene cuando los niveles de dióxido de carbono están elevados explica, en parte, por qué el oxígeno suplementario podría no disminuir la sensación de disnea.

Tanto los quimiorreceptores como los mecanorreceptores envían señales a los centros respiratorios a través del músculo respiratorio por medio de aferentes vagales. Los centros responden por cambiar la profundidad y frecuencia de la respiración para satisfacer las necesidades del cuerpo.

Cabe destacar que tres cualidades descriptivas están ahora firmemente vinculadas con la disnea: "necesidad de aire", "esfuerzo" y "estrechez" (Dudgeon, 2015). Estos tres términos pueden representar tres orígenes distintos de disnea, donde la necesidad de aire indica ventilación insuficiente, el esfuerzo informa un aumento en la frecuencia, la profundidad o el impedimento para respirar y la broncoconstricción de señal de opresión.

Evaluación

"La única medida confiable de disnea es el autoinforme del paciente" (Pallium Canada, 2013). Es esencial aceptar la evaluación de disnea por parte de la persona, independientemente de si las evaluaciones físicas objetivas corroboran este síntoma (Dudgeon, 2015). Las personas que pueden no parecer tener disnea. podrían reportar a la disnea como uno de la síntomas de mayor preocupación.

Las personas a menudo usan términos diferentes, como "sin aliento", "asfixiante" "ahogarse" "jadear" o "falta de aliento", para describir cómo se sienten. No pueden reconocer su problema como un problema de respiración; pueden simplemente considerar que están "débiles" o "cansadas". Cuando se les pregunta sobre su respiración, pueden responder: "Oh, me quedo sin aliento cuando hago algo". Una persona puede responder negativamente a la pregunta "¿Le falta la respiración?" porque han limitado sus actividades lo suficiente como para que no les falte el aliento. En su lugar, pregunten: "¿Tiene dificultad para respirar cuando camina? ¿Haciendo actividades? ¿Comer?" como una forma de determinar si la disnea es un problema.

Características de la disnea leve, moderada y severa

La Tabla 8 describe las características observables de la disnea leve, moderada y severa. Observen la progresión de la dificultad respiratoria, los cambios en hablar con y sin pausas y la aparición de cianosis a medida que cambia la gravedad de la disnea. Los descriptores de esta tabla pueden ayudar a identificar a una persona que puede tener problemas para respirar y describir su experiencia al documentarlos y reportarlos.

Tabla 8. Características observables de la disnea.

Gravedad de la disnea			
Leve	**Moderada**	**Grave**	
Síntomas de la persona • Respiración sin esfuerzo • Habla sin pausa • Sin cianosis • Puede sentarse o acostarse sin faltarle el aliento • Empeora con el esfuerzo La disnea es: • Nueva o crónica • Intermitente o persistente	Síntomas de la persona • Respirar le es un poco difícil pero sin esfuerzo • Hace una pausa mientras habla, c30 segundos • Sin cianosis • Empeora con el caminar o el esfuerzo; disminuye parcialmente con el descanso La disnea es: • Nueva o crónica • Generalmente persistente	**Disnea severa progresiva** Síntomas de la persona • La respiración es con esfuerzo cuando está despierta y dormida • Hace una pausa mientras habla, c15–30 segundos • ± cianosis • Presencia de ansiedad • A menudo se despierta repentinamente con disnea • La tos a menudo está presente • ± Nueva confusión • Empeora en pocos días a semanas La disnea es: • Aguda o crónica	**Disnea severa repentina** Síntomas de la persona • La respiración es con esfuerzo • Hace pausas mientras habla • Presencia de cianosis • Tiene altos niveles de ansiedad y miedo • Está agitada • ± Estreñimiento • ± Dolor en el pecho • ± Diaforesis La disnea es: • De inicio repentino

(Cancer Care Ontario, 2010; Downing and Wainwright, 2006)

Detección de la disnea con el Sistema de Valoración de Síntomas de Edmonton

Utilicen el Sistema de Valoración de Síntomas de Edmonton (ESAS, por sus siglas en inglés) (consulten el Capítulo 4, "Uso de herramientas estandarizadas") para detectar la disnea cuando sospechen que una persona experimenta problemas respiratorios o reporta que se siente sin aliento. Si la persona no puede completar la ESAS por sí misma, la familia puede compartir sus observaciones sobre la dificultad de la persona para respirar.

Evalúen con el Instrumento de Valoración de Síntomas adaptado para la disnea

Cuando una persona es identificada con dificultades para respirar, utilicen el Instrumento de Valoración de Síntomas adaptado para la disnea (Tabla 9) para realizar una evaluación

completa. Esta herramienta proporciona preguntas específicas para evaluar la disnea e identificar las posibles causas. Al igual que con otros síntomas, elijan una serie de preguntas de cada sección y no usen preguntas que sean redundantes o que no sean aplicables.

Tengan en cuenta que la disnea de una persona puede interferir con su capacidad para responder preguntas. Si están experimentando un episodio de disnea, puede ser necesario completar una evaluación más detallada después de haber implementado ciertas medidas de confort.

Cuando quieran comprender más sobre el trabajo y esfuerzo para respirar, tal vez quieran utilizar la palabra "esfuerzo" en vez de "falta de aliento". De manera similar, cuando quieran ahondar más acerca de la fatiga relacionada con la falta de aliento, pueden sustituir la palabra "fatiga" por "falta de aliento".

Tabla 9. Instrumento de Valoración de Síntomas, adaptado para disnea.

Instrumento de Valoración de Síntomas, adaptado para disnea		
O	**Origen-Inicio-Aparición**	¿Cuándo comenzó la falta de aliento? ¿Es algo nuevo o ya le había sucedido antes? ¿Comenzó de repente o poco a poco?
P	**Provocado por**	¿Qué empeora la falta de aliento (por ejemplo, acostarse)? ¿Hay algún momento específico del día que sea peor o mejor (por ejemplo, la mañana, el final del día)? ¿Cómo afecta la falta de aliento a sus actividades y funciones diarias (por ejemplo, vestirse, moverse, conversar)? ¿Puede identificar algún desencadenante de la falta de aliento (por ejemplo, estar de pie, esforzarse, sensaciones específicas, estrés espiritual o emocional, nuevos aromas u olores)? ¿Qué ayuda a aliviar su falta de aliento? ¿Descansar? ¿Por cuánto tiempo? ¿Usar almohadas, estar en cierta posición (por ejemplo, sentarse), usar oxígeno o tener aire fresco ayudan a la falta de aire? ¿Cómo afecta su falta de aliento a su capacidad para dormir?
Q	**Características**	¿Cómo se siente (por ejemplo, jadea, siente que se ahoga, que se asfixia) cuando experimenta la dificultad para respirar?
R	**Región-Localización**	¿Qué cree que origina la falta de aire? ¿Su falta de aliento causa otros síntomas? ¿Tiene algún dolor en el pecho? ¿Se relaciona la falta de aliento con tos, fiebre, opresión en el pecho, palpitaciones, náuseas, mareos, EPOC, insuficiencia cardiaca, arritmias o anemia? ¿Cómo afecta su falta de aliento a su capacidad para cuidarse y participar en actividades?
S	**Severidad**	¿Puede evaluar la gravedad de su falta de aliento cuando está en reposo en una escala del 0 al 10, en el que 0 significa no tener síntomas y 10 es la peor experiencia de falta de aliento que pueda imaginar? ¿Puede evaluar la gravedad de su falta de aliento cuando se está moviendo? ¿Alguna vez has tenido una experiencia similar de falta de aliento?
T	**Tratamiento**	¿Hay tratamientos recientes (por ejemplo, radioterapia) que podrían estar causando su falta de aliento? ¿Toma algún medicamento (por ejemplo, esteroides, antibióticos, opiáceos) para ayudar a disminuir la disnea?
U	**Interpretación**	¿Qué cree que está sucediendo cuando experimenta falta de aire?
V	**Expectativas**	En cuanto a su falta de aliento, ¿qué nivel de confort está esperando? ¿Cuál es su objetivo?

W	**¿Qué más?**	• Evaluación física
		  ○ Comprueben los signos vitales (por ejemplo, presión arterial, pulso y frecuencia respiratoria [un minuto completo]).
		  ○ Ausculten pulmones y vías aéreas superiores. ¿Hay sonidos de respiración o gruñidos al final de la expiración?
		  ○ Observen el uso de músculos accesorios (por ejemplo, el uso de músculos de la clavícula en la inspiración, abdomen en movimiento en la inspiración).
		  ○ Observen la tos, el esputo, el edema pedio.
		  ○ Midan la saturación de oxígeno con un oxímetro.
		  ○ Observen el jadeo, la pausa en la conversación, el aleteo nasal.
		  ○ Observen el efecto de la disnea sobre la capacidad de la persona para hablar, caminar o realizar una actividad.
		  ○ Observen la inquietud.

Evaluar la fragilidad e informar sobre las metas de atención

Evalúen la fragilidad de la persona utilizando la Escala de Fragilidad Clínica CSHA o la PPS. Consideren usar GSF PIG, SPICT o herramientas para pronosticar la mortalidad a un año (ver Capítulo 4, "Uso de herramientas estandarizadas") para registrar las conversaciones sobre metas de atención y determinar si las pruebas de laboratorio son apropiadas.

Pruebas de laboratorio para identificar o confirmar las causas

Las metas de atención de la persona ayudarán al médico y al equipo de atención médica a determinar qué pruebas son las más adecuadas para identificar o confirmar la causa de la disnea. El médico puede ordenar las siguientes pruebas:

- Radiografía de tórax para descartar neumonía, pulmón colapsado o masas en los pulmones.
- Exámenes de sangre, incluido el hemograma completo (CSC), para medir la hemoglobina para detectar anemia, recuento de glóbulos blancos para detectar infecciones y niveles de electrolitos para evaluar la función renal.
- Prueba de espirometría para evaluar cuánto y con qué eficacia la persona puede retener el aire en sus pulmones y vaciar el aire de sus pulmones.
- Electrocardiograma para revisar el músculo cardiaco y determinar si ha habido un evento cardiaco.
- Pruebas menos comunes, como una tomografía computarizada del tórax, broncoscopia y gases en sangre.

Al igual que con todos los síntomas, es esencial registrar su evaluación y reportar cuando se requiera una evaluación o intervención adicional.

Con la disnea, es imperativo responder inmediatamente cuando la persona está luchando por respirar. La disnea grave es una crisis y requiere una respuesta urgente.

Medidas de confort no farmacológicas

Recuerden que la disnea es lo que la persona dice que es y no puede ser medida solo con instrumentos objetivos. La persona es la experta. Al manejar la disnea, aclaren las esperanzas y objetivos de la persona para este síntoma y después personalicen un plan de atención (Dudgeon, 2015; Pallium Canada, 2013).

Prevención

Utilicen estas estrategias para prevenir la disnea:
- Muévanse lentamente cuando estén brindando cuidados. ¡No se apresuren!
- Enseñen a la familia sobre los beneficios de las actividades de estimulación, las formas de controlar la disnea, el control de la respiración y los ejercicios respiratorios, así como las técnicas de relajación y distracción, según corresponda.
- Calculen las actividades para:
  ○ Asegurarse de que haya tiempo suficiente para las actividades, incluido el viaje hacia y desde los lugares.
  ○ Proporcionar estaciones de respiración donde la persona pueda hacer una pausa y sentarse cuando le falte el aire.
  ○ Asegurar que la persona tenga tiempo suficiente para recuperarse entre actividades.
- Trabajen con la persona para planear las actividades del día: determinen las prioridades de la persona y concéntrese en ellas.
- Animen a la familia a proporcionar un ambiente lo más tranquilo posible.
- Eviten el estreñimiento, ya que la persona puede quedarse sin aliento si tiene que esforzarse.
- Identifiquen y registren los signos tempranos de disnea que requieren intervenciones médicas, farmacológicas o no farmacológicas como un medio para prevenir o minimizar los episodios de dificultad respiratoria.
- Revisen la información en la canasta de confort (consulten la página 112) en este capítulo para explorar o identificar formas de aumentar el confort.

Controlar el ambiente

Utilicen estas estrategias para controlar el ambiente:
- Identifiquen los factores desencadenantes que causan disnea para esta persona, como el movimiento, los olores, las emociones y el esfuerzo.
- Asegúrense de que el espacio vital de la persona se mantenga libre de perfumes y otros productos perfumados.
- Sugieran que la persona use ropa no restrictiva que esté suelta alrededor del cuello y el pecho.
- Proporcionen suficiente flujo de aire para reducir la sensación de disnea.

En el momento

Es bueno saber que una persona que tiene dificultad para respirar puede sentirse asustada o ansiosa. Brinden una presencia calmante y validen la experiencia de la persona. Aseguren a la persona que se quedarán con ella hasta que se sienta mejor. La respuesta rápida con medidas de confort no farmacológicas puede disminuir la incomodidad de la disnea y limitar la gravedad del episodio. Después de que se haya controlado la disnea aguda, identifiquen y registren las medidas de comodidad que resultaron útiles.

Prueben estas estrategias para disminuir la disnea en el momento:
- Instruyan a la persona a detener cualquier actividad.
- Guíen o muevan a la persona a una posición (por ejemplo, sentarse erguida con los brazos levantados frente al cuerpo y apoyada sobre almohadas o una mesa) que maximice el espacio pulmonar y la función respiratoria al tiempo que reduce el esfuerzo físico.
- Capaciten a la persona a ayudar a disminuir la respiración (consulten "Cómo capacitar a una persona que tiene dificultades para respirar" en esta página).
- Animen a las personas con EPOC a usar la respiración con los labios fruncidos, lo que disminuye la frecuencia respiratoria y ayuda a evitar que los alvéolos pequeños se colapsen.
- Abran una ventana o brinden un ventilador para aumentar el flujo de aire en la cara de la persona.
- Proporcionen aire húmedo para una tos molesta. Una solución salina puede ayudar a aflojar las secreciones espesas que pueden estar bloqueando las vías respiratorias.
- Proporcionen un paño húmedo y fresco para refrescar la cara de la persona y permitirle sentir mejor el flujo de aire.
- Sean una presencia tranquila y gentil.

Cómo ayudar a una persona que tiene dificultades para respirar

Pueden ofrecer una presencia gentil y de apoyo, una voz tranquila y una invitación a concentrarse en tus ojos modelando cómo respirar de manera más lenta y profunda. Al seguir estas instrucciones, cuando guías a una persona con disnea, puede ser una manera efectiva de disminuir su disnea y controlar tu propio estrés:
- Proporcionen una presencia amable y solidaria.
- Reposicionen a la persona para que pueda maximizar su capacidad pulmonar.
- Abran una ventana o enciendan un ventilador si es posible.
- Arrodíllense o inclínense cerca de la persona. Toquen suavemente debajo del brazo o codo si es apropiado.
- Miren a los ojos de la persona y, usando un tono calmado y suave, pídanle a la persona que respire al mismo tiempo:
  Míreme a los ojos... concéntrese en mis ojos, en mi respiración...
  Respire conmigo...
  Así es, respire y exhale...
  Su respiración es cada vez más profunda, más lenta... el oxígeno llega a las puntas de sus dedos de manos y pies...
  Estoy con usted y me quedaré hasta que se sienta cómodo(a...
  Su respiración se está haciendo más lenta...

Cuando la disnea se haya resuelto

Hablar con la persona y la familia una vez que se haya resuelto la disnea puede ayudarlos a comprender la experiencia y aprender cómo prevenirla y responder en caso de que se produzca otro episodio. Tomen en cuenta estas estrategias:

- Enseñen a la persona y a la familia los ejercicios de relajación.
- Consulten con los miembros del equipo de atención médica, como un fisioterapeuta, un terapeuta respiratorio, un consultor de cuidados paliativos o un especialista en el tratamiento de la enfermedad o los síntomas.
- Proporcionen a la familia información sobre las actividades de estimulación, cómo controlar la falta de aire, la respiración, los ejercicios de respiración, las técnicas de relajación y distracción, según corresponda.
- Conecten a la persona con su líder espiritual o comunidad para ayudar a abordar las preguntas y la ansiedad, y/o para proporcionar medidas para controlar la disnea, como la oración o la meditación.

La técnica del resoplido/tos

La técnica de resoplido/tos ayuda a la persona a eliminar el esputo de sus pulmones con menos esfuerzo que la tos normal. Con ella reserva la energía de la persona y ayuda a prevenir infecciones causadas por un aumento de esputo en los pulmones. Animen a la persona a utilizar la técnica, como se describe a continuación:

1. **Siéntese en una posición cómoda.**
2. **Incline su cabeza ligeramente hacia adelante.**
3. **Coloque ambos pies firmemente en el suelo.**
4. **Inhale profundamente por la nariz.**
5. **Exhale en ráfagas cortas y sin forzamiento mientras mantiene su boca abierta, como si estuviera tratando de hacer una neblina en una ventana.**
6. **Repita una o dos veces.**

(Vivir bien con EPOC, 2008)

Medidas farmacológicas

Al implementar medidas de confort no farmacológicas para reducir la disnea, colaboren con el equipo de atención médica acerca de las medidas farmacológicas para tratar la enfermedad subyacente (si corresponde) y controlar la sensación de disnea. Utilice el instrumento QAVR

para comunicar los hallazgos de la evaluación y los objetivos de atención al consultar con el médico.

Los tratamientos agudos pueden incluir antibióticos, terapia de fisioterapia torácica, radioterapia o quimioterapia, punción pleural, paracentesis abdominal y transfusiones de sangre. Tengan en mente los objetivos de la persona. cuando consideren tales intervenciones.

Enfermería y otros profesionales de la salud pueden ayudar a mantener abiertas las vías aéreas de la persona al:

- Programar medicamentos para alcanzar niveles sanguíneos óptimos cuando se necesitan, por ejemplo, hacer que la persona use su inhalador al menos 15 minutos antes de una actividad y proporcionar opiáceos lo suficientemente temprano para que sean eficaces durante la actividad.
- Verificar la técnica de inhalación del dispositivo de la persona para garantizar que el medicamento se administre correctamente.

El médico y otros miembros de el equipo de atención médica considerarán la progresión de la enfermedad cuando cambien los medicamentos y exploren si tratar las causas subyacentes de la disnea. Los medicamentos que podrían ser útiles incluyen broncodilatadores para disminuir el broncoespasmo; diuréticos para disminuir el volumen de fluido relacionado a ICC; esteroides para disminuir la debilidad y la inflamación; y oxigeno para aliviar la hipoxia. Si aún no se alivia la disnea después de agregar estos medicamentos o de ajustar las dosis, pueden requerirse opiáceos, fenotiazinas y ansiolíticos. En los últimos días y horas, cuando las metas de atención de la persona pueden estar enfocadas solo al control de síntomas, los opiáceos, las fenotiazinas y los ansiolíticos pueden ser los principales medicamentos utilizados para controlar el síntoma.

Opiáceos

Los opiáceos pueden tratar eficazmente la disnea causada por cánceres, EPOC, insuficiencia cardiaca, ELA e insuficiencia renal. Twycross y Wilcock sugieren que "el uso temprano de opiáceos, en lugar de acelerar la muerte en pacientes con disnea, en realidad podría prolongar la supervivencia al reducir la angustia física y psicológica y el agotamiento" (Twycross y Wilcock, 2001).

Se cree que los opiáceos alivian la disnea al:

- Reducir la sensibilidad de los receptores de dióxido de carbono en los centros respiratorios, disminuyendo así la sensación de falta de aliento.

- Unirse a los receptores opioides de las vías respiratorias para relajar las vías respiratorias, disminuyendo así la presión del aire y el trabajo requerido para respirar, y aminorando los mensajes de los mecanorreceptores enviados a los centros respiratorios sobre la disnea.
- Aumentar la oxigenación del corazón al causar vasodilatación cardiaca, lo que disminuye las señales de quimiorreceptores enviadas desde la aorta sobre la disnea.

Encontrar la dosis óptima y el horario de los opiáceos

La frecuencia y dosis de los opiáceos administrados dependerán de la frecuencia y gravedad de la disnea; por ejemplo, si la disnea es persistente, la persona requerirá opiáceos regulares durante las 24 horas. Si la disnea aumenta, la persona requerirá un aumento en la dosis.

Pallium Canada y el End-of-Life Nursing Education Consortium (ELNEC) proporcionan guías similares para el manejo de la disnea con opiáceos (ELNEC, 2015; Pallium Canada, 2013). Los estudios de caso en las página 149 proporcionan ejemplos de órdenes de opiáceos para una persona con cáncer de pulmón que está recibiendo opiáceos, pero que necesita una dosis mayor, así como para una persona con EPOC sin tratamiento previo con opiáceos.

Los medicamentos para controlar la disnea por lo general se administran por vía oral. Si la persona está en peligro, la vía de administración subcutánea produce una absorción más rápida. Recuerden reducir la dosis de opiáceos a la mitad cuando cambien de vía administración oral a subcutánea.

Medicamentos no opiáceos

Las fenotiazinas, por ejemplo la metotrimeprazina, se pueden usar para controlar la ansiedad y la agitación que a menudo acompañan la falta de aliento. Las fenotiazinas no deben usarse para controlar la disnea a menos que se usen en combinación con opiáceos.

Los ansiolíticos, como lorazepam o alprazolam, se pueden usar para tratar la ansiedad que a menudo acompaña la experiencia de la disnea. El ansiolítico no se administra de manera rutinaria a menos que la ansiedad sea un tema clave.

Terapia de oxígeno

Algunas personas creen que se necesita oxígeno para aliviar la disnea; sin embargo, una gran cantidad de personas que experimentan falta de aire en realidad son capaces de llevar oxígeno a los pulmones y tienen suficiente oxígeno en la sangre (Fraser Health Authority, 2009). Como se discutió en la sección sobre la fisiopatología de la disnea, la falta de aliento es causada por muchos factores, y una cantidad insuficiente de oxígeno es solo uno de ellos. Aunque las prácticas pueden variar según el lugar y el entorno de la atención de la salud, proporcionar oxígeno suplementario es principalmente útil para una persona hipóxica que experimenta dificultad para respirar, cuya saturación de oxígeno en la sangre es de 88% a 90% o menos. De acuerdo con Cancer Care Ontario, "el oxígeno suplementario no se recomienda para pacientes no hipóxicos que experimentan disnea" (Cancer Care Ontario, 2010).

Incluso cuando los niveles de oxígeno son bajos, procedan con precaución cuando usen oxígeno para las personas que retienen dióxido de carbono, como las personas con EPOC. En estas personas, el oxígeno puede aumentar la retención de dióxido de carbono, provocando un aumento de la somnolencia, dolores de cabeza y, en casos graves, falta de respiración, lo que puede llevar a la muerte.

Cuando una persona está muriendo, la introducción de la terapia de oxígeno con una mascarilla o una punta nasal puede causar angustia. Estar presente y explicar a la familia los cambios normales en la respiración puede ser más útil.

Terapia de sedación paliativa

Cuando los intentos de ganar control sobre la disnea de una persona en un marco de tiempo aceptable para la persona fracasan, y si la persona está cerca de la muerte, la sedación paliativa puede ser una opción, dependiendo de las políticas de la institución y del entorno. Consulten el Capítulo 7, "Cuidados en los últimos días y horas", para obtener más información sobre la terapia de sedación paliativa.

Casos de estudio

Los siguientes casos de estudio resaltan de qué manera la orden del médico para opiáceos difieren dependiendo del diagnóstico y de si la persona no ha recibido previamente opiáceos. Un plan de cuidado sigue los dos casos e ilustra los puntos en común en la atención enfermería.

Caso de estudio: Persona con cáncer de pulmón sin experiencia previa con opiáceos

Claudio es un hombre de 74 años con cáncer de pulmón que ha experimentado dificultad respiratoria cada vez mayor durante las últimas tres semanas. Hoy califica su disnea con 2/10 a 3/10 cuando está en reposo, y con 6/10 con esfuerzo. Batalla por brindarse atención personal y le resulta difícil caminar al baño. Se registra una evaluación exhaustiva y se notifica al médico sobre la incomodidad de Claudio. En colaboración con Claudio, el médico agrega opiáceos a los medicamentos actuales y procede a investigar la causa del aumento de la disnea. Claudio no ha recibido previamente opiáceos.

Solicitudes

El médico solicita lo siguiente:
- Dar morfina 2.5 mg VO c4h.
- Dar morfina 1,25 mg VO c1h PRN para la dosis de rescate.

Caso de estudio: Persona con EPOC sin experiencia previa con opiáceos

Margarita tiene 74 años y es frágil, tiene EPOC y ha experimentado una mayor dificultad para respirar en las últimas tres semanas. No tiene dificultad para respirar en reposo, pero califica la disnea con 2/10 a 3/10 al momento de realizar cualquier tipo de cuidado personal, con 6/10 al caminar y con 8/10 si no puede detenerse y recuperarse después de breves ráfagas de esfuerzo.

Margarita nunca ha tomado opiáceos. Hasta ahora, ha dudado en tomar opiáceos debido a las preocupaciones sobre los efectos secundarios. En la actualidad, se siente cada vez más incómoda y le ha pedido morfina al médico/enfermera.

El hecho de que ella es frágil, tiene EPOC, no ha recibido antes opiáceos y está muy preocupada por tomarlos se revisa nuevamente en una consulta con el médico. Ella acepta probar con una dosis muy baja de opiáceos, que se aumentará muy lentamente y se reevaluará regularmente. Ella tiene claro que seguirá tomando el medicamento solo si no experimenta efectos secundarios.

El médico sigue el protocolo de la guía de práctica de la Canadian Thoracic Society "Manejo de la disnea en pacientes con enfermedad pulmonar obstructiva crónica avanzada" (Canadian Thoracic Society, 2011). Este es un enfoque muy cauteloso que es apropiado teniendo en cuenta el proceso de la enfermedad de Margarita, sus preocupaciones y sus metas de atención.

Solicitudes

El médico solicita lo siguiente:
- Dar morfina 0.5 mg VO c12h por dos días.
- Después dar morfina 0.5 mg VO c4h al despertar durante cuatro días y reevaluar.
- Evaluar regularmente y monitorear si aparecen eventos adversos.

El plan de atención para los dos estudios de caso anteriores es el siguiente:

1. Completar una evaluación completa y ayudar con las pruebas de laboratorio.
2. Integrar medidas de confort no farmacológicas en el cuidado.
3. Volver a evaluar una hora y tres horas después de administrar la medicación.
4. Si la disnea no mejora o si se repite antes de la siguiente dosis, proporcionar una dosis de rescate (si se solicita) y notificar al médico.
5. Monitorear los patrones intestinales, seguir el protocolo intestinal y prevenir el estreñimiento.

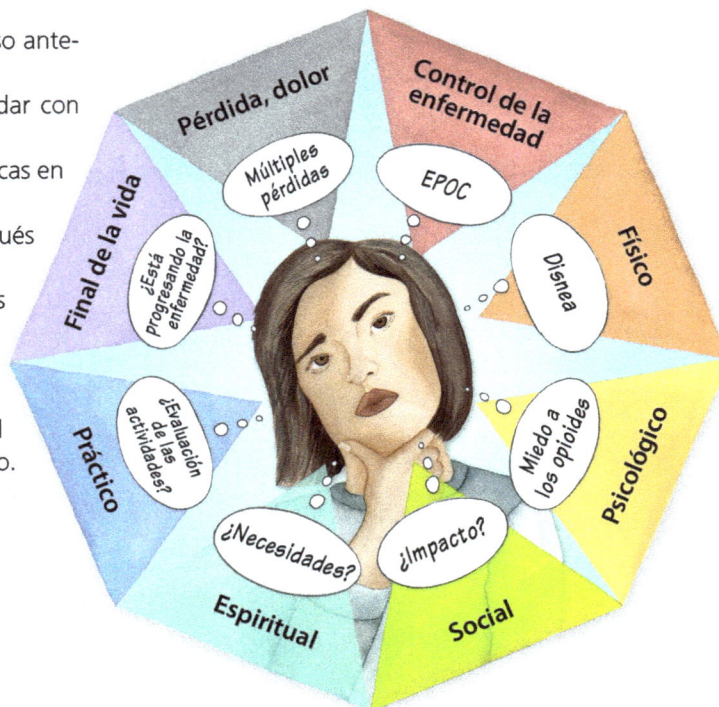

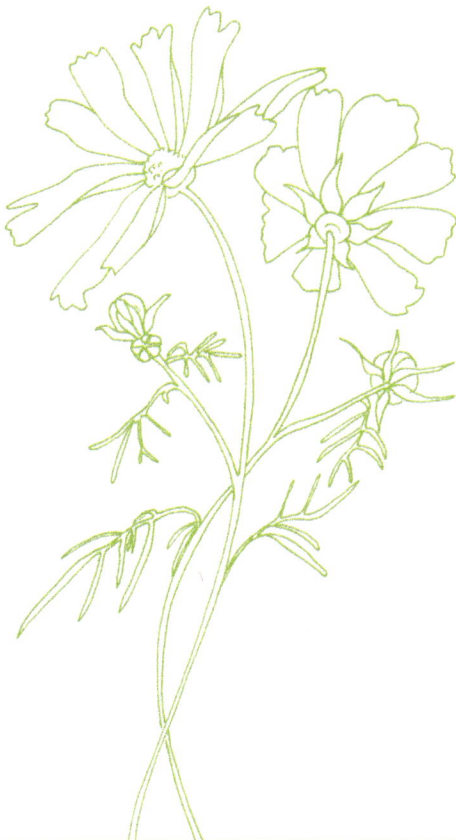

Evaluación y confirmación

Debido a que la disnea puede ser angustiante para la persona, es importante evaluarla para confirmar la efectividad de las medidas de confort y los tratamientos farmacológicos que se utilizan. Cuando se estén evaluando las causas o desencadenantes de la disnea, será necesario continuar evaluando la frecuencia. de episodios de disnea para determinar si las medidas preventivas están abordando las causas. Recuerden que la disnea es una experiencia subjetiva y que existe cuando la persona dice que sí, independientemente de cualquier medida objetiva (por ejemplo, saturación de oxígeno).

Fatiga

La energía es una cosa graciosa , se siente como algo que simplemente fluye fuera de mí. Es como si solo tuviera una cucharada de energía, y cuando se va, en lugar de llenarse rápidamente, podría tomar un día de descanso para recuperarse. Es como si el grifo me repusiera el combustible una gota a la vez.

Yetta Lees

¿Qué es la fatiga?

La fatiga se ha descrito como "sentirse cansado" o "tener menos energía de lo normal" y afecta la energía física, emocional y mental de las personas. Como síntoma, varía de intensidad según la enfermedad, no se resuelven con el reposo y por lo general se intensifica a medida que la enfermedad progresa y la muerte se acerca (Ingleton y Larkin, 2015; O'Neil-Page, Anderson y Dean, 2015). Debido a que la fatiga afecta todos los aspectos de vivir, tiene un gran efecto en la calidad de vida de la gente (Yennurajalingam, 2016); sin embargo, debido a que se considera un síntoma no urgente, la fatiga a menudo no se reporta o se maneja de manera eficaz (O'Neil-Page, Anderson y Dean, 2015).

Prevalencia

Al inicio del deterioro de salud de una persona, la fatiga es a menudo el síntoma que motiva a una persona a ver a su médico. Entre las personas que reciben tratamiento para el cáncer, la fatiga puede resolverse parcialmente cuando los tratamientos son exitosos. Con una enfermedad de progresión crónica, la fatiga es uno de los síntomas más comunes y prevalentes entre las personas que reciben cuidados paliativos (Yennurajalingam, 2016). Afecta a personas con cáncer (80–90%), con diagnósticos cardíacos (99%),

EPOC (96%), insuficiencia renal (82%) y VIH/SIDA (69%) (O'Neil-Page, Anderson y Dean, 2015).

Ahora son las 8 de la mañana. He estado dormido desde las nueve de la noche. Estaba acostumbrado a levantarme a las 6 de la mañana todos los días. Ahora que tengo el lujo de poder dormir más tarde, ¿pensarías que sería feliz? No lo soy. Aunque duermo tranquilo casi todas las noches, cuando despierto no me siento fresco. De hecho, a menudo me quedo varios minutos preguntándome cómo me voy a levantar de la cama. Finalmente puedo levantarme de la cama, pero necesito arrastrarme a la cocina para tomar un vaso de jugo y después regresar a mi cómoda y agradable cama. Me parece que alguien ha eliminado toda la energía de mi cuerpo. Pero me esfuerzo y me las arreglo para vestirme, aunque eso me obliga a tomar otro rato de descanso".

(Daniel, 2016)

Causas

La fatiga tiene muchas causas (Tabla 10) y se manifiesta en el cuerpo de muchas maneras. En los cánceres de etapa terminal, las citoquinas proinflamatorias inducidas por enfermedades o tratamientos causan cambios neurohormonales, que a su vez afectan las hormonas suprarrenales y provocan fatiga. Inicialmente, la anemia puede ser una contribuyente principal a la fatiga, pero su influencia disminuye a medida que avanza la enfermedad. Los procesos de la enfermedad, los factores de tratamiento, psicosociales y personales contribuyen a la sensación de fatiga de la persona . Cuando se les pregunta, las personas identifican que el dolor no resuelto, la falta de sueño y los efectos secundarios de los tratamientos contribuyen a su fatiga.

Tabla 10. Causas de la fatiga

Proceso de la enfermedad	Psicosocial	Efectos adversos	Sueño	Factores personales
• etapa de la enfermedad • comorbilidades • anemia • dolor • disnea • anorexia • caquexia	• depresión • temor • ansiedad • angustia • conflictos relacionados con la familia, cultura y etnicidad	• eventos adversos de la medicación • eventos adversos del tratamiento: quirúrgicos, quimioterapia o radioterapia	• trastornos del sueño • trastornos derivados de la enfermedad	• edad • problemas maritales • estrés económico (por ejemplo, falta de seguro de vida, falta de apoyo con el sistema de salud

Fisiopatología

No se ha definido una explicación de la fatiga que se adapte a todas las enfermedades y etapas del declive. Existen dos teorías, la hipótesis del agotamiento y la hipótesis de la acumulación, que son igualmente válidas para ciertos tipos de fatiga (O'Neil-Page, Anderson y Dean, 2015). En la hipótesis del agotamiento, los ingredientes esenciales para la actividad muscular no están disponibles, derivando en fatiga. En la hipótesis de acumulación, se sugiere que los productos de desecho se acumulan y exceden la capacidad del cuerpo para su eliminación, lo que resulta en fatiga. Un tercer modelo, el modelo periférico central, sugiere un desequilibrio de control entre el SNC y el sistema de activación reticular, que se aplicaría a enfermedades como la esclerosis múltiple. Otra investigación sugiere la desregulación del sistema inmunológico y las citoquinas inflamatorias como posibles causas. Es probable que cada uno de estos modelos explique aspectos de la fatiga que son exclusivos de enfermedades específicas (O'Neil-Page, Anderson y Dean, 2015).

Evaluación

Una persona que experimenta fatiga puede presentar algunas o todas estas características:
- Ser incapaz de completar las actividades de la vida diaria (AVD) y otras tareas.
- Pasar más tiempo en la cama.
- Iniciar una tarea, pero no poder completarla.
- Sentirse angustiado con actividades limitadas.
- Aislarse.
- Rechazar visitantes.
- Perder interés en las actividades.

Detecten la fatiga con la Escala de Valoración de Síntomas de Edmonton (ESAS)

Cuando la ESAS muestra un puntaje mayor a cero para la fatiga, procedan a evaluar a la persona para determinar las causas de la fatiga.

Evalúen con el Instrumento de Valoración de Síntomas, adaptado para fatiga

Cuando se sospeche fatiga, utilicen el Instrumento de Valoración de Síntomas, adaptado para fatiga (Tabla 11) para ayudar a identificar las causas y opciones de tratamiento.

La medida más eficaz de la gravedad de la fatiga es la escala de calificación verbal, en la que la persona que experimenta la fatiga asigna un valor a la fatiga que está experimentando en la actualidad (O'Neil-Page, Anderson y Dean, 2015).

Evaluar la fragilidad y reportar las metas de atención

Evalúen la fragilidad de la persona utilizando la Escala de Fragilidad Clínica CFS o la PPS. Consideren el uso de SPICT o instrumentos para pronosticar la mortalidad a un año (consulten el Capítulo 4, "Uso de herramientas estandarizadas") para reportar las conversaciones sobre objetivos de atención y determinar si las pruebas de laboratorio son adecuadas.

Investigar para identificar o confirmar las causas

Las causas reversibles o tratables de la fatiga pueden incluir:
1. Trastornos del estado de ánimo (por ejemplo, depresión y ansiedad)
2. Trastornos cognitivos (por ejemplo, delirium)
3. Cambios físicos
   - Dolor
   - Anemia
   - Infecciones
   - Trastornos metabólicos
   - Desnutrición
   - Cambios en el sueño
   - Cambios de peso
   - Desacondicionamiento

Investiguen el dolor no tratado como una causa de fatiga, ya que los cambios en el sueño y la falta de acondicionamiento se verían afectados por el dolor. Los análisis de sangre pueden ser capaces de descartar infecciones, anemia y trastornos metabólicos. El historial dietético puede determinar si la desnutrición o los cambios de peso son los causantes de la fatiga. La evaluación de problemas psicosociales también puede proporcionar información sobre la fatiga de una persona.

Tabla 11. Instrumento de Valoración de Síntomas, adaptado para fatiga.

Instrumento de Valoración de Síntomas, adaptado para fatiga		
O	**Origen-Inicio-Aparición**	¿Qué cambios de energía ha notado? ¿Cuándo notó por primera vez la disminución de energía?
P	**Provocado por**	¿Qué lo/la hace sentir más cansado/a? ¿Qué lo/la hace sentir menos cansado/a? ¿Qué ayuda a restaurar su energía? ¿Hay algo que pueda hacer para ayudar a cumplir sus prioridades de hoy?
Q	**Características**	¿De qué manera la fatiga afecta lo que hace? ¿Cómo se siente?
R	**Región-Localización**	¿Hay alguna parte de su cuerpo que sienta más fatigado que otras? Si es así, ¿cuál o cuáles?
S	**Severidad**	Si 0 es sin fatiga y 10 es la peor fatiga que pueda imaginar, ¿cómo la calificarías ahora?
T	**Tratamiento**	¿Ha ayudado algo contra la fatiga en el pasado?
U	**Interpretación**	¿Qué cree que esté causando la fatiga?
V	**Expectativas**	¿Le preocupa estar cansado/a? ¿Cuál es tu objetivo para este síntoma? ¿Cómo puedo ayudarlo hoy?
W	**¿Qué más?**	• Examen físico según sea necesario

Medidas de confort no farmacológicas

El alivio de la fatiga puede incluir estrategias para reservar energía para actividades altamente deseables y aumentar el confort para mejorar el descanso y el sueño.

Prevención

Reconocer la fatiga como un síntoma válido
Hablen de fatiga con la persona. Háganle saber que sentirse tan cansado puede ser frustrante y limitar lo que uno puede hacer. Podrían explorar en qué le gustaría a la persona usar su energía; por ejemplo, diciendo:

Estamos aquí para ayudarle para que pueda usar su energía en las cosas que son más importantes para usted … como brindar apoyo en las actividades de la vida diaria para ayudar a conservar su energía.

Conservar la energía de la persona mediante la planeación
Animen a la persona y a su familia a planificar las actividades del día de manera que reconozcan los niveles de energía de la persona. Cuando le resulte más difícil recuperar su energía, conservar la energía mediante la planificación de las actividades será el mejor método para reducir la fatiga. Consideren usar estas estrategias:

• Planifiquen las actividades y tratamientos del día de acuerdo con las necesidades y preferencias energéticas de la persona. Podrían preguntar:

¿Quiere que le dé un baño por la mañana o por la noche?

¿Quiere salir cuando se sienta más alerta y con mayor energía por la mañana?

• Planifiquen las horas de visita para el momento del día en que la energía de la persona esté en su mejor momento.
• Ofrezcan limitar las visitas cuando la persona parezca fatigada.
• Pospongan actividades que no sean importantes o críticas.
• Ayuden a la persona a escuchar su cuerpo y que aprenda cuando le dice que necesita descansar.

Prueba de ejercicio moderado y fisioterapia
Se ha encontrado que el ejercicio aumenta los niveles de energía, pero es más probable que sea útil en las primeras etapas del proceso de la enfermedad (O'Neil-Page, Anderson y Dean, 2015). La persona podría probar alguna actividad moderada para averiguar si es útil o añade a la fatiga. La fisioterapia puede aliviar el dolor muscular o articular y reducir la fatiga.

Distraer a la persona y fomentar actividades restaurativas

Las experiencias pasivas, como escuchar música, viajar en automóvil y sentarse al aire libre pueden distraer a una persona de la fatiga. Algunas personas pueden encontrar reconfortante estar en la naturaleza, yendo al parque o visitando la playa o un lago. Participar en actividades tranquilas y restaurativas como la oración, yoga y meditación pueden también ayudar con la fatiga. Recuerden personalizar los métodos de distracción para cumplir con las necesidades de la persona.

Ofrecer intervenciones psicosociales, según corresponda

La terapia cognitiva conductual ha sido bastante exitosa para reducir el reporte de fatiga de la persona y aumentar su sentido de vigor y vitalidad. El asesoramiento y la terapia grupal específica para enfermedades también han tenido un éxito moderado en la reducción de reportes de fatiga por parte de la persona (Kangas, Bovbjerg y Montgomery, 2008).

En el momento

Cuando una persona está muy cansada como para continuar sus actividades planeadas, tomen en cuenta las siguientes opciones:
- Reprogramen tratamientos y actividades.
- Ofrezcan limitar las visitas.
- Ofrezcan una comida en la cama para que la persona no tenga que moverse a la mesa.
- Hagan arreglos para comer bocadillos pequeños en lugar de una comida completa.
- Ofrezcan invitar a miembros de la familia para que ayuden con las AVD, si corresponde.

Estén conscientes de los efectos que su propia energía tiene en la persona. Habrá momentos en que ser positivo y alegre es útil, y habrá momentos en que pueda aumentar la angustia de la persona con su falta de energía.

Para la familia

Hablen con la familia sobre la fatiga y cómo aumentará a medida que progrese la enfermedad. Escuchen sus preocupaciones. La familia puede pensar que la fatiga es causada por los medicamentos. Si escuchan inquietudes, regístrenlas y compártanlas con el equipo de atención médica para ayudar a determinar los objetivos de cuidado y adaptar el plan de atención. Pidan ideas a la familia para ayudar a la persona cuando se sienta fatigada.

Si la familia quiere estar involucrada, y resulta apropiado, invite a los miembros de la familia a participar en el apoyo a la persona en sus AVD. Platiquen cómo lograr un equilibrio entre asistir y hacer, determinado por el nivel de fatiga de la persona.

Ayuden a los miembros de la familia a planificar sus visitas y charlas para cuando el paciente tenga mayor energía.

En enfermería, se puede compartir información sobre la somnolencia que se produce al iniciar los opiáceos y sobre el aumento de la fatiga, la debilidad y el sueño que se producen cuando se acerca la muerte. Podrían decir, por ejemplo:

Es normal que las personas estén más adormecidas durante unos días después de comenzar un opiáceo y durante unos días después de un aumento en la dosis. Este efecto secundario por lo general desaparece en pocos días.

Estar con mamá cuando era tan débil

Fue difícil verla sentada con la cabeza baja. ¿Era esa realmente MI madre?

Fue bueno ayudarla a caminar. Solo dejándola apoyarse en mi brazo.

El día que ella quería ir a la playa la ayudamos a subir y bajar del auto; y se sentó en un banco del parque mirando el agua. Fue su última salida.

Le traíamos su té. Le acomodábamos las almohadas. Hicimos lo que pudimos.

Sabíamos que era el final, la última Navidad, los últimos desayunos, ¡ella quería enseñarnos a hacer Ceviche!

Hicimos todo lo que pudimos. Hicimos una presentación con diapositivas, las fotos de su familia y amigos cambiaron en silencio por su cuenta, sin esfuerzo para mirar o para… no mirar.

Mientras le daba masaje en los pies, pensaba: "¿Qué le gustaría? ¿Qué puedo hacer por ella?" Hicimos lo que pudimos.

Y fuiste tan buena al recostarte con ella, para que no se sintiera sola.
Hicimos lo que pudimos.

Barbara Lees

Medidas farmacológicas

El manejo de la fatiga es una combinación de tratar las causas y los síntomas (Tabla 12). La mayoría de las investigaciones sobre la fatiga se han centrado en controlar la fatiga relacionada con el cáncer. Estos tratamientos serán más útiles al comienzo de la enfermedad y pueden ser menos eficaces a medida que la enfermedad progresa.

Tabla 12. Medidas para causas tratables de fatiga.

Causa tratable	Tratamiento
Anemia	Transfusiones o terapia con eritropoyetina
Desacondicionamiento	Ejercicio leve (yoga, caminata con un ligero componente aeróbico)
Depresión	Antidepresivos (SSRI, en especial si el sueño interrumpido es un factor contribuyente)
Infecciones	Antibióticos
Hipoxia	Terapia con oxígeno
Trastornos metabólicos	Terapia de reemplazo (reemplazo tiroideo por hipotiroidismo)
Insomnio	Entrenamiento del sueño, prueba con hipnóticos de liberación inmediata
Dolor	AINES

(Adaptado de Yennurajalingam, 2016)

Cuando no se ha identificado una causa tratable, la fatiga puede aliviarse temporalmente con estos medicamentos:
- Corticosteroides.
- Terapias emergentes como la talidomida, metilfenidato o modafinilo, melatonina, aceite de pescado.

Evaluación y confirmación

El control de la fatiga será un proceso continuo que puede requerir probar diferentes tratamientos a medida que avanza la enfermedad de la persona. La labor de enfermería será evaluar cuidadosamente cada estrategia farmacológica y no farmacológica para ayudar a la persona a reducir su fatiga tanto como sea posible a lo largo de su enfermedad. Como cada persona es única, se deberá evaluar y confirmar qué estrategias funcionan mejor para cada persona.

Caso de estudio

El señor Jiménez está acostado en su cama. Es un hombre tranquilo de 79 años que vive en una habitación pequeña en un hogar de asistencia. Fue aceptado en el Programa de Cuidados Paliativos hace dos semanas. Le dice a la enfermera:

> No, no estoy cansado, dormí mucho. Pero simplemente no tengo la fuerza para levantarme de la cama esta mañana.

La enfermera lo ayudó a sentarse en su silla y le trajo el desayuno del comedor.

Cuando la enfermera regresó 15 minutos más tarde, el desayuno estaba intacto y el Sr. Jiménez estaba acostado en su cama bajo las mantas.

Intercambio de información

Situación: Estoy con el Sr. Jiménez. Insiste que no estaba cansado, pero quería quedarse en la cama porque no tenía fuerzas.

Antecedentes: es un hombre tranquilo de 79 años con cáncer avanzado. con metástasis a la columna. Su PPS es de 50%.

Evaluación

Origen: Dice que se despertó con esta sensación de cansancio extremo. No tiene idea de cuándo comenzó.

Provocado por: Cuando pregunté qué provocaba el cansancio, dijo: "¡Todo lo que hice fue abrir los ojos y estaba agotado!"

Características: N/A

Región-localización: N/A

Severidad: Incapaz de darle un grado, el señor Jiménez dice: "No tengo nada con que compararlo".

Tratamiento: N/A

Interpretación: el Sr. Jiménez dice que no tiene ninguna comprensión de esto en absoluto.

Expectativas: el Sr. Jiménez dice que lloraría, pero está demasiado cansado. No sabe lo que le está pasando. Dice que nunca ha estado tan débil en toda su vida, pero no siente que pueda hacer nada al respecto.

Solicitud/recomendación: ¿Podrían hacerle algunos análisis de sangre para evaluar las posibles causas de su fatiga?

Sequedad bucal

Le pregunté si tenía algún dolor. Ella respondió: "No, no tengo dolor, pero no puedo tragar porque mi boca y garganta están muy adoloridas".

Prevalencia

La sequedad bucal afecta entre 30% y 50% de las personas que reciben cuidados paliativos (Dahlin y Cohen, 2015) y puede ser una significativa causa de dolor. Es interesante que la persona de la historia anterior negara tener dolor y aún así dijera tener la boca y la garganta adoloridas.

Causas

La sequedad bucal se presenta cuando disminuyen las secreciones salivales. La sequedad puede ser un efecto secundario de los medicamentos (por ejemplo, sedantes, antidepresivos) o tratamientos (por ejemplo, radioterapia, quimioterapia). La falta de humedad en la cavidad bucal causa grietas, llagas y úlceras en los labios, comisuras de la boca, lengua, garganta y esófago. Esto puede ser una fuente de dolor insoportable y disminuir la disposición de una persona para hablar y comer.

Entre las causas a considerar están:
- Dentaduras mal ajustadas
- Caries dentales (abscesos)
- Cepillo de dientes o dentaduras contaminados
- Cepillo de dientes con cerdas duras
- Efectos secundarios de muchos medicamentos
- Deshidratación
- Desnutrición (asociada con la disminución de la ingesta)
- Alimentos picantes, salados o ácidos
- Ansiedad y depresión
- Sistema inmunológico comprometido que provoca candidiasis

"Mucositis" se refiere específicamente a un efecto secundario doloroso de la quimioterapia relacionada con el cáncer y el tratamiento con radioterapia en el que las membranas mucosas en cualquier lugar a lo largo del tracto GI se inflaman dolorosamente y se ulceran. El término "mucositis oral" se refiere solo a la inflamación y ulceración presentes en la boca.

Fisiopatología

Las secreciones salivales son esenciales para hidratar las membranas mucosas de la boca, para ayudar a mezclar los alimentos para tragar y para hablar. Cuando las secreciones salivales disminuyen o no hay, los tejidos expuestos se vuelven secos y menos flexibles, y son propensos a agrietarse y ulcerarse.

Evaluación

Evalúen con el Instrumento de Valoración de Síntomas, adaptado para sequedad bucal

Usen el Instrumento de Valoración de Síntomas, adaptado para sequedad bucal (Tabla 13) para evaluar las causas, seleccionando y adaptando las preguntas a la persona.

	Instrumento de Valoración de Síntomas, adaptado para sequedad bucal	
O	**Origen-Inicio-Aparición**	¿Cuándo notó que le dolía la boca? ¿Ha tenido este problema antes?
P	**Provocado por**	¿Hay algo que empeore el dolor? ¿Que lo mejore? ¿Le duele comer? ¿Beber? ¿Cepillar sus dientes?
Q	**Características**	¿Puede describir la incomodidad? ¿De qué manera le afecta este síntoma?
R	**Región-Localización**	¿En qué parte de la boca y garganta siente el dolor? • Busquen cualquier cambio, asimetría, sonidos y áreas sensibles al tacto.
S	**Severidad**	En una escala del 0 al 10 en la que 0 es sin dolor y 10 es el peor dolor imaginable, ¿cómo calificaría su dolor de boca?
T	**Tratamiento**	¿Alguna vez ha tomado medicamentos para el dolor de boca? ¿Le ayudaron? ¿Hay algo más que le ayude?
U	**Interpretación**	¿Qué cree que le haya causado el dolor en la boca?
V	**Expectativas**	¿Qué le gustaría hacer para ayudar a disminuir el dolor? ¿Qué puedo hacer para ayudar con este síntoma?
W	**¿Qué más?**	• Evaluar los medicamentos como posibles causas de sequedad bucal.

Intercambio de información

Compartan información con la persona y su familia sobre las causas conocidas de la sequedad bucal respecto a la evaluación, y sobre las posibles medidas de confort y las opciones de tratamiento.

Medidas de confort no farmacológicas

Proporcionar cuidado bucal regularmente ayudará a prevenir la sequedad y las llagas bucales. Las estrategias de cuidado bucal preventivo que se analizan a continuación son útiles para todas las personas que reciben cuidados de apoyo y son especialmente importantes para las personas con alto riesgo de desarrollar infecciones por candidiasis bucal (por ejemplo, durante y después de la radioterapia o quimioterapia y al recibir esteroides). Enfóquense en hidratar y lubricar la boca en personas con riesgo de experimentar sequedad en la boca, como en aquellas con ingesta limitada o que están en sus últimos días y horas.

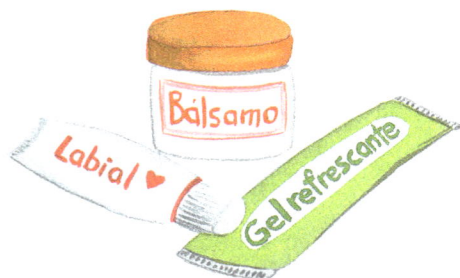

Prevención

Estas estrategias para el cuidado de la boca pueden ayudar a prevenir la sequedad que conduce a llagas, grietas y sangrado:
• Proporcionar cuidado bucal antes y después de que la persona coma.
• Retirar la dentadura postiza de la persona antes de proporcionarle cuidado bucal.
• Cepillar suavemente o limpiar la mucosa para eliminar la placa y los residuos.
• Para las personas que se resisten al cuidado de la boca, usen estrategias creativas para completar la tarea (por ejemplo, distraer con canto, hablando, tocando suavemente).
• Si la persona tiene una infección por candidiasis bucal, remojen sus dentaduras postizas y cepillos de dientes en una solución desinfectante o vinagre para evitar la propagación de la infección.
• Usar un cepillo de dientes suave y, si es necesario, una pasta dental especializada.

En el momento

Además de utilizar las estrategias de cuidado de la boca mencionadas arriba, si la boca de la persona está seca, apliquen estas estrategias para hidratar y lubricar:
• Ofrezcan agua u otras bebidas con frecuencia.
• Rocíen el interior de la boca de la persona con agua fría.
• Ofrezcan trocitos de hielo envueltos en un paño limpio para humedecer la boca.
• Ofrezcan un jugo ligeramente descongelado.

- Ofrezcan trozos de piña, caramelos agrios o goma de mascar, según lo tolere, para ayudar a aumentar las secreciones salivales.
- Ofrezcan paletas o nieve (frutos cítricos como el limón).

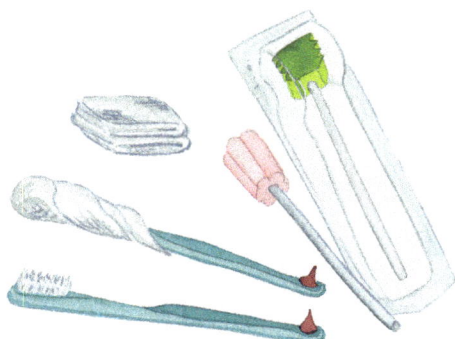

Cuando una persona no pueda encargarse de su propio cuidado bucal, utilicen estas estrategias:
- Humedezcan suavemente la mucosa de su boca usando hisopos bucales empaquetados o hechos en casa.
- Ofrezcan líquidos para enjuagarse la boca, como agua, agua salada, enjuague bucal germicida diluido o agua de soda.
- Apliquen lubricante a la mucosa oral, utilizando un hisopo, después de que la boca se haya limpiado y enjuagado.
- Apliquen bálsamo para los labios después de aplicar el lubricante (use productos a base de agua si la persona está recibiendo oxígeno).
- Usen un humidificador en la habitación para humedecer las vías respiratorias secas de la persona.

Con la familia

Inviten a la familia a participar en el cuidado de la boca como una forma de ayudar a su ser querido. Recuérdeles usar guantes si la persona tiene una infección por candidiasis bucal.

Medidas farmacológicas

Los medicamentos pueden ser necesarios para aliviar el dolor, para prevenir o tratar infecciones y para estimular la curación. El modo de administración de los tratamientos tópicos varía, dependiendo de la medicación; pueden ser del tipo 'hacer gárgaras y tragar' o 'hacer gárgaras y escupir'. Consulten con el médico cuando una persona no pueda tragar o escupir. Puede que sea necesario 'pintar' la medicación con hisopos bucales o rociar el medicamento en el interior de las mejillas utilizando una jeringa.

Los medicamentos que pueden ayudar con el dolor en la boca son:
- Gel oral que contiene un anestésico tópico adecuado para uso interno
- Acetaminofeno
- Xilocaína tópica o lidocaína para las aftas bucales
- Medicamentos antiinflamatorios para llagas abiertas
- Prednisona para llagas abiertas
- Nistatina para la candidiasis

Evaluación y confirmación

Una boca seca y dolorosa puede restringir severamente las actividades de la persona y afectar significativamente su confort. Recuerden las causas de la sequedad de la boca y el hecho de que no todas las causas pueden eliminarse.

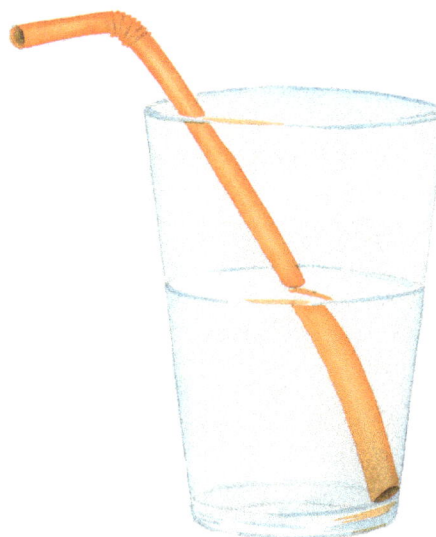

Náuseas y vómito

Mientras hacía las rondas del turno de la tarde, encontré a la señora Lima al lado de su cama, vomitando comida parcialmente digerida. Ella me miró, acongojada, y dijo: "¿Puede hacer algo para detener esto?"

¿Qué son las náuseas y los vómitos?

Las personas pueden describir las náuseas como estómago revuelto, ganas de vomitar o sensación incómoda en la parte posterior de la garganta. El vómito es la expulsión forzosa observable del contenido del estómago de la persona por los músculos abdominales y el diafragma. Después de vomitar, la persona puede experimentar una ausencia de apetito y mal sabor en su boca. Una persona puede vomitar sin sentir náuseas y tener náuseas sin vómito.

Las náuseas y vómito son síntomas comunes que ocurren a medida que avanza la enfermedad y pueden acompañarse de dolor o ansiedad. Si bien las náuseas o vómito pueden ser continuos, las personas reportan que estos síntomas son ligeramente molestos, profundamente angustiosos, abrumadores o intolerables. Para muchas personas, las náuseas o vómito pueden afectar gravemente la calidad de vida. Algunas personas dicen: "¡Preferiría sentir dolor antes que sentir náuseas!".

Prevalencia

Las náuseas y vómito ocurren con frecuencia en personas con cáncer, que afectan a entre 21 y 68%, según el tipo de cáncer y las comorbilidades. Entre las personas que viven con una enfermedad crónica, las náuseas se presentan en 2–48% de la población, el porcentaje es además dependiente de las comorbilidades. Las náuseas son mucho menos prevalentes en personas que viven en residencias de atención, lo que afecta a 1–8% de la población, aumentando a 17% en los últimos dos días de vida. Las náuseas y vómito se reportan con mayor frecuencia en personas menores de 65 años, mujeres y en quienes reciben medicamentos, que tienen una obstrucción del tracto GI, o que tienen cáncer en el estómago, mamas o cerebro (Chow, Cogan y Mun, 2015; Pallium Canada, 2013).

Causas

Las causas más frecuentes de náuseas y vómito en situaciones de cuidados paliativos son irritación gástrica (a menudo debida a medicamentos), obstrucción intestinal, desequilibrio metabólico, infección, estreñimiento y metástasis cerebrales (Figura 9) (Fraser Health Authority, 2006). Una persona que recibe cuidados paliativos también puede estar tratando con más de una causa de náuseas y vómito. Por lo tanto, el manejo de estos síntomas puede llevar mucho tiempo y resolverlos puede requerir más de un antiemético.

Fisiopatología

El cerebro contiene un conjunto suelto de neuronas llamado centro integrador de vómito. Estas neuronas trabajan juntas, reciben información de múltiples ubicaciones del cuerpo para determinar cuándo iniciar o detener las náuseas y el vómito. La estimulación o represión de neuronas y receptores que brindan información al centro integrador de vómito pueden causar o reducir las náuseas y vómito (Chow, Cogan y Mun, 2015; Fraser Health Authority, 2006).

Existen cuatro causas principales de náuseas y vómito que se señalan a través de vías específicas hacia el centro integrador de vómito:

1. **Cambios en el líquido cefalorraquídeo y la sangre:** la zona de activación del quimiorreceptor (CTZ) en el cerebro detecta y señala al centro integrador de vómito sobre sustancias químicas extrañas (por ejemplo, opiáceos), niveles inusuales de metabolitos, uremia, signos de infección y metabolitos de la radioterapia.
2. **Problemas del tracto GI:** los nervios simpáticos en el tracto GI señalan irritación GI, bloqueos, estreñimiento, etc. al centro integrador de vómito.
3. **Cambios en el aparato vestibular:** ubicado en el oído interno, el aparato vestibular envía señales sobre el desequilibrio, los trastornos del laberinto y los tumores cerebelosos. En los trastornos vestibulares, las náuseas pueden ocurrir cuando el cuerpo o la cabeza se mueven (por ejemplo, cuando la persona se da vuelta, se levanta, gira la cabeza).
4. **Entrada sensorial al sistema nervioso central (SNC) o problemas del SNC:** la corteza cerebral envía señales sobre experiencias previas con náuseas y vómito y puede desencadenarse por imágenes, olores, sabores, sentimientos y emociones relacionadas con eventos anteriores. La corteza cerebral también puede indicar la presencia de problemas del SNC, como el aumento en la presión intracraneal y también es el origen de náuseas anticipatorias que pueden ocurrir antes de la terapia o citas que causan molestias a la persona.

Además de las causas identificadas anteriormente, las náuseas y vómito, especialmente en las mujeres, pueden ser un signo de un ataque al corazón. Recuerden esto al evaluar las posibles causas.

Figura 9. Causas de las náuseas y vómito.

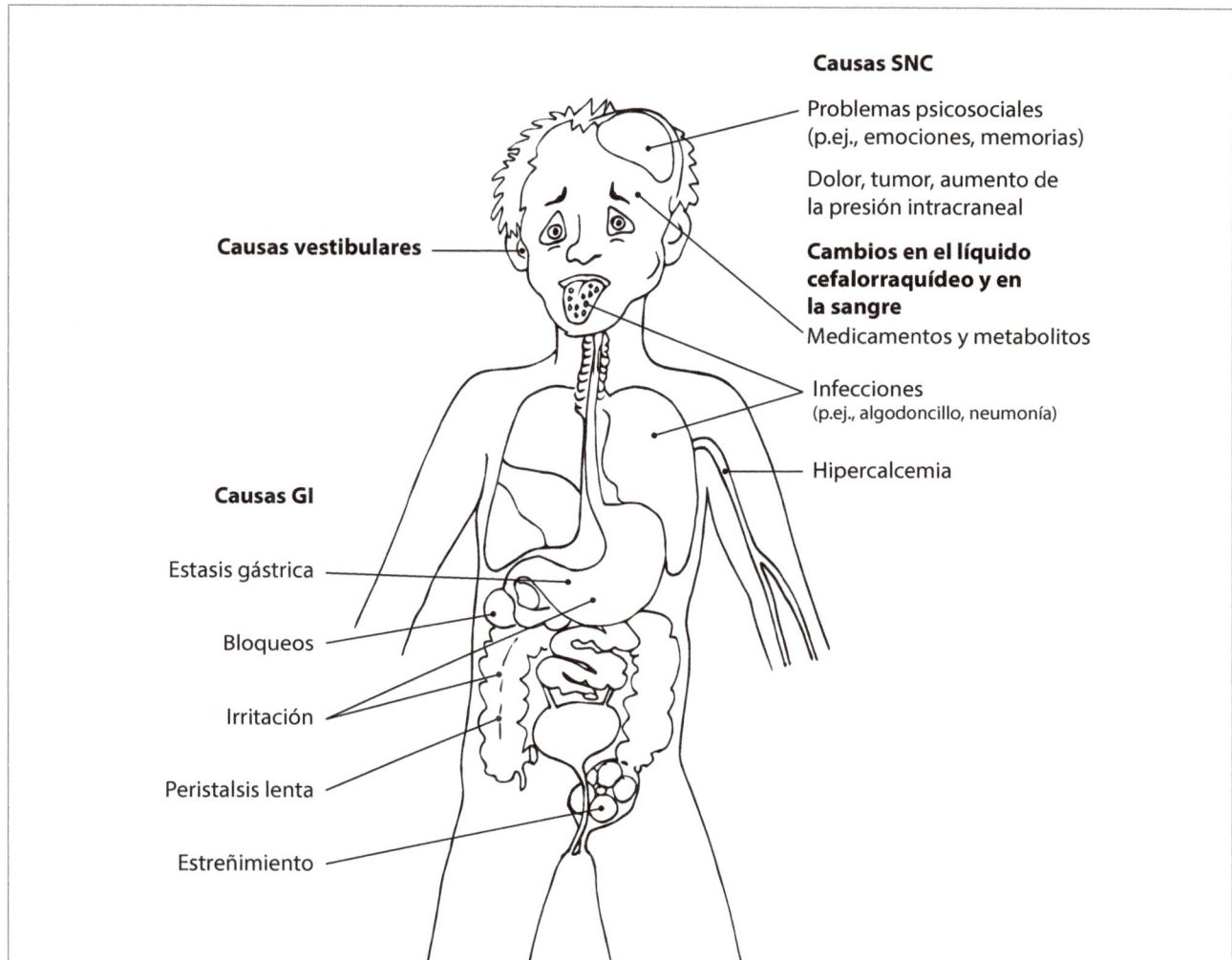

Causas SNC

Problemas psicosociales (p.ej., emociones, memorias)

Dolor, tumor, aumento de la presión intracraneal

Cambios en el líquido cefalorraquídeo y en la sangre

Medicamentos y metabolitos

Infecciones (p.ej., algodoncillo, neumonía)

Hipercalcemia

Causas vestibulares

Causas GI

Estasis gástrica

Bloqueos

Irritación

Peristalsis lenta

Estreñimiento

Evaluación

Determinen si hay náuseas o vómito utilizando el ESAS al completar una evaluación exhaustiva. Hagan un seguimiento cuando una persona dice que tiene náuseas, o cualquier indicación o reporte de náuseas o vómito, así como después de una intervención.

Evalúen con el Instrumento de Valoración de Síntomas, adaptado para náuseas y vómito

Utilicen el Instrumento de Valoración de Síntomas, adaptado para náuseas y vómito (Tabla 14) como guía a través de una evaluación exhaustiva y como ayuda para identificar las posibles causas. Elijan una selección de preguntas de cada sección y no utilicen preguntas que no apliquen.

Evaluar la fragilidad y reportar sobre las metas de atención

Evalúen la fragilidad de la persona utilizando la Escala de Fragilidad Clínica CFS o la PPS. Consideren usar el SPICT o las herramientas para pronosticar la mortalidad a un año (consulten el Capítulo 4, "Uso de herramientas estandarizadas") para reportar las conversaciones sobre objetivos de atención y determinar si las pruebas de laboratorio son adecuadas.

Tabla 14. Instrumento de Valoración de Síntomas, adaptado para náuseas y vómito.

		Instrumento de Valoración de Síntomas, adaptado para Náuseas y Vómito
O	**Origen-Inicio-Aparición**	¿Cuándo comenzó a sentir náuseas? ¿Cuándo comenzó a vomitar? ¿Cuánto tiempo duran las náuseas y los vómitos?
P	**Provocado por**	¿Qué desencadena las náuseas y el vómito? ¿Cuántas veces al día se producen náuseas y vómito? ¿Qué disminuye las náuseas y vómito? ¿Hay un patrón para cuando ocurren?
Q	**Características**	¿Puede describir los vómitos (por ejemplo, en proyectil, presencia de náuseas con emesis)? ¿Puede describir la emesis, como su olor (por ejemplo, como materia fecal), el color (por ejemplo, como sangre fresca) y la consistencia (por ejemplo, como restos de café molido)? ¿Hay problemas relacionados? ¿Es capaz de comer o beber algo? ¿Cuándo fue la última vez que comió? ¿Puede beber? ¿Está eructando o teniendo gases? ¿Tiene algún problema con la deglución? ¿Cuándo fue su última evacuación? ¿Ha usado algún laxante recientemente? ¿Puede describir sus evacuaciones, el esfuerzo necesario para realizar una evacuación intestinal y su forma y firmeza?
R	**Región-Localización**	¿Tiene dolor asociado con las náuseas y vómito (por ejemplo, dolor abdominal, malestar o sensibilidad)? • Comprueben si hay sonidos intestinales (por ejemplo, ausentes, hipoactivo, hiperactivo, de tono alto). • Palpen el abdomen y noten cualquier bulto o distensión. • Observen si existe asimetría.
S	**Severidad**	¿Puede calificar sus náuseas (o vómito) en una escala del 0 al 10, en la que 0 es sin náuseas/vómito y 10 es la peor náusea/vómito que ha experimentado? También puede usar las palabras "leve", "moderado" o "severo". • Comprueben si hay signos de deshidratación.
T	**Tratamiento**	¿Ha usado algún medicamento en el pasado o lo usa ahora para tratar las náuseas o vómito? ¿Ha experimentado algún efecto secundario de los medicamentos en el pasado? ¿Ha cambiado sus medicamentos recientemente?
U	**Interpretación**	¿Qué cree que está causando las náuseas y vómito? ¿Puede describir cómo se siente tener náuseas? ¿Cómo se siente cuando vomita?
V	**Expectativas**	¿Cuáles son sus metas para las náuseas y vómito? En una escala del 0 al 10 que mide las náuseas y vómito, ¿en dónde le gustaría que estuvieran las náuseas y vómito? ¿Quiere pensar sobre sus objetivos de atención en general? ¿Tiene algún cambio en sus esperanzas o expectativas?

W	**¿Qué más?**	• Evaluación física
		  ○ Evaluar el recto para las heces.
		  ○ Evaluar a la persona para los cambios en la cognición.
		  ○ Inspeccionar la cavidad bucal: ¿candidiasis?
		  ○ Revisar los signos vitales, ¿fiebre?
		  ○ Escuchar los pulmones, ¿hay signos de infección?
		• Otros hallazgos relevantes
		  ○ Resultados de laboratorio y diagnóstico recientes: ¿cambios en los últimos días/semanas?

Consejos para identificar posibles causas de náuseas y vómito

Las causas específicas a menudo producen tipos característicos de náuseas. y vómito. Consideren cada una de estas causas cuando la persona presente estos tipos característicos de náuseas y vómito:

- **Respuesta a nuevos medicamentos:** la persona vomita a los pocos minutos u horas de comenzar a tomar un nuevo medicamento.
- **Estasis gástrica:** La persona desayuna en la mañana, come una pequeña colación al mediodía, y después vomita tanto el desayuno como la colación sin digerir unas horas más tarde.
- **Estreñimiento:** la persona puede tener una motilidad intestinal disminuida debido al estreñimiento, dejando la comida en el estómago, lo que puede contribuir a las náuseas.
- **"Síndrome de estómago aplastado":** esto puede ser causado por una tumor presionando el estómago, dando a la persona una sensación inmediata de plenitud. La persona puede comer solo unas cucharadas de comida y después se siente llena.
- **Obstrucción intestinal:** la persona puede experimentar calambres, no poder tolerar ningún alimento y, dependiendo de dónde se encuentre la obstrucción, puede vomitar con olor fecal.
- **Tos:** después de toser, la persona puede experimentar un reflejo nauseoso, que puede provocar vómito.
- **Anomalías metabólicas:**
  - **Hipercalcemia:** la persona experimenta náuseas y vómito intensos, acompañados de un nivel de conciencia alterado, que puede incluir confusión y/o somnolencia. La hipercalcemia se diagnostica por niveles elevados de calcio en suero.
  - **Insuficiencia renal:** el gasto urinario de la persona disminuye y la orina está altamente concentrada.
  - **Insuficiencia hepática:** La persona tiene una apariencia ictérica.
  - **Deshidratación:** La ingesta de la persona está disminuida, y la persona está vomitando y tiene una mala turgencia de piel, disminución de la diuresis y orina concentrada.
- **Náusea anticipatoria:** la persona tiene náuseas antes un evento (por ejemplo, ser sometida a una quimioterapia adicional, recibir visitas).
- **Preocupaciones psicológicas:** la persona puede estar ansiosa o temerosa de eventos o síntomas.
- **Aumento de la presión intracraneal:** la persona siente dolor de cabeza (debido a un tumor cerebral, infección o meningitis) y vomita sin sentir náuseas.

Investigar para identificar o confirmar las causas

Cuando se presentan síntomas de náuseas y vómito, el médico puede ordenar un análisis de sangre (hemograma completo, electrolitos, panel hepático), radiografías e imágenes médicas para comprender mejor o confirmar las causas; por ejemplo, la sangre puede identificar si la persona tiene hipercalcemia, desequilibrio de líquidos y electrolitos o está experimentando insuficiencia renal o hepática. Una radiografía abdominal puede identificar estreñimiento severo y las imágenes médicas pueden identificar una obstrucción intestinal.

Intercambio de información

Compartan información con la persona y la familia sobre el proceso que está siguiendo el equipo de atención médica para identificar las causas y manejar las náuseas y vómito.

Asegúrense de hablar acerca de medicamentos comúnmente usados para tratar las náuseas y vómito y ayuden a la persona y a la familia a comprender que la persona necesitará tomar los medicamentos regularmente y durante todo el día. Expliquen que si las náuseas y vómito tienen más de una causa, controlar estos síntomas puede tomar algunos días. Compartan con ellos que el enfoque inicial será detener el vómito y después las náuseas. Expliquen que la persona deberá seguir tomando el medicamento siempre que la causa del síntoma continúe; sin embargo, si la persona experimenta náuseas y vómito como eventos adversos de tomar opiáceos, él o ella puede adaptarse a la medicación y ya no necesitará el antiemético.

Utilicen la herramienta QAVR en el Capítulo 4, "Uso de herramientas estandarizadas" para compartir la evaluación con el equipo de atención.

Si las náuseas y vómito son síntomas nuevos, es posible que se deban revisar los objetivos de atención de la persona. Si la causa de las náuseas es el estreñimiento, la discusión puede centrarse en ajustar los laxantes para asegurar movimientos regulares del intestino; sin embargo, si la persona parece tener una obstrucción intestinal o hipercalcemia, la persona y la familia deberán comprender más acerca de las posibles causas, las pruebas de laboratorio necesarias para determinarlas y las opciones de tratamiento disponibles. Con esta información, la persona y la familia pueden revisar los objetivos de atención y, con el apoyo del equipo de atención, decidir qué pruebas y tratamientos cumplirán mejor los objetivos de la persona.

Enfoque paso a paso para controlar las náuseas y el vómito

1. Detener el vómito.
2. Detener las náuseas.
3. Reiniciar los líquidos.
4. Reiniciar los alimentos sólidos.

El equipo de atención hará todo lo posible para identificar las posibles causas de las náuseas y vómito y seleccionará las intervenciones y medicamentos adecuados que abordarán esas causas. Si la persona está vomitando, la primera prioridad será detener el vómito y después las náusea. La persona necesitará dejar de comer y disminuir o detener su ingesta de líquidos.

Medidas de confort no farmacológicas

Prevención

Identificar los desencadenantes de las náuseas y vómito y trabajar con la persona y su familia para que se eliminen o eviten esos desencadenantes (Fraser Health Authority, 2006). Comenzar con una regular higiene bucal y mantener la habitación libre de olores.

Si la persona tiene un historial de sentir náuseas fácilmente, asegúrense de registrarlo y reportarlo al equipo de atención y de sugerir el uso de antieméticos cuando se inicien los opiáceos.

Cuando una persona experimenta náuseas recurrentes, reduzcan los olores lo antes posible proporcionando:
- Aire fresco: abran las ventanas, enciendan un extractor de aire y limpien el inodoro lo antes posible.
- Lienzos limpios, un paño frío y sábanas y ropa limpia según sea necesario.
- Una cubeta o recipiente en caso de vómito.

Monitoreen y registren la entrada y salida de líquidos como un medio para prevenir la deshidratación, si corresponde.

En el momento

Cuando una persona tiene náuseas:
- Capaciten a la persona en estrategias de relajación, como respiración profunda, relajación muscular e imágenes guiadas.
- Distraigan a la persona con música, pláticas, videos, etcétera.

- Ofrezcan pequeños y frecuentes sorbos de líquido frío.
- Ofrezcan trozos de hielo o jugo congelado en cubos o palitos para humedecer la boca.
- Ofrezcan pastillas o caramelos duros, sin azúcar.

Cuando una persona está vomitando:
- Proporcionen privacidad, cerrando puertas y limitando visitantes.
- Eviten la broncoaspiración, ayudando a la persona a ponerse en posición erguida o acostada de lado, apoyando con almohadas según sea necesario.
- Garanticen la seguridad mediante el acompañamiento y la supervisión.

Después de que una persona haya vomitado:
- Proporcionen cuidado bucal o ayuden a la persona con su cuidado bucal.

Cuando el vómito se haya calmado y las náuseas hayan disminuido:
- Aumenten lentamente la ingesta de líquidos y, si el vómito no se repite, ofrezcan alimentos semisólidos y después, sólidos.
- Ofrezcan comidas en raciones pequeñas y frecuentes.
- Proporcionen alimentos blandos como galletas y tostadas secas.
- Eviten los alimentos picantes, fritos, grasos o ácidos (por ejemplo, naranjas, limones, vinagre).

Si se vuelven a presentar náuseas y vómito:
- Vuelvan a ofrecer sorbos de líquido, trocitos de hielo o jugo congelado en cubos o palitos para humedecer la boca.

Con la familia

Compartan las medidas de confort no farmacológicas con la familia, como se indica arriba.

Expliquen las razones para el uso regular y continuo de antieméticos cuando estas medidas sean necesarias. Enseñen a la familia cómo brindar asistencia y asegúrense de que la persona esté en un entorno seguro cuando vomite.

Muchas personas tienen dificultad para ver y oler la emesis. Cuando este sea el caso, compartan los siguientes consejos para ayudar a la familia a apoyar a su ser querido:
- Enfocarse en la persona.
- Respirar por la boca en lugar de por la nariz.
- Usar bolsas de plástico dentro de bolsas de estraza como contenedores de emesis para reducir el efecto visual. Desechar la bolsa inmediatamente.

Con el equipo de atención

Consulten con un nutriólogo para brindar asesoramiento alimenticio, según sea necesario. Informar al personal que se encargue de los alimentos sobre los cambios en la dieta de la persona.

Hagan un seguimiento con el médico si el vómito no se resuelve o aumenta.

Medidas farmacológicas

Principios para el uso de medicamentos para controlar las náuseas y vómito

Sigan las instrucciones de la Parte 1: Principios y prácticas al comienzo de este capítulo cuando usen medicamentos para controlar los síntomas. Para controlar las náuseas y vómito, recuerden hacer lo siguiente:
- Usen la medicación correcta.
- Administren la dosis correcta en el horario apropiado.
- Usen una combinación de medicamentos para tratar un síntoma que tenga más de una causa.

Tengan en cuenta la siguiente información al utilizar medicamentos para tratar las náuseas y vómito:
- Recuerden que los medicamentos pueden iniciarse antes de que se determine la causa del vómito.
- Colaboren con el equipo de atención para proporcionar medicamentos que aborden las causas más probables de náuseas y vómito para la persona en ese momento.
- Recomienden la mejor vía de medicación (por ejemplo, cambiar de la vía de oral a la subcutánea o intravenosa si es necesario) hasta que se controlen las náuseas y vómito.

- Cuando haya náuseas, administren los antieméticos con horario definido. Es posible que se requiera una dosis de rescate para controlar las náuseas y vómito que ocurren entre las dosis regulares de los antieméticos.
- Tengan en cuenta que las diferentes causas de las náuseas y vómito requieren diferentes protocolos de medicación. Es posible que la persona necesite medicamentos de forma continua o solo temporalmente hasta que se resuelva la causa de las náuseas y vómito.
- Para las personas con estómagos sensibles, se debe ser proactivo iniciando una dosis regular de antieméticos cuando la persona comience a recibir medicamentos para el dolor.
- Adelántense a prevenir el estreñimiento, que puede provocar náuseas. Si la persona está recibiendo opiáceos o tiene movilidad reducida, debería considerarse un protocolo intestinal.

La Tabla 15 a continuación proporciona una lista de medicamentos para paliar las náuseas y vómito, según la causa más probable del síntoma. Podrán notar diferentes estrategias implementadas para controlar las náuseas y vómito, dependiendo de las necesidades de la persona, los medicamentos disponibles y las preferencias del equipo de atención.

Nota: La metoclopramida es un medicamento gastrocinético, lo que significa que promueve la motilidad intestinal. Debido a que este medicamento aumenta no solo la frecuencia, sino también la fuerza de las contracciones en el intestino delgado, está contraindicado en personas con obstrucción intestinal o una obstrucción intestinal inminente y se debe usar con precaución en personas con obstrucción intestinal parcial.

Tabla 15. Medicamentos para controlar las náuseas y vómito, con base en la causa.

Químicos (medicamentos/ toxinas)	Gastroenterológicos	Vestibulares y relacionados con el movimiento	Sistema Nervioso Central	Causa desconocida
• haloperidol • proclorperazina • metotrimeprazina • ondansetrón • granisetrón • olanzapina	Distensión o compresión luminal • metoclopramida • domperidona • metotrimeprazina Obstrucción • haloperidol • octreotida Síntomas inducidos por opiáceos • metoclopramida • domperidona • metilnaltrexona Otros estímulos vagales • metotrimeprazina • proclorperazina • ondansetrón	• dimenhidrinato • escopolamina	Síntomas inducidos por ansiedad/eventos emocionales • lorazepam • nabilona Presión intracraneal incrementada • dexametasona • dimenhidrinato	• haloperidol • metotrimeprazina • metoclopramida • olanzapina

(Adaptado de Fraser Health Authority, 2006; Pallium Canada, 2013; y Chow, Cogan y Mun, 2015)

Manejo de la deshidratación causada por náuseas y vómito

La deshidratación se produce cuando se pierde más líquido del cuerpo del que se ingiere. Es común con una ingesta reducida asociada con anorexia, náuseas u obstrucción GI o por una mayor pérdida de líquido relacionada con vómito, diarrea, fiebre o efectos secundarios de medicamentos como los diuréticos.

Cuando una persona está deshidratada, puede tener sequedad de boca, disminución de la producción de orina, resequedad de la piel, dolor de cabeza, estreñimiento y/o mareos. Cuando una persona está muy deshidratada, podrían presentar boca muy seca, poca o ninguna salida de orina, ojos hundidos, presión arterial baja y ritmo cardíaco acelerado. Pueden estar extremadamente sedientos, irritables y confundidos, y pueden experimentar delirium.

Aunque sea posible rehidratar a la persona, es más difícil controlar el síntoma que causa la deshidratación, y podría ser imposible abordar la progresión de la enfermedad que es, en última instancia, la responsable. Al decidir si tratar de hidratar a una persona con hidratación artificial, el equipo, la persona en vías de morir y la familia deberán tomar en cuenta la causa de la deshidratación, el curso de la enfermedad, los pros y los contras de la hidratación y las metas de atención de la persona (Bruera et al., 2013; Danis, 2015).

Las estrategias para brindar hidratación artificial incluye el uso de una vía venosa central, intravenosa o subcutánea para administrar líquidos.

El método más simple es la hipodermoclisis, en la que los líquidos se inyectan por vía subcutánea. En general, este método es apropiado para personas que están ligeramente deshidratadas. Resulta útil en situaciones en que los fluidos parenterales son benéficos. La hipodermoclisis requiere menos tecnología que la administración de líquidos por vía intravenosa y puede ser preferible, especialmente cuando no se tiene disponible una administración intravenosa en el entorno de atención. La hipodermoclisis es no está indicada cuando la persona tiene mala integridad de la piel, linfoedema o edema, está gravemente deshidratada y/o requiere más de 3L en un lapso de 24 horas.

Las estrategias para controlar la deshidratación y la comodidad cuando la persona está muriendo se analizan en el Capítulo 7, "Cuidado en los últimos días y horas".

Perla Ética

Consideren los problemas éticos que pueden surgir cuando una persona está deshidratada como resultado de experimentar náuseas y vómito. ¿Qué estrategias podrían ayudar como apoyo para la persona y su familia para decidir si quieren que se le brinde hidratación artificial?

Evaluación y confirmación

Hagan preguntas como las siguientes para evaluar el tratamiento y confirmen que se está teniendo el efecto deseado:

- ¿De qué manera afectan las náuseas y vómito a su bienestar en este momento?
- ¿Se están cumpliendo sus metas para controlar sus náuseas y vómito?
- ¿El plan de atención necesita ser adaptado o actualizado?
- ¿Necesita más información sobre las náuseas y vómito, así como del plan para controlar estos síntomas en los próximos días?

Caso de estudio

El siguiente caso de estudio muestra el proceso de brindar atención desde la perspectiva de enfermería, comenzando con la evaluación y el intercambio de información, seguido de la planificación de la atención y de la confirmación y evaluación.

Mientras hacía las rondas del turno de la tarde, encontré a la Sra. Lima al lado de su cama, vomitando comida parcialmente digerida. Ella me miró acongojada, y dijo: "¿Puede hacer algo para detener esto?"

Evaluación

Origen: Las náuseas comenzaron hace 3 o 4 días. El vómito es un síntoma nuevo, a partir de esta tarde.

Provocado por: las notas de enfermería y el registro de medicamentos indican que la morfina para el dolor de espalda aumentó hace una semana. Su última evacuación fue hace 3 días, a pesar de tomar senósidos 12 mg dos veces al día. Sus heces eran duras y necesitaba esforzarse para defecar. Se sentía incapaz de evacuarlas todas. Ella reportó náuseas dos veces, hace 3 días y hace 2 días, y se le administró metoclopramida 10 mg VO como dósis de rescate en ambas ocasiones. Esto redujo sus náuseas ambas veces pero no se le estaban dando regularmente. No había ninguna orden antiemética.

Características: La emesis es alimento medio digerido. No hay olor fecal. Las náuseas son constantes.

Región-localización: el abdomen está ligeramente sensible en los cuatro cuadrantes y levemente distendido. Los sonidos intestinales son hipoactivos. Está teniendo gases.

Severidad: califica su náusea actual con 6 en una escala del 0 al 10 y es constante. No hay signos de deshidratación.

Tratamiento: la Sra. Lima admite que no siempre reportó sus náuseas cuando las estaba experimentando. También afirmó que había requerido medicamentos contra las náuseas durante varias semanas cuando comenzó a recibir morfina hace meses.

Interpretación: la señora Lima cree que el medicamento para el dolor (morfina) es el que está causando las náuseas. Ha dicho que estaba "pensando en detener la medicación para el dolor".

Expectativas: su objetivo es detener las náuseas lo antes posible para que pueda regresar a casa con su familia.

(Continúa en la siguiente página)

En el momento

Tranquilicen a la persona diciéndole, por ejemplo:

Hablaré con el equipo de atención para compartir la evaluación y su objetivo de resolver las náuseas y vómito tan pronto como sea posible.

Con el equipo

El personal de enfermería informa al equipo de atención que la Sra. Lima es una persona reservada que no comunica fácilmente cómo está, a menos que se le pregunte. Por medio del instrumento QAVR, la enfermera discute los hallazgos clínicos con el médico. Ambos coinciden en que, si bien las náuseas de la Sra. Lima pueden deberse al aumento de la dosis de morfina y al estreñimiento, el síntoma puede tener muchas otras causas. Las notas de admisión indican que la meta de atención de la Sra. Lima es su recuperación total y que no tiene intención de morir.

La decisión de colaboración es esta: debido a sus metas de atención, es importante tratar el síntoma mientras se trata de identificar sus causas. El equipo de atención decidió que sería útil ordenar análisis de sangre a la Sra. Lima para descartar hipercalcemia y controlar sus niveles de electrolitos.

Con el médico

Usando el instrumento QAVR, la enfermera preparó este reporte para entregárselo al médico:

Situación: El presente reporte es acerca de la Sra. Lima, quien ha tenido náuseas por 3 a 4 días y vomitó esta tarde.

Antecedentes: La Sra. Lima tiene 56 años y tiene cáncer de mama (diagnosticado hace 3 años) con metástasis en el cerebro y la parte inferior de la columna vertebral. Su objetivo de atención es la recuperación total. La consultora oncóloga la verá la próxima semana. Ella quiere preguntar si habrá más quimioterapia o radioterapia. Ella es una persona muy reservada y, conforme a sus notas de admisión, declaró que no tiene intención de morir.

Evaluación

Origen: Las náuseas comenzaron hace 3 o 4 días y el vómito de esta tarde es algo nuevo.

Provocado por: La dosis de morfina para su dolor de espalda aumentó hace 7 días. Su última evacuación fue hace 3 días, a pesar de estar recibiendo senósidos 12 mg VO dos veces al día. Ella reportó haber tenido náuseas hace 3 días, y nuevamente hace 2 días. Se le administró metoclopramida 10 mg VO dósis de rescate en ambas ocasiones cuando reportó las náuseas, lo cual disminuyó. No se le ha dado regularmente. No existe una solicitud regular de ATC. Acabo de hablar con ella, descubrí las náuseas y que había vomitado.

Características: La emesis es alimento medio digerido. No hay olor fecal. Las náuseas son constantes. Me gustaría administrarle una dosis de metoclopramida como dósis de rescate, pero no puede tolerarla por vía oral.

Región-localización: Su abdomen está ligeramente sensible en los cuatro cuadrantes y levemente distendido. Existen sonidos intestinales, hipoactivos. Ella está teniendo gases.

Severidad: Califica sus náuseas actuales con 6 en una escala del 0 al 10 y es constante. No muestra señales de deshidratación. Hasta ahora puede tolerar líquidos. Hoy vomitó su almuerzo y solo ha bebido alrededor de 250 ml de líquido durante todo el día.

Tratamiento: La Sra. Lima admite que no había reportado náuseas a menos que se lo preguntaran. Afirma que había requerido medicamentos contra las náuseas durante aproximadamente un mes después de comenzar con opiáceos. No puede recordar el nombre del medicamento que le ayudó a detener el vómito y las náuseas.

Interpretación: La Sra. Lima afirma que el medicamento para el dolor (morfina) es el que le está causando las náuseas y está "pensando en dejar de tomar el medicamento para el dolor".

Expectativas: Las náuseas impiden que la Sra. Lima regrese a casa con su familia, que es su objetivo. Como se mencionó, dijo que no tiene intención de morir y espera una recuperación completa.

Solicitud/Recomendación: Debido a sus síntomas, al hallazgo de que no siempre reporta sus náuseas y sus objetivos de atención, me pregunto si podemos ayudar a controlar las náuseas y vómito y tratar de determinar la causa.

(Continúa en la siguiente página)

Plan de atención

El equipo de atención médica discutió los objetivos de atención, pruebas de laboratorio y tratamiento de los síntomas. Posteriormente se platicó con la persona y la familia y se tomó la decisión de investigar las causas. El médico ordenó una ecografía del abdomen y un análisis de sangre de la Sra. Lima.

Con la persona

Platiqué con el equipo de atención y compartí mi evaluación y su deseo de controlar su vómito tan pronto como sea posible.

Hablamos de las posibles causas. Estamos de acuerdo con usted en que las náuseas y vómito pueden ser causados por la morfina. El médico recomienda que tome metoclopramida con regularidad. Si las náuseas no ceden, podemos agregar otro medicamento llamado haloperidol según sea necesario para garantizar su confort.

Para controlar las náuseas, es importante que tome el medicamento antiemético regularmente durante los próximos días y semanas. Es posible que su cuerpo se acostumbre a los opiáceos y que se pueda disminuir la cantidad de medicamento en un momento dado. El médico también recomienda que aumente los laxantes regulares para ayudarle a tener evacuaciones regulares. Mientras reciba opiáceos será importante monitorear sus evacuaciones. Podemos ajustar la cantidad de laxante para cumplir con sus necesidades específicas; y le recomendamos evitar hoy los alimentos sólidos, así como beber agua simple hasta que el vómito se haya asentado. Déjeme saber si no puede tolerar los líquidos.

¿Tiene usted alguna pregunta? ¿Cualquier duda?

¿Podemos seguir adelante y comenzar con el medicamento regular contra las náuseas? De esa manera podrá iniciar con los laxantes una vez que hayan cedido un poco las náuseas en unas horas.

Le recomiendo llevar un diario y registrar cuándo siente náuseas, qué tan severas son y si vuelve a vomitar, además de poder hacer un seguimiento de los medicamentos que recibe. Espero que de esta manera podamos ver una mejoría.

¿Qué le parece?

Solicitudes

El médico dio estas órdenes para la Sra. Lima:
1. Administrar metoclopramida 10 mg VO o SC QID.
2. Comenzar con haloperidol 0.5 mg a 1.0 mg/kg VO o SC dos veces al día si las náuseas y vómito no se detienen en menos de 25 horas.
3. Detener la orden previa de morfina.
4. Iniciar morfina 10 mg SC c4h regularmente.
5. Dar rescates de morfina 6 mg SC c1h PRN para BTP.
6. Cuando el vómito cese y las náuseas se asienten, regresar a:
   a. Morfina, 20 mg VO c4h regularmente .
   b. Morfina, 12 mg VO c1h PRN para dosis de rescate.
7. Realizar un examen rectal. Si hay heces en el recto, administrar un supositorio de bisacodilo. Si no se logra vaciar el recto, seguir con un citrato de sodio/laurilsulfuro de sodio o un enema de fosfato de sodio.
8. Aumentar las dosis de senósidos 24 mg VO BID.
9. Completar las siguientes pruebas:
   a. Ultrasonido del abdomen.
   b. Hemograma completo: electrolitos, calcio y albúmina.
10. Actualizar al médico a las 24 horas, o antes si el vómito no cede.

Confirmación y evaluación

La enfermera necesitará:
- Realizar un seguimiento una hora después de administrar los medicamentos y volver a evaluar para determinar si el vómito se ha detenido, si las náuseas han mejorado y si el dolor está bajo control.
- Realizar un examen rectal (si corresponde), determinar si se requiere un supositorio y administrar un laxante oral siempre y cuando la Sra. Lima pueda tolerarlo.
- Discutir las necesidades dietéticas con el nutriólogo y/o personal de nutrición.

Dolor

La cuidé hace más de 30 años en un hospital de un pueblo pequeño. Acostada en una habitación de dos camas al final del pasillo, ella gritaba: "¡Enfermera... enfermera... ayúdeme...!" Después de un rato, volvía a gritar: "¡Dios mío, Dios mío... ayúdame Dios mío!". Cuando pienso en esos años, todavía recuerdo su nombre como también ir hacia su habitación sin saber qué hacer o cómo ayudar. En retrospectiva, creo que recibía dos tabletas de paracetamol dos veces al día... No recibía evaluación regularmente sobre el dolor ni paracetamol adicional cuando lo pedía. Su recuerdo aún me persigue y lamento no haber sabido cómo medir su dolor y apoyarla.

¿Qué es el dolor?

El dolor son las experiencias sensoriales y emocionales desagradables de sufrimiento físico y angustia debidas a una lesión o enfermedad. El dolor puede originarse a partir de diversas enfermedades; por ejemplo, cáncer, EPOC o artritis, así como por varios motivos, incluidos problemas físicos y psicosociales (Pallium Canada, 2013). La forma en que las personas expresan su dolor varía de acuerdo con las diferentes culturas (Carteret, 2011).

Margo McCaffery proporciona una manera directa de ver el dolor que se ha convertido en un clásico en el campo del manejo del dolor (McCaffery, 1968):

El dolor es lo que la persona que lo sufre dice que es, y existe cada vez que la persona que lo experimenta dice que es.

La Dama Saunders y el concepto del dolor total

Recuerden que el dolor, como la muerte, siempre es experimentado por todo el ser de la persona, no solo por el cuerpo físico. La Dama Cicely Saunders desarrolló el concepto de "dolor total", que definió como el dolor que incluye dimensiones físicas, emocionales, espirituales y sociales de la angustia. El concepto de dolor total puede recordarles que observen más allá de las causas físicas y atiendan otros factores que pueden afectar y potencialmente aumentar el dolor de una persona. La experiencia del dolor físico puede ser mayor cuando una persona tiene miedo o está preocupada, como cuando experimenta sufrimiento existencial, conflicto interpersonal, problemas financieros, familiares, etcétera. Entender que todo el cuerpo experimenta el dolor y que los problemas que afectan al cuerpo afectan la experiencia del dolor, les ayudará a incrementar el confort físico cuando brinden cuidados.

Prevalencia

Más de 80% de las personas con cáncer avanzado experimentan dolor; 66% de estas personas experimentarán dolor moderado a intenso, y 60% experimentará dolor en más de un sitio. La prevalencia del dolor evaluado un mes antes de la muerte no difiere mucho según el diagnóstico: cáncer, 45%; enfermedad cardiaca, 48%; fragilidad, 50%; otros diagnósticos, 47% (Smith et al., 2010). La prevalencia real del dolor es probablemente mayor, porque algunas personas no reportan su dolor.

El nivel e intensidad del dolor fluctúan a medida que avanzan las enfermedades y la condición de la persona empeora. La evaluación periódica del dolor y el desarrollo de un plan de atención enfocado en mantener la calidad de vida son pasos esenciales para controlar el dolor. La aplicación de los principios básicos del manejo del dolor ayudará a controlar el dolor en 85% de las personas que lo padecen debido a cáncer avanzado (Pallium Canada, 2013).

Estas poblaciones corren el riesgo de que su dolor sea tratado de manera insuficiente:
* Los niños y los ancianos
* Personas no verbales o con deterioro cognitivo
* Personas que niegan el dolor, por motivos personales
* Personas que no pueden comunicar su dolor o que tienen dificultades para hacerlo debido a una barrera del idioma
* Personas que, debido a su cultura o tradiciones, se retraen de hablar, expresar o controlar el dolor
* Personas con antecedentes de adicción

Causas

Causas directas

Las causas del dolor relacionadas con la enfermedad se muestran en la Figura 10; por ejemplo, un tumor que invade los tejidos o presiona un hueso o músculo representa aproximadamente 75% del dolor con cáncer; además, las compresiones de la médula espinal, las fracturas óseas, las obstrucciones intestinales, la isquemia, las infecciones o los abscesos pueden provocar dolor.

Causas indirectas

Las causas indirectas del dolor incluyen las siguientes:
- Pruebas de laboratorio (por ejemplo, punción lumbar), tratamientos (por ejemplo, radioterapia, dolor incisional) y efectos secundarios de los medicamentos (por ejemplo, estreñimiento inducido por opiáceos).
- Efectos de estar enfermo y menos móvil (por ejemplo, estreñimiento, fatiga muscular y achaques).
- Afecciones preexistentes (por ejemplo, migrañas, osteoporosis, lesiones previas, gota).

Figura 10. Causas del dolor.

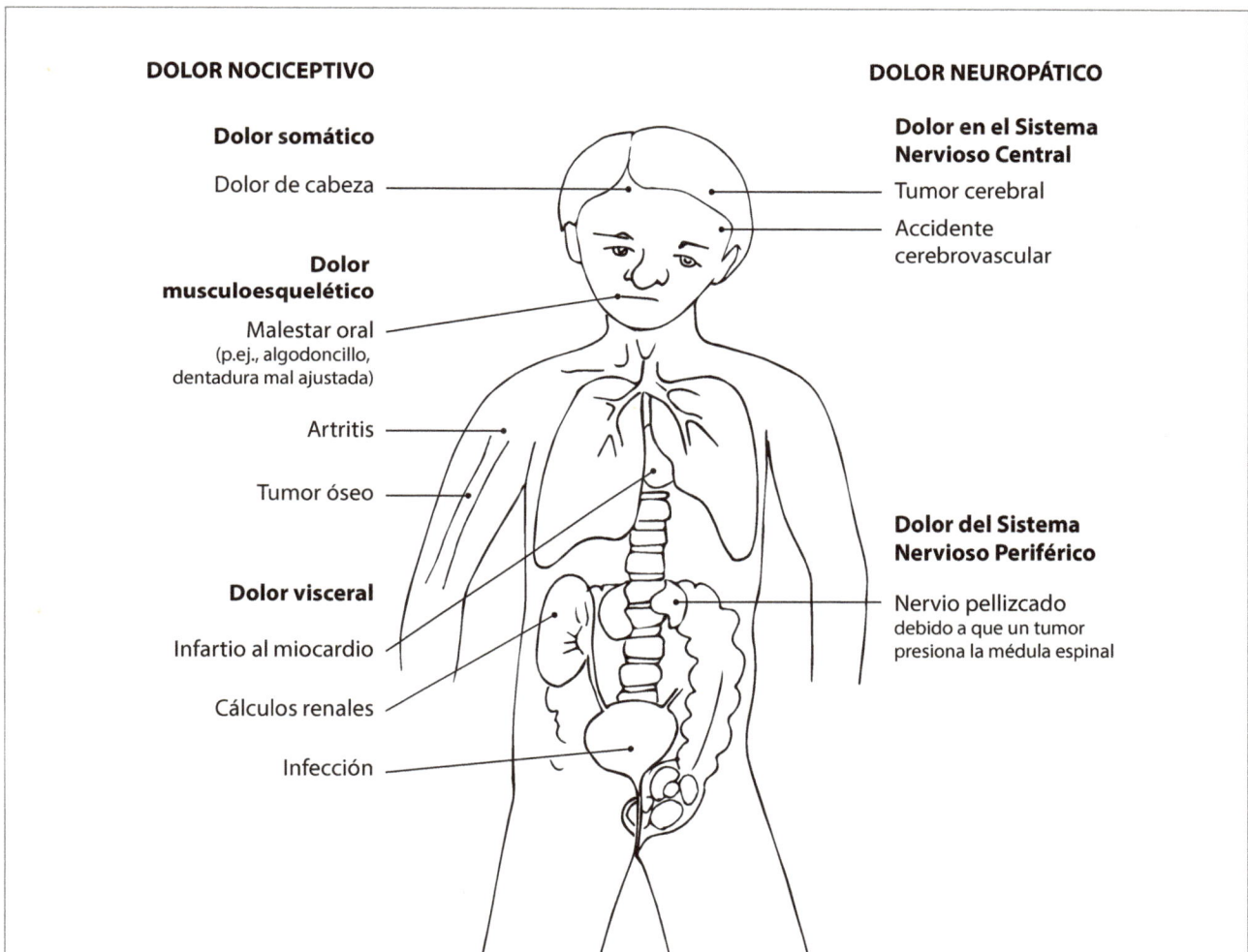

DOLOR NOCICEPTIVO

Dolor somático

Dolor de cabeza

Dolor musculoesquelético

Malestar oral (p.ej., algodoncillo, dentadura mal ajustada)

Artritis

Tumor óseo

Dolor visceral

Infartio al miocardio

Cálculos renales

Infección

DOLOR NEUROPÁTICO

Dolor en el Sistema Nervioso Central

Tumor cerebral

Accidente cerebrovascular

Dolor del Sistema Nervioso Periférico

Nervio pellizcado debido a que un tumor presiona la médula espinal

Fisiopatología

Cuando se dañan los tejidos, se envían señales al cerebro que comunican el dolor. El tipo de dolor experimentado dependerá del origen del dolor. Identificar la causa del dolor ayudará a determinar la mejor manera de tratarlo.

Dolor nociceptivo y neuropático

Los orígenes y experiencias de dos tipos de dolor, nociceptivos y neuropáticos, se identifican en la Tabla 16 y se muestran en la Figura 10 (Pallium Canada, 2013; ELNEC, 2015).

Tabla 16. Orígenes y características del dolor nociceptivo y neuropático.

Dolor nociceptivo **Origen:** Daño en tejidos blandos y huesos	Dolor neuropático **Origen:** Procesamiento anormal de señales en el sistema nervioso central o periférico
Dolor musculoesquelético: • Se origina en huesos y articulaciones • Se experimenta como un dolor agudo o sordo (por ejemplo, tumor óseo, artritis) **Dolor somático:** • Se origina en la piel, tejido conectivo y músculos • Se experimenta como agudo (por ejemplo, dolor de boca) o punzada (por ejemplo, punzadas musculares) **Dolor visceral:** • Se origina en órganos viscerales (por ejemplo, tracto GI, páncreas, tumor que encapsula un órgano como el hígado, obstrucción intestinal que provoca calambres) • Se experimenta como un dolor profundo localizado o calambres que puede aparecer y desaparecer	**Dolor del sistema nervioso periférico:** • Se experimenta como ardor, entumecimiento, hormigueo • Se siente a lo largo de uno o más nervios periféricos (y por lo general se describe como ardor, sensación de adormecimiento, similar a un golpe o a alfileres y agujas) **Dolor del sistema nervioso central:** Se origina de un accidente cerebrovascular o un tumor cerebral

---

Abordar el dolor es una prioridad en enfermería.

Escuchen atentamente: el dolor es lo que la persona dice que es.

Evaluación

Evalúen el dolor regularmente como parte de su práctica normal. También evalúen el dolor cuando la condición de la persona cambie, si la persona lo identifica, cuando su comportamiento lo sugiere, cuando los miembros de la familia lo identifican y cuándo se inician o ajustan los medicamentos para el dolor.

Sigan el ejemplo de la persona y usen sus palabras cuando hablen sobre el dolor. La persona puede usar palabras como "incomodidad", "estrés", "tensión", "inflamación" o "achaque" en lugar de usar la palabra "dolor". Si se sospecha dolor, busquen información adicional para saber cómo la persona que tiene dolor lo ha expresado en el pasado.

Tomen en cuenta la cultura de la persona y cómo puede influir en la manera que experimenta o expresa el dolor. Recuerden las poblaciones que corren el riesgo de tener un dolor poco tratado. Si el idioma es un obstáculo para la comunicación, inviten a un miembro de la familia o traductor a que proporcione explicaciones de las palabras utilizadas para describir y calificar el dolor.

Detección con el Sistema de Valoración de Síntomas de Edmonton

Utilicen el Sistema de Valoración de Síntomas de Edmonton (ESAS, por sus siglas en inglés) para detectar regularmente el dolor y siempre que se sospeche dolor.

Evalúen con el Instrumento de Valoración de Síntomas, adaptado para dolor

Utilicen el Instrumento de Valoración de Síntomas, adaptado para dolor (Tabla 17) para realizar una revisión exhaustiva, incluida una evaluación física y una revisión del historial de la persona y los informes relevantes actuales.

Evalúen la fragilidad y reporten las metas de atención

Evalúen la fragilidad de la persona utilizando la Escala de Fragilidad Clínica CFS o la PPS. Consideren el uso de SPICT o instrumentos para pronosticar la mortalidad a un año (consulten el Capítulo 4, "Uso de herramientas estandarizadas") para registrar las conversaciones sobre objetivos de atención y determinar si las pruebas de laboratorio son adecuadas.

Tabla 17. Instrumento de Valoración de Síntomas, adaptado para dolor.

	Instrumento de Valoración de Síntomas, adaptado para dolor	
O	**Origen-Inicio-Aparición**	¿Cuándo comenzó a sentir dolor? ¿Cuánto tiempo dura el dolor?
P	**Provocado por**	¿Qué provoca su dolor? ¿Con qué frecuencia siente el dolor cada día? ¿Qué disminuye su dolor? ¿Existe un patrón cuando se produce el dolor? ¿Su dolor aumenta la severidad de otros síntomas? ¿Otros síntomas hacen que su dolor se sienta peor?
Q	**Características**	¿Podría describir el dolor, cómo se siente?
R	**Región-Localización**	¿En dónde siente el dolor? ¿En alguna otra zona? ¿Alguno de sus dolores se irradia a otras regiones? ¿Alguno de sus dolores está provocando otros síntomas?
S	**Severidad**	¿Puede calificar su dolor (malestar) en una escala del 0 al 10, en la que 0 no es dolor y 10 es el peor dolor que pueda imaginar? ¿Preferiría calificar su dolor con palabras como "leve", "moderado" o "severo"?
T	**Tratamiento**	¿Qué medicamentos ha usado para controlar el dolor? ¿Qué dosis ha recibido? ¿Fue eficaz? ¿Experimentó algún efecto secundario cuando tomó el o los medicamentos? ¿Han cambiado sus medicamentos para controlar el dolor recientemente?
U	**Interpretación**	¿Qué cree que pueda estar causando el dolor? ¿Cómo afecta este dolor sus actividades diarias? ¿Puede decirme cómo es para usted sentir dolor?
V	**Expectativas**	¿Cuáles son sus metas para el control del dolor? En una escala del 0 al 10, ¿dónde le gustaría que estuviera su dolor? ¿Qué es lo más importante para usted hoy en día?

W	**¿Qué más?**	• Evaluación física
		  ○ Busquen cualquier cambio, asimetría, sonidos, áreas sensibles al tacto o que se sientan calientes.
		  ○ Si el dolor involucra el abdomen, auscultar, percutir, palpar y notar cualquier bulto o distensión.
		• Otros hallazgos relevantes
		  ○ Medicamentos.
		  ○ Resultados relevantes de laboratorio y diagnóstico.

La Dra. Deb Braithwaite, una colega y mentora, proporcionó una lista de preguntas que ayudarían a obtener información que los médicos/enfermeros profesionales necesitan para identificar la causa del dolor.

Cuando me llaman para reportar que alguien tiene dolor, quiero saber:

Qué ven *cuando miran a la persona y cuando miran la parte en que está experimentando dolor?*
- *¿Son ambos lados del cuerpo simétricos?*
- *¿Se observan nódulos, bultos o protuberancias?*
- *¿Se ven zonas descoloridas?*

Qué sienten
- *¿Hay bultos o protuberancias?*
- *¿Hay cambios en la temperatura corporal?*

Qué escuchan
- *¿Algún sonido?*
- *¿Qué tipo de sonido(s)?*
- *¿Hay algún sonido anormal?*

Detección del dolor en una persona que no lo reporta por sí misma

La cultura, la edad y las expectativas personales son razones por las cuales una persona podría no reportar por sí misma el dolor y estar en riesgo de tener dolor sin tratar; además, las personas con limitaciones en la capacidad de comunicarse podrían no estar reportando bien su dolor. Esto incluye a personas con afasia, demencia, tumores cerebrales, infecciones y otros procesos patológicos que afectan la cognición y la comunicación.

La detección y evaluación de las persona con dolor incapaz de comunicar su dolor requiere que enfermería y los profesionales de la salud observen los comportamientos de la persona y los comparen con los habituales de la persona. La American Geriatrics Society (American Geriatrics Society, 2002) agrupó los indicadores de comportamiento del dolor en seis categorías y Herr y colegas evaluaron las conductas para su utilidad en la forma de indicar dolor en personas con demencia incapaces de hacer un reporte propio (Herr et al., 2006). Estas categorías y conductas son las siguientes:

- Expresiones faciales: ceño fruncido, tristeza, asustada, con muecas, distorsionada, ojos entrecerrados o cerrados, parpadeo rápido.
- Verbalizaciones y vocalizaciones: suspiros, gemidos, gruñidos, canturreos, gritos, respiración ruidosa, pedir ayuda.
- Movimientos corporales: postura rígida tensa, en guardia, inquietud, deambular, balanceo, movimientos restringidos, marcha o cambios de movilidad.
- Cambios en las interacciones interpersonales: agresivo, desafiante, resistente al cuidado, no dispuesto a interactuar con otras personas, socialmente inapropiado, perjudicial, retraído, verbalmente ofensivo.
- Cambios en los patrones de actividad: rechazar alimentos, cambios en el apetito, aumentos en el descanso o en el sueño, cambios en el descanso, detención repentina de las rutinas comunes, andar perdido.
- Cambios en el estado mental: llanto o lágrimas, mayor confusión, angustia o irritabilidad.

Aprovechen la experiencia de los miembros de la familia y otras personas, incluidos los asistentes de enfermería, los trabajadores de apoyo personal y otros proveedores de atención de primera línea para conocer los comportamientos habituales de la persona en proceso de morir y su sensación de cualquier conducta que pueda haber cambiado.

Se pueden utilizar dos instrumentos, la Escala de Evaluación del Dolor en Personas con Demencia Avanzada (PAINAD) y el Instrumento de Evaluación del Dolor del Paciente No Comunicativo (NOPPAIN) para detectar el dolor en personas que no pueden reportar el dolor por sí mismas. Consulten el Capítulo 4, "Uso de herramientas estandarizadas"

Uso de la escala PAINAD

Los profesionales de la salud pueden usar fácilmente la escala PAINAD (consulten el Capítulo 4, "Uso de herramientas estandarizadas") para detectar el dolor en personas con demencia avanzada. Se observan y clasifican numéricamente los comportamientos en tres de las seis categorías de la Sociedad Americana de Geriatría (Warden, Hurley y Volicer, 2003). Las puntuaciones más altas sugieren con mayor fuerza que la persona está experimentando dolor; sin embargo, las puntuaciones no indican la severidad del dolor. Este instrumento se debe utilizar junto con una herramienta de evaluación para determinar la gravedad y la ubicación del dolor.

Figura 11. Instrumento de Valoración de Dolor en Demencia Avanzada (PAINAD).

	0	1	2
Respiración independiente de vocalización	Normal	Episodios de respiración agitada o dificultosa Periodos cortos de hiperventilación.	Respiración agitada y ruidosa Periodos largos de hiperventilación Respiración *Cheyne-Stokes*.
Vocalizaciones negativas	Ninguna	Quejidos y gemidos ocasionales Habla en voz baja y con tonos negativos o desaprobatorios.	Pide ayuda repetidamente de forma perturbada Se queja, gime o solloza a volumen alto Grita y llora.
Expresión facial	Sonriente o inexpresivo	Triste Asustado Ceño fruncido.	Muecas de dolor.
Lenguaje corporal	Relajado	Tenso Agitado y afligido Inquieto.	Postura rígida Puños apretados Rodillas flexionadas contra el abdomen Resiste que se le acerquen o se retrae Manotea y trata de golpear.
Consolabilidad	Sin necesidad de consuelo	Capaz de distraerse y tranquilizarse si el cuidador le habla o lo toca para consolarlo.	Imposible de consolar, distraer o tranquilizar.
			Puntuación Total

El beneficio de la escala PAINAD es su facilidad de uso; sin embargo, debido a que aborda solo tres categorías de conductas, la detección puede pasar por alto otras conductas que indican dolor en algunas personas. La familiaridad y el conocimiento de los comportamientos normales de la persona podrían ayudar a decidir si este instrumento detectaría los comportamientos de dolor comunes para esta persona.

Los dos indicadores más frecuentes de dolor son los cambios en el comportamiento y la resistencia a la atención. Utilicen la escala PAINAD para detectar regularmente el dolor si la persona se resiste a los cuidados o cuando cambian sus comportamientos.

Uso del instrumento NOPPAIN

Las enfermeras y otros profesionales de la salud que brindan atención a personas con demencia también pueden usar el Instrumento de Evaluación del Dolor del Paciente No Comunicativo (NOPPAIN) (Snow et al., 2004). El instrumento detecta los comportamientos de dolor en cinco de la seis categorías de la Sociedad Americana de Geriatría, tanto cuando la persona está en reposo o activa. NOPPAIN incluye un mapa del cuerpo para localizar la fuente del dolor. (Consulten el Capítulo 4, "Uso de herramientas estandarizadas").

El beneficio de este instrumento es que detecta comportamientos del dolor cuando la persona está en reposo y cuando está activa, y observa cinco de las seis categorías de comportamiento. Como cuando se utiliza la escala PAINAD, los comportamientos más sutiles que indican dolor pueden pasarse por alto. Por lo tanto, el conocimiento de los comportamientos habituales de la persona por parte de la familia y los profesionales de la salud resulta invaluable.

Usen el instrumento NOPPAIN para detectar el dolor regularmente y siempre que ocurra un cambio en el comportamiento. Haga un seguimiento con una evaluación apropiada del dolor si la prueba sugiere que el dolor está presente.

Figura 12. Instrumento de Evaluación del Dolor del Paciente No Comunicativo (NOPPAIN).

Juana, su enfermera, se dio cuenta de que José estaba haciendo gestos, se puso muy tenso y le jalaba la manga durante su baño matutino. Ella me preguntó si era normal que hiciera eso. Le dije que había estado así toda la semana, sin querer que lo tocaran, entonces hoy, me di cuenta de que se estaba poniendo rígido cuando lo estaban trasladando a su silla.

"Tal vez tiene dolor", dijo. Nos hizo algunas preguntas más sobre cómo era en casa, qué habría querido si tuviera dolor. Luego habló con el médico sobre José, y se

dieron cuenta de que él podría estar sufriendo. El médico ordenó algunos medicamentos para disminuir el dolor.

Juana le dio la pastilla con un sorbo de su sopa en el almuerzo; me dijo que le daría un tiempo al medicamento de hacer efecto antes de que lo volviera a mover de regreso a su cama; ya no estaba tan tenso.

Ahora duerme muy tranquilo; ya no está inquieto e incluso su respiración es más fácil. Es bueno ver que José está cómodo.

Investigar para identificar o confirmar las causas

Identificar las causas del dolor puede requerir pruebas de laboratorio adicionales, como análisis de sangre, radiografías, tomografías computarizadas, resonancias magnéticas, colonoscopia, endoscopia y gastroscopia. El tipo y alcance de las pruebas dependerá de:

- Los objetivos de atención de la persona en vías de morir y de su familia.
- La postura de la persona respecto al curso y pronóstico de su enfermedad.
- La invasividad de las pruebas; por ejemplo, pruebas de sangre comparado con a una biopsia.
- La disponibilidad y acceso a procedimientos de laboratorio.
- El entorno de atención.

Utilicen el instrumento QAVR para informar sobre la evaluación del dolor al médico y al equipo de atención.

Intercambio de información

Cuando la evaluación haya sido completada y registrada, consideren qué información quieren y necesitan recibir la persona y la familia y cómo brindar mejor esa información.

Expliquen que el objetivo del manejo del dolor es centrarse en los objetivos de atención de la persona en proceso de morir. En términos generales, esto puede incluir ayudar a la persona a dormir mejor por la noche, ayudar a la persona a estar más cómoda mientras descansa y a moverse con menos o ningún dolor; sin embargo, si el dolor es intenso, el objetivo puede ser disminuir el dolor a un nivel que sea más tolerable mientras se completan las pruebas para determinar la causa del dolor.

Caso de estudio: una persona con cáncer

Roberto, de 65 años, tiene diagnóstico primario de cáncer de próstata, con metástasis en los huesos. Hoy, Roberto dijo que su dolor se sentía diferente. La enfermera completó una evaluación enfocada. Roberto ha estado en la unidad durante cinco días. Sus movimientos han sido lentos y se apoya en los muebles. Hoy,

Roberto recibió ibuprofeno de 800 mg para dolor, pero este continuó empeorando a medida que avanzaba el día. La enfermera entró después del desayuno para reevaluar su dolor. No parecía que había conseguido alivio; ella prosiguió con una evaluación enfocada. Sus notas las pueden observar a continuación.

Evaluación

Origen: A las 10:00, dolor en la mañana e incrementado después de la ducha.

Provocado por: Empeora con el movimiento, ligero alivio con el reposo.

Características: Aburrido y adolorido.

Región-localización: Dolor en cadera izquierda, irradia hacia la nalga izquierda.

Severidad: 8/10, lo describe como dolor moderado.

Tratamiento: Históricamente, el dolor de Roberto se ha manejado bien (calificándolo como 2/10), con acetaminofeno 650 mg, por vía oral, cada 4 horas, según sea necesario.

Interpretación: El movimiento ha aumentado dolor hoy, el paciente comenta que el dolor empeora progresivamente. Él sabe que el cáncer está progresando y qué es lo que le está causando dolor.

Expectativas: Manejar el dolor para que sentirse cómodo con las actividades básicas diarias. Quiere mantener la independencia y enfocarse en su familia en lugar de en su dolor.

Intercambio de información

Con el médico
A través del instrumento QAVR, la enfermera preparó este informe para entregarlo al médico:

Situación: Acerca de Roberto, paciente en la cama 43A. Su dolor ha aumentado y no está bien manejado con su orden actual de paracetamol, PRN. Mi evaluación es PA 138/82, P 93, R 24 en reposo. Está afebril. Su PA y pulso están por arriba del valor basal.

Antecedentes: El paciente está alerta y orientado, un poco ansioso al hablar de su aumento del dolor. Tuvo una dosis de paracetamol a las 08:00, que fue ineficaz. No tiene alergias.

Su piel está caliente, está ligeramente diaforético. No está con oxígeno, su saturación de oxígeno es de 96%, RA.

Evaluación: Su presión arterial y pulso pueden estar aumentando debido al dolor, ya que estaban cerca del valor basal a las 08:00. Se ha vuelto más lento en los últimos días y utiliza los muebles y paredes para sostenerse a sí mismo mientras se mueve. ¿Hay algo que podamos hacer para controlar mejor su dolor, ya que este va empeorando progresivamente?

Solicitud/Recomendación: Si podemos comenzar con un analgésico regular, puedo vigilar su tolerancia. ¿Quiere que le llame hoy para avisarle cómo está?

Solicitudes

El médico dio la siguiente orden verbal que la enfermera transcribió:
- Morfina: 5 mg, por vía oral, ATC, c4h
- Morfina: 2.5 mg, por vía oral, PRN, c1h
- Dexametasona: 4 mg, por vía oral, a las 0800
- Senósidos: dos tabletas de 8.6 mg, por vía oral, dos veces al día

Después que se discute la iniciación de opiáceos con Roberto, la enfermera le dio la primera dosis a las 1200 y en ese momento su dolor era de 9/10. La enfermera lo revisó después de 45 minutos. Su el dolor era 7/10, R 20, P 85 y PA 130/80. Ya no estaba diaforético. Él dijo sentirse un poco mejor, pero no se estaba moviendo mucho. La enfermera le colocó varias almohadas y él dijo que intentaría descansar.

A las 1315, la enfermera revisó una vez más a Roberto, quien reportó que su dolor era de 6/10 y todavía estaba visiblemente incómodo. Después de platicar, Roberto decidió que le gustaría probar una dosis de rescate.

A las 1330, se le dio una dosis de rescate.
La enfermera volvió a evaluar a Roberto a las 1355, quien informó que su dolor era de 3/10 y pudo moverse él mismo en la cama. Sus signos vitales son: P 76, PA 124/80, R 18. Dijo que se sentía mucho mejor.

La enfermera llamó al médico para discutir los hallazgos de la evaluación.

> Recuerden que los objetivos del manejo del dolor siempre deben reflejar los de la persona.

Medidas de confort no farmacológicas

Compartan con la persona y la familia la información respecto a las medidas no farmacológicas que puedan brindar confort inmediato. Consideren utilizar algunos artículos de la canasta de confort, integrando lo que saben acerca de la persona para individualizar las medidas de confort y satisfacer mejor sus necesidades. La información que reúnan cuando una persona esté cómoda puede ayudar a saber cómo brindar un mejor confort cuando presente dolor.

Comuniquen los pasos que está tomando el equipo de atención médica para tratar el dolor de la persona. Recuerden el concepto de dolor total y tomen en cuenta si un miembro del equipo interdisciplinario de atención podría apoyar a la persona a abordar las fuentes no físicas de dolor.

> Un tratamiento o medida de confort que funciona un día puede no funcionar otro día.
>
> Respetar al individuo y personalizar el cuidado.

Prevención

Es más fácil prevenir que tratar el dolor. Las medidas de confort no farmacológicas que se analizan a continuación pueden ayudar a prevenir el dolor o prevenir el aumento del dolor.

Crear un ritmo relajante para las actividades diarias
La sensación de dolor de una persona puede aumentar con el estrés. Si los cambios en las actividades o los planes son estresantes, creen un plan que fomente una aproximación sin prisas. Pueden planear actividades para los momentos en que la medicación para el dolor es más eficaz.

La posición para el confort
Prevengan la ruptura de la piel y ulceraciones al asegurarse de que el lugar donde la persona va a estar sentada o acostada sea una superficie lisa, limpia, seca y sin arrugas. Esto es especialmente importante para las personas con menor movilidad y que no pueden moverse o acomodarse por sí mismas.

Movilización de una persona en etapas durante la noche
En el transcurso de una noche, pueden mover gradualmente a una persona de un lado a otro en pequeños incrementos cada pocas horas (Figura 13). La movilización cada pocas horas reduce el riesgo de úlceras por presión, pero no despiertan a la persona por completo ni interfieren con el sueño.

Figura 13. Movilización de una persona en etapas durante la noche.

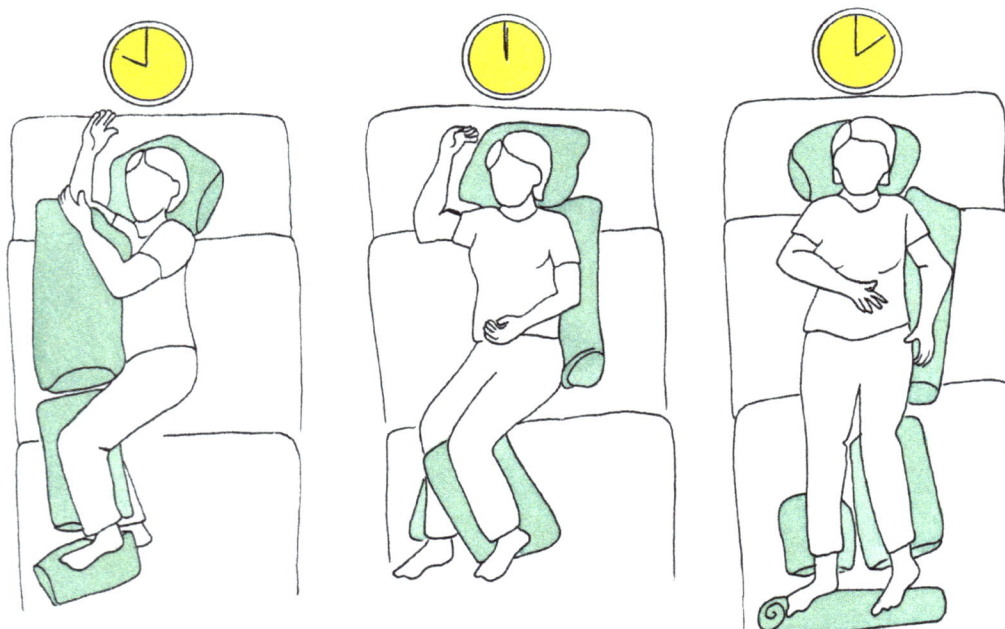

Proteger la piel antes de voltear a la persona

Antes de movilizar a una persona, suavemente froten o masajeen la piel del lado sobre el que se van a recargar. Un ligero masaje mejorará el flujo sanguíneo y reducirá la degradación de la piel. Después de voltear a la persona, no toquen ni masajeen la piel recién expuesta sobre la que ha estado acostada. Los tejidos privados de oxígeno son muy susceptibles a dañarse.

Posicionen y movilicen a la persona para su confort. Las personas encamadas y con movilidad limitada tienen un alto riesgo de desarrollar úlceras por presión. Movilicen a la persona cada dos o cuatro horas para reducir el riesgo de úlceras por presión (ver la Figura 13).

Revisión de las ayudas de movilidad por seguridad

Asegúrense de que las ayudas de movilidad sean seguras al verificar lo siguiente:

- El ajuste de la silla de ruedas: asegúrense de que no ejerza presión sobre los brazos, caderas, talones y pantorrillas de la persona, y que la persona pueda usar los reposapiés cómodamente.
- La comodidad del asiento: asegúrense de que el cojín esté correctamente inflado y posicionado.

Puede ser útil consultar a un fisioterapeuta o terapeuta ocupacional sobre qué asiento sería el más adecuado para la persona. Consideren sugerir una consulta si la persona:

- Se mueve constantemente en la silla de ruedas.
- Necesita movilizarse cada 30 minutos.
- Tiene una úlcera por presión.

En el momento

Distraer a la persona para su confort

Distraer a una persona puede disminuir su dolor por un corto tiempo. Una persona se puede distraer platicando mientras se le visita, contando historias, anécdotas, reír, estar con una mascota, ver televisión o videos, leer o respirar aire fresco. Investiguen qué distracciones podrían funcionar mejor para la persona a su cargo. Personalicen la atención: ¡lo que podría distraer a una persona de su dolor podría hacer que otra persona sienta más dolor! Consideren esta estrategia cuando una persona está esperando a que un medicamento para el dolor surta efecto o se encuentre en medio de un procedimiento doloroso.

Fomentar la relajación para su confort

Las estrategias de relajación como el masaje, las imágenes guiadas, los ejercicios de respiración y la música pueden disminuir la sensación de dolor y mejorar la eficacia de los medicamentos. Las imágenes guiadas pueden ayudar a una persona a relajarse hasta que la dosis regular o la de rescate surtan efecto. Similar a distracción, las medidas de relajación son excelentes medidas de confort a corto plazo.

Estimular para un mayor confort

Un lienzo o franela tibia, bolsas de frijol calientes, compresas heladas o cremas humectantes aplicadas con toque suave, pero firme, pueden estimular los sentidos y ayudar a la mente a concentrarse en algo que no sea el dolor. En ocasiones, la estimulación suave en un área puede disminuir la sensación de dolor en otra. Recuerden que el masaje suave puede ser calmante, pero debe evitarse tocar o masajear las áreas sensibles o dolorosas.

Con la familia

Inviten a la familia a participar para brindar confort. El cuidado proporcionado por los miembros de la familia puede ser particularmente eficaz para calmar a una persona. También esto puede reconfortar a los miembros de la familia que brindan atención porque se sienten serviciales e involucrados. Algunos miembros de la familia se sienten especialmente cómodos participando en el cuidado de la persona, mientras que otros pueden necesitar apoyo para comenzar.

Proporcionar masaje en silla de ruedas

Las personas con movilidad normal mantienen su comodidad cambiando constantemente su postura y posición de múltiples maneras. Las personas con movilidad limitada no pueden hacer estos pequeños ajustes y se sienten incómodas a medida que pasa el tiempo. El masaje en silla de ruedas puede ser una maravillosa medida de confort que los profesionales de la salud o la familia pueden proporcionar. Proporcionen instrucciones simples para dar el masaje:

- Deslicen las manos entre el cuerpo de la persona y la silla.
- Mientras descansa el dorso de la mano contra la silla, apliquen una leve presión con los dedos curvos y masajeen o presionen en la espalda, debajo de las piernas, debajo de las caderas.

Sostener y apapachar

La persona puede disfrutar y ser reconfortada al ser sostenida y apapachada. Platiquen con la persona y la familia sobre cómo podrían apapachar a su ser querido de una manera que facilite la cercanía y el confort. Brinden oportunidades y privacidad para que las personas se sientan cerca.

Medidas farmacológicas

Las medidas farmacológicas pretenden utilizar el medicamento con la mejor posibilidad de proporcionar alivio y los menores efectos secundarios. Los adyuvantes farmacológicos y los analgésicos no opiáceos funcionan para el dolor leve a moderado. Los opiáceos se utilizan para el dolor moderado a intenso. Recuerden que el dolor es lo que la persona dice que es. Revisen los principios para el manejo de síntomas al usar medicamentos y estrategias para usar opiáceos para controlar los síntomas (vean la Parte 1: Principios y prácticas al comienzo de este capítulo).

Principios para el uso de medicamentos:
- Respetar y seguir las metas de cuidado de la persona.
- Utilizar la vía oral si es posible.
- Titular a la dosis efectiva.
- Proporcionar medicamentos regularmente, a la hora indicada, a la dosis necesaria para controlar el dolor.
- Proporcionar dosis de rescate según sea necesario.
- Usar una combinación de medicamentos como sea necesario.

Si se sospecha dolor en una persona que no puede reportarlo por sí misma, consideren un ensayo de tiempo limitado de un tipo y una dosis apropiada de analgésico y, como en cualquier plan de atención, evalúen los comportamientos relacionados con el dolor después de administrar el analgésico.

(Horgas, Yoon, and Grall, 2013; Warden, Hurley, and Volicer, 2003)

Analgésicos no opiáceos

Los analgésicos son medicamentos cuyas acciones principales son aliviar el dolor. El acetaminofeno es un analgésico común y con frecuencia es el analgésico de primera línea que se usa para el dolor. El uso regular de paracetamol puede ser suficiente para aliviar el dolor leve, pero proporciona un alivio excepcional cuando se usa junto con un opiáceo. Usen analgésicos no opiáceos con precaución y asegúrese de que la persona no tome más de la dosis máxima diaria.

Adyuvantes

Los adyuvantes farmacológicos son medicamentos que ayudan en el manejo del dolor y, por lo general, tienen un propósito primario diferente al tratamiento del dolor. Algunos medicamentos adyuvantes son usado solos, mientras que otros aumentan el efecto de los opiáceos u otros analgésicos.

Antiinflamatorios no esteroideos (AINE): analgésico adyuvante de primera línea para el dolor nociceptivo (dolor de huesos)

Los antiinflamatorios disminuyen el dolor al reducir la inflamación en la fuente del dolor. Los ejemplos de AINE incluyen ácido acetilsalicílico, ibuprofeno y naproxeno. Los efectos secundarios de estos medicamentos pueden limitar la cantidad que se toma y restringir quién puede usarlos.

Antidepresivos tricíclicos (ATC): primera línea analgésica adyuvante para el dolor neuropático

Usar bajas dosis de antidepresivos tricíclicos ayuda a disminuir el dolor neuropático mediante el bloqueo de la señalización neural. Ejemplos de ATC son amitriptilina, desipramina, nortriptilina e imipramina.

Anticonvulsivos

Aunque por lo general estos medicamentos son usados para ayudar a controlar las convulsiones, funcionan para disminuir el dolor neuropático al reducir la excitabilidad de los nervios y por lo tanto aminorar los impulsos de dolor transferidos al cerebro. Se deben vigilar muy de cerca los efectos adversos, ya que la sedación es frecuente. Algunos ejemplos de anticonvulsivos son gabapentina y pregabalina.

Antimicrobianos: adyuvantes de primera línea para infecciones

Los antimicóticos y antibióticos tratan las infecciones, reduciendo así el dolor relacionado con la infección; por ejemplo, las personas que tienen un sistema inmunológico comprometido y que están recibiendo quimioterapia o radioterapia desarrollarán con frecuencia una infección fúngica conocida como candidiasis. Estas infecciones pueden ser considerables causas de incomodidad al tragar. La nistatina es un medicamento antifúngico que mata el hongo, lo que disminuye el dolor al tragar. Los antibióticos pueden tratar infecciones de la vejiga y disminuir el dolor asociado con la micción.

Antiespasmódicos

Este tipo de medicamento disminuye los espasmos musculares dolorosos que pueden ocurrir en la vejiga o los intestinos. Un ejemplo de estos es la hioscina.

Ansiolíticos

Los medicamentos contra la ansiedad pueden disminuir la ansiedad asociada con el dolor anticipado, dolor real y dolor total. Un ejemplo es el lorazepam.

Analgésicos opiáceos

Los opiáceos son cruciales para el manejo del dolor en los cuidados paliativos y se están utilizando de manera temprana en el proceso de la enfermedad más que en décadas anteriores. Es importante que los profesionales de enfermería se familiaricen y se sientan cómodos con los opiáceos cuando trabajan en cuidados paliativos, debido a la increíble capacidad de estos medicamentos para aliviar incluso el dolor más intenso. Revisen la sección sobre cómo utilizar opiáceos en la Parte 1: Principios y prácticas al comienzo de este capítulo. Recuerden:

- Seguir los principios para usar opiáceos además de los fundamentos para usar medicamentos para controlar los síntomas.
- Abordar los temores y preocupaciones de la persona, la familia y los profesionales de la salud.

Terapias adyuvantes

Una gran cantidad de terapias adyuvantes, con diversos niveles de invasividad están disponibles para tratar el dolor. Las terapias no invasivas como el masaje, la relajación y la distracción ya se han discutido. Otras terapias a considerar son:

- Estimulación nerviosa eléctrica transcutánea (TENS)
- Acupuntura
- Calor o frío
- Ejercicio, si posible

Las terapias adyuvantes invasivas o agresivas deben discutirse con la persona y la familia, y los beneficios deben sopesarse frente a la carga del tratamiento y si el tratamiento es acorde con las metas de cuidado de la persona. Algunas terapias a considerar se abordan a continuación.

Radioterapia paliativa

El dolor neuropático a menudo se asocia con el cáncer (Pallium Canada, 2013). Los tratamientos de radioterapia paliativa pueden abordar el dolor neuropático asociado con la compresión de la médula espinal.

El dolor óseo nociceptivo también se puede tratar con radioterapia paliativa. (Palio Canadá, 2013). Resulta útil recordar que la radioterapia a menudo provoca inflamación inicialmente, lo que puede aumentar la incomodidad hasta que la inflamación disminuya. El alivio del dolor ocurre dentro de los 5 a 10 días después del tratamiento, alcanza su máxima eficacia a las seis semanas y puede durar meses (Pallium Canada, 2013).

Bloqueadores nerviosos

Las personas con dolor crónico pueden beneficiarse de los bloqueadores nerviosos. La administración epidural o intratecal de medicamentos puede ser muy útil para controlar el dolor, especialmente en las extremidades inferiores o la pelvis.

Cirugía

La cirugía es un auxiliar que puede brindar beneficios solo a corto plazo, pero a menudo vale la pena porque aumenta la calidad de vida de la persona. Algunos ejemplos incluyen fijar una fractura para controlar el dolor, vertebroplastia o laminectomía.

Evaluación y confirmación

La evaluación de los efectos de los tratamientos a la luz de los objetivos de atención de la persona es intrínseca al proceso de mejorar el confort físico. Recuerden estos puntos clave:

- La persona determina el objetivo.
- Es más fácil prevenir el dolor que tratar el dolor creciente.
- Se necesita medicación regular a horas fijas para controlar el dolor en curso.
- Las dosis de rescate deben estar disponibles.
- Se puede necesitar una combinación de medicamentos.
- Las dosis de los medicamentos deben ajustarse para satisfacer las necesidades de la persona.

Cuando no se cumplen los objetivos de manejo del dolor

Existen muchas razones por las cuales el dolor puede ser difícil de manejar y pueden no cumplirse las metas de la persona respecto al dolor. Recuerden estos puntos clave:

1. ¿Qué ha estado funcionando?
2. ¿Qué no ha estado funcionando?
3. ¿Siguieron el plan de cuidado el equipo de atención, la persona, y la familia?
4. ¿Ha cambiado el dolor? Por ejemplo:
   - ¿Hay dolor debido a la progresión de la enfermedad?
   - ¿Hay dolor no relacionado con la enfermedad?
   - ¿Hay una emergencia paliativa (compresión de la médula espinal)?
   - ¿Existe una alteración de la cognición que hace que el dolor sea más difícil de abordar y tratar?
   - ¿Hay una complicación repentina de la enfermedad, por ejemplo, una fractura ósea?
   - ¿Hay dolor total ?

5. ¿Hay algún otro dolor nuevo que no haya identificado?
6. ¿La dosis del medicamento está suficientemente bien titulada y es la mejor elección de vía de administración?

Lo que sea importante en la vida de la persona en vías de morir y de la familia en este momento guiará el nivel de intervención requerido, mientras se controla el síntoma de dolor lo más rápido posible. Reflexionen sobre estas preguntas a medida que consideren formas de aumentar el confort físico para esta persona al mismo tiempo de tomar en cuenta sus objetivos de cuidado:

- ¿Se está manejando el dolor de la persona en un marco de tiempo aceptable, dado su pronóstico?
- ¿Se cuenta con los recursos adecuados y los profesionales de la salud con la experiencia adecuada para manejar este dolor? (Pallium Canada, 2013; Downing y Wainwright, 2006)
- ¿Sería útil consultar con el equipo especializado de cuidados paliativos a ayudar a gestionar el dolor de la manera más oportuna?

Caso de estudio: una persona con demencia avanzada

Sara es una mujer frágil de 90 años de edad con osteoartritis y enfermedad de Alzheimer avanzada. En el último mes su condición se ha deteriorado de una PPS de 30% a 20%; ella está en cama todo el tiempo, no puede hablar y durante la semana pasada ha estado alejando a la gente cuando se le intenta proporcionar higiene personal o movilizarla. A menudo rechaza la comida. Sus hijos adultos la visitan semanalmente. Quieren que ella esté cómoda.

A las 08:30 horas, el trabajador de atención médica reporta: "Esta mañana, Sara lloraba, gemía, fruncía el ceño y respiraba rápidamente. Ella me apartó y no se reconfortaba con una cálida manta de franela. Con el instrumento PAINAD, la califiqué con 8/10".

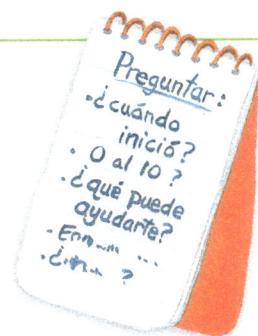

Evaluación

La enfermera y el equipo de salud completan juntos el Instrumento Valoración de Síntomas. La enfermera telefonea a la hija quien es la tomadora de decisiones sustituta, la pone al día sobre la condición de Sara, aclara las metas de atención y utiliza la herramienta de comunicación QAVR para informar al médico.

Intercambio de información

Reporte telefónico al médico a las 09:30

Situación: Estoy llamando por Sara… Del mes pasado su PPS ha disminuido de 30 a 20%. Durante la última semana ha estado rechazando a aquellos que intentan proporcionarle higiene personal o intentan movilizarla. Sus signos vitales son: P 60 y con pulso filiforme; R 16 con periodos de hiperventilación; está afebril y su piel está fría y seca. Por medio del instrumento PAINAD la calificamos con 8/10.

Antecedentes: Sara recibe acetaminofeno 650 mg VO tres veces al día; hoy no pudo tragar sus pastillas. No tiene alergias. Hablé con su hija y le aclaré que el objetivo de atención es ayudar a Sara a sentirse cómoda. Su hija es consciente de que Sara se está deteriorando, ha estado rechazando los cuidados y a menudo rechaza la comida, y le preocupa que Sara tenga dolor.

Evaluación

Origen: Esta mañana parece que Sara tiene dolor.

Provocado por: Sara rechaza el cuidado personal, la movilización y la comida. En el pasado algunas veces se reconfortaba con una franela tibia, con música tranquila y la compañía de su familia. Hoy las franelas no están ayudando.

Características: Es incapaz de describir el dolor.

Región-localización: No está claro, aunque prefiere recostarse sobre su lado izquierdo.

Severidad: Usando la herramienta PAINAD, puntuamos a Sara con 8/10.

Tratamiento: acetaminofeno, 650 mg tres veces al día por tres meses. Es incapaz o está reacia a tragar las pastillas hoy. Es poco claro si el paracetamol ha sido útil en las últimas semanas.

Interpretación: A la hija de Sara le preocupa que su mamá tenga dolor.

(continúa en la siguiente página)

Expectativas: La hija quiere que Sara se sienta cómoda, permanezca aquí y reciba medidas de confort. Ella no quiere que reciba RCP.

Solicitud/recomendación: Los comportamientos de Sara son típicos de una persona con demencia avanzada que experimenta dolor. Se han intentado medidas no farmacológicas sin alivio aparente. Ella puede requerir analgesia adicional para el manejo del dolor. ¿Qué tan pronto cree que pudiera venir y ver a Sara para evaluar una analgesia adicional y revisar otros medicamentos? ¿Podría pedir alguna analgesia adicional ahora? ¿Cuándo podría hablar con la familia y ayudarla a prepararse para la posibilidad de un mayor deterioro?

Solicitudes

Después de la plática, el médico proporcionó la siguiente orden:
- Mantener el acetaminofeno cuando Sara no pueda tomar medicamentos por vía oral.
- Comenzar con una dosis regular de hidromorfona, 0.5 mg, SC, c4h.
- Usar una dosis de rescate de 0.25 mg, SC, c1h PRN.

Plan de atención

Este plan de atención se desarrolló en colaboración con la familia:
- Comenzar hidromorfona según la solicitud.
- Posponer la higiene y el cuidado personal durante al menos una hora después de la administración de hidromorfona.
- Volver a evaluar antes y una hora después de haber administrado el medicamento para asegurarse que el medicamento haya sido eficaz.
- Proporcionar a Sara una franela caliente y otras medidas de confort según sea necesario.
- Actualizar al médico en 24 horas o si hay algún cambio o aumento de necesidad antes de ese lapso.

Otros temas para platicar con la familia:
- Revisar la condición de deterioro, mencionar los cambios de los últimos meses, semanas, días.
- Revisar los objetivos de atención.
- Discutir qué anticipar respecto al deterioro general, la posibilidad de que la muerte se acerque.
- Explorar las formas de apoyar mejor a Sara y su familia.
- Explicar el uso de dosis de rescate para ayudar a controlar el dolor; por ejemplo, podrían decir: "Le daremos a Sara dosis de rescate cuando sea necesario para ayudarla a sentirse más cómoda. Mañana hablaremos con el médico, volveremos a evaluar sus medicamentos y, si es necesario, la dosis del medicamento para el dolor puede aumentar".

Confirmación y evaluación

Documentación:

03:00: Una hora después de la medicación: pocos cambios y se cambió la posición de Sara. No se resistió a la atención, no emitió ningún gemido al movilizarla.

08:00: Sara está durmiendo, sin gestos faciales, respiraciones regulares, sin esfuerzo, el cuerpo parece relajado… no se resistió a la atención durante la higiene personal, pero estaba tensa y gritó cuando la movilizamos. Se acomodó con una franela cálida. Usando la herramienta PAINAD Sara obtuvo un puntaje de 4/10.

10:00: Sara está despierta, parece triste pero no está haciendo gestos, tomó sorbos de agua, pocas cucharadas de jugo de frutas. Llamada telefónica para actualizar a la hija y al médico.

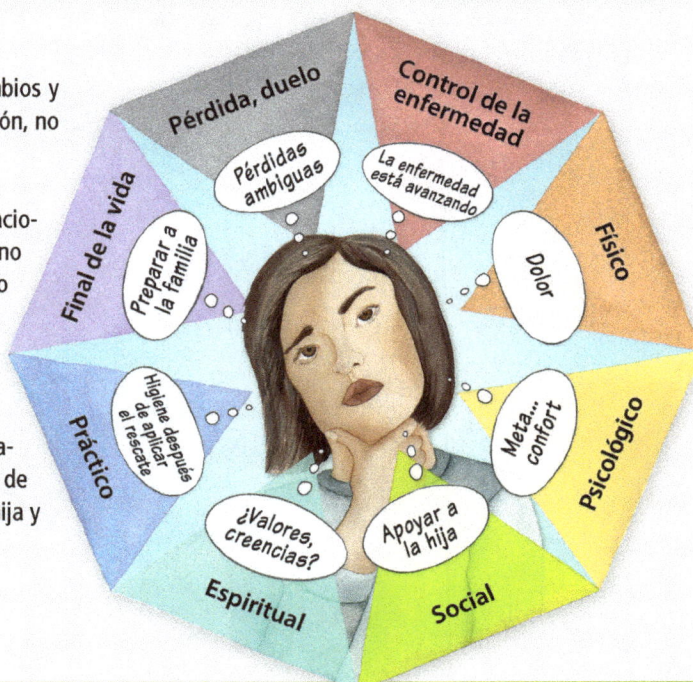

Mejores prácticas para brindar atención a una persona con demencia en etapa tardía

¿Qué se sabe acerca las personas con demencia en vías de morir?

El curso general de la persona disminuirá.
- Puede haber "altibajos", pero en general, su salud disminuye.
- Una persona con demencia tipo Alzheimer perderá primero las habilidades asociadas con el funcionamiento de alto nivel, como una cuenta bancaria o una receta. Eventualmente, la persona perderá las habilidades básicas, incluido el cuidado personal, vestirse y caminar. Con el tiempo, las personas con este tipo de demencia no podrán alimentarse, y si viven lo suficiente, perderán la capacidad de tragar, una de las conductas reflexivas más básicas.

La muerte seguramente ocurrirá.
- Es fácil olvidar esta realidad cuando una persona ha disminuido sus capacidades lentamente durante tantos años, cuando la persona ha mejorado en el pasado cuando parecían estar muriendo, y cuando la persona parece relativamente estable ahora.

Las comorbilidades afectarán el curso.
- Si una persona está sana además de tener lo que está causando la demencia, podría vivir más tiempo que una persona con antecedentes de accidentes cerebrovasculares, diabetes, cáncer de un órgano vital, etcétera.

Las intervenciones específicas (identificadas a continuación) no son efectivas en la demencia en etapa tardía.
- Reanimación cardiopulmonar.
- La alimentación por sonda gástrica, que no es capaz de prolongar la supervivencia, reduce el riesgo de infección, evita las aspiraciones, mejora el estado funcional o mejora el confort.
- Antibióticos intravenosos que requieren traslado al hospital. Los antibióticos por vía intravenosa no son más eficaces que los antibióticos orales para infecciones repetidas en la demencia tardía. El cuerpo requiere un sistema inmunológico que funcione para que los antibióticos sean eficaces. Los antibióticos no son esenciales para el confort en los últimos días.

Indicadores que pueden preceder a la muerte activa en personas que mueren con demencia

En el período anterior a la muerte, una persona que muere con demencia puede:
- Experimentar infecciones repetidas.
- Desarrollar úlceras en la piel que no sanan.
- Experimentar una disminución significativa en la ingesta.
- Ser incapaz de tragar.
- Aumenta la cantidad de tiempo que duermen y se aíslan de los demás.

Parte 3: Urgencias en cuidados paliativos

Algunas de las condiciones que aquejan a los pacientes en cuidados paliativos, particularmente ciertos diagnósticos malignos, pueden dar lugar a síntomas agudos de rápida evolución que requieren una valoración urgente y detallada.

Resulta útil que el equipo esté consciente de los factores de riesgo para dichas urgencias y no pierda de vista los objetivos de cuidado en cada paciente, de modo que se pueda actuar de manera eficiente en casos de urgencias potencialmente reversibles y en general se brinde la mejor atención de apoyo para el mejor desenlace posible.

Hemorragia masiva

Las hemorragias severas se encuentran entre las complicaciones observadas en las personas que reciben cuidados paliativos. A pesar de no ser tan frecuentes (6–10%), son causa de angustia para los pacientes, familiares y profesionales de salud encargados de su cuidado.

Signos/síntomas

Los pacientes pueden presentar sangrado externo visible o manifestaciones de sangrado interno como epistaxis, hemoptisis, hematemesis, melena o hematuria, evidenciado por la expulsión de coágulos por la vagina, uretra o recto. Dependiendo de la magnitud de la hemorragia, pueden presentarse signos de inestabilidad hemodinámica como taquicardia, hipotensión, síncope y choque hipovolémico.

Causas y enfermedades asociadas

Las hemorragias pueden asociarse con causas potencialmente reversibles como deficiencia de vitamina K o uso secundario de anticoagulantes; también pueden ser consecuencia de trastornos hematológicos por falla medular (que ocurre en cerca de 30% de los pacientes con leucemias y linfomas) o consecuencia de trombocitopenia inducida por quimioterapia. Algunos tumores sólidos (como gástrico, rectal, cervical, de vejiga, renal y pulmonar) pueden causar erosión de la pared arterial por invasión local, dando como resultado sangrado interno. El sangrado también puede estar relacionado con tratamientos que dañan a la mucosa gástrica como medicamentos antiinflamatorios o esteroides.

Manejo médico y de enfermería

El diagnóstico debe basarse en los hallazgos clínicos y puede complementarse con resultados de exámenes de laboratorio, especialmente biometría hemática y tiempos de coagulación. En los casos de sangrado digestivo, la endoscopia o colonoscopia pueden ser herramientas diagnósticas útiles.

Si la magnitud de la hemorragia es moderada y tanto el pronóstico como las condiciones generales del paciente son favorables, se deben implementar medidas de estabilización hemodinámica y reposición de volumen, así como maniobras específicas para detener el sangrado, que pueden incluir radioterapia hemostática o braquiterapia para tumores hemorrágicos o el uso de ácido tranexámico para sangrados menores.

Por el contrario, en un paciente que se encuentra en las últimas horas o días de vida es importante tener en cuenta que la hemorragia severa puede constituir en sí un evento terminal. El tratamiento considera si la persona ha manifestado en el documento de voluntad anticipada su decisión de no recibir medidas extraordinarias. En este caso, el personal de enfermería debe concentrarse en asegurar las medidas de confort, procurar mantener la temperatura corporal y la vía aérea abierta. Puede ser necesario implementar el protocolo de sedación paliativa para evitar en el paciente ansiedad ocasionada por los síntomas del choque hemodinámico. Si las condiciones generales se estabilizan, puede considerarse la posibilidad de una transfusión después de 24–48 horas.

En todos los casos, se debe explicar la situación y tranquilizar a la familia y al paciente, poniendo especial atención en minimizar la exposición a imágenes angustiantes; por ejemplo, utilizando sábanas y lienzos de color oscuro para disimular las salpicaduras de sangre.

Obstrucción de la vena cava superior (OVCS)

La vena cava superior es responsable de regresar al lado derecho del corazón toda la sangre proveniente de la circulación del cráneo, cuello y extremidades superiores. Cuando la vena cava sufre una compresión mecánica su función se ve comprometida y el retorno venoso se altera.

Signos/síntomas

Las manifestaciones más frecuentes son edema facial y ocular con distensión de las venas del cuello, pecho y brazos, que por lo general se acompaña de tos y disnea. También pueden presentarse ronquera o dificultad para hablar, edema lingual, dolor de cabeza, congestión nasal, epistaxis, hemoptisis, disfagia, dolor torácico, mareo y síncope.

La severidad de los síntomas depende de la magnitud de la obstrucción y la velocidad con que esta ocurra.

Causas y enfermedades asociadas

La mayoría de los casos se deben a la compresión o invasión directa de la vena cava por una masa tumoral o por ganglios linfáticos del mediastino, y ocurren principalmente en pacientes con cáncer de pulmón (75%) y linfoma (15%), aunque también puede ocurrir en cáncer de esófago, mama, colon y cualquier neoplasia que se desarrolle en el mediastino.

Si bien la mayoría de los casos de OVCS ocurren en el contexto de malignidad, también puede ser ocasionada por eventos tromboembólicos; por ejemplo, aquellos asociados con la presencia de dispositivos intravasculares (válvulas o "stents" coronarios).

Manejo médico y de enfermería

En casos en que la presentación clínica no sea concluyente, el diagnóstico se puede corroborar mediante tomografía o resonancia magnética.

Aunque en la mayoría de los casos la obstrucción se desarrolla de manera gradual, la presencia de obstrucción de la vía aérea o edema laríngeo constituye una urgencia médica que amerita intervención inmediata.

En casos de obstrucción parcial o de progresión lenta, los tratamientos indicados son radioterapia y el uso de corticosteroides, que resultan eficaces en algunos casos para aliviar los síntomas en 24–48 horas. La quimioterapia paliativa puede ser útil en casos de cáncer pulmonar y la cirugía puede ser otra opción a considerar.

La OVCS aguda es de mal pronóstico: el estado del paciente tiende a deteriorarse rápidamente y progresar a la muerte en pocos días o semanas.

Un número limitado de pacientes pueden desarrollan OVCS crónica con sobrevida de algunos meses, caracterizada por síntomas persistentes incluyendo cefalea, estridor, edema facial y venas colaterales dilatadas, que pueden abordarse con oxígeno suplementario, antiinflamatorios esteroides y diuréticos.

Compresión de la médula espinal

Se refiere a la compresión mecánica directa o al desplazamiento de vasos arteriales o venosos de la médula espinal o el canal raquídeo, debida a la invasión de una masa tumoral u otras causas, que resulta en el pinzamiento de una o varias raíces dorsales y se manifiesta como radiculopatía.

Signos/síntomas

Los pacientes suelen experimentar dolor de espalda unilateral o bilateral que empeora rápidamente y por lo general aumenta de intensidad al estar recostados. Para algunos se manifiesta como un "toque eléctrico" que viaja a través de todo el cuerpo, como un "calambre" en una pierna o ambas o como un "cinturón de dolor que aprieta" el cuerpo. Pueden experimentar tanto cambios en la sensibilidad como alteraciones motoras como dificultad para ponerse de pie o caminar, así como disfunción eréctil.

Si la manifestación es parálisis (paraplejía) y pérdida de control de esfínteres el pronóstico es malo y por lo general irreversible.

El crecimiento sostenido de la masa tumoral puede causar progresión del daño, incluyendo la fractura de uno o varios cuerpos vertebrales, que a su vez empeoran la radiculopatía.

Causas y enfermedades asociadas

Los diagnósticos oncológicos que se asocian con mayor frecuencia con la compresión medular son los que suelen desarrollar metástasis vertebrales como linfoma, mieloma múltiple, cáncer de pulmón, mama, riñón y próstata.

La compresión medular también es una complicación de enfermedades como síndrome de Guillain-Barré, esclerosis múltiple, artritis reumatoide y espondilitis anquilosante, así como lesiones de hernia de disco, traumatismo severo y fracturas secundarias a osteoporosis. Adicionalmente puede ser un efecto secundario de la mielitis por radiación.

Manejo médico y de enfermería

Cuando se sospecha compresión medular, la recomendación es que se realice un estudio de resonancia magnética de urgencia para identificar la magnitud y localización del daño y evaluar si la cirugía o la radioterapia pudieran revertir o prevenir una pérdida permanente de función. Es importante educar a los familiares acerca de los signos de alarma para identificar la sospecha de compresión medular lo más pronto posible.

En los pacientes con compresión medular resultan cruciales una excelente valoración y control de dolor utilizando medicamentos opiáceos, no opiáceos y neuromoduladores.

Durante la fase aguda suelen administrarse glucocorticoides para disminuir el edema.

Los bifosfonatos pueden ser útiles en pacientes con múltiples metástasis óseas y riesgo de nuevos eventos.

Estatus epilepticus

El *estatus epilepticus* es el nombre que recibe la condición de un paciente que experimenta crisis convulsivas generalizadas que no responden al tratamiento médico estándar. Puede resultar de la progresión de epilepsia previamente tratable o manifestarse como resistente al tratamiento desde un inicio.

Signos/síntomas

El paciente experimenta actividad convulsiva continua por más de 30 minutos o series de convulsiones sin recuperación del estado de conciencia entre ellas.

Causas y enfermedades asociadas

Una de las causas de estados convulsivos es la presencia de tumores cerebrales o metástasis. Los tipos de cáncer que se asocian con mayor frecuencia con metástasis en el cerebro son melanoma, cáncer de pulmón y cáncer de mama. Las masas tumorales aumentan la presión intracraneal, causan edema y deterioro neurológico. Existe un mayor riesgo de convulsiones cuando las metástasis involucran el lóbulo frontal, temporal o parietal.

Otras condiciones asociadas con crisis convulsivas generalizadas son: enfermedad vascular cerebral y desequilibrios bioquímicos como uremia, hiponatremia o hipercalcemia.

Manejo médico y de enfermería

El establecimiento de un diagnóstico de *estatus epilepticus* implica una falta de respuesta a medicamentos anticonvulsivos como fenitoína, levetiracetam o topiramato. En algunos casos, las benzodiacepinas pueden ser útiles para controlar la crisis.

Al existir la sospecha de hipertensión intracraneal o edema, el tratamiento debe enfocarse a su alivio sintomático, por lo general con el uso de corticosteroides. Otras opciones posibles incluyen diuresis osmótica con manitol o solución salina hipertónica.

En ciertos pacientes con metástasis cerebrales podría considerarse su remoción quirúrgica o el tratamiento con radioterapia paliativa.

Es importante proteger la vía aérea del paciente. El personal de enfermería puede ayudar administrando oxígeno mediante cánula intranasal.

En caso de no lograr una respuesta adecuada a las intervenciones, debe considerarse implementar un protocolo de sedación paliativa.

Hipercalcemia

La hipercalcemia se define como la presencia de niveles de calcio en sangre que sobrepasan los 10 mg/dL. Si los niveles alcanzan 14 mg/dL la hipercalcemia se clasifica como severa.

Signos/síntomas

Los altos niveles de calcio sanguíneo ocasionan un amplio rango de síntomas poco específicos, incluyendo prurito (comezón), náuseas, anorexia, vómito, estreñimiento, poliuria, polidipsia, fatiga y debilidad muscular. Las manifestaciones más graves son las neurológicas, que van desde alteraciones en la percepción hasta letargo, estupor y coma. La hipercalcemia también puede desencadenar un evento terminal por sus efectos sobre el corazón: bradicardia, disritmias y paro cardiaco.

Los aumentos rápidos de calcio por lo general desencadenan síntomas severos, mientras que la hipercalcemia de progresión lenta puede mantenerse asintomática a pesar de concentraciones muy altas.

Causas y enfermedades asociadas

Es una complicación frecuente en pacientes con diagnósticos oncológicos, especialmente aquellos con mieloma, cáncer de mama, cáncer renal, leucemias y linfomas.

Los tumores pueden causarla a través de secreción ectópica de hormona paratiroidea o calcitriol o de la destrucción de hueso directa o indirecta.

Manejo médico y de enfermería

Debido a Ola inespecificidad de los síntomas, el diagnóstico requiere estudios de laboratorio, específicamente determinación de calcio sérico. Un electrocardiograma puede ayudar a identificar si existen alteraciones en la función cardiaca.

En los casos en que se sospeche que el calcio proviene de la resorción de hueso por osteoclastos, los bifosfonatos pueden brindar alivio.

En pacientes con linfoma o mieloma múltiple, en donde el calcio puede estar aumentado como consecuencia de un exceso de vitamina D producida por las células malignas, el uso de glucocorticoides puede ser útil.

Independientemente de los valores encontrados, se debe procurar su disminución y estabilización: la administración intravenosa de solución salina acompañada o no de la administración de diuréticos puede ser una estrategia factible en pacientes que mantengan una buena función renal. En pacientes con hipercalcemia severa y con falla renal, algunas veces se contempla el uso de hemodiálisis; sin embargo, como en todos los casos, antes de considerar un procedimiento invasivo, es crítico tener en cuenta los objetivos establecidos en el plan de cuidado, el pronóstico del paciente y lo que se haya establecido en su voluntad anticipada.

Crisis de sofocación

Se refiere a la compresión u obstrucción súbita de las vías respiratorias altas.

Signos/síntomas

El paciente experimenta intensa disnea, por lo general acompañada de angustia y sensación de muerte inminente. El habla suele estar fuertemente impedida. La respiración puede acompañarse de sonidos burbujeantes o chasqueantes. El estridor puede considerarse como preludio de sofocación.

Causas y enfermedades asociadas

La sofocación puede ser causada por tumores de cabeza y cuello, pulmonares y mediastínicos; o bien, por hemorragias intratraqueales.

Otra causa posible es la presencia de secreciones mucosas densas, como en fibrosis quística.

Manejo médico y de enfermería

En pacientes con buena calidad de vida previa, en los que la situación puede anticiparse por algunos días u horas, se puede considerar la posibilidad de realizar una traqueotomía.

Los corticosteroides pueden ayudar en casos en que la obstrucción se derive de linfangitis carcinomatosa.

Es conveniente controlar la ansiedad con benzodiacepinas.

Colocar al paciente en posición erguida y aflojarle la ropa puede brindarle alivio, así como procurar la circulación del aire en la habitación, abriendo una ventana o encendiendo un ventilador.

La morfina disminuye la percepción subjetiva del síntoma.

En casos de crisis de sofocación que no responde al tratamiento y medidas de soporte, se recomienda iniciar el protocolo de sedación paliativa.

Delirium refractario al tratamiento

Se habla de delirium refractario al tratamiento cuando la agitación y estado confusional no responden al tratamiento con antipsicóticos como haloperidol y levomepromazina.

Signos/síntomas

El delirium se manifiesta con alteración del estado mental, confusión y discurso incoherente, en el que el paciente puede estar hiper o hipoactivo.

Causas y enfermedades asociadas

Las enfermedades y condiciones asociadas con delirium abarcan prácticamente todos los diagnósticos de enfermedades limitantes para la vida, así como desequilibrios metabólicos y padecimientos psiquiátricos.

Manejo médico y de enfermería

Cuando no se logra mejoría ni con las intervenciones de los cuidadores ni con las medidas farmacológicas, debe considerarse la posibilidad de implementar el protocolo de sedación paliativa.

Úlceras malignas

Las úlceras malignas ocurren como resultado de tumores cancerosos de rápido crecimiento que infiltran la piel y sus vasos sanguíneos y linfáticos, causando destrucción vascular, hipoxia y necrosis del tejido circundante. Las lesiones pueden manifestarse como heridas abiertas o crecimientos nodulares o fungoides que se extienden desde la superficie de la piel. Esta condición ocurre en 5–10% de los pacientes con enfermedad metastásica a piel y tiende a afectar profundamente su calidad de vida (McDonald y Lesage, 2006).

Signos/síntomas

Las lesiones se manifiestan como regiones o masas de color rosado pálido a rojo intenso, de textura ya sea friable y rugosa o firme al tacto y forma desde nodular/esférica hasta desordenada y arborescente (parecidas a una coliflor). El paciente puede experimentar exudado profuso y fétido sobre su ropa y cama, sangrado, dolor, prurito, infiltraciones necróticas extensas de la pared torácica o abdominal o fístulas.

Causas y enfermedades asociadas

Se suelen presentan en pacientes con diagnóstico cáncer de mama, ovario, recto, genitourinario, tumores de cabeza y cuello. Pueden ocurrir en sitios de incisiones previas o alrededor de ostomías.

Manejo médico y de enfermería

Es primordial el manejo apropiado del impacto psicosocial en el paciente y en sus familiares cuidadores y planear el cuidado en el contexto del pronóstico del paciente. Resulta importante minimizar la exposición a sensaciones e imágenes angustiantes y desagradables, con el uso de sábanas y toallas oscuras, sustancias que enmascaren o absorban el mal olor y mantener una actitud que promueva la calma.

Para las lesiones exudativas, la intervención de enfermería incluye el uso de vendajes absorbentes no adhesivos y/o drenajes superficiales. Está indicado el uso de analgésicos sistémicos y locales para el control riguroso del dolor, incluyendo dosis de rescate previas y subsecuentes a procedimientos de cuidado de la herida, drenaje de fístulas o abscesos.

La irrigación cuidadosa con solución salina y metronidazol disminuye el riesgo de infección, la pus y el olor fétido. Otras opciones de tratamiento son el carbón activado, el nitrato de plata y la miel, por sus efectos bactericidas.

También los lavados con soluciones antisépticas comunes, como la solución de Dakin*, dan buenos resultados.

Las úlceras malignas con riesgo de sangrado deben protegerse del trauma mecánico con gasa. El sangrado puede responder a cauterización, pasta de alginato o antifibrinolíticos orales como ácido tranexámico.

En ciertos casos, la radioterapia o cirugía paliativa pueden utilizarse para disminuir el volumen del tumor, el sangrado y la magnitud del dolor.

Síntomas refractarios: consideraciones sobre sedación paliativa

Antecedentes

Algunos síntomas no se alivian con las intervenciones estándar. Cuando un síntoma, ya sea físico o existencial, es persistente y severo, requiere un abordaje urgente con el objetivo de aliviar el sufrimiento del paciente. Cuando el uso apropiado y agresivo de las terapias disponibles no logra brindar un alivio aceptable al paciente y cuando no existen más tratamientos que puedan aliviar dicho síntoma de manera apropiada y dentro de un periodo razonable, el síntoma es refractario al tratamiento.

Un paciente con síntomas refractarios que se acerca al final de su vida puede beneficiarse de que se considere implementar la terapia de sedación paliativa (TSP), que se define como el uso de medicamentos sedantes específicos con el fin de aliviar un sufrimiento intolerable provocado por síntomas refractarios al tratamiento, a través de la cuidadosa reducción del estado de conciencia de la persona que los padece. En la sedación paliativa, los medicamentos que se administran son titulados de manera muy precisa para lograr disminuir el malestar y la angustia (De Graeff y Dean, 2007).

La TSP se distingue del suicidio médicamente asistido (SMA) y de la eutanasia en que no tiene la intención de adelantar la muerte.

Factores de riesgo

- Cualquier síntoma que permanece mal controlado puede escalar y volverse una emergencia que amerite considerar sedación paliativa.

Signos/síntomas

- Disnea severa, delirium, dolor, náuseas/vómito u otro síntoma físico que persiste a pesar de cuidados paliativos óptimos.
- Angustia existencial insoportable, sufrimiento mental o emocional que no responde al apoyo psicosocial o espiritual.

Valoración

- ¿Cuáles son los síntomas refractarios identificados?
- ¿El paciente califica los síntomas como severos?
- ¿Se llevó a cabo un análisis detallado utilizando las herramientas ESAS y OPQRSTUVW?
- ¿Hay un equipo multidisciplinario involucrado en el cuidado, incluyendo expertos en cuidado psicosocial y espiritual? Si no existen recursos locales, tal vez se puede solicitar ayuda a un equipo de cuidados paliativos por vía telefónica.
- ¿Existen otras intervenciones que podrían estar disponibles para el paciente?
- ¿El paciente está dispuesto a intentar otras intervenciones?

*Solución de Dakin es el nombre que recibe el hipoclorito de sodio al 0.5% y se puede preparar a partir de blanqueador comercial estándar: 1 parte de blanqueador comercial más 9 partes de agua purificada.

- ¿Qué tan pronto podría estar disponible la alternativa de tratamiento?
- ¿En dónde estaría disponible dicha alternativa?
- ¿Cuánto podría tardarse en surtir efecto?
- ¿Es razonable esperar que el paciente se beneficie de ese tratamiento? En caso de ser así, ¿por cuánto tiempo?
- ¿El síntoma refractario presente es la angustia existencial, con o son sufrimiento físico?
- ¿El síntoma se considera "difícil" o "refractario"?
- ¿El objetivo del paciente y su familia es "permitir la muerte natural"?
- ¿Cuál es la ingesta oral actual del paciente?
- ¿Cuál es el valor de su PPS actual? ¿Cuál ha sido la trayectoria reciente?
- ¿Es probable que el pronóstico de sobrevida del paciente sea menor a una semana?
- ¿Lograr dormir más/dormir mejor es algo que el paciente consideraría entre sus objetivos de cuidado?

Manejo médico y de enfermería

Siempre consideren los objetivos de cuidado y el pronóstico probable.

- Soliciten apoyo y establezcan contacto cercano con un equipo interdisciplinario de cuidados paliativos para optimizar los intentos actuales de control del síntoma refractario.
- Revisen las guías de TSP para verificar los criterios y protocolos.
- Expliquen al paciente, su familia y/o el tomador sustituto de decisiones la TSP como una estrategia de alivio de síntomas refractarios.

- Asegúrense de que el paciente y su familia entiendan que la TSP es diferente de la eutanasia.
- Reorganicen de ser necesario el cuidado actual del equipo interdisciplinario para que sea congruente con la decisión del paciente y su familia, ya sea en favor o en contra de la TSP.
- Continúen administrando los medicamentos para el control de síntomas durante todo el tiempo que se administre la TSP.
- La sedación en la TSP se titula de acuerdo con el alivio del sufrimiento que se requiere, de modo que los niveles de respuesta de cada paciente pueden variar.
- Es probable que la familia y el equipo de cuidados requiera apoyo extra: anticípense y planeen de acuerdo con esa expectativa.
- En los casos en los que la angustia existencial sea el único síntoma refractario, la situación es especialmente tensa para los profesionales de la salud y los familiares de la persona que está muriendo.
- El estado nutricional y de hidratación son asuntos relacionados, pero requieren ser discutidos y documentados de manera independiente.
- La documentación meticulosa del proceso de TSP es esencial, tanto para el proceso de toma informada de decisiones como para brindar una base médica y ética firme.

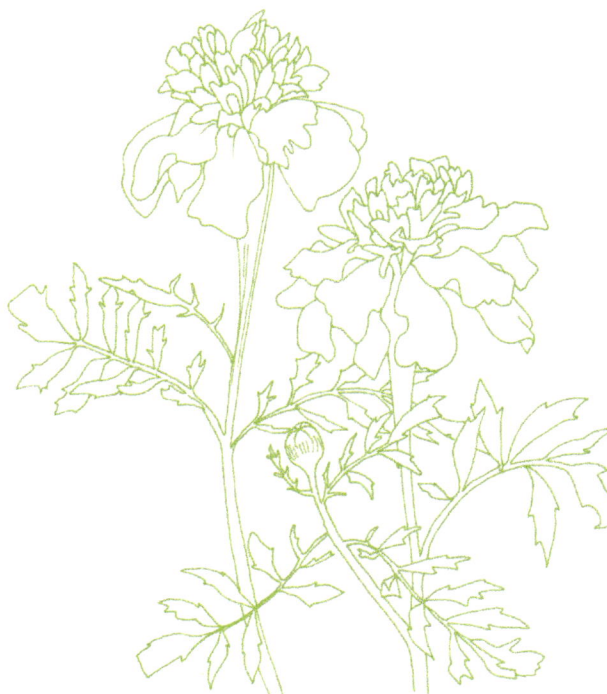

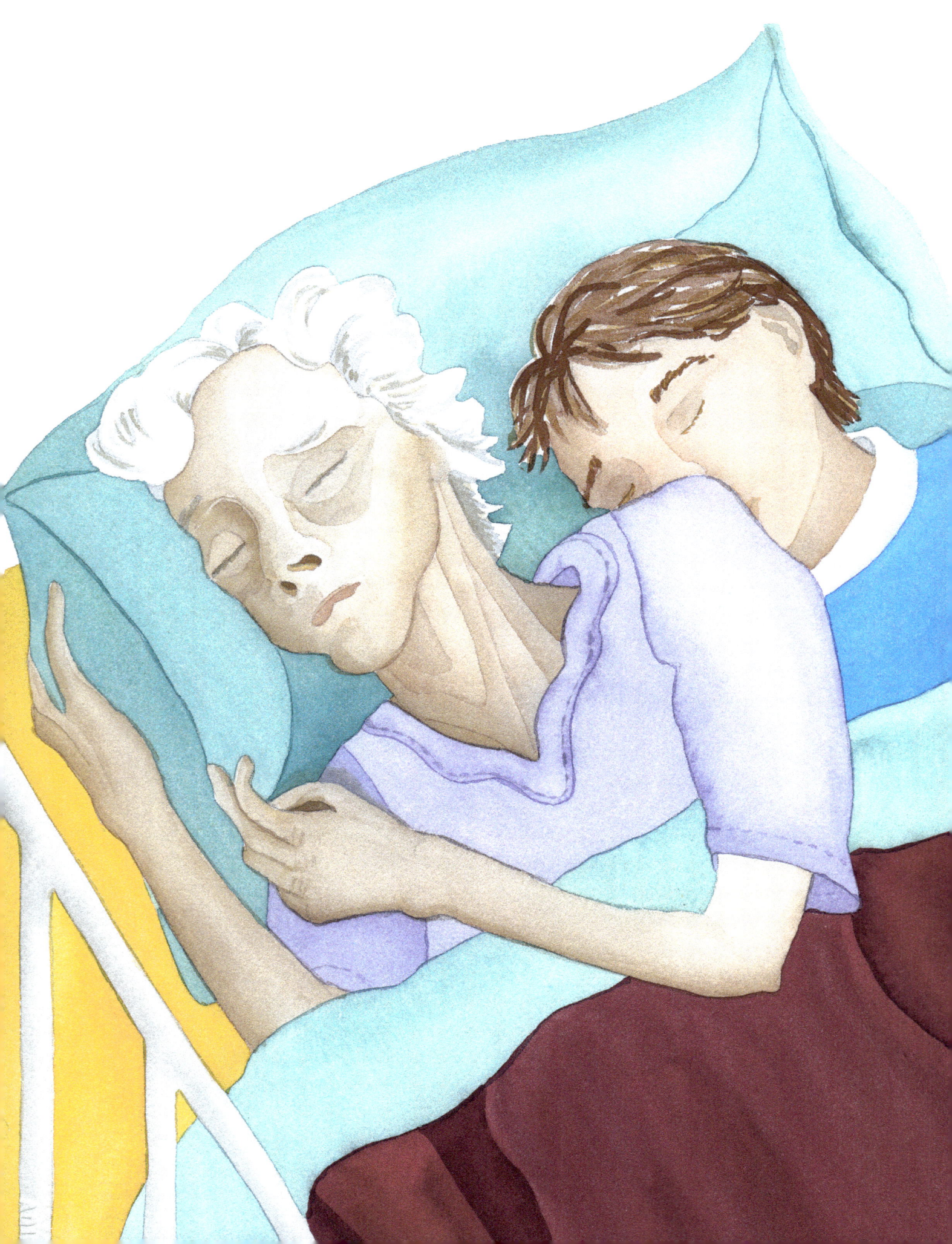

Brindar atención psicosocial

¿Qué es la atención psicosocial?

La palabra "psicosocial" se refiere a los aspectos emocionales, intelectuales, espirituales, interpersonales, sociales y culturales de una persona. En pocas palabras, significa "todo excepto lo físico". En este texto, los síntomas físicos y los problemas psicosociales se abordan en capítulos separados; sin embargo, es importante recordar que las personas no experimentan la vida de una manera desconectada o compartimentada. Los seres humanos son personas completas y holísticas. La atención holística reconoce que el ser completo de una persona está involucrado en su cuidado. Implica cómo son emocional, espiritual, cognitiva, social y físicamente. Se reconoce que los síntomas físicos pueden tener efectos emocionales y que las emociones pueden tener a su vez efectos físicos. Los cuidados paliativos incluyen un enfoque integral que toma más en cuenta a la persona que a su enfermedad, más que la suma de sus partes del cuerpo, y más que sus reacciones emocionales ante la muerte, la pérdida y el dolor.

Este capítulo se centra en las maneras de brindar apoyo psicosocial para la persona y la familia que experimentan transiciones, incertidumbre, pérdida y aflicción; por ejemplo, cuando se tienen conversaciones difíciles sobre la planificación anticipada de la atención, se analizan formas de ayudar a las personas a identificar sus prioridades, preocupaciones, esperanzas y temores para que sus deseos se cumplan cuando no pueden hablar por sí mismas.

Utilicen el Formato de Evaluación Psicosocial (ver las páginas 82–88 del Capítulo 4, "Uso de Herramientas Estandarizadas") para ayudar a la persona, a entender sus objetivos de atención, a su familia y sus necesidades de apoyo, así como para reportar las conversaciones sobre objetivos de atención.

Respuestas psicosociales comunes ante el diagnóstico de enfermedades que limitan la esperanza de vida

Los avances en el diagnóstico y tratamiento de enfermedades han aumentado la duración de la vida para la mayoría de las personas; sin embargo, los efectos combinados de diagnósticos múltiples que la mayoría de las personas en proceso de morir ahora experimentan afectan gravemente su calidad de vida. A medida que el diagnóstico de enfermedades y la integración de cuidados paliativos han avanzado, el manejo de problemas psicosociales ahora también debe progresar para apoyar a las personas y a sus familias a través de múltiples cambios en su salud y transiciones psicosociales (Pasacreta et al., 2015).

Las respuestas ante un diagnóstico varían de persona a persona, dependiendo de la enfermedad, sus experiencias personales y la manera en que procesan la información (Pallium Canadá, 2013). Las respuestas emocionales pueden incluir sentimientos de conmoción, incredulidad, ansiedad, depresión, negación, irritabilidad y agitación. Estas respuestas pueden presentarse como síntomas físicos, como pérdida de sueño y cambios en el apetito, así como también dificultades para concentrarse y realizar tareas normales (Pasacreta et al., 2015). Las respuestas

pueden durar solo días para algunas personas y pueden extenderse a semanas o meses para otras. Idealmente, las reacciones disminuyen cuando la persona conoce el plan de tratamiento y acepta los resultados esperados. Algunas personas pueden requerir medicamentos para ayudar a resolver sus reacciones.

De particular preocupación es la evaluación y apoyo a las personas que experimentan ansiedad y depresión en respuesta a un diagnóstico inicial y durante las transiciones. La ansiedad y la depresión son reacciones naturales en personas con enfermedades crónicas; sin embargo, el personal de salud no puede tratar estas reacciones, considerándolas como orgánicas, apropiadas a la situación, o no lo suficientemente graves como para justificar el tratamiento. A veces esto puede llevar a una infelicidad prolongada, a un mayor conflicto y preocupación familiar, a un incumplimiento del tratamiento y a pensamientos suicidas (Pasacreta et al., 2015). Los profesionales de la salud mental (psicólogos y psiquiatras) pueden ayudar a las personas enfermas y sus familias que están lidiando con la ansiedad y la depresión ofreciéndoles terapia cognitivo-conductual y, para algunas personas, medicamentos. La terapia cognitivo-conductual ha sido exitosa para ayudar a las personas a sobrellevar su ansiedad y depresión, y es más deseable en algunos casos porque no involucra medicamentos.

Los profesionales de la salud, específicamente en enfermería, pueden ayudar al estar alertas de los signos y síntomas de la depresión y la ansiedad que pueden ocurrir junto con la enfermedad progresiva, pero de manera independiente. Cuando perciba la angustia, deben revisar todas las fuentes potenciales, incluidos los síntomas no manejados. El personal de enfermería puede apoyar a una persona que experimenta ansiedad y depresión al brindarle una presencia afectuosa, referirla a asesorías y terapias alternativas y, para algunas personas, sugerir tratamiento a través de medicamentos.

Mitos acerca de la depresión en personas diagnosticadas con enfermedades limitantes de la vida

1. Todas las personas que reciben cuidados paliativos están deprimidas. *FALSO*

VERDADERO: Muchas personas experimentan estrés agudo al momento del diagnóstico y en las transiciones. Algunas personas pueden estar en alto riesgo de desarrollar una depresión mayor, dependiendo de sus experiencias de vida, historial de salud mental, red de apoyo social y estrategias de afrontamiento psicológico.

2. La depresión y la ansiedad no necesitan ser tratadas. *FALSO*

VERDADERO: Si bien la depresión y la ansiedad son respuestas esperadas en este contexto, la decisión de buscar tratamiento dependerá de la persona y la gravedad de sus síntomas. Los profesionales de la salud, la familia y la persona deben conocer las posibles estrategias de afrontamiento y las opciones de tratamiento que pueden ser efectivas.

3. La depresión y la ansiedad no responden al tratamiento. *FALSO*

VERDADERO: Los tratamientos deben ser individualizados para la persona y pueden incluir asesoramiento, apoyo espiritual, medicamentos, estrategias para controlar la ansiedad, etcétera.

(Pallium Canada, 2013; Pasacreta et al., 2015)

Apoyo a las personas a través de los momentos de transición

En términos psicosociales, una transición es un periodo de cambio sustancial en la vida de una persona a medida que crece y se adapta a una nueva realidad; por ejemplo, el matrimonio, la graduación, los despidos y la enfermedad. Las transiciones en cualquier momento de la vida pueden ser complejas y difíciles; las transiciones que incluyen enfermedades, incomodidad, deterioro en el funcionamiento y la salud, incertidumbre y falta de control pueden ser experiencias especialmente desafiantes. El cuidado de apoyo durante las transiciones puede facilitar el proceso de cambios para la persona y la familia. Proporcionar información, respaldar y escuchar son formas de brindar apoyo.

Cuando las personas viven con enfermedades limitantes de la vida, los problemas psicosociales se presentan por lo general en momentos clave de la transición en el progreso de su enfermedad. Estas transiciones clave, identificadas aquí usando la Escala de Desempeño Paliativo (PPS, por sus siglas en inglés) (ver el Capítulo 4, "Uso de herramientas estandarizadas"), comienzan de forma tan temprana como el propio diagnóstico (Victoria Hospice Society, Wainwright, W., y Thompson, M., 2016; Downing y Wainwright, 2006).

Transiciones clave en el proceso de morir

PPS 100–90%

Una puntuación PPS puede estar entre 100% y 90% cuando la persona es diagnosticada por primera vez. En este momento, la persona y su familia pueden experimentar un estrés agudo a medida que luchan por comprender la enfermedad y tomar decisiones sobre el tratamiento.

Después del tratamiento, la persona puede recuperarse y regresar a sus actividades previas de la vida diaria (Pasacreta et al., 2015).

Como personal de enfermería, podemos ayudar a garantizar que la persona reciba la información que necesita, en palabras que comprenda, de manera oportuna antes de que se le pida que tome decisiones sobre las opciones de tratamiento. Es posible que se necesite repetir la misma información muchas veces a medida que se familiarizan con el nuevo idioma de diagnóstico y opciones de tratamiento. La persona y la familia pueden tener muchas preguntas que ustedes pueden responder. Pueden apoyar la toma de decisiones mientras escuchan los temores y preocupaciones, y responder a preguntas sobre la enfermedad y los posibles tratamientos; identificarse con lo difícil que puede ser tomar decisiones, y recordarle a la persona y a la familia cómo contactar al equipo de atención médica para solicitar ayuda.

Pueden tener el papel de enlace, ayudando a la persona y a la familia a aprender a navegar en el sistema de atención médica; respaldar a la persona y la familia cuando los escuchen expresar preguntas o temores, así como referir a otros miembros del equipo según corresponda. Finalmente, es posible apoyar las decisiones de la persona una vez que se hayan tomado.

PPS 80–70%

Esta transición puede ser muy difícil para la persona y la familia, ya que por lo general indica que la enfermedad no responde al tratamiento y puede significar la progresión de la enfermedad. Para algunas personas, este es el momento más angustiante (Pasacreta et al., 2015). La persona puede haber tenido la esperanza de una cura, pero ahora debe lidiar con la presencia continua de la enfermedad. En el libro *Transiciones en el proceso de morir y en el duelo: una guía psicosocial para los servicios de hospicio y cuidados paliativos*, esto se conoce como "el camino no elegido". Y así es. La persona se encuentra en un limbo, ya que no está sana ni morirá inminentemente y, como tal, puede sentirse desconectada de los demás. Puede experimentar problemas psicosociales significativos; la depresión es más probable que aparezca en este momento, ya que la persona enfrenta un futuro muy diferente (Pasacreta et al., 2015).

Los profesionales de enfermería podemos brindar apoyo compartiendo información sobre esta etapa de la enfermedad, respondiendo preguntas sobre opciones de tratamiento, abriendo la puerta a la planificación de atención avanzada y participando en conversaciones de objetivos de atención. Ustedes dan apoyo escuchando los temores y la pena sobre esta nueva fase de su enfermedad y las implicaciones que tiene para su futuro. También se ayuda recomendando que escuchen a otros miembros del equipo y sugiriendo, si corresponde, una referencia a un médico, consejero u otro miembro del equipo.

PPS 60–50%

Para una persona cuyo puntaje de PPS es de 60%, su enfermedad está ahora extendida y avanzada; no hay cura posible. La persona ya no puede ignorar a la enfermedad. La fatiga y la debilidad a menudo significan que ya no puede trabajar o participar en pasatiempos, y puede pasar la mayor parte del tiempo sentada o acostada; puede estar preocupada por ser una "carga" para los miembros de la familia que la cuidan; sentirse aislada del resto de la vida. Este puede ser un momento de soledad y aislamiento, y puede sentir que su vida ya no tiene significado ni propósito. Los familiares pueden sentirse abrumados con las demandas de atención y las pérdidas, como tener un tiempo limitado para sí mismos, como consecuencia de convertirse en un cuidador.

Este es un momento adecuado para hacer la Pregunta de Dignidad (ver la página 39) y brindar atención que refleje las preferencias de la persona que está muriendo. Si la persona está interesada, brinden opciones para discutir las preocupaciones espirituales y religiosas que puedan tener. A medida que aumenten las necesidades de cuidado físico, podrían ofrecer una atención atenta y receptiva, así como estar dispuestos a escuchar. Pueden alentar a los miembros de la familia a seguir interactuando con la persona que está muriendo, para ayudar así a combatir la soledad y el aislamiento. Sería apropiado apropiado abrir una discusión entre la persona en vías de morir y los miembros de la familia sobre la noción de ser una carga. Continúen evaluando y actualizando a otros miembros del equipo, y animen a la persona en proceso de morir y a su familia a conversar con otros profesionales de la salud, si corresponde.

PPS 40–30%

Una persona con un puntaje PPS de entre 40% y 30% está más débil y, a menudo, muy cansada, e incapacitada de brindarse autocuidado. Inicialmente la persona aún puede querer levantarse de la cama, y si la persona tiene delirium o está inquieta, este periodo puede ser de una atención intensiva, con un enfoque en la prevención de caídas y lesiones, así como de apoyo a la familia. Una vez que la persona está en la cama a tiempo completo, el trabajo de cuidar puede ser un poco menos estresante; sin embargo, este puede ser un momento difícil para la persona que está muriendo, que ya no es independiente. Cuando la persona está en casa, este puede ser el momento en el que los profesionales de la salud se involucren y proporcionen atención y apoyo continuo a la familia.

Como profesionales de enfermería, su papel como mentores para los profesionales de la salud es valioso. Ayúdenlos a conocer y a aprender de la persona y la familia. Desarrollen y comuniquen un plan de cuidado claro que incluya las preferencias y necesidades de la persona y la familia. Respondan a cualquier pregunta o inquietud que puedan tener el resto de los profesionales de la salud.

Este es un momento en que el silencio puede convertirse en una poderosa forma de conectarse con la persona que está muriendo. Puede que no quiera o no tenga la energía para hablar mucho, pero alguien que esté dispuesto a ofrecer una presencia callada puede ser muy significativo para ella.

PPS 20–10%

Cuando el puntaje de la persona en el PPS desciende a entre 20% y 10%, se vuelve menos alerta, responde menos y, a menudo, parece desconectarse del mundo que la rodea.

Como profesionales de enfermería, pueden brindar apoyo psicosocial a la persona que está muriendo explicándole los procedimientos que se están realizando, hablando

como si aún pudiera escucharlos, y continúen brindando atención de acuerdo con el plan de atención avanzada de la persona y se alinean con las recientes conversaciones sobre los objetivos de atención. También pueden ayudar a los miembros de la familia a pasar de "hacer" a "estar" con la persona que está muriendo. Diseñen maneras de convivir con la persona que está muriendo y alienten la interacción continua. Estén dispuestos a escuchar y responder cualquier pregunta que la familia pueda tener sobre el momento de la muerte y los eventos que siguen. Estén presentes en su dolor ya que la realidad de perder a su ser querido se acerca cada vez más.

PPS 0%

Cuando el puntaje PPS de una persona es 0%, significa que ha muerto. El Capítulo 7 "Los cuidados en los últimos días y horas" aborda cómo brindar atención al momento de la muerte, saber cuándo ha ocurrido y cómo preparar el cuerpo después de esta.

Perla Ética

El proceso de cuidado incluye ser testigo y certificar el valor de la persona que está muriendo.

¿Cómo quisiera morir?

¿Qué cosas serían significativas para usted durante el proceso de muerte?

La experiencia de múltiples pérdidas debido a una enfermedad progresiva limitante de la vida

Una persona experimenta pérdida cuando se ve privada de alguien o algo importante para ella. Los ejemplos son niños que ingresan por primera vez a la escuela y lo viven como una pérdida del hogar y de los padres, así como adultos que experimentan muchas pérdidas diferentes cuando se mudan a una ciudad distinta para comenzar un nuevo trabajo. Algunas pérdidas en la vida son tangibles, como la muerte de una persona o mascota, y algunas son simbólicas, como la pérdida de un sueño.

Una persona experimenta pérdidas tan pronto como se le diagnostica una enfermedad que limita su vida, como la privación de su futuro ideal. A medida que la salud de

la persona continúa disminuyendo con la progresión de la enfermedad, experimenta múltiples pérdidas continuas, que pueden incluir el menoscabo de actividades y el trabajo que disfrutaron, o de la independencia y control sobre gran parte de su rutina diaria. Las personas a menudo tienen dificultad cuando pierden su rol en la familia; por ejemplo, como proveedor, como padre o como pareja. Muchas personas sufren al perder su independencia (Pasacreta et al., 2015). Cuando las personas pierden la independencia y necesitan ayuda para realizar las tareas diarias, pueden sentirse tristes, frustradas y enojadas porque ya no pueden hacer estas cosas por sí mismas. Algunas temerán convertirse en una carga.

La familia y la persona en proceso de morir sufren pérdidas cuando las capacidades de esta disminuyen, las actividades mutuas desaparecen y la relación cambia. Los miembros de la familia también experimentan pérdidas cuando su relación cambia porque brindan atención a su ser querido que está muriendo. Experimentan más pérdidas cuando las transiciones de cuidado pasan de "hacer para" a "estar con".

Cuando las personas experimentan pérdidas repetidas, una tras otra, pueden sentir que su calidad de vida se está desvaneciendo. Las personas a menudo se definen a sí mismas por lo que hacen, por lo que pueden perder su sentido de sí mismas cuando ya no pueden participar en sus actividades diarias.

Un enfoque paliativo apoya a la persona y a la familia que está muriendo desde el momento del diagnóstico hasta el proceso de muerte, así como del cuidado de su cuerpo después de la muerte y, para la familia, a través de las pérdidas y el duelo. Se puede ayudar a las personas que sufren pérdidas escuchando cómo les afectan y recordando que cada una tendrá un significado único para cada persona. Lo que una persona considera una pérdida importante puede ser una pérdida menor para otra.

Compartir información sobre la pérdida con la persona y la familia puede ser útil, así como compartir información con el equipo sobre la experiencia de la persona con la pérdida también puede ser valioso.

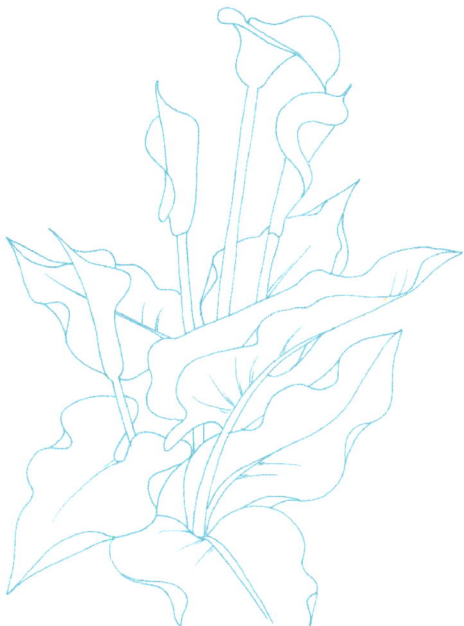

Todo comenzó cuando Leonardo se despertó un día y hablaba arrastrando las palabras. Los niños y yo nos reímos de él. Luego comenzó a tropezar con las cosas y a tener problemas para usar sus manos. Cuando le diagnosticaron esclerosis lateral amiotrófica (ELA), dejamos de reír. Parecía que todos los días experimentaba una pérdida más. Él se frustraba. A veces me gritaba. Salir a caminar todos los días, dar un paseo agradable, jugar a las cartas, mirar televisión, recibir amigos en la casa, todas estas actividades habituales se volvieron imposibles. Todas las cosas que dieron sentido a nuestra vida y felicidad desaparecieron una por una. Después de un tiempo no pudo hacer nada por sí mismo. Nuestra relación se convirtió en ser paciente y cuidador. La vida tal como la conocíamos había desaparecido para siempre. Algunos días me acostaba en mi cama y lloraba. Una vez interrumpí mi llanto por el sonido de él llorando en la otra habitación. Simplemente se me rompió el corazón. Me di cuenta entonces que el dolor comienza mucho antes de que una persona muera.

La dificultad de las pérdidas ambiguas

Algunas pérdidas son ambiguas, difíciles de identificar, como la pérdida gradual de la función cognitiva con demencia y las pérdidas que la acompañan. La persona todavía está viva, pero ya no es la misma de antes. Debido a que las pérdidas a menudo no son tangibles y pueden ser difíciles de identificar, pueden ser más desafiantes para la familia.

Cuando mamá ya no podía cuidarse por sí misma y tuvo que ser internada en una institución, yo tenía que ser como la madre que defiende a su "hijo". Todavía la amaba, pero era diferente, y mis emociones estaban mezcladas. A veces me sentía triste, pero también estaba enojado y asustado. Perdí a la madre que conocía mucho antes de que ella muriera. Pero realmente no podría llorar la pérdida como podría haberlo hecho si hubiera muerto, porque todavía estaba viva. Fue un momento difícil y muy pocas personas entendieron lo que estaba sintiendo.

La preparación para pérdidas esperadas

Algunas pérdidas son de esperarse o "evidentes", mientras que otras son inesperadas. En general, las pérdidas inesperadas son experiencias más difíciles porque la persona no puede prepararse para ello mental o emocionalmente. Encontrar maneras de ayudar a la persona en vías de morir y a su familia a prepararse para las pérdidas esperadas puede ayudarlos a adaptarse a ellas.

Prepararse para una pérdida puede incluir iniciar una conversación con la persona sobre lo que la pérdida podría significar para ellos. Como profesionales de enfermería, pueden preguntarle a la persona sobre las pérdidas con frases como las siguientes:

¿Cómo se sentiría, si después de tanto tiempo de vivir solo/sola, alguien viviera con usted para ayudarle?

He notado últimamente que le es más difícil moverse sin su andadera. ¿Qué piensa al respecto?

Su familia parece feliz al prepararle su comida, pero me ha dicho que le encanta cocinar. ¿Cómo se siente de dejar esa tarea a alguien más?

Verdades básicas sobre la pérdida y el duelo

Estas verdades básicas sobre la pérdida y el duelo pueden ayudar al equipo de atención médica a comprender las necesidades de las personas que se enfrentan a una pérdida:

- La pérdida es natural. Todo el mundo experimenta la pérdida como parte de estar vivo.
- Las personas cuya salud se está deteriorando y que están muriendo experimentan pérdidas múltiples.
- El duelo es una respuesta natural y saludable a la pérdida que ayuda a las personas a adaptarse a la vida en un mundo que ha cambiado.
- El duelo es una experiencia única y personal.
- Las personas experimentan el duelo de manera diferente a lo largo del tiempo.
- Las personas asumen el duelo de maneras distintas y únicas.
- La negación puede ser una forma efectiva de lidiar con la pérdida y el dolor abrumador.
- La esperanza es un deseo de algo que es importante para la persona.

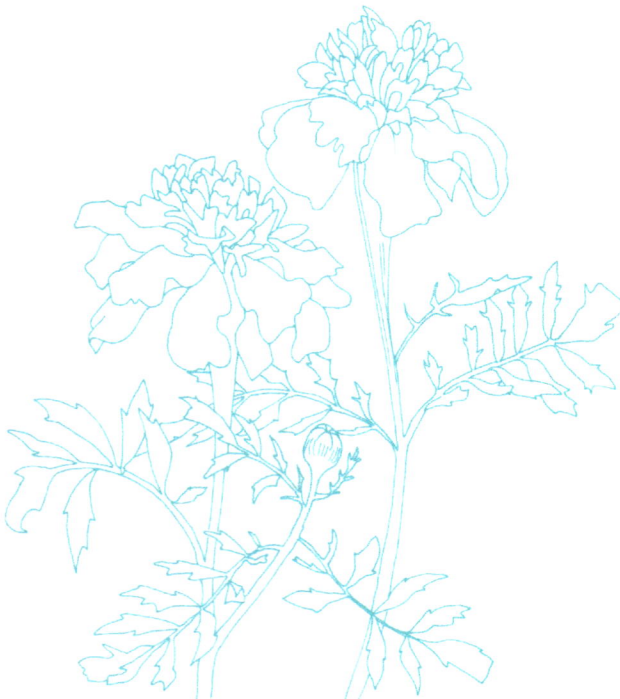

El duelo: una respuesta adaptativa a la pérdida

El duelo es una respuesta adaptativa saludable y natural a la pérdida. Es una reacción natural, subjetiva y compleja. Las personas se afligen cuando pierden a alguien o algo que es importante para ellas. El duelo es el proceso de adaptación a la pérdida en el entorno modificado. Es una experiencia personal que incluye la tristeza y el sufrimiento causado por la pérdida, así como el crecimiento personal y la percepción que las personas pueden experimentar después de una pérdida.

La palabra "duelo" viene del latín y del francés antiguo que significan "pesado" y "carga", respectivamente. Las personas en duelo frecuentemente describen sentirse abrumadas o agobiadas.

Teorías del duelo

Las teorías y creencias sobre lo que constituye un proceso de duelo saludable han evolucionado con el tiempo.

Freud

Los primeros escritos de Freud sobre el duelo y el luto se consideran el punto de partida histórico de las teorías sobre el duelo y la pérdida (Klass, Silverman y Nickman, 1996). De hecho, Freud estaba describiendo la pérdida de apego a un padre que experimenta un niño a través del desarrollo, en lugar de la pérdida que se experimenta después de la muerte de alguien importante. El objetivo de la teoría era que una vez que se había cortado el vínculo, el niño era libre y desinhibido, y el trabajo de luto estaba completo. Los psicoanalistas que siguieron a Freud apoyaron aún más la interpretación de que el luto no estaba completo hasta que el vínculo con la persona que había muerto se había cortado por completo. Así que comenzó un momento de confusión para las personas que lloraban la pérdida de alguien importante para ellos y que no deseaban romper por completo esa relación.

Bowlby

Bowlby fue el siguiente teórico principal en crear un modelo de duelo. La teoría de Bowlby también se centró en el apego; sin embargo, estudió niños que se vieron privados de sus madres bajo circunstancias traumáticas. Otros aplicaron su teoría para ayudar a comprender a las personas que lloran la muerte de alguien importante para ellos. Bowlby también apoyó la idea de que el luto se completó cuando se cortó una relación. La palabra que usó para describir esta separación fue "desapego/desprendimiento"

Kübler-Ross

Hace más de 50 años, Elizabeth Kübler-Ross fue pionera en el trabajo sobre la pérdida y el duelo al preguntar a las personas en vías de morir y a sus seres queridos por lo que estaban pasando y lo que necesitaban de los profesionales. Ella dio un valioso aporte al incitar a la gente a hablar sobre la muerte, el proceso de morir, la pérdida y el duelo, y propuso lo que ella llamó las "etapas del duelo". Kübler-Ross identificó la conmoción e incredulidad, enojo, negociación, depresión y aceptación como las etapas del duelo que la gente experimenta cuando enfrenta la muerte. Las etapas parecieron resonar con mucha gente, posiblemente porque las etapas hicieron que la variedad de emociones de dolor pareciera normal.

A pesar de ello, se desarrolló un entendimiento incorrecto de que se pensaba que las personas en duelo se movían secuencialmente a través de cada etapa de duelo, resolviendo las emociones de cada etapa antes de proceder a la siguiente. Esta no era la intención de Kübler-Ross. La gente también pensó erróneamente que el objetivo era que las personas "aceptaran" su enfermedad y su muerte. Ahora sabemos que muchas personas no quieren aceptar la muerte o la pérdida de un ser querido. No quieren "dejar ir y seguir adelante"

Los especialistas en duelo ahora enseñan que las personas se afligen siguiendo su propio camino (ELNEC, 2015). Dichos especialistas enseñan que el objetivo del proceso de duelo es aceptar la pérdida o encontrar un cierre. Mientras que las personas que pierden a un ser querido por lo general encuentran formas de adaptarse a la pérdida y experimentar nuevamente la alegría, también es cierto que el duelo a menudo "las acompaña" por el resto de su vida. Esta es una perspectiva importante, porque el objetivo se desplaza entonces de apoyar a las personas a encontrar su camino en su viaje único y personal.

Parkes

Colin Murray Parkes, un psiquiatra británico y especialista en duelo, presentó su investigación sobre las viudas en Londres y apoyó la idea de que el duelo saludable incluía a la persona que cambiaba su cosmovisión y la forma en que se había ocupado anteriormente de la vida (Parkes y Prigerson, 2013; Hadad, 2009). Parkes encontró evidencia de que las viudas continuaron su relación con su esposo fallecido, pero promovió la idea de que esto sucedía en el duelo temprano y se detenía en fases posteriores del duelo (Klass, Silverman y Nickman, 1996). Durante muchas décadas, los profesionales del duelo y la pérdida creían que para que una persona completara su duelo, era necesario romper todos los lazos con el difunto. Mientras tanto, las personas que realmente estaban afligidas estaban ocultando sus experiencias, encontrando maneras de que su relación con la persona fallecida continuara, por temor a que se les juzgara como no saludables o "locas".

Klass, Silverman y Nickman

Klass, Silverman y Nickman desarrollaron el concepto de "vínculos continuos" en el duelo y la pérdida (Klass, Silverman y Nickman, 1996). Su frase expresa cómo la gente "mantiene al difunto en la memoria amorosa durante largos periodos, a menudo para siempre, [...] mantener una representación interna del fallecido es normal en lugar de anormal" (Klass, Silverman y Nickman, 1996). El concepto de vínculos continuos refleja la relación continua que una persona en duelo tiene con la persona que ha muerto. Aunque esa persona ya no está físicamente presente en la vida de la persona en duelo, la relación continúa con el difunto, y esto es normal y saludable. Las personas en duelo respondieron muy positivamente a este cambio en el pensamiento sobre el duelo y la pérdida debido a la muerte de una persona, probablemente porque coincidía con las experiencias que estaban teniendo.

Los vínculos continuos se presentan en muchas formas. Las maneras en que las personas continúan su relación con alguien que ha muerto incluyen:
- Tener conversaciones internas bidireccionales con la persona que murió.
- Tener conversaciones unidireccionales con la persona que falleció.
- Sentirse visitado por la persona que murió.
- Soñar y recordar a la persona que falleció.
- Mantener objetos queridos que son recordatorios de la persona que murió.

(Klass, Silverman y Nickman, 1996)

Quizá las lecciones más importantes que se pueden aprender del modelo de vínculos continuos son reconocer que el duelo es una experiencia individual y única, y que seguir relacionándose con la persona fallecida es una forma importante para que las personas sigan teniendo espacio para la felicidad y la salud en su vida. Como dicen los autores de *Vínculos continuos: una nueva comprensión del duelo*: "Necesitamos darles espacio para que los individuos puedan encontrar su propio significado y su propia paz" (Klass, Silverman y Nickman, 1996).

El duelo como una experiencia personal

Parkes también dice que el duelo es el precio que pagamos por el amor (Parkes y Prigerson, 2013). Si ignoramos esta verdad, no estaremos preparados para experimentar la pérdida en nuestra vida o apoyar a otras personas en su dolor. El duelo es una experiencia "personal" que afecta todas las áreas de la vida de una persona afligida: física, social, emocional, espiritual y mental. Los seres humanos experimentan y expresan su duelo de muchas maneras distintas. Las personas a las que les gusta dibujar como una forma de reflexionar sobre su pérdida pueden encontrar que usar un mapa del cuerpo resulta útil para comprender su experiencia de dolor de manera personal (Parkes y Prigerson, 2013).

Expresiones de duelo

Físico

El duelo se puede sentir como un dolor en el estómago, la cabeza o el pecho, o como fatiga, inquietud o apatía. Dormir puede ser difícil, incluso cuando la persona en duelo está exhausta. La fatiga puede ser abrumadora. Algunas personas que están afligidas no tienen apetito, mientras que otras se sienten cómodas comiendo.

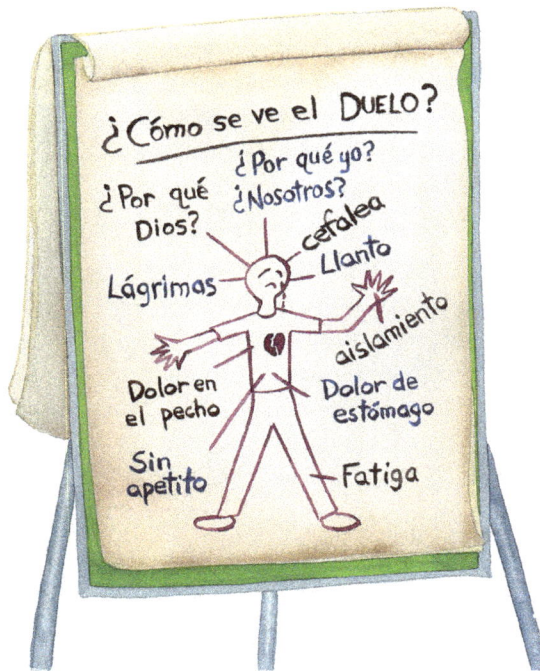

¿Cómo se ve el DUELO?

¿Por qué Dios? ¿Por qué yo? ¿Nosotros?
Lágrimas
cefalea
Llanto
aislamiento
Dolor en el pecho
Dolor de estómago
Sin apetito
Fatiga

Social

A algunas personas en duelo les resulta imposible estar con amigos y familiares, porque las conversaciones que no tratan sobre la pena parecen triviales, pero si hablan de su dolor, se sienten vulnerables y expuestas. Otras descubren que necesitan de familiares y amigos para distraerlas de sus emociones, y pueden sentirse asustadas, solas e incluso resentidas cuando la familia y los amigos se van. Incluso otras se preocupan de que van a molestar a otras personas si hablan de su dolor y por eso prefieren callar.

Emocional

Las emociones del duelo pueden ser abrumadoras. La tristeza es una emoción común del duelo, como lo son la ira, depresión, irritabilidad, molestia, intolerancia y frustración. Los sentimientos de una persona pueden ser más intensos con la privación del sueño, el deterioro continuo del funcionamiento, el miedo a ser una carga, el temor a la separación y a los desafíos de enfrentar lo desconocido. Mientras que algunas personas expresan emociones fácilmente a través de lágrimas o arrebatos de ira, otras pueden sentirse más cómodas guardando sus emociones para sí mismas.

Espiritual

Es común que las personas en duelo cuestionen sus creencias y cosmovisión de hace mucho tiempo mientras intentan adaptarse a su nueva realidad y encuentran sentido en la pérdida y en la nueva situación. Esto puede ser particularmente doloroso y sorprendente para aquellos que han tenido creencias sólidas y encontraban consuelo en ellas.

Mental

Una persona en duelo puede tener dificultades para pensar con claridad. Para algunas personas, su mente está ocupada, revisando el curso de los acontecimientos, tratando de recordar o comprender lo que sucedió. Otras tienen problemas para concentrarse y pueden volverse olvidadizas, tener dificultades para hacer cosas que antes eran fáciles o tener dificultades para aprender cosas nuevas. La persona puede confundirse fácilmente y sentirse agotada mentalmente incluso después de dormir, u olvidar cosas simples, como la manera de llegar a la tienda o cómo cocinar una comida básica. Algunas personas temen estar perdiendo la razón.

Factores que influyen en el duelo de una persona

En su práctica profesional diaria cuidarán de las personas que llevan su duelo de diversas maneras. La intensidad del duelo de una persona se ve influida por el momento, la naturaleza y lo que significa la pérdida en términos de la progresión de su enfermedad y de qué manera afecta la capacidad de la persona para mantener la esperanza. La percepción que tiene una persona en vías de morir de una pérdida y su efecto sobre la calidad de vida son las influencias más significativas en su duelo. Tomen en cuenta estas tres pérdidas:

- La pérdida de la vida independiente cuando se muda a una institución de vida asistida.
- La pérdida de independencia cuando se requiere ayuda para las actividades diarias.
- La pérdida de privacidad cuando una persona necesita de un cuidado total.

Si bien estas pérdidas por lo general ocurren a medida que la enfermedad progresa, el significado de cada pérdida será diferente para la persona que la experimenta; por ejemplo, mientras que una persona puede lamentar la pérdida de la capacidad o la oportunidad de cocinar, a otra le puede aliviar que otra persona ahora sea responsable de hacer las compras y hacer la comida. Comprender el significado de la pérdida para la persona en ese momento será importante para comprender su duelo.

Cambios en el duelo con el tiempo

Una de las verdades sobre el duelo es que el dolor no termina. La intensidad y la energía del duelo por lo general disminuyen con el tiempo, pero se entrelazan en el tejido de vida de una persona de alguna forma.

Inicialmente me sentí completamente devastada. Me arrastraba cada día. No podía pensar con claridad para tomar decisiones. Tuve que depender de otros para ayudarme a resolver las cosas importantes. No podía comer. El primer año después de que mi esposo murió en el accidente, yo era un desastre. La gente era amable. Me traían de comer. Llevaban a los niños a la escuela. Me ponían neumáticos de nieve en el auto. Se encargaron de la casa. No sé dónde estaba, pero sé que yo no funcionaba bien. Ahora, los niños y yo lo estamos manejando mejor. Aún lo extrañamos. Pienso en él todos los días. Lo extraño, sobre todo en momentos especiales para los niños. Pero ya no duele demasiado. Ya no lloro tanto como solía hacerlo. Es más fácil. La cobija de la tristeza ya no es tan pesada. Hay agujeros en ella y es parte de mi vida.

El modelo de duelo de Worden

Los modelos de duelo se han desarrollado a lo largo de los siglos como formas de ayudar a las personas a comprender y apoyar a otras personas que están afligidas. Un modelo de duelo crea un marco que pone en práctica la teoría y proporciona orientación sobre cómo ayudar a las personas en duelo.

J. William Worden es un investigador y practicante que desarrolló un modelo de duelo que presenta un conjunto de cuatro tareas que las personas atraviesan en un proceso de duelo saludable (Worden, 1991). Estas tareas son las siguientes:

1. **Comenzar a pasar de la negación a la aceptación o comprensión cognitiva de que la muerte realmente ha ocurrido.** En el duelo temprano, las personas entran y salen de la realidad de que la muerte ha ocurrido. Algunos días se siente muy real y otros parece que no podría haber sucedido. En algún momento comienzan a entender que la persona que ha muerto no regresará. Antes de darse cuenta, una parte de la persona que está en duelo está esperando que regrese el difunto. La persona se da cuenta que la persona que murió no va a regresar.

A menudo se produce un fuerte recrudecimiento emotivo cuando se llega a esta comprensión.

2. **Reconocer, experimentar y trabajar a través de los sentimientos que surgen.** Una persona en duelo experimenta una gran cantidad de reacciones a la pérdida: algunas son emocionales e incluyen una gran variedad de sentimientos diferentes; algunos son físicos, como cambios en el sueño, el apetito y la energía. Otras reacciones ocurren a nivel cognitivo: a las personas se les dificulta enfocarse, recordar cosas o expresar sus pensamientos. Las reacciones sociales también están presentes: la gente se retira de las actividades o necesita pasar tiempo haciendo cosas fuera. Finalmente, la espiritualidad se ve afectada. Las personas pueden embarcarse en una misión para tratar de contestar las grandes preguntas que tienen acerca de la vida y por qué suceden las cosas, o pueden ver que sus creencias son desafiadas por la muerte. Las personas a menudo experimentan su duelo como algo impredecible en ese momento. Se siente que están surfeando sobre olas de emociones.

3. **Adaptarse a la vida sin la persona que ha fallecido.** Durante esta tarea, las personas sienten que la energía regresa y pueden comenzar a reinvertirla de nuevas maneras. Algunos pueden volver a hacer exactamente lo que habían hecho antes, pero con una mayor sensación de paz dentro de ellos mismos. Otros experimentan un cambio en las prioridades. Lo que alguna vez se sintió importante ya no se siente así; algo nuevo puede surgir. Estas personas reinvierten su energía en las nuevas prioridades, a veces cambiando significativamente su vida.

4. **Reubicar emocionalmente al difunto y seguir con la vida.** Inicialmente, el trabajo de Worden no respaldaba el concepto de vínculos continuos, pero finalmente descubrió que la relación continua con la persona fallecida era una parte importante del duelo saludable. Ajustó su última tarea de duelo en consecuencia. La persona en duelo crea con éxito una nueva relación con la persona fallecida que le permite continuar aunque el difunto ya no pueda mantener físicamente la relación. La relación continúa a través de recuerdos, conversaciones y objetos pertenecientes a la persona que ha muerto y que crean la sensación de que el fallecido está cerca. Seguir adelante con la vida significa continuar conectado con la persona que ha muerto y comenzar a avanzar viviendo una vida que la persona en duelo encuentre placentera. El duelo sigue siendo parte de la vida de la persona afligida, pero se manifiesta como un recrudecimiento del dolor, a

menudo en ocasiones especiales que marcan eventos en la vida familiar (por ejemplo, graduación de la escuela, boda, nacimiento de nietos). Estos brotes de dolor tienden a no ser tan abrumadores para los deudos y es probable que se apacigüen otra vez después de un corto periodo de tiempo.

Tipos de duelo

Los tipos específicos de pérdida pueden crear diferentes tipos de respuesta de duelo.

Duelo anticipatorio

El duelo anticipatorio es una respuesta emocional a pérdidas futuras y puede, en parte, basarse en la experiencia de la persona en vías de morir o de la familia con pérdidas previas. Cuando se le dice a una persona que está muriendo, que los tratamientos curativos o las intervenciones agudas ya no son útiles, puede darse cuenta por primera vez de que morir más pronto que tarde es una posibilidad más cierta. Pueden llorar la pérdida de una larga jubilación o la de la libertad de viajar lejos o cerca. Cualquier pérdida inconclusa en su vida puede resurgir con las nuevas que se experimentan cuando se diagnostica una enfermedad que limita la vida. Los ejemplos comunes de pérdidas pasadas incluyen abortos involuntarios, alejamientos y objetivos inconclusos (por ejemplo, la graduación de la escuela secundaria). Los familiares también sufren las pérdidas pasadas, presentes y futuras cuando se enteran de que alguien a quien cuidan está recibiendo cuidados paliativos. Pueden angustiarse, por ejemplo, por su cambio de rol de compañero a cuidador, la pérdida de un padre en plenas funciones o la de un abuelo amado que puede construir cosas con ellos. El duelo anticipatorio se expresa con el mismo nivel de imprevisibilidad que cualquier otro duelo. Esto puede significar que los miembros de la familia experimentan su dolor en momentos únicos para cada uno de ellos. De cualquier manera, es un desafío para ellos tener la energía suficiente como para comprenderse entre sí, o

pueden elegir protegerse mutuamente de su dolor y no compartirlo. Los resultados pueden ser malentendidos o personas que se sienten aisladas y solas en este trance.

Como profesionales de enfermería, pueden apoyar a la persona que está muriendo y a la familia a reconocer el duelo o dolor que cada uno pueda estar experimentando, proporcionándoles a alguien con quién compartir su duelo de forma segura y alentándolos a hablar entre ellos sobre cómo se sienten. Esto puede ayudar a la persona en proceso de morir y a la familia a sentirse más cómodos comunicándose de forma más abierta y compartiendo la experiencia del proceso de muerte.

Duelo desautorizado

El duelo desautorizado es uno que no se reconoce, que es invisible o socialmente inaceptable para los demás. A menudo es experimentado por personas marginadas, como adultos mayores, aquellos sin hogar o quienes sufren de adicciones, con demencia o los que forman parte de una pareja del mismo sexo. El duelo desautorizado deja a la persona afligida sintiéndose aislada. A veces su dolor queda bajo la superficie y no se expresa, dejándola vulnerable a un difícil proceso de duelo más adelante.

Como profesionales de enfermería, están en posición de identificar a las personas que actualmente están pasando por un duelo desautorizado o que están en riesgo de experimentarlo más adelante. Cuando se encuentren con tales personas, pueden brindarles apoyo al reconocer su pérdida con ellas y escucharlas mientras hablan de ello. Su disposición a hablar y escuchar su dolor puede ayudar a eliminar parte de la soledad y aislamiento que probablemente experimenten. Si evalúan que alguien corre el riesgo de experimentar un duelo de este tipo tras la muerte de una persona amada, pueden alentarlo a buscar apoyo después de que haya ocurrido la muerte y remitirlo a un recurso comunitario apropiado.

Patricia había sido una esposa, madre y maestra activa y vibrante. Hace dieciocho meses le diagnosticaron demencia. Ahora lucha a diario para recordar dónde encontrar cosas en la casa y se pierde cuando sale. Se siente devastada por su pérdida de independencia. Su familia no comparte su dolor con ella, quieren enfocarse en ser positivos. Patricia sentía que no podía compartir su duelo sobre lo que le estaba sucediendo a su mente con nadie, ya que nadie parecía dispuesto a escucharla.

Mariana había sido una profesional de la salud de tiempo completo cuidando a Juana que tenía esclerosis lateral amiotrófica (ELA), durante seis años hasta que Juana murió. Al principio, Juana podía hablar y las dos mujeres compartieron historias sobre sus vidas y familias. Con el tiempo, Mariana a menudo sentía que estaba cuidando a una amiga y le dio a Juana el cuidado amoroso que le hubiera dado a un miembro de su familia. Cuando Juana murió calladamente, Mariana se sintió despojada. Había perdido a alguien que había visto casi a diario durante seis años y que le había importado. También perdió contacto con la familia de Juana, a quien había llegado a conocer. Sentía que no tenía a nadie con quien compartir su duelo porque todos los demás pensaban que este era "solo su trabajo" y que ella sería feliz por tener un cambio.

Humberto y Jorge mantuvieron una relación amorosa y comprometida durante 25 años cuando Jorge fue diagnosticado con cáncer de páncreas. Murió tres meses después. Humberto descubrió que sus amigos homosexuales eran un gran apoyo para su duelo, pero la familia y los compañeros de trabajo no reconocieron la gran pérdida que estaba experimentando. Humberto sintió que no podía hablar con ellos sobre eso, y se sintió muy frustrado porque la gente que le importaba y creía que se preocupaba por él no entendían su dolor por la muerte de Jorge.

Duelo complicado

"El duelo complicado es una forma intensa y duradera de aflicción que se apodera de la vida de una persona" (Columbia School of Social Work, 2016). En el duelo complicado, la pérdida permanece al frente de la vida en lugar de pasar a un segundo plano. Al principio del proceso de duelo, los sentimientos intensos, los pensamientos y reacciones físicas son parte sana del proceso de duelo. Las personas eventualmente experimentan un cambio en el cual hay alguna resolución para la pérdida y pueden seguir viviendo. En el duelo complicado, los sentimientos, pensamientos y reacciones físicas siguen siendo intensos, y el cambio hacia la resolución no ocurre. Es importante señalar que el duelo no se considera "complicado", sino hasta un mínimo de seis meses después de la muerte. Los puntos clave son que la aflicción ha permanecido de manera intensa a los seis meses o incluso más después de ocurrido el deceso. Muchos factores están involucrados en la génesis del duelo complicado. Los profesionales de enfermería pueden sospechar un dolor complicado en una persona que:

- Intenta mantener la relación con la persona que ha muerto en el ámbito físico.
- Anhela o añora a la persona que murió.
- Piensa tanto acerca de la persona que murió que esta preocupación interfiere con otras relaciones.
- Muestra signos de no comprender por completo que ha ocurrido la muerte, por ejemplo:
  - Experimenta sentimientos continuos de conmoción e insensibilidad.
  - Evita lugares, personas o cosas que son recordatorios de la pérdida.
  - Experimenta angustia emocional o física cuando se enfrenta a recordatorios de la pérdida.
  - Experimenta un fuerte impulso de ver, tocar, oír u oler cosas para sentirse cerca de la persona que murió.
- Siente que la vida carece de significado porque:
  - Se siente sola incluso cuando hay otras personas alrededor.
  - Se siente enojada y amargada respecto a la muerte.
  - Cree que la vida no tiene sentido sin la persona que murió.
  - Le resulta difícil atender o confiar en otras personas.
    (Columbia School of Social Work, 2016)

El duelo complicado es tratable y, con ayuda, las personas pueden avanzar hacia un lugar saludable en su vida. El duelo complicado requiere apoyo psicológico, y como profesionales de enfermería pueden ayudar a alguien que experimenta un duelo complicado al llevar a cabo una evaluación exhaustiva basada en los factores anteriores y posteriormente referirlas con el especialista indicado. Recuerden, no es su papel diagnosticar un duelo complicado, sino tomar en cuenta el periodo de tiempo después de la muerte, y si es de seis meses o más y detectan que los factores enumerados anteriormente están presentes, entonces consideren recomendar a la persona que reciba apoyo adicional.

Formas de duelo intuitivo versus instrumental

El duelo es una experiencia individual, y las personas encuentran sus propias formas de llevarlo. Las formas de duelo están en constante cambio, desde el duelo intuitivo en un extremo hasta el duelo instrumental en el otro (Tabla 1). Es importante entender que este modelo de formas de duelo no indica que una persona sea intuitiva o instrumental. En cambio, las personas se mueven a lo largo de un continuo entre las dos formas, tendiendo a gravitar hacia una más que a la otra, pero en cualquier momento en su proceso de duelo pueden moverse hacia cualquiera debido a sus necesidades y deseos (Doka y Martin, 2010).

En enfermería, también es importante que conozcan su propia forma de llevar el duelo, para no juzgar a la persona en proceso de morir o a un miembro de su familia que tiene que lidiar con su duelo. No existe una "talla única" para el duelo. Los profesionales de la salud deben estar conscientes de su propia forma para poder aceptar y sentirse cómodos con la forma diferente que presenta otra persona.

Tabla 1. Características de las formas de duelo intuitivo versus instrumental (Doka y Martin, 2010)

	Duelo intuitivo	Duelo instrumental
Experiencia del duelo	Emocional	Cognitivo, físico
Expresión del duelo	Reflejo externo de la experiencia interna Se comparten los sentimientos Baja actividad física Depresión	Tareas y proyectos planeados Se comparten los sentimientos Elevada excitación física Ansiedad
Estrategias de afrontamiento	Dar tiempo al duelo, ajustar lentamente Compartir sentimientos	Reajustar y restablecer las rutinas normales Resolver problemas relacionados con la pérdida

← **Continuo**

Tener en cuenta la forma de duelo de una persona les ayudará a comprender cómo apoyarla. Para las personas con mayor inclinación por el duelo intuitivo, puede ser muy útil brindar oportunidades para hablar sobre una pérdida. La expresión emocional y la conexión con otras personas son las claves para apoyar. Escuchar, responder con delicadeza y respetar cómo la persona describe la experiencia de la pérdida proporciona una salida para sus emociones asociadas con ella. Proporcionar información sobre los grupos de apoyo disponibles también puede ayudar, ya que los dolientes intuitivos aprecian explorar, expresar sus sentimientos y poder conectarse con otros que han tenido una experiencia similar (Downing y Wainwright, 2006). Los grupos como los de apoyo para el cáncer de mama y las redes de cuidadores familiares pueden satisfacer la necesidad de compartir de la persona.

Para las personas que se inclinan por una forma de duelo más instrumental, la información y la acción son las claves del apoyo. Pueden responder mejor a la información concreta sobre el duelo. Estas personas pueden beneficiarse de tener proyectos y asignaciones para abordar las necesidades de las personas involucradas. Se pueden agradecer los folletos, libros y recursos web sobre el duelo. Del mismo modo, proporcionar información sobre campañas de recaudación de fondos (por ejemplo, *Correr por la Cura,* una carrera de la Sociedad Canadiense del Cáncer) puede ayudar a los dolientes instrumentales.

Greta y Javier cuidaron a su hijo adulto durante meses cuando estaba en proceso de morir. Greta atendió todas sus necesidades. Después de su muerte, sus días parecían interminables y su dolor era abrumador. Lloraba durante horas continuas. Ella habló con otros que la entendieron y que le permitieron llorar. Javier no lloró. Hizo los arreglos para el funeral, encontró hoteles para parientes fuera de la ciudad que asistieron, hizo un brillante discurso y más tarde mandó a hacer una banca con una placa dedicada a su hijo. Solicitó a la ciudad diseñar y construir un pequeño jardín conmemorativo en un parque local donde se ubicaría la banca.

La historia de Greta y Javier la muestra a ella como una doliente intuitiva. Las emociones de Greta son de fácil acceso. En su duelo, llora frecuentemente y a veces siente que no tiene control. Ella encuentra apoyo en estar con otras personas. A veces, la intensidad de sus sentimientos la asusta y a menudo se siente fatigada. Su enfoque está en sus sentimientos, no en realizar tareas.

Por su parte, Javier es un doliente instrumental. Se mantiene ocupado atendiendo tareas, se centra en cuidar a los demás y parece estar haciendo frente a las actividades diarias. Da sentido a la muerte de su hijo al conmemorarlo y preparar una banca del parque para celebrar su vida. Se esfuerza por mantener el control mientras siente un dolor profundo, agitación y ansiedad. Él hace frente a la pérdida de la misma manera que enfrenta otros problemas que necesita resolver. Aprecia la privacidad. No le gustan las preguntas que abordan los sentimientos, pero puede aceptar ayuda para sus proyectos.

Greta y Javier llevan su duelo de diferentes maneras. Tanto Greta como Javier se están adaptando al mundo sin su hijo. Ninguna manera es correcta o incorrecta. Las dos historias anteriores ilustran diferentes formas de duelo. Conocer la forma de duelo de una persona hace que sea menos probable que su comportamiento sea juzgado, evaluado o etiquetado. Conocer su forma de duelo hace que sea más fácil apoyarlos en ese trance.

Por ejemplo, Greta podría apreciar asistir a un grupo de apoyo mientras llora, al tiempo que Javier podría preferir trabajar con la comunidad para construir el jardín conmemorativo.

Los cuidadores deben abstenerse de juzgar o etiquetar el comportamiento de las personas en duelo. En cambio, se les puede apoyar haciéndoles saber que su dolor y sus formas de expresarlo son normales, así como ayudándolos a identificar sus propias fortalezas para sobrellevar y aceptar la forma en que otros llevan su duelo. Cuando le damos a la gente la oportunidad de identificar lo que es útil para ella, se le puede apoyar mejor.

Negación: una estrategia efectiva para afrontar el duelo

Las personas pueden usar la negación para lidiar con emociones abrumadoras (Victoria Hospice Society, Wainwright, W. y Thompson, M., 2016). Cada persona tiene una respuesta única a las malas noticias, al duelo y a la pérdida. Mientras que algunas personas hacen preguntas, toman notas y leen todo lo que pueden para comprender lo que está sucediendo, otras parecen retirarse y rechazar la información y sus implicaciones. Cuando una persona parece ignorar la realidad de un diagnóstico, pronóstico o

sugerencia (por ejemplo, que necesita usar un andador), puede etiquetarse como "en negación"

La negación puede ser mal entendida por el equipo de atención médica, que puede ver a alguien que niega su enfermedad como alguien que no la está aceptando. De hecho, la negación es una estrategia de afrontamiento. Se usa cuando una situación o información es demasiado para que una persona absorba todo a la vez. Alguien que está abrumado por la situación o la información puede optar por reconocer partes de ella, las piezas que esa persona puede soportar emocionalmente en ese momento. Esto a menudo se hace inconscientemente, pero es una estrategia que ayuda a esa persona a evitar sentimientos que pueden ser insoportables. Cuando alguien usa la negación como una forma de autoprotección, el equipo de atención debe respetar ese límite. Intentar forzar a la persona que está muriendo más allá del límite que han establecido puede hacer que esa persona desconfíe del equipo de atención o se encuentre en un estado que le resulte insoportable.

Podría ser útil considerar que las personas usan la negación como una forma de reducir el flujo de malas noticias, permitiendo solo tanta información como puedan tolerar cómodamente. Esta situación no es diferente a la del agricultor que construye una compuerta para administrar el flujo de agua hacia su tierra. La compuerta limita la cantidad de agua que ingresa y conserva la tierra. En esta analogía, el agua es el flujo de malas noticias, y cerrar la compuerta (negación) es la forma en que la persona limita el flujo de información. Cada persona tiene una capacidad única para procesar información, y algunas personas crean una compuerta interna para controlar el flujo de malas noticias como medio de autopreservación. La negación es un método que las personas usan para controlar el flujo de información difícil para que puedan manejarla en cantidades más pequeñas. Es otra forma de decir: "Todavía no estoy listo para esa información. Necesito más tiempo para analizarlo todo".

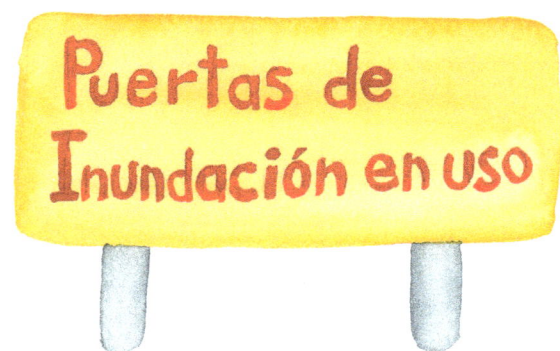
Puertas de Inundación en uso

Es importante recordar que cada persona responderá de manera diferente a las malas noticias y que las procesará cuando sea posible. Ustedes pueden hacerle saber a la persona y a su familia que es normal que las personas reciban información a diferentes velocidades. Esto puede ayudar a los miembros de la familia a ser menos críticos el uno con el otro.

Ustedes pueden apoyar a la persona diciendo, por ejemplo:

A veces a la gente le toma un poco de tiempo adaptarse a toda esta información; y está bien.

Pueden alentar a la persona a hacer preguntas conforme les vayan surgiendo; podrían decir:

Con frecuencia la gente necesita tiempo para absorber lo que ha escuchado. Si tiene más preguntas

después de haber tenido tiempo para considerar esta noticia, sepa que sus preguntas son bienvenidas en cualquier momento.

Puede ser útil hablar con la familia sobre cómo todos absorben la información a un ritmo diferente y, por lo tanto, no esperar que todos estén en el mismo lugar al mismo tiempo. Podrían decir:

La gente entiende o quiere información a diferentes velocidades. Eso es verdad incluso cuando se está en la misma familia. Cada uno tendrá su propio ritmo, y eso está bien. Solo hay que saber que las cosas pueden volverse confusas y que todos tienen un ritmo diferente, y lo que ayuda a la confusión es hablar de ello.

Apoyar la esperanza

La esperanza es tan frágil como resistente. No es racional; no depende de estadísticas o hechos. Una persona que recibe un diagnóstico de una enfermedad potencialmente mortal puede esperar que no afecte significativamente su calidad de vida, que sea curable y que no cause su muerte. Cuando se le dice a la misma persona: "No hay cura y no hay más tratamientos disponibles", es posible que mantenga la esperanza de una vida larga, incluso cuando reconoce que tenerla requeriría de un milagro. Cuando una persona ya no espera una cura, puede tener la esperanza de ver nacer al próximo nieto o de una muerte sin dolor, o que su familia reciba un buen apoyo después de su muerte.

La esperanza puede ayudar a mantener el bienestar emocional de una persona permitiéndole esperar cosas buenas en el futuro. Una persona que está muriendo puede decir: "¡Espero poder ir a pescar el próximo verano como lo he hecho durante 55 años!" incluso cuando sabe que es posible que no esté viva durante el próximo mes.

No es útil confrontar a una persona con la realidad de que está muriendo. No sería solidario decir: "¿No entiendes? Nunca más podrás volver a pescar", como tampoco lo sería decir: "Por supuesto que podrás pescar el próximo verano. Solo enfócate en pensamientos positivos".

Es posible apoyar a la persona y su esperanza cuando:
* Respondan desde un sitio genuino, pero neutral:

¿No sería maravilloso? Espero que consiga su deseo. ¿Qué más desea?

* Respondan a los sentimientos detrás de la esperanza:

Parece que le encanta pescar. ¿Cuál era su sitio favorito para pescar? ¿Cuál es su anécdota predilecta sobre pescar?

Resulta útil recordar que la esperanza siempre es posible y, que a su vez, puede cambiar.

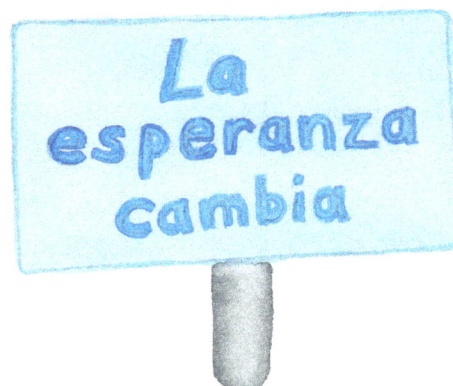

Crecimiento postraumático

Richard Tedeschi y Lawrence Calhoun presentaron el concepto de crecimiento postraumático, que surgió del campo de la psicología positiva. Se define como la "experiencia de un individuo cuyo desarrollo, al menos en algunas áreas, ha superado lo que estaba presente antes de presentarse la lucha contra las crisis. El individuo no solo ha sobrevivido, sino que ha experimentado cambios que se consideran importantes y van más allá del *status quo*" (Tedeschi y Calhoun, 2004). La investigación de Stephen Joseph sobre el crecimiento postraumático sugiere que las personas muestran tres formas diferentes en que su funcionamiento psicológico mejoró después de experiencias traumáticas (Joseph, 2013):

1. Las relaciones se mejoran. Por ejemplo, las personas valoran más a sus amigos y familiares y experimentan una mayor compasión por los demás.
2. Las personas cambian la visión de sí mismas de alguna manera; por ejemplo, desarrollándose con sabiduría, fortaleza personal y gratitud, a veces junto con una mayor aceptación de vulnerabilidades y limitaciones.
3. Las personas describen cambios en su filosofía de vida. Su comprensión de lo que realmente importa en la vida cambia, y son más capaces de vivir en el presente y son menos materialistas (Joseph, 2014).

A medida que alguien que trabaja estrechamente con las personas en proceso de morir y con el duelo puede reconocer algunos de estos cambios identificados en la investigación de crecimiento postraumático. A menudo, las personas en duelo se describen a sí mismas como personas que tienen más compasión por los demás después de su experiencia de pérdida. Describen los cambios en sus prioridades; lo que se sintió importante antes de la pérdida ya no se siente tanto después de la pérdida. Es muy posible que a pesar del dolor y la desorientación que siguen a la pérdida, pueda ocurrir un crecimiento positivo.

Apoyo a una persona en duelo

Existen muchas maneras en que se puede apoyar a una persona en duelo. La herramienta más importante, sin embargo, es su relación. En una relación de atención, una persona externa entra en una familia en un rol único. Conocer a la persona que están cuidando como individuo con experiencias y necesidades únicas construye la base de la confianza que después puede dejar espacio para el duelo de una persona. Una vez establecida la relación de cuidado, se pueden usar varias estrategias de apoyo, que incluyen reconocer la gran cantidad de emociones involucradas en la pérdida, evaluar la pérdida, individualizar la atención, dejar espacio para las lágrimas y recordar la imagen completa.

Reconocer la pérdida

Las emociones mezcladas son comunes en las personas que experimentan pérdidas. Los familiares sienten tristeza por la pérdida inminente de un ser querido y al mismo tiempo pueden sentirse culpables de estar bien, de querer tiempo para sí mismos o de sentirse frustrados y enojados por tener que ausentarse del trabajo para cuidar a su familiar. La persona que está muriendo puede sentirse agradecida de que prepare las comidas y lo ayude con el cuidado personal y, al mismo tiempo, le molesta la necesidad de su ayuda. Después de que muere un ser querido, un miembro de la familia puede expresar alivio y pesar, especialmente si han tenido que hacer frente a muchas pérdidas durante un largo y lento proceso de muerte. Todos estos son ejemplos de emociones mezcladas y una gama de emociones. No hay emociones buenas o malas en el proceso de duelo, así como tampoco existe una forma correcta o incorrecta de llevar el duelo.

Puede ser útil comprender que las emociones, como las relaciones, son complicadas, así como reconocer la pérdida, el dolor y las emociones mixtas que está experimentando la persona. Ustedes podrían comentar:

En los últimos meses ha experimentado muchos cambios. ¿Cómo ha sido esto para usted?

Parece que ha sido muy difícil para usted. Escucho el dolor en su voz.

Pueden apoyar a una persona que está expresando emociones mezcladas al reconocer que las relaciones son complicadas, que tanto la atención como estar enfermo es algo arduo, y que tener sentimientos encontrados es normal.

Evaluar la pérdida

Si bien el duelo es un proceso saludable, hay momentos en que una persona en duelo puede beneficiarse de un apoyo más especializado. Algunas personas necesitan apoyo adicional cuando se afligen después de la muerte de un ser querido. En algunos casos, esto se debe a que la muerte fue repentina, difícil o complicada por otros eventos de vida difíciles. En otros casos, el duelo de una persona puede verse intensificado por factores personales, como problemas de salud física, de salud mental (por ejemplo, depresión, adicción) o una crisis personal no relacionada. Los factores sociales que pueden afectar el duelo son el duelo desautorizado, una dinámica familiar difícil, los desafíos preexistentes con la persona que murió y los desafíos del estilo de vida que resultan de la enfermedad y la muerte. Algunos ejemplos de problemas relacionados con el estilo de vida incluyen el aislamiento en el cuidado a largo plazo, la falta de recursos financieros, la necesidad de mudarse, tener que abandonar el trabajo para brindar atención y los cambios en la capacidad de la persona en duelo de vivir de manera independiente. Todos estos factores indican que un apoyo más específico para el duelo podría resultar valioso.

Como profesionales de enfermería, pueden ver u oír de la persona en duelo, de otros miembros de la familia, amigos o colegas que la persona en duelo está teniendo problemas. Si bien es completamente normal perder el apetito o no tener ganas de vestirse, es preocupante si las señales normales de duelo parecen exageradas o si se producen durante un tiempo prolongado. Podrían notar que la persona no está llevándolo bien si muestra fatiga constante y debilitante o muestran incapacidad para encargarse de sus asuntos cotidianos, hablar de autolesiones o expresar una sensación continua de falta de sentido a las cosas.

Ustedes pueden hacer una gran diferencia en la vida de una persona que está muriendo al mostrar, a través de sus palabras y acciones, que la apoyan y se preocupan por ella.

Cuando las circunstancias de la muerte o los factores sociales o personales han hecho que el duelo sea especialmente difícil, y cuando la persona en duelo parece necesitar apoyo adicional, es importante que registren esta información y la compartan con el equipo de atención médica.

Dejar espacio al silencio

Se necesita coraje y confianza para presenciar un duelo profundo y estar presente, tal vez solo ofreciendo un toque gentil o acompañar en silencio. El silencio puede ser una señal de que la persona se siente cómoda en su compañía. A veces, la sola presencia de otro ser humano puede ser reconfortante. El silencio, sin embargo, puede ser incómodo si la otra persona se siente responsable de entretenerlas o interactuar con ustedes. Puede ser difícil decidir si el silencio es bienvenido o no, así como guardar silencio si se está acostumbrado a hablar o sienten que es su responsabilidad mantener la conversación.

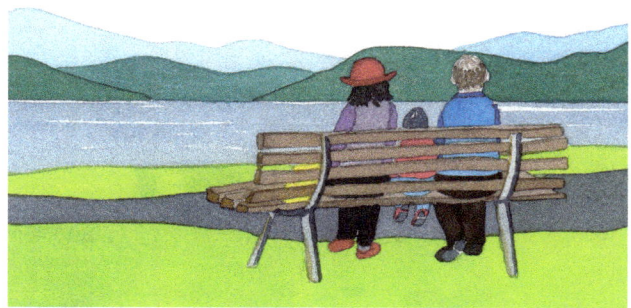

Una gran cantidad de gente asocia al silencio con el vacío o simplemente a la ausencia de conversación. De hecho, el silencio está lleno de presencia; algo siempre está sucediendo en los espacios entre palabras y acciones. Abrazar el silencio despeja el espacio para lo que sea que deba suceder. Cuando se trabaja con personas que están profundamente enfermas, afligidas, abrumadas por el cambio y la pérdida, o ansiosas y temerosas por lo que viene, el silencio puede ser un regalo que permite a la persona el tiempo y espacio para recoger sus pensamientos, reflexionar sobre la inmensidad de la muerte o para considerar preguntas como "¿Por qué a mí?" que no tienen respuestas. Estar cómodos con el silencio requiere poder confiar en ustedes mismos y en la persona con la que se encuentran, con la finalidad de ceder el control del espacio creado por el silencio.

Si la conversación satisface las necesidades de la persona que recibe atención, entonces hablar es apropiado. Es una buena idea verificar regularmente si la persona está cansada de hablar. Una conversación puede ser una distracción útil de la incomodidad, pero también puede resultar agotadora. Si no están seguros de si alguien quiere que continúen hablando, podrían decir, por ejemplo:

No quisiera cansarlo con la conversación. Puedo solo sentarme aquí con usted en silencio si lo prefiere.

Personalizar la atención

Cada persona en duelo tiene una experiencia única de llevarlo y requiere atención individualizada. Pueden interesarse y enfocarse en la persona e invitarla a describir lo que le ayuda, lo que aprecia que la gente haga para ayudarla. También saben que los miembros de la familia se lamentarán y expresarán su dolor de diferentes maneras. Su respuesta compasiva a cada persona indicará que hay muchas maneras normales de expresar el duelo y una gran cantidad de formas de apoyar a una persona en su dolor.

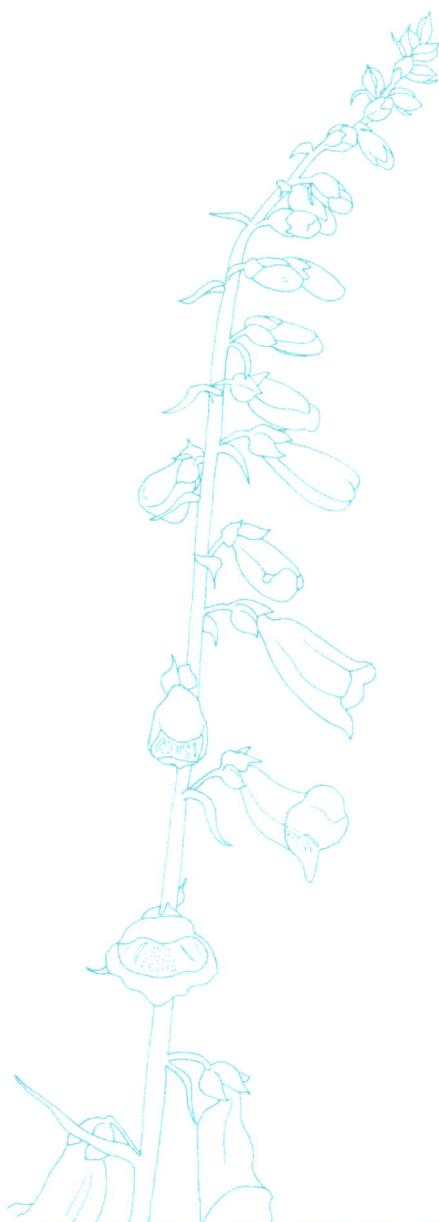

Podrían decirle:

En cada familia o grupo social habrá personas que expresen su dolor de diferentes maneras.

Lo que me está diciendo es completamente normal.

Cuando la esposa de Roberto murió, la gente de la iglesia y otras personas que apenas conocía en su vecindario dejaron mucha comida en su puerta. No tenía apetito y se sintió culpable cuando la comida se echó a perder. Regina era la cuidadora de Roberto. Se preguntó por qué Roberto no comía y por qué no expresaba gratitud por ello. Ella resistió el impulso de juzgarlo y decidió ser curiosa. Un día ella le preguntó: "Roberto, de todas las cosas con las que tiene que lidiar en este momento, ¿qué diría que es lo más difícil para usted?" La miró a los ojos y dijo: "La extraño. Me siento tan solo que únicamente quiero acostarme y morir". El corazón de Regina se sentía como si se estuviera derritiendo. Ella puso su mano sobre su hombro y se sentó a su lado. "¿Qué es lo que más necesita ahora?". Se sorprendió mucho cuando dijo: "Quiero compañía. No quiero la comida, quiero que alguien se sienta y comparta una taza de té conmigo". Regina y Roberto hablaron entonces sobre cómo podría lograrlo.

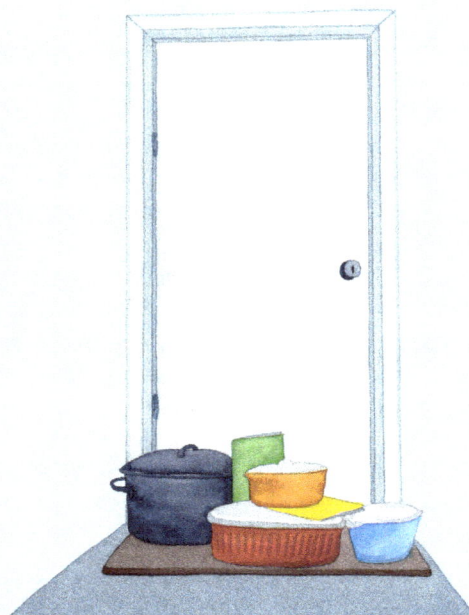

Dejar espacio para llorar

El llanto es una respuesta normal y saludable al dolor. A veces las personas intentan evitar que las personas lloren entregándoles pañuelos de papel, dándoles palmaditas en la espalda y diciendo "Shhh", distrayéndolas o dando un giro positivo a la pena de la persona. El silencio y el reconocimiento gentil de que "es tan difícil en este momento" puede dejar espacio para llorar. Algunas veces las lágrimas de otras personas activarán las suyas. Esto es normal y puede ser muy reconfortante para la otra persona, porque pueden ver que ustedes comprenden. Mientras el enfoque permanezca en la persona con la que están y no se gire hacia ustedes, está bien derramar algunas lágrimas. (Es posible que deseen analizar sus emociones más adelante con un colega o superior/jefe).

> No debemos subestimar lo difícil que es ser compasivo. La compasión es difícil porque requiere la disposición interna para ir con los demás al lugar donde se sienten débiles, vulnerables, solitarios y rotos. Pero esta no es nuestra respuesta espontánea al sufrimiento. Lo que más deseamos es eliminar el sufrimiento escapando de él o encontrando una cura rápida para él.
>
> *(Nouwen, McNeill, and Morrison, 1981)*

Recordar la imagen completa: emocional y física

Los dolores físicos y las molestias que se analizan en el Capítulo 5, "Mejorando el confort físico", a menudo pueden disminuir mediante el uso de medicamentos y medidas de comodidad; sin embargo, cuando una persona está muriendo, hay dolores psicosociales que no se pueden reparar. No hay "morfina emocional" que pueda aliviar el sufrimiento profundo. La otra realidad es que no es su trabajo arreglar el sufrimiento profundo, sino brindar apoyo. El Capítulo 3, "Preparación para el cuidado", contiene más información sobre este tema.

Facilitar la autodeterminación y autonomía a través de una planificación anticipada de la atención

En la sociedad industrializada, muchas personas valoran la autodeterminación y la autonomía. La autodeterminación es el poder o la capacidad de tomar decisiones por sí mismo sin influencia del exterior. En los cuidados paliativos, es la autonomía –el derecho de todas las personas competentes a aceptar o rechazar cualquier terapia médica, incluso si la negativa significa que morirán (Meisel, 1989)–, la que puede afectar significativamente la experiencia de las personas en vías de morir y a sus familiares. Específicamente, promover la autonomía en la planificación anticipada de la atención tan pronto como el momento del diagnóstico puede beneficiar a la persona que está muriendo y a su familia al:

- Evitar que la toma de decisiones ocurra cuando la persona esté más confundida a medida que la enfermedad progresa.
- Proporcionar espacio para realizar pláticas difíciles antes de que ocurran las crisis.
- Prevenir malentendidos o conceptos erróneos de los deseos de la persona por parte de los tomadores de decisiones.

- Brindar la oportunidad de tener un mayor tiempo de supervivencia.

(Zalonis y Slota, 2014)

La planificación anticipada de la atención (PAA) es un proceso en el cual la persona identifica, registra y analiza sus deseos para la atención médica futura y las intervenciones que se basan en sus creencias, valores, esperanzas, temores y prioridades. Tener conversaciones con su familia y el equipo de salud y documentar sus preferencias y deseos (de la persona en proceso de morir) le dará información al equipo de atención médica en caso o cuando la persona ya no pueda expresar su voluntad. Tanto Canadá, EUA como México tienen marcos para la planificación anticipada de la atención, disponibles en formatos digitales e impresos en sitios web. La PAA ayuda a las personas a determinar su propio cuidado hasta su muerte y posterior a ella.

Herramientas para la Planificación Anticipada de la Atención

En Canadá: Campaña "Speak Up"
advancecareplanning.ca

En Estados Unidos: Five Wishes
agingwithdignity.org/five-wishes

En México: Programa de Voluntad Anticipada
http://data.salud.cdmx.gob.mx/portal/index
.php/servicios-y-especialidades/326-servicio
-voluntadanticipada

Nombrar a un tomador de decisiones sustituto

En muchos estados, provincias y territorios, una persona puede designar legalmente a un responsable sustituto de decisiones (RSD, en Canadá) o un poder notarial duradero para atención médica (DPOA-HC) (Estados Unidos) o representante legal (México) mientras sea mentalmente competente para hacerlo. El representante legal tomará decisiones y hablará en nombre de la persona si no puede hablar por sí misma. El objetivo es que el equipo de atención médica consulte al representante legal cuando es necesario, y juntos puedan honrar los deseos de la persona a través de los procesos de muerte, la muerte en sí misma y la atención posterior a ella. Un representante legal es responsable de las decisiones de atención médica para la persona solo si ésta ya no puede tomar sus propias decisiones. No puede, por ejemplo, contribuir a las decisiones financieras. Los requisitos para designar a un representante legal varían en cada lugar. Proporcionar a la persona y a la familia los detalles de dónde y con quién realizar este trámite en su localidad será útil a medida que comienzan este proceso.

Seleccionar un representante legal apropiado puede ser más fácil si el paciente considera a personas que:
- Le conocen bien: su personalidad, sus gustos y aversiones.
- Participan activamente en su cuidado.
- Conocen los problemas físicos y psicosociales actuales que las afectan o que pueden afectarlas.
- Se sienten cómodas teniendo conversaciones de planificación anticipada de la atención con la persona.
- Comprenden que su papel como representante legal es honrar los deseos de la persona y tomar una decisión que sienten que la persona haría si pudiera hablar por sí misma en esta situación particular.
- Comprenden que no deben tomar decisiones basadas en lo que ellas mismas desearían.

En otras palabras, un representante legal debe ser alguien que pueda responder a la pregunta:

Si su ser querido estuviera hoy aquí, considerando el problema de salud actual y las opciones disponibles, ¿qué cree que hubiera querido hacer?

En algunas familias, el representante legal se asigna de acuerdo con la tradición cultural; por ejemplo, el hijo mayor es asignado para tomar decisiones. En otras, la familia puede decidir como grupo lo que debe hacerse incluso si una persona es formalmente designada como representante legal.

El nombramiento de un representante legal apropiado para la persona en vías de morir puede apoyar sustancialmente su autonomía a medida que la enfermedad progresa. Si la persona no designa un representante legal, la organización de atención médica tendrá una política que identifique a quién se le pedirá que tome decisiones sobre la atención médica. Puede ser un cónyuge, un hijo adulto u otro pariente. Surgiría un problema si la persona que está muriendo no tiene a esas personas en su vida para asumir este rol o si está alejada de ellos, si esas personas no quieren tomar decisiones en nombre de la persona que está muriendo o si existe un conflicto considerable dentro de la familia y no se designa a un representante legal para tomar una decisión.

Estrategias para ayudar a crear una Planificación Anticipada de la Atención (PAA)

PAA es un proceso que se puede dividir en pasos individuales. Informar a la persona y a la familia sobre ellos puede ayudarlos a completarlo con mayor facilidad.

Piensen: ¿Qué es lo correcto para usted? ¿Cuáles son sus valores, creencias y comprensión sobre los procedimientos médicos específicos y al final de la vida?

¡Aprendan! Hay muchos procedimientos médicos que se pueden ofrecer al final de la vida. Algunos pueden mejorar su calidad de vida y otros solo pueden prolongarla sin dar ningún bienestar o beneficio mayor. Diferentes personas tienen pensamientos diferentes sobre estos procedimientos.

Elijan: Identifiquen a su representante legal. Elijan a alguien que honre y cumpla sus deseos, y que pueda hablar por usted si no puede hablar por sí mismo.

Platiquen: Compartan sus deseos con su representante legal, sus familiares y amigos que son importantes para usted. Dígaselo a su equipo de atención médica. Si tiene un plan escrito, asegúrese de que tengan una copia.

Registren: Es una buena idea anotar o hacer una grabación o video sobre su cuidado al final de la

vida. Averigüe qué formatos están disponibles en su estado, provincia o territorio.

Revisen: Actualicen su plan regularmente, especialmente cuando algo en su vida cambie. ¡Continúen platicando de ello!

(CHPCA, 2016)

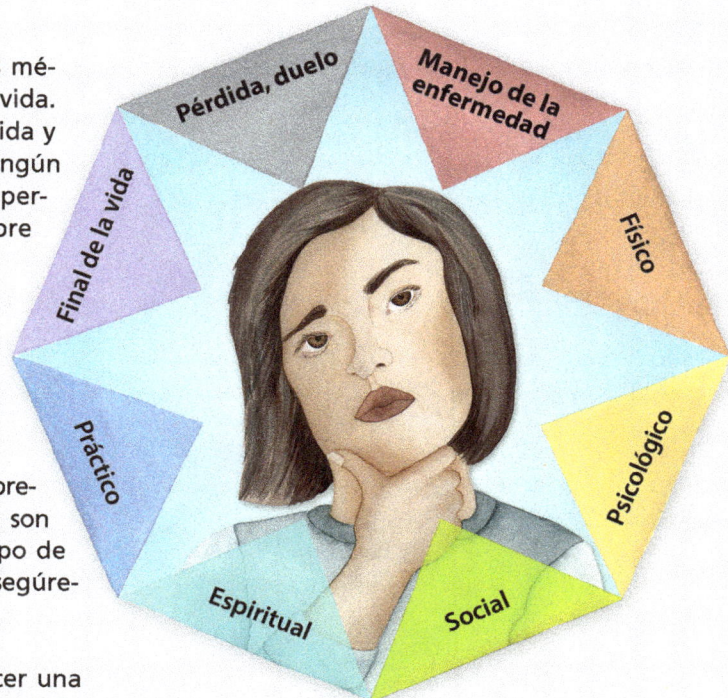

Perla Ética

Los enfermeros deben mantener una relación estrictamente profesional con la persona, en un ambiente de respeto mutuo y de reconocimiento de su dignidad, valores, costumbres y creencias.

Los enfermeros prestan sus servicios al margen de cualquier tendencia xenófoba, racista, elitista, sexista, política o bien por la naturaleza de la enfermedad.
Artículos 3 y 14 del Código de Ética para Enfermeras y Enfermeros de Mexico, 2001.

El respeto puede ser difícil y a veces puede significar cumplir los deseos de la persona aún cuando otros puedan no estar de acuerdo.

Utilizando el caso de estudio de la página siguiente, ¿cómo podrían apoyar a la familia para que respetaran los deseos de Jaime considerando que están en desacuerdo con lo que Juan quiere?

Estudio de caso

Jaime es un anciano de una comunidad indígena de 64 años. Tradicionalmente no se habla de la muerte en su comunidad. Recientemente, un anciano fue sacado de la comunidad cuando estaba muy enfermo, y murió en una unidad de cuidados intensivos en un hospital de la ciudad. Jaime no quiere dejar su comunidad y decidió hablar con su familia sobre lo que quiere cuando no pueda hablar por sí mismo. Jaime le pidió a su nieta Ana, que es estudiante de enfermería, que le ayudara a dejar por escrito sus preocupaciones y deseos.

Ana escribió una lista de preguntas que pensó que ayudarían a la familia a entender sus deseos. Ella y Jaime platicaron las preguntas y ella resumió sus respuestas en papel.

¿Qué hace que mi vida sea significativa?

Vivir en mi comunidad. Estar con mi familia. Formas tradicionales de sanación y prácticas espirituales.

¿Cuáles son las tres cosas más importantes que necesita saber la gente que se preocupa por mí?

Sigo las formas tradicionales de sanación.

Quiero morir en mi comunidad. No quiero ir a un hospital en la ciudad.

Quiero ser escuchado.

¿Qué me preocupa cuando pienso en la muerte?

Estar solo en un hospital.

No poder respirar.

¿Qué es lo que quiero cuando la muerte esté cerca?

A mi familia a mi alrededor.

La quema de incienso.

La bendición del sacerdote.

Si no puedo hablar por mí mismo, ¿quién deseo que hable y tome las decisiones por mí?

Quiero que mi nieta Ana tome las decisiones de los tratamiento por mí.

Quiero que mi hijo hable en mi nombre.

¿Qué tratamientos quiero y cuáles no?

No quiero seguir vivo con ayuda de ninguna máquina.

No quiero diálisis.

No quiero, por ningún motivo, que me lleven a un hospital de la ciudad.

¿Qué quiero que mis hijos recuerden?

Seguir nuestras costumbres y tradiciones.

¿Con quién hablaré sobre esto?

Con mis hijos y con la enfermera comunitaria.

Jaime reunió a su familia y les compartió lo que deseaba hacer cuando estuviera enfermo y cuando estuviera en proceso de fallecer.

Conversaciones sobre las metas de la atención

Las conversaciones sobre las metas de atención son la extensión o aplicación de las pláticas del profesional de la salud en el proceso de toma de decisiones. Estas conversaciones se producen cuando un médico o personal de enfermería se reúne con la persona y/o el representante legal y/o la familia para revisar la situación actual de la persona, la progresión de la enfermedad y las opciones de tratamiento o atención. Se alienta a la persona y su familia a identificar las metas actuales de la atención y posteriormente, teniéndolas en cuenta, el equipo de atención de la salud ayuda a identificar tratamientos, medicamentos y apoyo que probablemente ayuden a alcanzar esas metas. Estas conversaciones a menudo resultan de una orden médica o de una conversación con el médico (si el médico no está presente).

Las conversaciones sobre las metas de atención brindan una oportunidad para que la persona y la familia compartan sus observaciones, dudas y preocupaciones. Además de proporcionar información y recursos, como personal de enfermería pueden facilitar el proceso planteando los temas con la persona y la familia, respondiendo a las inquietudes y desafíos, así como apoyando a la persona y a la familia para aclarar o actualizar las metas de atención.

Las conversaciones de las metas de atención pueden formalizarse y ocurrir durante una "reunión familiar" iniciada por el equipo de atención médica o a petición de la persona o la familia. Se pueden planear, o pueden ocurrir espontáneamente. Se pueden realizar en el consultorio de un médico o el lugar donde se encuentre la persona.

Facilitando las conversaciones sobre las metas de atención

Si ustedes dirigen la conversación, puede ser útil identificar el propósito de la reunión y después brindar una breve agenda. Podrían decir, por ejemplo:

Quisiera hablar con ustedes hoy acerca de sus metas de atención y que juntos planifiquemos los pasos a seguir.

En ocasiones resulta de utilidad para la gente compartir lo que están experimentando y lo que observan. Podrían preguntar:

¿Podrían compartirme un panorama de un año atrás? ¿Qué han notado en los últimos doce meses? ¿Qué tanto se movía su papá? ¿Y hace seis meses? ¿Y cuatro meses atrás? ¿Y hace dos meses? ¿Y hace una semana? ¿Y en los últimos días?

Es útil para la persona y la familia describir los cambios a lo largo del tiempo, porque al contar su historia, pueden comenzar a absorber la realidad de la muerte cercana de la persona.

De manera alterna, la persona o familia pueden compartir su historia de deterioro de los últimos meses. Pueden preguntar:

¿Podrían compartir conmigo lo que están viendo? ¿Qué han observado? ¿Cómo se sienten? ¿Qué cosas han cambiado en las últimas semanas, días…?

¿Cómo sienten que los tratamientos están funcionando? ¿Se están alcanzando sus metas?

¿Les sería útil si compartiera lo que veo, o que el médico los visite y proporcione una actualización sobre la progresión de la enfermedad y les hablara sobre las opciones de tratamiento?

¿Tienen una idea de los próximos pasos a seguir? ¿Cuáles son sus metas y esperanzas para los siguientes pasos?

Cuando la familia pregunta cuál es el propósito de la reunión familiar, tal vez quieran comentar que a medida que disminuya la salud de la persona, deberán tomarse decisiones sobre el tratamiento médico y que es menos estresante para la persona y la familia hablarlo antes de tiempo, obtener una buena comprensión de las intervenciones médicamente relevantes y apropiadas, así como de contar con el apoyo del equipo para tomar decisiones.

En la reunión también pueden explorar lo que la persona entiende sobre su enfermedad, diagnóstico y pronóstico, y qué preguntas quisieran abordarse en la reunión. Comunicar esta información al equipo por adelantado ayudará a todos a prepararse para proporcionar información, recomendar opciones de tratamiento que ayuden a la persona a alcanzar sus metas y abordar cualquier inquietud o temor. Preguntas como las siguientes pueden ayudar a iniciar la conversación:

¿Podría platicarme sobre su enfermedad?

¿A medida que progresa su enfermedad, ¿qué preocupaciones o temores tiene?

¿Cuáles son sus metas?

Desarrollar la conciencia del proceso de planificación anticipada de la atención

El personal de enfermería que desarrolla su comprensión del proceso PAA estará mejor preparado para ayudar a los demás. Experimentar el proceso es una forma de desarrollar la comprensión. Utilicen el siguiente ejercicio como punto de partida.

Actividad de reflexión
1. Reflexionen sobre lo que es importante para ustedes como personas hoy, mañana, en un año, en 10 años. ¿Qué le da sentido a su vida? ¿Qué les da alegría, fuerza y apoyo?
2. Hablen con amigos o colegas y compartan sus ideas sobre lo que es importante para ustedes ahora y en el futuro.
3. Anoten en papel qué valores o ideas desean que considere su representante legal si no pudieran hablar por ustedes mismos.
4. ¿A quién les gustaría pedirle que fuera su representante legal?

Muerte médicamente asistida

Alrededor del mundo, un número creciente de pacientes y familiares apoyan el derecho que tienen las personas que están muriendo para solicitar y recibir una muerte con asistencia médica. Aunque la muerte médicamente asistida no es legal en muchos países de Latinoamérica, los profesionales de enfermería necesitan entender los diferentes términos que se usan al referirse a ella, deben ser capaces de explicar la diferencia entre una muerte que se adelanta voluntariamente y una que ocurre como consecuencia de sedación paliativa y deben poder responder de manera compasiva cuando una persona expresa interés en una muerte médicamente asistida.

La definición de cuidados paliativos establece que "no intentan adelantar ni posponer la muerte"; pero ¿qué hay de los casos en los que un paciente que experimenta síntomas tan severos o angustia psicológica de tal magnitud que interfiere con su calidad de vida y desea que su muerte ocurra lo antes posible?

Ejemplo: Miguel, hombre de 60 años de edad, presenta sufrimiento extremo, miedo a experimentar sus últimos días, miedo a que su familia recuerde una mala muerte, tal vez un cáncer de cabeza y cuello...

Para algunos, la motivación para solicitar una muerte asistida es el alivio de su sufrimiento. Para otros, es el deseo de autonomía. Otros querrán discutir la muerte asistida y considerarla incluso si puede que no sea una opción que considerarían. Independientemente de la razón por la que las personas pregunten acerca de la muerte asistida, los profesionales de enfermería deben escucharlos, entender sus miedos y preocupaciones y ser una presencia compasiva para ellos. Lo más importante es procurar brindar un cuidado centrado en la persona y ayudar al paciente y sus familiares a responder apropiadamente a los cambios en los objetivos del cuidado.

En este texto usaré el término "Muerte asistida".

Eutanasia

La Asociación Médica Canadiense establece que la eutanasia "significa realizar de manera informada e intencional una acción que pretende de manera explícita terminar con la vida de otra persona y que incluye los siguientes elementos: la persona padece una enfermedad incurable, el agente está enterado de la condición de la persona y realiza la acción con la intención principal de terminar con la vida de la persona en cuestión" (Canadian Medical Association, 2014).

Suicidio asistido

La acción de terminar con la vida de uno mismo con la ayuda de otra persona que brinda el conocimiento para hacerlo, los medios o ambas cosas. En el suicidio médicamente asistido, la otra persona es específicamente un médico, que de manera informada e intencional le brinda a la persona el conocimiento y/o los medios para cometer suicidio, incluyendo aconsejar acerca de las dosis letales de medicamentos, recetar dichas dosis letales o proporcionar los medicamentos en cuestión.

Asistencia médica para morir

En Canadá, este término se refiere al acto en el que un profesional médico o en enfermería le administra a una persona, a petición suya, una sustancia que le causa la muerte; o cuando un profesional en medicina o enfermería receta o provee una sustancia a una persona, en respuesta a petición expresa suya, de modo que puedan administrársela ellos mismos y al hacerlo, causen su propia muerte (Government of Canada, 2016b).

Muerte asistida por médico

Cuando un médico provee a petición de su paciente una receta para una dosis letal de un medicamento que el paciente se puede administrar a sí mismo, ingiriéndola, con la intención explícita de acabar con su vida.

La espiritualidad y la búsqueda del sentido, propósito y conexión

La mayoría de los pacientes con enfermedades avanzadas ven a la religión o a la espiritualidad como algo personalmente importante y presentan necesidades espirituales. (Balboni et al., 2010)

Las personas que recibieron apoyo espiritual por parte del equipo de atención médica reportaron una mejor calidad de vida cerca de la muerte, eligieron tratamientos menos agresivos a medida que se acercaba la muerte y tenían más probabilidades de aceptar cuidados paliativos (Zalonis y Slota, 2014; Balboni et al., 2010). ¡Este es un hallazgo significativo si la calidad de vida es uno de los objetivos de la atención! Estos hallazgos también se alinean con los principios de cuidados paliativos. Por lo tanto, se entiende que una responsabilidad de enfermería, o un rol como parte del equipo de cuidado de la salud, es participar en la provisión de cuidado espiritual.

¿Qué es la espiritualidad?

Cuando se les preguntó, los profesionales de enfermería comentaron sentirse menos competentes para proporcionar cuidados espirituales que en cualquier otra competencia autoevaluada (iPANEL, 2014). No están solos en este sentimiento. Muchas personas luchan por definir la espiritualidad y brindar atención espiritual. El Proyecto del Consenso de Estados Unidos desarrolló esta definición:

La espiritualidad es el aspecto de la humanidad que se refiere a la forma en que los individuos buscan y expresan el significado y el propósito, así como la forma en que experimentan su conexión con el momento, consigo mismos, con los demás, con la naturaleza y lo significativo o sagrado.

(Puchalski et al., 2009)

El Grupo de Trabajo Europeo sobre Cuidado Espiritual trabajó con esa definición y comenzó a construir una definición de espiritualidad que se adaptara mejor a las poblaciones europeas, reconociendo que el aspecto multidimensional de la espiritualidad hace que sea más difícil desarrollar una definición significativa que satisfaga las necesidades de poblaciones diversas. Debido a que la espiritualidad se incluye como un componente de la definición de cuidados paliativos de la OMS, es importante que surja una definición apropiada que haga sentido en las personas que trabajan con las personas en vías de morir.

Para el propósito de este texto, la espiritualidad es como la define la Dra. Christina Puchalski:

La espiritualidad es un aspecto dinámico e intrínseco de la humanidad a través del cual las personas buscan el último significado, propósito y trascendencia, y experimentan una relación con sí mismas, la familia, los demás, la comunidad, la sociedad, la naturaleza y lo significativo o sagrado. La espiritualidad se expresa a través de creencias, valores, tradiciones y prácticas.

(Puchalski, 2008)

La definición de Puchalski sugiere que la espiritualidad incluye la búsqueda del significado y propósito de la vida, la trascendencia y la conexión con los demás, la comunidad, la naturaleza y lo sagrado. Las creencias, valores, tradiciones y prácticas de una persona son expresiones de espiritualidad. Idealmente, la espiritualidad ayuda a una persona a encontrar fuerza, paz y comodidad (Puchalski, 2008).

Conectándose con las necesidades espirituales

La persona y la familia que cuidan pueden encontrar algún significado y abordar estas necesidades a través de creencias y del lenguaje formal cultural o religioso. Pueden identificarse como ateos, agnósticos o humanistas. Pueden encontrar fortaleza para conectarse con la naturaleza, las artes o las ciencias o la bondad humana. Y es posible que no hayan considerado los conceptos de creación de sentido, propósito y conexión.

Las necesidades espirituales de una persona guían su búsqueda de significado, propósito, trascendencia y conexión. El cuidado espiritual, entonces, se refiere al cuidado que apoya a la persona en su búsqueda de significado, propósito, trascendencia, conexión y experiencia de lo sagrado.

Atención individualizada: Espiritualidad

El concepto de espiritualidad puede no hacer sentido en todos. Si el concepto no tiene sentido, consideren en su lugar realizar la búsqueda de significado, propósito, trascendencia y conexión como formas diferentes de abordar el mismo concepto.

¿Qué creencias e ideologías les brindan fortaleza, esperanza, conexión y propósito?

A medida que lean esta sección del texto, sustituyan su propio concepto por lo que otras personas llaman "espiritualidad". ¿Cómo se podrían relacionar y cuidar a alguien cuyo concepto de espiritualidad es diferente al suyo?

Perla Ética
¿De qué manera podrían apoyar las solicitudes espirituales de una persona si sus creencias son distintas a las suyas?

¿Es posible que los profesionales de enfermería proporcionen cuidado espiritual sin darse cuenta? los profesionales de enfermería que integran las mejores prácticas identificadas por Davies y Steele (Davies et al., 2016) brindan atención compasiva (Nouwen, McNeill y Morrison, 1981) e integran el amor en la práctica profesional (Butot, 2005)

están, de hecho, proporcionando cuidado espiritual. El propósito de esta sección es ayudar a mostrar cómo se vería la atención espiritual y ayudarles como profesionales de enfermería a descubrir formas en las que pueden integrar la atención espiritual en su práctica.

Estrategias para brindar una atención espiritual personalizada

Una gran cantidad de profesionales de enfermería muestran incomodidad cuando hablan sobre la creación de significado, problemas existenciales, así como de tradiciones culturales y religiosas, y en consecuencia pueden evitar estos temas consciente o inconscientemente, abandonando a la persona a su cuidado en término de espiritualidad. En el otro extremo del espectro están los profesionales de enfermería que traspasan las fronteras profesionales al compartir inapropiadamente sus creencias e ideologías personales de manera prescriptiva con las personas cuando les brindan atención. La Reverenda Dra. Carla Cheatham se refiere a la práctica de compartir la propia ideología personal (especialmente con el objetivo de convertir) en la práctica profesional como "abuso espiritual" y se refiere a la mala práctica espiritual y al abuso espiritual como "mala práctica espiritual" (Cheatham, 2016). Cheatham sugiere que el lugar entre el abandono y el abuso es el "punto ideal" donde la enfermería puede conectarse y brindar atención espiritual ética y competente.

El cuidado espiritual, al igual que cualquier medida de confort o estrategia de apoyo, debe ser individualizado. Los profesionales de la salud de mejores prácticas abordan el cuidado espiritual al ser abiertos y curiosos sobre la definición y necesidades de la persona para la atención espiritual para después conectarse y brindar atención compasiva.

Guías para brindar atención espiritual

Estas guías están organizadas en listas de "qué sí hacer" y "qué no hacer" para ayudar a los profesionales de enfermería a evitar ser espiritualmente negligentes o abusivos. El uso de estas guías puede ayudar a los profesionales de enfermería a aumentar su competencia y comodidad brindando atención espiritual. En última instancia, esto beneficiará a la persona, que recibirá una mejor atención espiritual, personalizada a sus necesidades y brindada por alguien de enfermería que se siente cómodo con la atención espiritual.

Qué SÍ hacer

1. Reflexionen sobre su propia espiritualidad antes de relacionarse con la persona para evitar imponer sus creencias y prácticas de espiritualidad. Consideren cómo hacer sentido sobre lo que valoran y creen, qué tienen como sagrado y a quién acuden en busca de apoyo en tiempos de necesidad.

2. Reconozcan que el proceso de ser diagnosticado con una enfermedad grave, progresión de la enfermedad y enfrentar la muerte puede estimular a la persona a hacer algunas de las preguntas más profundas de la vida, incluyendo "¿Por qué a mí?" y "¿Por qué ahora?".

3. Muestren interés y ayuden a la persona a explorar sus preguntas, valores, creencias y formas de hacer sentido, encontrar fortaleza y conectarse con los demás. Comprendan que esto puede cambiar con el tiempo.

4. Individualicen su enfoque y lenguaje para satisfacer las necesidades de la persona.

5. Integren el amor en la práctica profesional a medida que proporcionan mejores prácticas de cuidado y compasión.

6. Colaboren y apoyen a los proveedores de atención espiritual de la persona según corresponda.

7. Estén dispuestos a explorar territorio desconocido y saber que no necesitan tener "todas las respuestas".

8. Confíen en que el proceso de exploración es una parte importante del viaje.

9. Entiendan que, cuando se es invitado, nuestro papel es estar completamente presente.

10. Ofrezcan participar en prácticas espirituales en la medida en que se sientan cómodos al hacerlo y según corresponda.

Qué NO hacer

1. No usen palabras que la persona no utilice para describir el entendimiento o las prácticas espirituales; por ejemplo, si la persona habla sobre el "creador", no usen automáticamente la palabra "Dios".

2. No se sientan responsables de responder las grandes preguntas de la vida; por ejemplo, sobre el significado, el propósito y el sufrimiento.

3. No usen esta oportunidad para hacer proselitismo, prescribir o promover sus creencias o valores personales.

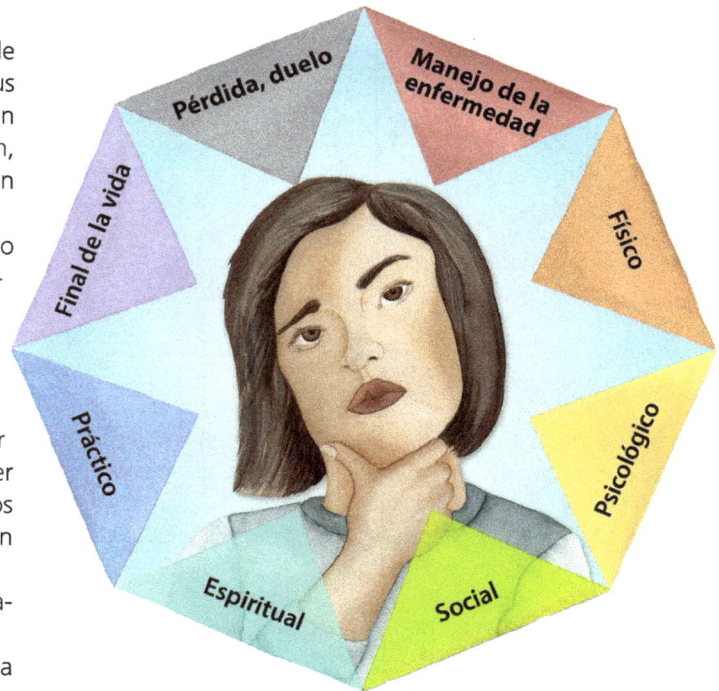

Atención espiritual: se trata menos de lo que ustedes hacen y más de cómo lo hacen.

Explorando las creencias y tradiciones como parte de una atención espiritual

Una de las formas más simples de abrir la puerta para explorar la espiritualidad se le atribuye a la Dama Cicely Saunders. Cuando ella completaba una evaluación física, hacía la pregunta "¿Cómo estás por dentro?". Era una invitación para que la persona en proceso de morir hablara sobre su experiencia más allá de los aspectos físicos de su muerte. Esta simple pregunta le indicaba a la persona y a sus familiares que Saunders también quería conocer sus experiencias emocionales o internas.

Puchalski y Romer desarrollaron la herramienta de evaluación espiritual FICA (Fe, Importancia, Comunidad y Atención) (consultar la página 89 en el Capítulo 4, "Uso de herramientas estandarizadas"), que contiene preguntas para ayudar a los profesionales de la salud a conocer la fe y las creencias de una persona (Puchalski y Romer, 2000).

Tabla 2. Herramienta FICA de Valoración Espiritual

Herramienta FICA de Valoración Espiritual	
El nombre FICA es un acrónimo que reúne cuatro dimensiones en las cuales se sugiere profundizar más para conocer la historia espiritual del paciente. A continuación, se muestran dichas dimensiones y las preguntas que se sugiere realizar a los pacientes para abordarlas:	
F: FE Y CREENCIAS	¿Se considera usted una persona espiritual o religiosa? ¿La espiritualidad es algo importante para usted? ¿Tiene creencias espirituales que le ayuden a superar el estrés o a enfrentar los momentos difíciles? (antes de realizar estas preguntas se sugiere explicar el contexto de la evaluación al paciente, es decir, señalarle que se requiere recabar información sobre su espiritualidad para poder integrarla al plan de tratamiento). Si ante las preguntas anteriores, la respuesta es "No", se recomienda preguntar: ¿Qué le da sentido a su vida? (ante esta pregunta, se ha observado que comúnmente los pacientes mencionan la familia, la carrera profesional o la naturaleza, entre otros elementos). De todas formas, es importante señalar que la pregunta por el sentido de la vida debe ser realizada incluso si el paciente responde "Sí" al primer grupo de preguntas.
I: IMPORTANCIA	¿Qué importancia tiene la espiritualidad en su vida? ¿Su espiritualidad ha influido en cómo se cuida a sí mismo/a y en su propio estado de salud? ¿Su espiritualidad ha influido en las decisiones que usted toma en torno a su salud? (por ejemplo, voluntades anticipadas, tratamientos, entre otras).
C: COMUNIDAD	¿Forma usted parte de una comunidad espiritual? (se sugiere mencionar los siguientes ejemplos: iglesia, templo, mezquita, grupo de amigos con pensamientos afines, familia, grupo de practicantes de yoga, entre otras comunidades; que suelen funcionar como sistemas de apoyo importantes para algunos pacientes). Luego, se sugiere profundizar preguntando: ¿Estas comunidades le brindan apoyo?, ¿de qué forma? ¿Existe un grupo de personas a las que usted realmente quiere o que son importantes para usted?
A: APROXIMACIÓN EN EL CUIDADO	¿Cómo quisiera que la /lo apoyemos y abordemos, como equipo de salud, en estos importantes temas? (Con estos nuevos modelos, que incluyen el diagnóstico del sufrimiento espiritual, "A" también se refiere a la evaluación y el plan que se implementará para tratar el sufrimiento espiritual del paciente, además dentro del tratamiento o del plan terapéutico de los otros problemas).

La Dra. Carla Cheatham brinda las siguientes preguntas para ser utlizadas como parte de la evaluación FICA:

Fe: "¿Hay alguna tradición de fe particular en la que lo/la hayan criado?"

Hacer esta pregunta permite la posibilidad de que la persona, si no tiene una determinada tradición de fe, no se sienta juzgada al preguntar acerca de su fe, y le brindarán espacio para compartir su historia de su viaje espiritual desde la infancia hasta el día de hoy. Su respuesta puede proporcionar una idea de lo que ha sido útil y lo que les ha dolido en su trayecto.

Importancia: "¿Cuál de sus creencias/ideologías actuales es más útil para usted ahora que lidia con estas circunstancias y debe tomar decisiones para su futuro?"

El propósito de hacer esta pregunta es identificar las creencias y fortalezas espirituales que apoyan a la persona y a la familia que está muriendo y que pueden influir en sus decisiones de atención médica.

Comunidad: "Si hay una crisis a las 2 a.m. ¿a quién quiere que llame para venir y estar con usted y su familia?"

Una persona podría identificar a su comunidad como un grupo de amigos con los que ha transcurrido su vida por años. Otra persona podría identificar a su líder espiritual. Para una mujer, era su contador, que provenía de una comunidad diferente y una religión diferente, pero alguien que ella confiaba que era exactamente la persona que se necesitaría durante una crisis.

Acuerdos: "¿Qué necesitamos saber sobre cómo su cultura particular y creencias/ideologías influirán en sus decisiones, y cómo podemos ser más respetuosos de usted y sus puntos de vista?"

Cuanto más comprendan sobre sus creencias y valores, mejor podrán ajustar el plan de atención para satisfacer las necesidades especiales de la persona que está muriendo y su familia.

Además de ofrecer apoyo para la familia, podría ser útil incluir a líderes espirituales que son importantes para la persona en las pláticas sobre las metas de la atención.

Perla Ética
Parte 1: D. Honrar la Dignidad, 11
Cuando la persona a su cuidado tiene una enfermedad terminal o está muriendo, el personal de enfermería promueve su confort, alivia su sufrimiento, procura que se le brinde la ayuda apropiada para disminuir su dolor y malestar y le asiste para alcanzar sus objetivos de cuidado de modo que sean cultural y espiritualmente apropiados. Esto incluye brindar atención con un enfoque paliativo a todas las personas con quien interactúa, en las diferentes etapas de la vida y a través de todo el continuo del cuidado, apoyar a los familiares durante y después de la muerte y cuidar del cuerpo de la persona una vez que ha muerto.
Código de Ética para Enfermeras Registradas
(CNA, 2017)

Hola, entiendo que usted es el clérigo del Sr. Padilla. Él me ha dado permiso para hablar con usted sobre cómo está y las decisiones que está tomando en cuanto a su atención y tratamiento.

Como sabe, esta es su quinta admisión al hospital este año. Ha sido sometido a una serie de pruebas

y tratamientos. Cada vez espera adquirir energía y mejorar el apetito y comenzar a sentirse mejor. Él está decepcionado de que no está mejorando.

¿Cuál es su impresión de cómo está él? ¿Cómo cree que podemos apoyarlo mejor? ¿Tiene alguna pregunta para mí?

Ofreciendo y respondiendo a solicitudes de oración

De todas las medidas de apoyo que se brindan, ofrecer orar con o para alguien, o responder a una solicitud de oración, requiere la comunicación más delicada y sensible. Los ingredientes clave para discutir la oración incluyen:

1. **Reconocer y respetar** las opiniones y límites de la persona y la familia.

2. **Ofrecer la oración como una de muchas opciones.** Puede identificar la variedad de medidas de confort que puede proporcionar:

   Algunas personas quieren hablar, otras quieren que les cante o lea con ellas, otras solo quieren sentarse en silencio, otras quieren que rece con ellos y otras solo quieren jugar. Lo que sea que quiera, estoy feliz de hacerlo.

   Después, antes de dejarlos, les pregunto si hay algo más que pueda hacer por ellos. Confío en que ellos tomarán la iniciativa al pedir lo que necesitan y desean.

3. **Conocer y trabajar dentro de su zona de confort.** Determinen su zona de confort y, si no se sienten cómodos orando o rezando en voz alta y alguien les pide que oren, pueden agradecer la solicitud, disculparse si se sienten incapaces de ofrecer una oración e identificar con qué se sienten cómodos:

   Rezar en voz alta no es algo con lo que me sienta cómoda (proque no siento que tenga experiencia), pero me encantaría sentarme con usted y tomar su mano mientras los dos rezamos en silencio, o mientras reza en voz alta. Y definitivamente estaré de corazón con usted.

No hay ninguna razón para que la persona en vías de morir o el profesional de la salud se sienta obligado u ofendido.

4. **Encontrar y usar sus palabras.** Esfuércense por encontrar y usar las palabras y un formato que respete las creencias de la persona y de los miembros de la familia. Es posible que deseen preguntar:

   ¿Cómo comienza y finaliza sus oraciones?

5. **Preguntar por qué le gustaría que orara la persona.** Si les piden que oren, por ejemplo, para sanar, pregunten a qué se refiere. Después, con palabras desde su corazón, pueden ofrecer esas palabras en voz alta, como una oración que respete sus necesidades.

6. **Pedir ayuda.** Si no se sienten cómodos ofreciendo una oración, pregunten si pueden solicitar el apoyo de un sacerdote u otra persona de cuidado espiritual para que los visiten y oren.

7. **Seguimiento.** Es una buena práctica conectarse con el consejero de atención espiritual con quien trabajan. Coordinen la atención con el profesional responsable de supervisar el aspecto espiritual del plan de atención de una persona. Esto ayudará a construir el equipo y los recursos disponibles para la persona, y también respetará los límites interprofesionales.

(Cheatham, 2016)

Su esposa y su hija lo trajeron a la ciudad para ver a un especialista. El especialista le dijo que se estaba muriendo. Eligió permanecer en la ciudad en lugar de regresar a su comunidad y juntos solicitaron el registro en el programa de cuidados paliativos.

Llegué a la casa temprano en mi turno de noche. En esa visita de evaluación inicial, compartieron una breve historia de su vida, algo de lo que dio significado a su vida, y compartieron su dolor por su desconexión y por alejarse de la comunidad de su iglesia. Si mal no recuerdo, dejaron la iglesia por un desacuerdo con el ministro. Nunca se sintieron lo suficientemente cómodos como para regresar, y parecía que no encontraron otra iglesia o comunidad que abordara su deseo de conexión espiritual y comunitaria.

Aproximadamente a la una de la madrugada me llamaron a la casa. El hombre había muerto repentinamente, en paz, mientras dormía. La familia describió sus últimas horas con él.

Compartieron su sorpresa por su muerte repentina y encontraron sentido en el hecho de que no se entretuvo. Pronuncié la muerte y juntos cuidamos su cuerpo.

Mientras lo cuidaba pensé en su dolor al perder su conexión con la comunidad de su iglesia. Pensé en ellos en esta ciudad, alejados de su hogar. Me preguntaba cómo podría crear un momento sagrado, un ritual que satisficiera sus necesidades. "¿Les gustaría que tuviéramos un momento de silencio, una canción o hiciéramos una oración antes de irme?", les pregunté. La esposa agradeció la invitación y me pidió que rezáramos.

Nos reunimos alrededor de la cama y, usando el lenguaje que reflejaba el que habían usado anteriormente y el de su tradición de fe, ofrecí una oración. Siguieron un cálido silencio, lágrimas y abrazos. Esperaba que de alguna manera pudiera proporcionarles un ritual que satisficiera sus necesidades en ese momento tan conmovedor. Una semana más tarde llegué al trabajo para encontrar una nota de agradecimiento de esta familia. "Gracias enfermera por la oración".

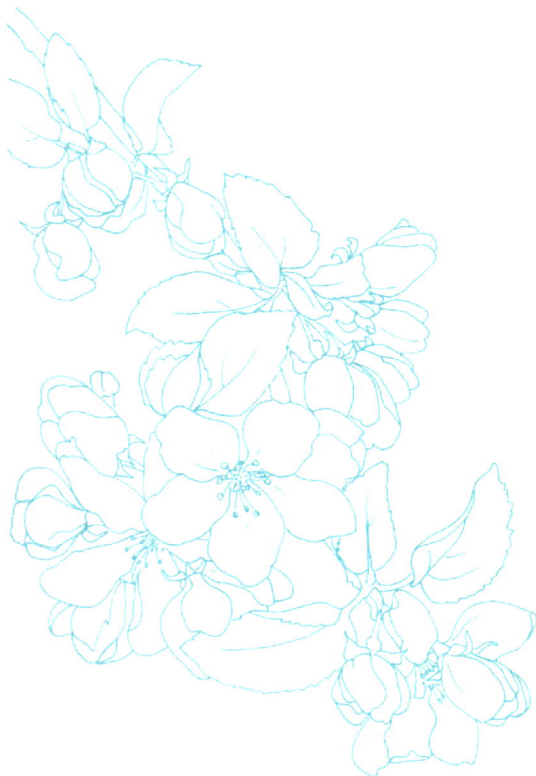

Apoyar la intimidad y la sexualidad

Él acababa de llegar a casa después de una larga estadía en el hospital. Al equipo de atención médica le pareció que moriría en las próximas semanas, pero el aún no estaba listo para interrumpir los tratamientos. Mi primera tarea fue pasarlo de su silla de ruedas a su cama, junto con todos los tubos que entraban y salían de su cuerpo. Introduje mi mano bajos sus nalgas para liberar una manguera que estaba atorada debajo de él. Dije: "Dusculpe". Él repondió: "No se preocupe, se siente genial".

Cuando terminé todas las tareas necesarias para apoyarlo a él y a su esposa durante las siguientes 24 horas, reflexioné sobre lo que me había dicho y le pregunté: "¿Puedo darle un masaje?"

"¡Oh, sí!", respondió.

"¿Puedo preguntarle a su esposa si se sentiría cómoda aprender a darle un masaje?"

"Claro", dijo. "Tal vez ella no me ha tocado porque estaba en un cuarto de hospital con mucho movimiento y tal vez tenía miedo de tocarme con todos estos tubos que tenía".

Con su esposa de pie cerca de mí, comencé con su espalda (tanto como podía hacerlo con él acostado de lado), su espalda baja, sus nalgas, y luego hasta sus piernas. En algún momento dijo: "Hace mucho tiempo que no me tocaban de verdad. ¡Esto se siente tan bien!". Su esposa se inclinó para darle un beso y dijo: "He tenido tanto miedo de lastimarte, pero es bueno ver lo relajado que estás; ahora yo puedo intentarlo".

El interés de una persona y su deseo de intimidad física y cercanía emocional pueden cambiar con el diagnóstico y la progresión de una enfermedad que limita su vida. Las necesidades pueden variar desde el deseo de abrazar y ser abrazado, hasta el deseo de tomarse de las manos y besarse, hasta el deseo de tener relaciones sexuales (Rando, 1984). Es importante recordar que la intimidad y la sexualidad pueden seguir siendo parte de la vida de una persona hasta la muerte, y que la pérdida de cualquiera de ellas puede afectar negativamente el bienestar y la calidad de vida de la persona que está muriendo (Bevan y Thompson, 2003). A pesar del valor que tienen la intimidad y la sexualidad para muchas personas con alguna enfermedad, los médicos rara vez evalúan o investigan la salud sexual (Matzo, 2015). Cuando los profesionales de la salud no preguntan o hablan sobre sexualidad, eso sugiere a la persona que el tema no está abierto a discusión (Katz, 2016). Por ejemplo, Rawlings exploró temas relacionados con ser lesbiana, gay, bisexual y transgénero (LGBT) al final de la vida. Informó que las personas en la comunidad LGBT experimentaron barreras a la salud sexual que fueron secundarias solo a las actitudes sociales negativas de la sociedad. Las personas de esta comunidad experimentaron dos tipos de pérdida: primero, las actitudes sociales negativas hacia su estilo de vida y, en segundo lugar, la falta de reconocimiento de su salud sexual cuando estén recibiendo tratamientos o en el proceso de morir (Rawlings, 2012).

La intimidad y la sexualidad pueden verse afectadas por enfermedades que limitan la vida debido a la falta de privacidad (en cuidados paliativos o residenciales), cambios en el cuerpo, efectos de síntomas y tratamientos (por ejemplo, fatiga, disnea, dolor, náuseas, ansiedad), cambios en la eliminación y los cambios en la movilidad (Lemieux et al., 2004). La familia puede estar preocupada de que la actividad sexual lastime a la persona o que ser tanto el cuidador como el compañero sea demasiado difícil.

Un primer paso para abordar la sexualidad es reconocer las preocupaciones y temores de la persona. Cuando los profesionales de la salud le ofrecieron a las personas a su cargo la oportunidad de abordar sus inquietudes sobre la intimidad, estas discusiones no las ofendieron (Lemieux et al., 2004). El segundo paso es recordar que la sexualidad es holística y, por lo tanto, abarca más que solo el cuerpo.

Las personas dentro de la misma familia y dentro de una relación tendrán diferentes niveles de comodidad al hablar sobre la necesidad de intimidad, y tendrán distintas necesidades de intimidad. Por lo tanto, es muy importante abordar estos temas suavemente, respetando las preferencias individuales, sin hacer suposiciones o juicios sobre cómo las personas "deberían" sentir o actuar. Sean sensibles a los problemas de sincronización y la necesidad de privacidad. Usen un lenguaje que sea aceptable para la persona y prepárense para que algunas personas inicialmente se sientan reacias a discutir un tema que nunca antes habían abordado.

Consideren abrir una conversación sobre la intimidad cuando estén a solas con la persona que está muriendo. Pueden formularle a la persona una o más de las siguientes preguntas para abrir la puerta a esta conversación:

En nuestra experiencia, a veces las personas tienen preguntas o inquietudes sobre cómo satisfacer sus necesidades de intimidad o contacto. Me pregunto si quisiera hablar de eso.

A veces es bueno tener un ser querido cerca. ¿Hay alguien a quien le gustaría tener acostado(a) en la cama con usted? ¿O le gustaría que alguien se sentara en la cama a su lado?

El masaje puede ser una manera encantadora de sentirse conectado con aquellos que amamos. ¿Le gusta recibir masajes? ¿Le agradaría que alguien le diera un masaje? Podemos enseñarles cómo dar un masaje si eso fuera útil. ¿Le gustaría eso?

¿Le gustaría algo de privacidad cuando un ser querido esté de visita?

En nuestra experiencia, no es raro que las personas tengan preguntas o inquietudes sobre la intimidad y la sexualidad cuando están enfermas. ¿Tiene alguna pregunta o duda de la que le gustaría hablar conmigo u otro miembro del equipo de atención médica? ¿Le gustaría que yo o uno de los miembros del equipo hable con su pareja?

Tomar en cuenta a la familia

Observen a los miembros de la familia que hacen visitas, dónde se sientan, la distancia física que guardan unos con otros con la persona y la posición de los muebles. ¿Los miembros de la familia se sienten cómodos o se esfuerzan para tender la mano o dar un abrazo? ¿Se sientan cerca o lejos de la cama? ¿Se sientan en sillas duras o en una cómoda o en el asiento de una andadera? ¿Es posible ayudarlos a sentirse más cómodos? ¿Es apropiado hablar con ellos sobre sus necesidades de cercanía?

Siete días antes de que mi madre muriera comenzó a desarrollar fiebre temprano en la mañana. La primera vez que sucedió esto ella fue a la habitación donde mi hermano estaba durmiendo y se metió en la cama con él para calentarse. El segundo día subí y la encontré en el sofá, debajo de una manta, helada y temblorosa. Me acosté a su lado, la rodeé con mis brazos y la abracé. Ella se relajó en mis brazos. La abracé hasta que bajó la fiebre. Se sentía cómoda al sentirse abrazada y yo también me sentía cómoda abrazándola. Abrazarla era extraño para mí, pero fue perfecto en el momento. Después de esos dos acurrucamientos, todos tuvimos momentos en que nos acostamos a su lado. Fue una de las maneras más relajantes de estar con ella en esos últimos días. Creo que fue curativo para todos nosotros.

Discutir las preocupaciones sobre la intimidad y la sexualidad puede ser fortalecedor tanto para la persona que está enferma como para su pareja. Consideren utilizar los siguientes cuatro pasos del modelo P-LI-SE-TI (P-LI-SS-IT, en inglés) para guiar su evaluación y consideración de las intervenciones cuando surgen dificultades en la intimidad y la sexualidad (Taylor y Davis, 2007). Hagan coincidir el nivel de intervención con la intensidad del problema. Estos son los cuatro pasos:

Permiso: inviten a la persona a platicar sobre sus preocupaciones y brinden una atmósfera de seguridad para hacerlo. Podrían decir:
¿Tiene dudas o preguntas sobre los temas de intimidad o sexualidad?

Limitada **I**nformación: brinden información básica que la persona en vías de morir y su pareja necesitan saber sobre el funcionamiento sexual y el impacto que su enfermedad tiene en ella. Se pueden tener folletos con información para abordar inquietudes específicas de la enfermedad.

Sugerencias **E**specíficas: proporcionen sugerencias específicas relacionadas con los problemas de la persona.

Terapia **I**ntensiva: cuando la información sea limitada y no sean suficientes la sugerencias específicas, con permiso de la persona quizá sea posible involucrar a un profesional o asesor de salud mental con la suficiente capacitación o específicamente a un terapeuta sexual.

La experiencia de morir puede ser solitaria y aislante. Abordar el deseo de intimidad y sexualidad es un elemento de la atención integral y puede ayudar a mantener y fortalecer las relaciones.

Fortalecer lo "social" en lo "psicosocial"

Si bien la muerte es una experiencia personal, también lo es familiar y social. La persona vive y muere la mayor parte de su vida en su comunidad, entre personas con las que ha interactuado durante toda su vida. Su comunidad puede incluir a las personas de la tienda de abarrotes, sus banqueros y estilistas, camareros, un mecánico de automóviles, un plomero, maestros y muchas personas más.

Anteriormente, los miembros de la familia y la comunidad se preocupaban por las personas en proceso de morir y los fallecidos; sin embargo, los miembros de la comunidad de hoy pueden no estar involucrados en el cuidado de las personas en vías de morir. Pueden sentir que el proceso, la muerte, la pérdida y el cuidado son extraños y difíciles, y es posible que deseen evitarlos. No es raro que los profesionales de enfermería y profesionales de atención escuchen: "Debes ser especial, yo nunca podría hacer eso... eres un ángel".

Durante milenios, la comunidad se ha preocupado por las personas en proceso de morir y sus cuidadores. Es esencial que no se descuide a la comunidad en un momento en que la persona en vías de fallecer y su familia lo necesitan y la sociedad se enfrenta a un aumento tal en el número de personas que mueren. La realidad es que la muerte nos llegará a todos. El proceso de morir y la muerte son parte de pertenecer a una comunidad. Responder a las necesidades de una persona que está muriendo y su familia es un elemento de apoyo en la comunidad.

Un movimiento en crecimiento considera que los cuidados paliativos son un problema de salud pública, como se analiza en el libro del Dr. Allan Kellehear *Ciudades compasivas: salud y cuidados al final de la vida*, en el que sugiere que debido a que las actividades de salud pública en cuidados paliativos son participativas y se conciben, se asocian y se nutren de los miembros de la comunidad, podrían ser útiles para:

- Ayudar a prevenir las dificultades sociales relacionadas con el proceso de morir, la muerte, la pérdida y el cuidado.
- Minimizar las dificultades que no se pueden prevenir.
- Intervenir de manera temprana en el camino hacia la muerte, la pérdida y el cuidado.
- Alterar o cambiar para bien un contexto o entorno en términos de respuestas ante el proceso de morir, la muerte, la pérdida o el cuidado.

(Kellehear, 2005)

Mi ejemplo favorito de una idea de cuidado paliativo de salud pública es un portavasos de una cerveza que en un lado dice: "Me muero por una cerveza"; y en el otro lado indica: "Diez maneras de apoyar a un amigo en proceso de morir". Uno de mis recuerdos docentes favoritos era escuchar historias de una cantinera que participó en uno de los cursos en línea de *Life and Death Matters*. Ella contaba historias de escuchar a la gente en el bar, sobre sus dificultades y compartir con ellas información sobre recursos educativos y grupos de apoyo de la comunidad. Me encantaron sus historias y pensé: No habíamos considerado. Necesitamos compartir educación con los cantineros y los estilistas; ¡brindan asesoramiento comunitario a diario!"

Los profesionales de enfermería podemos integrar un enfoque de salud pública en los cuidados paliativos en las conversaciones con la persona y la familia al:

- Preguntar sobre amigos, vecinos, círculos de lectura, grupos sociales, etcétera.
- Explorar las formas en que su comunidad podría brindar apoyo y la manera en que podrían responder cuando las personas ofrecen ayuda; por ejemplo, qué decir cuando las personas preguntan: "¿Hay algo que pueda hacer?".
- Explorar sus preocupaciones sobre la incomodidad de lidiar con el estigma social relacionado con el proceso de morir, la muerte, el diagnóstico, etcétera, cuando se está en una situación social o al reunirse con amigos.
- Platicar sobre inquietudes, malentendidos o mitos que los amigos expresan sobre la enfermedad de la persona, la muerte, ser un cuidador, etcétera.

Encontrarán más información sobre cómo ayudar a involucrar a la comunidad, a la familia y a los amigos en el cuidado en los sitios web de Lotsa Helping Hands (lotsahelpinghands.com) y Caring Bridge (caringbridge.org) y en libros como "Compartir la atención: cómo organizar a un grupo para cuidar de alguien gravemente enfermo" (Capossela y Warnock, 2004).

Pueden inspirarse con las palabras del Dr. Julian Abel, un consultor de cuidados paliativos: "La atención al final de la vida no comienza con cuidados paliativos, sino con la comunidad" y "No dejemos la muerte a los expertos" (Abel y Kellehear, 2016).

La idea de promover la salud en los cuidados paliativos –de los que podemos disminuir los aspectos negativos al incluir a la comunidad– es una idea que tiene sentido para mí. No podemos permitirnos olvidar que la comunidad se ha preocupado por las personas en proceso de morir durante milenios y que los profesionales de la salud somos nuevos en el escenario.

Apoyo a niños cuyo ser amado está muriendo

A muchas personas les resulta difícil apoyar a un niño cuando una persona cercana al pequeño se está muriendo o ha muerto. La separación del proceso de morir y la muerte en la vida ordinaria ha planteado más problemas de los que ha resuelto. Cuando el proceso de morir ocurre a puertas cerradas, es frecuente que los adultos separen a los niños de su ser querido que está muriendo, a menudo con el efecto involuntario de interferir con la capacidad de los niños para despedirse de la persona. Asimismo, la separación niega a los niños la oportunidad de aprender sobre la muerte, uno de los mejores maestros de la vida. Los principios actuales basados en la investigación sobre el apoyo a los niños cuyo ser querido está muriendo sugieren que los niños deben ser incluidos y la comunicación con ellos debe ser abierta y honesta.

La aplicación de los principios que se analizan a continuación puede ayudar al personal de enfermería y las familias a sentirse más seguras al apoyar a los niños cuyos seres queridos están muriendo, así como a ayudar a los niños en su proceso de duelo.

Principios para apoyar a niños cuyo ser amado está muriendo

Incluir a los niños

La gente a menudo hace preguntas como "¿Debería mi hija visitar a su abuelo que está muriendo?" Los niños se benefician al tener la opción de visitar a familiares o amigos que están muriendo. Se puede preguntar a los niños de todas las edades si desean visitarlos y se les debe permitir participar en la medida en que se sientan cómodos haciéndolo. Los niños también deben tener la opción de no visitarlos. Si eligen no hacer las visitas, se les puede preguntar si les gustaría hacer un dibujo o escribir una historia

como formas de participar. Lo más importante respecto a los niños es que se les pregunte y se les dé la opción.

Preparar a los niños

Algunos padres dudan en dejar que un niño visite a una persona que está muriendo debido a la preocupación de que la apariencia de la persona o los aparatos en la habitación de la persona puedan asustarlo. Andrea Warnick, trabajadora social y consejera de niños y jóvenes, afirma que preparar a un niño para que visite a su ser querido ayudará a que la experiencia sea positiva (Warnick, 2015a). Antes de la visita, hay que preparar el escenario para el pequeño:

- Describan cómo se verá la habitación de la persona: el equipo médico, con los aparatos y los sonidos que puedan existir en el cuarto.
- Describan cómo luce su ser querido ahora en comparación con la última vez, incluyendo cualquier cambio dramático como pérdida de peso, caída del cabello o palidez (un niño podría sorprenderse al ver a una persona que habitualmente usa dentadura postiza sin ella).
- Expliquen:
  - Dónde se le permite al niño ir y lo que puede tocar cuando visita a alguien en un hospital o en un centro de cuidados paliativos.
  - Lo que el niño puede hacer o hablar en presencia de la persona que está muriendo.
  - Qué sucederá durante la visita (por ejemplo, pueden presentarse tanto risas como lágrimas).

Ser honestos

Los adultos pueden tratar de proteger a los niños de la noticia de que un miembro de la familia está muriendo; sin embargo, la mayoría de ellos perciben cuando algo anda mal en la familia, y si no les dicen la verdad, inventan una historia para explicar lo que está mal. Muy a menudo su imaginación crea escenarios que son peores que la realidad. Esto significa que ocultar la noticia de que un miembro de la familia está muriendo tiende a ser más aterrador que la verdad y niega a los niños el acceso a información precisa y apoyo emocional apropiado. Cuando los niños perciben que no les han dicho la verdad o cuando se enteran después del hecho, su sentido de seguridad y su capacidad de confiar en los adultos que los rodean pueden verse dañados.

Invitar a que participen en los cuidados

Es posible que los niños quieran participar en el cuidado, pero probablemente no sepan qué hacer o cómo ayudar. Se les puede incluir en el cuidado invitándolos a:

- Asistir con cuidado personal, como el cuidado de la boca y la aplicación de esmalte de uñas o crema hidratante de la piel.
- Ayudar a crear un ambiente confortable por medio de la música, las decoraciones, la narración de historias o recuerdos.
- Compartir actividades diarias, que hagan la tarea u otras actividades silenciosas al lado de la cama.
- Sentarse tranquilamente al lado de la cama y tomar de la mano a su ser querido.

Animarlos a hacer preguntas

Los niños a menudo tienen muchas preguntas sobre lo que le está sucediendo a su familiar que está muriendo y sobre la atención que está recibiendo. Es importante animarlos a hacer preguntas con frases como "Puedes preguntarme todo lo que quieras".

Cuando un niño haga preguntas, prepárense para repetir sus respuestas, ya que el niño puede hacer las mismas preguntas varias veces. Si no tienen una respuesta, sean honestos y díganle al niño que no saben la respuesta. Si alguien más en el equipo de atención o en la familia puede saber la respuesta a la pregunta, pídanle a esa persona que le responda al niño.

Cualquier pregunta que hagan los niños, agradézcanles por preguntar y háganles saber que sus preguntas son buenas o importantes. También alienten a los niños a compartir sus preguntas sobre el proceso de morir y la muerte con otros cuidadores.

Perla Ética
A veces las personas excluyen a los niños de visitar o apoyar a la persona que está muriendo.
¿Cómo podrían ayudar a un niño o niña que hace preguntas acerca de morir cuando es claro que la familia no quiere hablar al respecto con él o ella? ¿Cómo pueden apoyar a la familia a ver el punto de vista del niño?

Usar el lenguaje correcto

En un esfuerzo por proteger a los niños, los adultos a menudo evitan usar el nombre de la enfermedad al decir que la persona está enferma o tiene una enfermedad. Esto puede confundir a los niños. Cuando un adulto dice: "Tu abuela está enferma y se va a morir", el niño puede comenzar a pensar que cualquiera que esté enfermo morirá. Andrea Warnick sugiere que el uso del lenguaje correcto que nombre a la enfermedad (por ejemplo, "Tu abuela tiene leucemia") ayudará a evitar dicha confusión (Warnick, 2015b).

También es común que los adultos eviten utilizar ciertas palabras frente a los niños, específicamente "en proceso de morir", "muerte" y "muerto" y sustituirla con otras palabras como "se está yendo" o "se fue". Sustituir palabras puede confundir a los niños. Usen el lenguaje correcto y eviten el uso de términos poco claros como los que se encuentran a continuación para describir el proceso de morir y la muerte:

- "Se está yendo" o "se fue". Estos términos no indican lo que le sucedió a la persona y será difícil de entender para los niños.
- "Mami fue a un lugar mejor". Los niños pueden interpretar que esto significa que mamá eligió dejar a la familia e ir a otro lugar.
- "Perdimos al abuelo". Los niños frecuentemente pierden cosas y las encuentran más tarde. Decir que alguien está perdido puede llevar a los niños a creer que la persona será encontrada más tarde o pueden pensar que ellos mismos podrían perderse y no ser encontrados.
- "Papá nunca mejorará". Esta frase no indica con precisión que papá se esté muriendo. Los niños pueden pensar que papá vivirá para siempre en su estado actual de funcionamiento.
- "Es como un largo sueño". Esta frase puede hacer que los niños crean que quedarse dormido significa que se están muriendo y, por lo tanto, les hace temer quedarse dormidos.

En lugar de utilizar frases inespecíficas, como las enumeradas, expliquen que "la muerte es cuando un cuerpo deja de funcionar y nunca volverá a funcionar".

Comprender las preocupaciones de los niños: las tres "C"

A menudo, los niños cuyo ser querido está muriendo tienen tres preocupaciones, que Andrea Warnick define como las "Tres C". (Warnick, 2010).

1. ¿Yo lo *causé*?
Los niños con frecuencia se sienten más responsables de lo que está sucediendo a su alrededor de lo que los adultos se dan cuenta. Si, por ejemplo, el niño se enojó con la persona que está muriendo, el niño puede creer que causó la muerte o que es un castigo por su mala conducta. Incluso si un niño no muestra signos de sentirse responsable de la enfermedad, es importante hacerle saber que nada de lo que hizo o pensó causó o podría causar una enfermedad o la muerte.

2. ¿Lo podría *contraer*?
Los niños a menudo piensan que todas las enfermedades son como el resfriado común o la gripe y se pueden transmitir de una persona a otra. Ayuda a los niños que se les explique que algunas enfermedades, como la esclerosis lateral amiotrófica y el cáncer, no son contagiosas y que una persona no puede contagiarse de otra.

3. ¿Quién me *cuidará*?
Si uno de los padres o tutores de un niño se está muriendo, es importante que le digan al niño quién se ocupará de ellos después de su muerte.

Reconocer el duelo de los niños

Los niños, al igual que los adultos, tienen un rango de respuestas al proceso de morir y la muerte. Los adultos a menudo se sorprenden de ver a los niños que están muy molestos en un momento por la muerte de un miembro de la familia y luego juegan felizmente al siguiente. Es importante permitir que los niños, como todas las personas, expresen su dolor a su manera y a su propio tiempo. Los niños regularán naturalmente la cantidad de tiempo que pasan experimentando emociones intensas tomando descansos de los sentimientos a través del juego y continuar disfrutando la vida (Goldman, 2012). También es importante darse cuenta que, debido a que los niños pueden pasar de estar llorando a salir a jugar, no significa que

hayan superado su dolor, sino que lo están lidiando poco a poco, según les sea posible.

El duelo de los niños puede incluir lo siguiente:
- Trastornos del sueño
- Dolores de estómago y dolores de cabeza
- Dificultad para concentrarse en la escuela
- Arrebatos de enojo
- Temores sobre cosas aparentemente no relacionadas

El duelo juntos

Los adultos que ocultan sus emociones a los niños en un esfuerzo por protegerlos pueden, inadvertidamente, enseñarles que el dolor debe ocultarse. Es importante que los niños sepan que todos los sentimientos que están experimentando son normales y que los adultos también los tienen (Warnick, 2015b).

El duelo puede describirse a los niños como "todos los sentimientos que las personas experimentan cuando alguien está muriendo o ha muerto. Esto incluye estar triste, enojado, preocupado y solitario, ser feliz y seguir disfrutando de la vida".

Los niños aprenden cómo procesar el duelo viendo a los adultos a su alrededor (Goldman, 2012). El personal de enfermería puede hacerles saber a las familias que está bien que lloren juntas, que se enojen juntas y que estén tristes juntas, y que los momentos de felicidad y risa son parte del proceso. A veces los niños harán preguntas o comentarios que resulten sorprendentes o molestos para otras personas. Estas preguntas o comentarios pueden ser apropiados según el desarrollo y la edad del niño.

Apoyar a los niños a través de la muerte de alguien que les importa puede ser una experiencia desgarradora durante lo que ya es un momento difícil; sin embargo, la muerte es una parte inevitable de la vida y, en última instancia, no es algo de lo que se pueda proteger a los niños. Los adultos pueden ayudar a preparar a los niños para la muerte de un ser querido al incluirlos en el proceso y brindarles apoyo emocional continuo. Preparar a los niños para el proceso de morir y la muerte puede ayudarlos a prepararse para la vida y vivir. Al hacer esto, los profesionales de la salud, los padres y tutores, y otros miembros de la familia pueden jugar un importante papel en la manera en que los niños experimentan el proceso de muerte y, al mismo tiempo, brindarles herramientas que los ayuden a enfrentar la adversidad futura.

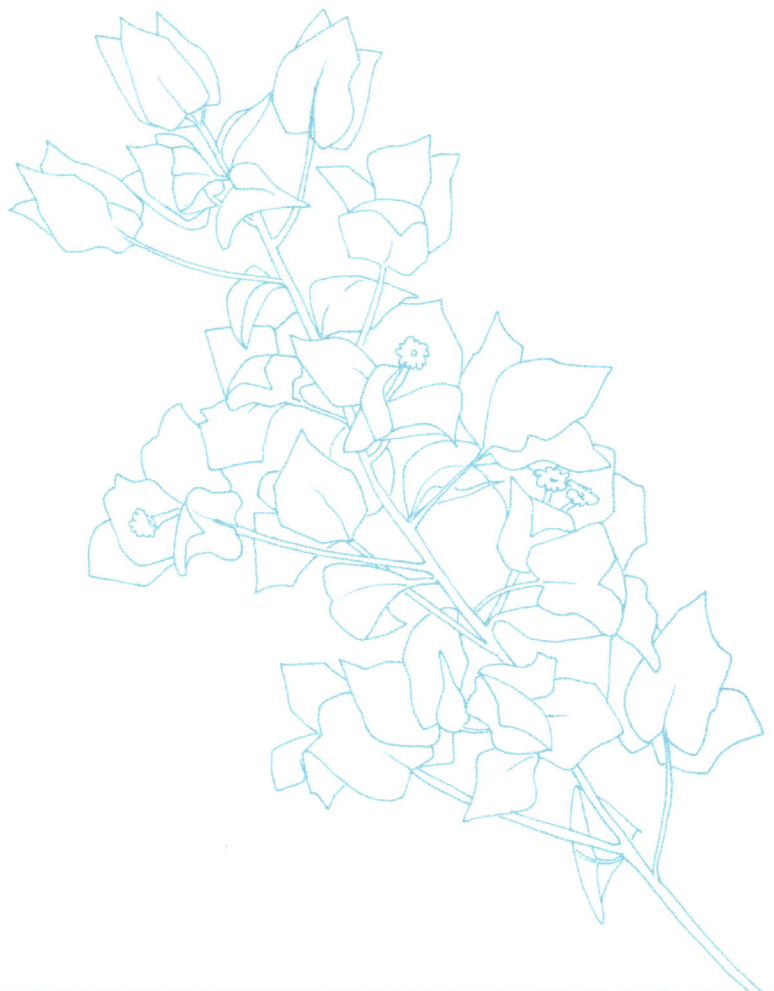

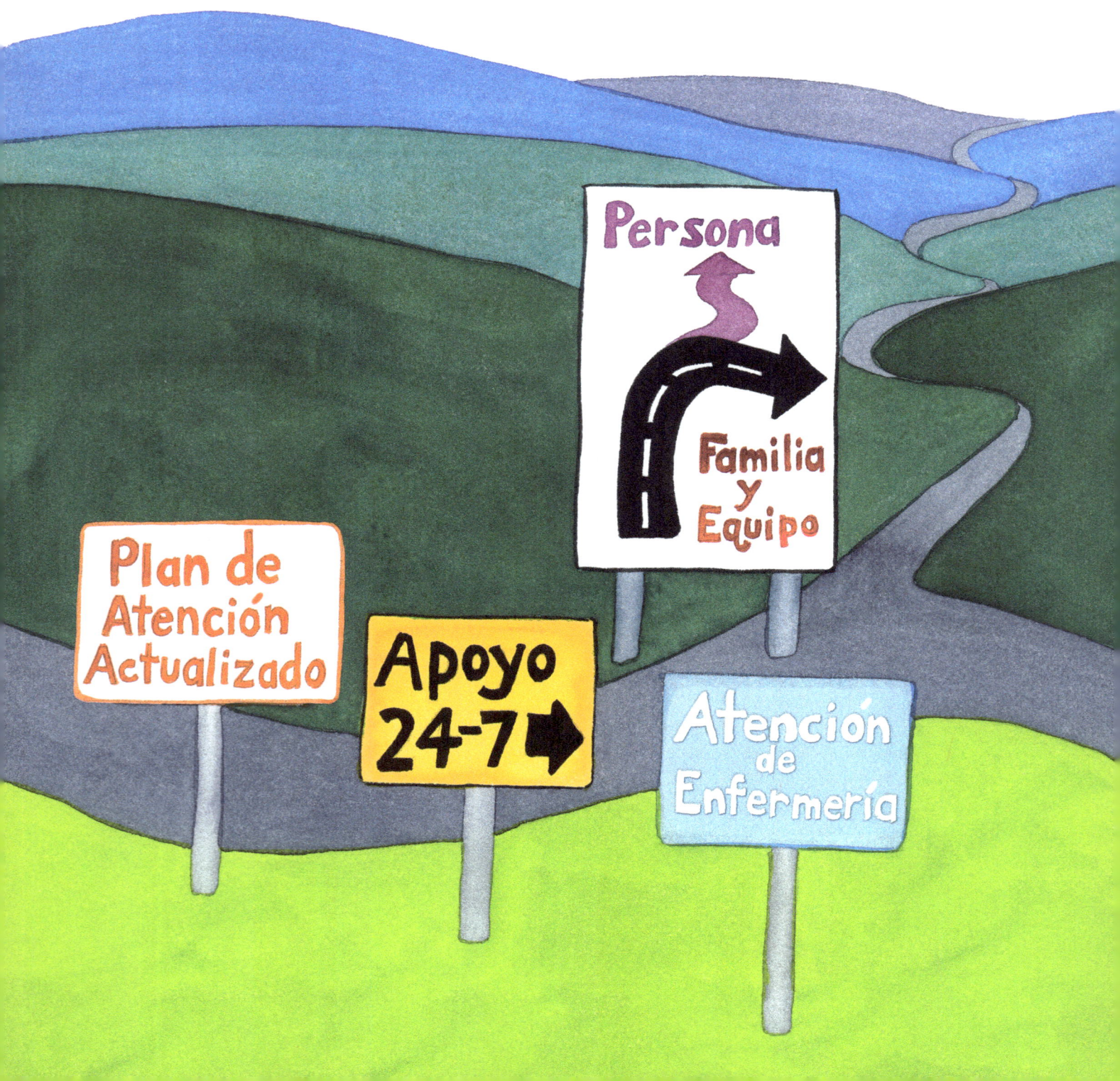

Los cuidados en los últimos días y horas

Preparando a la persona y a la familia para los últimos días y horas

Algunas personas querrán saber qué aspecto tendrá la muerte y cómo cuidar a la persona que está muriendo antes de que esta sea inminente, mientras que otras no querrán saber hasta que la persona esté muriendo realmente. Los autores de *Transiciones en la muerte y el duelo: una guía psicosocial para cuidados paliativos y de hospice* sugieren que a menudo la familia está lista para discutir los cambios que pueden ocurrir en los últimos días y horas cuando el valor en la Escala de Desempeño Paliativo (PPS, por sus siglas en inglés) de la persona en vías de morir ha disminuido a un nivel de 30% y 20% (Victoria Hospice Society, Wainwright, W. y Thompson M., 2016). La condición de la persona cambiará en los últimos días y horas, y en algunos casos los cambios son rápidos. Los profesionales de la salud deberán anticipar los cambios en los medicamentos y las necesidades de apoyo, desarrollar un plan para el momento de la muerte e identificar las tradiciones y rituales que sean relevantes para la persona en proceso de morir y su familia.

La evaluación, el intercambio de información y la respuesta a preguntas e inquietudes forman parte de la preparación de la persona y la familia para los últimos días y horas. En algunos casos, los profesionales de la salud podrían necesitar considerar cómo ofrecer apoyo si la familia o la persona no están interesadas en hablar sobre la muerte.

Evaluar y compartir información

La evaluación de lo que la familia sabe sobre el proceso de muerte, acerca de los últimos días y horas en particular, lo que quieren saber y lo que necesitan saber si están brindando atención facilitará una excelente atención para la persona y la familia.

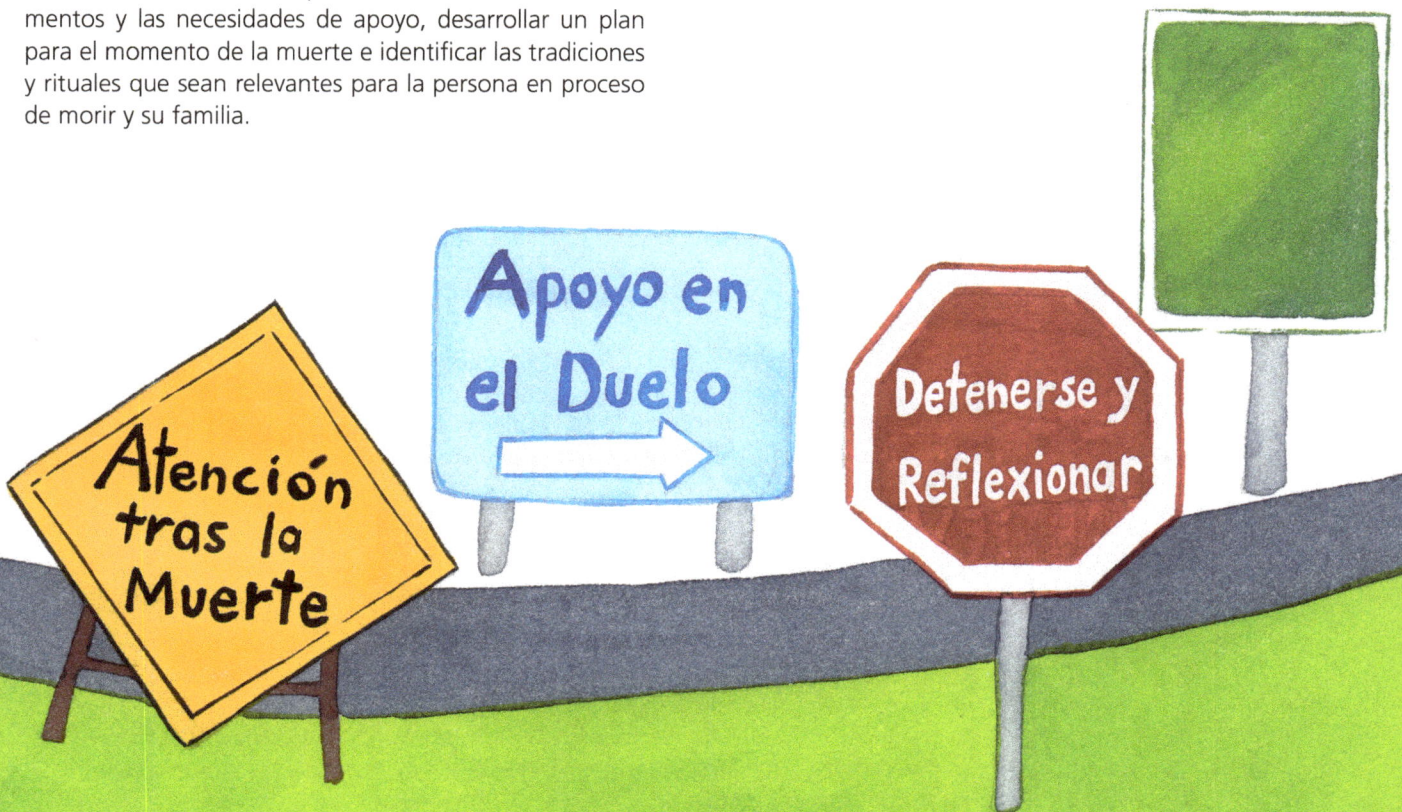

En su investigación, Davidson encontró que los miembros de la familia quieren tener información (Davidson, 2011). Quieren entender qué esperar. A medida que se acerca la muerte, la persona y la familia pueden tener preguntas y estar preocupados, pero no saber qué preguntas hacer.

Forbes Hospice desarrolló una Hoja de Preguntas Rápidas (QPS, por sus siglas en inglés) (Tabla 1), basada en preguntas reales que los cuidadores hicieron para ayudar a la familia a identificar y hacer preguntas (Hebert et al., 2008).

Tabla 1. Hoja de Preguntas Rápidas

Médicas	• ¿Cuánto tiempo tiene mi ser querido? • ¿Se recuperará? • ¿Qué debo esperar que suceda a lo largo de la enfermedad? • ¿Qué causó la enfermedad? • ¿Cuáles son los efectos secundarios frecuentes de sus medicamentos? • ¿Qué puedo esperar cuando esté muriendo? • ¿Cómo es el proceso de morir? • ¿Sentirá dolor? • ¿Tiene dolor? • ¿Los medicamentos para el dolor pueden hacer que se detenga su corazón o respiración? • ¿Qué pasa si deja de comer? ¿Morirá de hambre? • ¿Necesitará una sonda de alimentación? • ¿Necesitará recibir líquidos por vía intravenosa? • ¿Cuáles son los riesgos del tratamiento que recibe? • ¿Los medicamentos para el dolor dejarán de funcionar si se usan con demasiada frecuencia? • ¿Los medicamentos para el dolor causarán adicción? • ¿Me puede escuchar? • ¿Qué hago si parece deprimido?
Prácticas	• ¿Con quién puedo hablar sobre el seguro? ¿Sobre problemas financieros? • ¿Dónde puedo obtener información sobre servicios de salud en el hogar, casas de asistencia o asilos? • ¿A quién puedo llamar si tengo dudas o necesito ayuda? • ¿Cómo puedo ponerme en contacto con el médico? • ¿Dónde puedo obtener información sobre cuidados paliativos? • ¿Dónde puedo obtener información sobre testamentos vitales? • ¿Cómo y cuándo debo hacer los trámites funerarios?
Psicosociales	• ¿Qué hago si otros miembros de la familia no están de acuerdo con el tratamiento o con lo que se debe hacer? • ¿Debo hablar de la muerte y sobre el proceso de morir con mi familia? ¿Con nuestro ser querido?
Religiosas o espirituales	• ¿Con quién puedo hablar sobre asuntos religiosos y espirituales? • ¿Por qué está pasando esto? ¿Por qué Dios permite esto?

(Adaptado de Hebert et al., 2008)

Cuando proporcionen el QPS a los familiares, están comunicando que es normal tener preguntas y que estas son bienvenidas. El QPS se puede adaptar para satisfacer las necesidades individuales de cualquier comunidad. El intercambio de información sobre qué esperar en los últimos días y horas puede validar lo que los miembros de la familia están viendo, ayudarlos a anticipar lo que vendrá a continuación y a participar en los cuidados.

Perla Ética
¿Alguna de estas preguntas les resulta sorpresiva? ¿De qué manera responderían estas preguntas si fuera uno de sus seres queridos quien estuviera muriendo?

Responder a las preguntas de la familia

Las familias a menudo hacen preguntas que los profesionales de la salud no saben cómo responder. Saber cómo dar respuesta a estas preguntas de manera solidaria ayudará a construir confianza tanto de la persona en vías de morir como de su familia y disminuirá su ansiedad.

Consideren el siguiente ejemplo:

¿Cuánto tiempo más va a vivir mi ser querido?

Para satisfacer las necesidades de la familia, es útil considerar qué motivó la pregunta y explorar qué entiende la familia sobre el momento de la muerte. Un profesional de la salud podría responder a esa pregunta reconociéndola y validándola:

Esa es una pregunta importante. No es una pregunta fácil de formular y tampoco es sencilla de responder. Pero hablemos de ello.

Después de reconocer y validar la pregunta, el profesional de la salud debe tratar de averiguar qué llevó a la familia a hacer la pregunta. Saber esto los ayudará a comprender qué tipo de respuesta sería más útil; por ejemplo, la familia puede querer que la gente que vive fuera de la ciudad la visite o quizá deba decidir si volver al trabajo o tal vez averiguar cómo equilibrar el trabajo y estar con la persona o simplemente estar intentando decidir si hay tiempo para ir a casa y bañarse. Ustedes podrían pensar:

Si puedo entender mejor sus necesidades, entonces podré ayudarlo más. ¿Existe alguna razón específica por la que esté haciendo esta pregunta ahora?

A menudo, la familia preguntará a los profesionales de salud cuánto tiempo le queda a su ser querido antes de morir. Podrían sugerirles que aunque no es su trabajo hacer un pronóstico, sí lo es responder a la pregunta. Podrían comentarles, por ejemplo:

Esa es una muy buena pregunta. No tengo la respuesta, pero puedo pedirle al médico que hable con usted sobre esto. ¿Puede por favor platicarme más sobre sus necesidades y por qué está haciendo la pregunta? De esa manera puedo comentarlo con el médico, quien es quien puede ayudarle.

En esta respuesta, el profesional de salud reconoce y valida la pregunta, descubre las necesidades de la familia y recopila información para reportarla al médico.

Sondear lo que la familia percibe que está sucediendo los ayudará a proporcionar la información de la manera que mejor se adapte a la comprensión de la familia. Podrían preguntar a la familia:

¿Qué cambios ha notado? ¿Cuánto tiempo cree que tiene de vida su ser querido?

Con frecuencia es útil pedir a la familia información sobre la persona y su manera de ser que pueda afectar el momento de la muerte. La familia puede brindar información que será de ayuda para decidir qué tipo de atención es la más adecuada para esta persona en este momento; por ejemplo, la familia podría responder:

Creo que está esperando a que nazca su nieto.

Ella siempre hace todo con mucho cuidado y nunca se apresura en nada, así que creo que podría estar con nosotros un rato.

Por otro lado, la familia puede no tener idea de cuándo morirá su ser querido y necesitar ayuda del equipo de atención médica para prepararse para una muerte cercana.

Reconocer y validar las preguntas son los primeros pasos. Lo siguiente es sondear el motivo de las preguntas, según sea necesario, que puede ayudar a formular respuestas que satisfagan las necesidades de la familia. Tercero, explorar la comprensión de la familia sobre la situación puede ayudar al equipo de atención médica a saber cómo ayudar a la familia a prepararse para la muerte de su ser querido.

Tomen en cuenta que en las respuestas anteriores a la pregunta sobre un tiempo estimado hasta la muerte no se dio un pronóstico definitivo, ¡pero la enfermera respondió! Responder a todas las preguntas con una respuesta de "sabelotodo" es imposible la mayor parte del tiempo, pero es crucial responder a preguntas difíciles, tratar de entender las necesidades y prepararse para responder y atender las necesidades.

Le pregunté a una hija adolescente si tenía idea de cuánto podría vivir su madre.

Ella respondió: "Solía pensar que tenía mucho tiempo, pero ahora no creo que ese sea el caso… tal vez seis meses".

Me preocupó escuchar esto, ya que pensé que la mamá solo tenía días de vida. Le sugerí gentilmente que pensara que no serían meses y que podría ser mucho más corto que eso. Platicamos por un rato y después concerté que se reuniera ese mismo día con el consejero y el médico.

Durante los siguientes días, continuamos compartiendo con la hija sobre lo que estaba sucediendo, los cambios que habíamos visto y cómo se ve la muerte, y la ayudamos a comprender que su madre se estaba muriendo. Me alegré de no haberle dicho mi cálculo de solo unos días.

Hablar de la muerte cuando las personas no se sienten listas para hacerlo

Puede ser difícil ayudar a la persona o a la familia a prepararse para los últimos días y horas cuando ninguno de los dos está listo para hablar sobre la posibilidad de que la muerte se está acercando.

Evaluar las necesidades de cada miembro de la familia y la persona que está muriendo ayudará a identificar quién se muestra reacio a hablar y prepararse para la muerte y por qué podría sentirse de esta manera. Las personas pueden estar reticentes a hablar sobre la muerte porque están enfocadas en la vida, abrigar la esperanza de tener más tiempo, de sentirse incómodas al hablar sobre la muerte, no saber qué preguntar o cómo hacerlo, o tal vez quieran ocultar a los familiares cierta información dolorosa y evitar conversaciones difíciles.

De nuevo, es útil preguntar: "¿Qué necesito entender?" y "¿Qué debo preguntar?"

La persona en proceso de morir podría decir:

No quiero hablar sobre la muerte y su proceso. No quiero escuchar más malas noticias.

Las siguientes respuestas están destinadas a ayudarlos a desarrollar maneras de abrir la puerta a pláticas sobre el deterioro y la muerte:

Entiendo que hay ciertos temas que no desea discutir en este momento y lo respeto; sin embargo, me gustaría revisar un par de cosas con usted para asegurarme de que entiendo sus preferencias, para que no dejemos de tener una conversación que realmente quiera tener.

En primer lugar, ¿podría decirme por qué no quiere hablar sobre la muerte y su proceso?

¿Hay alguna circunstancia de la que quiera hablar sobre la muerte o su proceso; por ejemplo, si su salud va en declive y empieza el proceso de morir? ¿Quiere hablar de la muerte entonces?

Si nosotros, su equipo de atención médica, pensamos que le quedan pocos días, ¿desearía estar informado de ello?

Si supiera que se está muriendo, ¿haría algo diferente a lo que está haciendo ahora?

A veces las personas no saben con certeza las preguntas que quieren hacer. ¿Sería útil si le mostrara algunas de las preguntas que las personas hacen y que les resultan útiles?

Cuando las personas se muestran reacias para hablar sobre la muerte o incluso a usar la palabra con "M", puede que funcione hablar con ellas con tacto; por ejemplo, usar las palabras "declive" o "cambios en su condición física" pueden facilitar que la persona participe en las conversaciones. Adoptar las frases y términos que usa la persona y la familia puede ayudar a aumentar su comodidad. Si la familia usa la frase "fallecer", puede ser mejor usar la misma palabra; sin embargo, hay ocasiones en que debemos ser audaces, como cuando una persona está muriendo y la familia no asume o entiende que es la realidad. Es posible que tengan que decir: "Si quiere estar con su papá cuando él muera, es posible que tenga que quedarse cerca, ya que no le queda mucho tiempo".

Recuerdo a una mujer que no comprendía que su madre estaba muriendo. El personal de enfermería le preguntó si estaba bien. No entendió hasta después de la muerte de su madre que le preguntaban eso porque sabían que la mamá estaba muriendo.

Otra mujer me contó cómo se sentaba junto a la cama de su madre y pensaba que la muerte estaba a varias horas o días. Cuando el profesional de la salud dijo: "Si necesita ir al baño, avíseme y puedo ir a sentarme con ella", la mujer se dio cuenta de que la muerte sería pronto.

Prepararse para cumplir las necesidades de las personas en los últimos días y horas

Cuando una persona está muriendo, sus necesidades de cuidado personal, medicamentos y apoyo cambiarán. Cuando la puntuación de una persona en el PPS disminuye de 30% a 20% y a 10%, pueden anticiparse a los cambios en las necesidades de atención y ayudar a preparar al equipo para responder ante ello. Cuando se preparen para responder, resulta útil conocer las preferencias de la persona y la familia.

Desarrollar un plan

Cuando estaba embarazada de mi primer hijo, tenía muchas ganas de desarrollar un plan de atención para el parto. Quería asegurarme de que el equipo de atención supiera lo que quería y que respondiera a las necesidades que surgieron durante el proceso de parto, tal como se discutió en nuestras conversaciones anteriores y se anotó en mi plan de atención.

Y así es con la muerte. Cuando llegue el momento, quiero que mis cuidadores sepan lo que es importante para mí. Quiero que mis cuidadores conozcan mis esperanzas y preferencias para mi muerte y el cuidado de mi cuerpo después de mi muerte; y espero que, al igual que mi plan de parto se ajustó para satisfacer mis necesidades y las de mi bebé durante el proceso de parto, mi familia y mi equipo de atención respeten mis preferencias cuando muera y se adapten para satisfacer las necesidades a medida que surjan; ya sea que muera en mi casa o en un hospital, casa de asistencia o en un entorno de cuidado residencial, quiero que se respete la esencia de quién soy, lo que soy y lo que espero.

A medida que se acerca la muerte, las discusiones más hipotéticas que pueden haber ocurrido en años y meses anteriores, así como los planes de atención que se desarrollaron hace semanas o días, deberán adaptarse y ajustarse para satisfacer en mejor medida las necesidades actuales de la persona. El Formato de Evaluación Psicosocial (consultar las páginas 82 a 88 en el Capítulo 4, "Uso de herramientas estandarizadas") proporciona orientación para discutir temas prácticos, financieros y espirituales con la persona y la familia para ayudarlos a prepararse para los últimos días y horas, cuando y después de que ocurra la muerte. Utilicen esta herramienta con el historial/expediente de la persona y actualicen el plan según sea necesario.

Figura 1. Formato de evaluación psicosocial

Documentos, trámites legales y funeral

DOCUMENTOS	Firmado	Fecha	Guardado en	Notas
Voluntad Anticipada				
Formato de No Reanimación Cardiopulmonar				
Designación de Representante Legal en Caso de Discapacidad				
Testamento				

TRÁMITES			
Carta Poder	Persona(s) designadas	Relación con la persona	Teléfono de contacto
• Poder Notarial			
• Bancos/asuntos financieros			
• Otros			
Tomadores de decisiones sustitutos			

FUNERAL			
Servicios contratados	sí	no	Notas
Funeraria			Teléfono

Personas a quienes informar que la muerte está próxima		Intentar que alcancen a estar presentes al momento de la muerte		Llamar cuando la muerte sea inminente	
	Times available to be called	Cualquiera	Tarde/noche	Cualquiera	Tarde/noche
Nombre	Teléfono				
Nombre	Teléfono				

Autoridad religiosa/guía espiritual a quien se debe llamar para que esté presente cuando la muerte esté próxima o inmediatamente después de morir			
Persona que la solicita	¿Antes, durante, después?	Contacto religioso/espiritual	Teléfono

Consultar con el médico las nuevas indicaciones

Cuando la puntuación de la persona en el PPS disminuye a 20%, es importante consultar con el médico para obtener indicaciones sobre cambios en los medicamentos, así como para el pronunciamiento y notificación de la muerte. Las preguntas a discutir incluyen:

- ¿Qué medicamentos deben/pueden suspenderse ahora o cuando la persona no pueda tragar?
- ¿Qué medicamentos se continuarán o requerirán hasta la muerte pero requieren un cambio de vía de administración?

- ¿Un catéter urinario sería una medida de confort útil para esta persona?
- ¿Existen otras medidas de confort que requieran la indicación de un médico o del personal de enfermería?
- ¿Quién pronunciará o certificará la muerte?
- ¿El médico/personal de enfermería desea o necesita ser notificado al momento de la muerte?

Prepararse por adelantado para las necesidades cambiantes ayudará a prevenir llamadas de crisis y admisiones inadecuadas o innecesarias a la unidad de emergencias.

La RCP no previene la muerte en enfermos crónicos

La reanimación cardiopulmonar (RCP) se desarrolló originalmente para ayudar a las personas que habían sufrido un ataque cardiaco repentino pero que, de alguna manera, estaban relativamente sanas. La muerte súbita es la trayectoria de declive menos común y caracteriza a menos de 5% de las muertes; sin embargo, la RCP se ha convertido en el tratamiento predeterminado para todas las personas con insuficiencia cardiaca, independientemente de su trayectoria.

Desafortunadamente, la RCP no es una estrategia eficaz para prevenir la muerte y la discapacidad en personas con una enfermedad terminal, insuficiencia orgánica progresiva o fragilidad crónica (consulten la tabla a continuación). Menos de 15% sobrevive a la RCP.

Tasas de mortalidad después de la RCP para personas con enfermedades crónicas

Tasa de mortalidad después de RCP	Enfermedad
80–85%	Personas con enfermedad terminal, insuficiencia orgánica progresiva o fragilidad crónica.
90%	Personas sin ritmo cardiaco en shock (es decir, pacientes con ritmos distintos a la fibrilación ventricular o taquicardia ventricular sin pulso, como asístole o actividad eléctrica sin pulso).
95–99%	Personas que están muy enfermas y en la unidad de cuidados intensivos.

Para las personas al final de la vida que sobreviven a la RCP, de 30% a 70% viven con una funcionalidad y calidad de vida disminuidas y son derivados a cuidados paliativos, casa de asistencia u otro hospital.

Durante la planificación anticipada de la atención, los profesionales de enfermería pueden ayudar a la persona y la familia a comprender los riesgos y beneficios de la RCP para las personas al final de la vida, así como ayudar a la persona y la familia a tomar decisiones que se ajusten a los objetivos de atención de la persona.

(Heyland, 2016)

La desactivación de desfibriladores cardioversores implantables disminuye el dolor y la ansiedad

Los desfibriladores cardioversores implantables (DCI) se utilizan para prevenir la muerte súbita cardiaca en personas con insuficiencia cardiaca congestiva; sin embargo, cuando el corazón de una persona deja de funcionar por otras razones, el DCI puede continuar administrando choques en momentos inapropiados, causando dolor y ansiedad significativos. Goldstein reportó que entre las personas en cuidados paliativos que tenían un DCI, un promedio de solo 42% de estos dispositivos se inactivaron antes de la muerte (Goldstein et al., 2010). Desafortunadamente, las discusiones sobre la desactivación de los DCI son poco frecuentes y, debido a ello, la persona y el equipo de atención médica no tienen claros los motivos para desactivar el DCI antes de que la muerte sea inminente.

Los choques inapropiados de un DCI se pueden prevenir con una planificación de atención anticipada y discusiones sobre cuándo apagarlos (Sherazi et al., 2013). Un excelente artículo para la persona y la familia: "Fin de la vida y los dispositivos del ritmo cardiaco" (Heart Rhythm Society, 2014), está disponible en la página de la *Heart Rhythm Society* (hrsonline.org).

Preparar un apoyo 24/7

La familia puede escuchar acerca de los cambios físicos que a menudo ocurren en los últimos días y horas de una persona en vías de morir, pero eso no significa que se sienta cómoda con ellos, que tenga una sensación de "normalidad" al presenciarlos o se sienta capaz de brindar atención hasta la muerte. Si bien los cambios físicos pueden ser normales en el contexto del proceso de muerte, serán nuevos, diferentes y probablemente muy extraños para la familia.

Cuando una persona desea permanecer en su hogar, asegúrense de que la persona o la familia tengan maneras de comunicarse con el equipo de atención médica para recibir apoyo y asesoramiento las 24 horas del día, los 7 días de la semana. Si la persona vive en una comunidad pequeña, es posible que deseen hacer arreglos para que la familia pueda llamar a un amigo, al hospital local o a un servicio de atención domiciliaria en una comunidad vecina si no hay suficiente personal en su propia comunidad.

> ## "Llamar al equipo de cuidados paliativos"

Asegúrense de que la familia sepa las respuestas a estas preguntas:

- ¿A quién debo llamar si tengo preguntas o dudas?
- ¿Quién estará disponible por la noche y los fines de semana para responder a mis necesidades y preguntas?
- ¿Cómo obtengo ayuda si mi ser querido se siente incómodo por la noche?
- ¿Qué otros recursos se tienen disponibles para nosotros para brindar atención en el hogar?

Preparar el apoyo continuo

"Se necesita una aldea para criar un hijo", repetía mi madre Yetta con frecuencia en sus últimas semanas, y después añadió: "Y se necesita una comunidad para cuidar de los moribundos". Esto es particularmente cierto para las personas que mueren en casa. Brindar atención médica a una persona que fallece en el hogar puede ser especialmente difícil cuando solo uno o dos miembros de la familia proporcionan la atención.

En Estados Unidos, los programas de cuidados paliativos pueden incluir fondos para que los profesionales de la salud brinden atención personal en el hogar y en casas de asistencia. En Canadá, la persona que está muriendo puede estar registrada en un hospice o en un programa de beneficios de cuidados paliativos mientras vive en la comunidad, pero puede requerir una evaluación adicional para acceder a los servicios de profesionales de la salud financiados por el gobierno.

Para la persona que está muriendo y su familia puede ser de utilidad (pero también difícil) que un profesional de la salud que no conoce entre en la privacidad de su hogar para brindar atención.

Además de hacer arreglos para que la familia tenga acceso a los recursos que brindan los centros de cuidados paliativos u otros programas, puede ser apropiado hablar con los miembros de la familia acerca de las personas en su red social que quieran y puedan ayudar en el cuidado, para apoyar a los cuidadores mismos o para ayudar con cualquier tarea o diligencia que deban hacerse. Los sitios web de organizaciones como *Caring Bridge* (caringbridge.org) y *Lotsa Helping Hands* (lotsahelpinghands.com) ayudan a la familia a identificar y comunicar sus necesidades de apoyo y ofrecen maneras para que las personas puedan brindar su ayuda y registrarse en línea para diferentes tareas. El libro *Share the Care: Cómo organizar un grupo para cuidar a alguien que está gravemente enfermo* proporciona información sobre cómo ayudar a la familia a acceder al apoyo de su comunidad. (Capossela and Warnock, 2004).

Derivación a la unidad o equipo de cuidados paliativos

A medida que la persona en vías de morir llega a sus últimos días y horas, consideren si la persona está cómoda y si sus objetivos de atención se están cumpliendo con los servicios que ustedes y su equipo pueden ofrecer. Consideren si la persona se beneficiaría de una derivación a una unidad o equipo de cuidados paliativos. Si una persona que vive en la comunidad o en una casa de asistencia no se siente cómoda o está angustiada, podría ser necesario que ingrese al hospital para la evaluación y el manejo de los síntomas, y posteriormente recibir atención hasta su muerte allí o ser dado de alta a su casa.

Identificación de rituales y preferencias de atención

En la preparación para el momento de la muerte, es útil preguntar a la persona y a la familia si tienen ciertas tradiciones, rituales y preferencias de cuidado para el momento de la muerte y después de que ocurra. Los siguientes comentarios y preguntas pueden adaptarse para ayudarles a iniciar conversaciones con la persona y la familia sobre sus preferencias relacionadas con la muerte.

Algunas personas tienen preferencias o deseos específicos para las últimas horas, al momento de morir y después de que ocurra. ¿Tiene alguna idea sobre lo que desea o no que suceda? ¿Le gustaría platicar de ello conmigo?

En enfermería, es útil para nosotros saber si tiene algún temor o inquietud acerca de morir; por ejemplo, si tiene miedo de tener un cierto síntoma mientras está muriendo, entonces podemos registrarlo e informarle al equipo, y trabajaremos muy duro para asegurarnos de que ese síntoma esté controlado.

Estas son sugerencias para ayudar a la persona o familia a considerar lo que desean hacer al momento de la muerte y después de que ocurra:

El tiempo después de la muerte puede ser un momento especial y sagrado. ¿Hay algo especial que quiera o qué le gustaría hacer cuando ocurra la muerte o después de ella?

¿Hay alguna tradición importante en su familia, cultura o comunidad religiosa que le gustaría que se llevara a cabo? ¿Hay alguien en su familia con quien quiera hablar en caso de que existan tradiciones de las que no esté consciente?

¿Tiene algún requerimiento cultural o deseo relacionado con no tocar el cuerpo después de la muerte?

¿Hay alguien que quiera que esté con usted cuando ocurra la muerte o después de ella?

Algunas personas prefieren que se retire el cuerpo poco después de su muerte. Otras prefieren que permanezca en el hogar por un tiempo. ¿Ha pensado sobre esto?

¿Qué podría serle útil como persona o como familia después de que haya ocurrido la muerte?

¿Quién quiere que esté presente al momento de la muerte o después de ocurrir? ¿A quién desea que se le avise que ha ocurrido la muerte?

¿Hay alguien en especial a quien quiera que le avise?

Si a ustedes o a los miembros de la familia les preocupa que la realización de los ritos o rituales preferidos durante o después de la muerte pueda resultar difícil, consulten con los responsables del área para explorar las posibilidades. Es útil abordar las inquietudes con anticipación y evitar sorpresas desagradables y decepciones al momento. Me asombra la capacidad de los equipos de atención médica para ser creativos y facilitar una variedad de rituales que son importantes para la persona y la familia.

El funeral en casa

El funeral en casa es un evento que está creciendo. Un número cada vez mayor de familias está optando por brindar atención a la persona mientras se está muriendo y por el cuidado del cuerpo después de la muerte, hasta el entierro o la cremación. La familia puede querer hacer un ataúd, coser un sudario para envolver el cuerpo, lavar y vestir el cuerpo, mantenerlo en la casa durante varios días, registrar la muerte, transportar el cuerpo a la iglesia, al crematorio o al cementerio y ayudar a enterrar el cuerpo.

Este creciente interés de "hazlo tú mismo" en el cuidado de la muerte está dando lugar a nuevos tipos de cuidadores: doulas de muerte y matronas. Al igual que los equipos de cuidados paliativos, las doulas de muerte y las matronas proporcionan atención integral, orientada a la familia y la persona para las personas en vías de morir y los fallecidos. Los celebrantes funerarios dirigen servicios y rituales personalizados a las creencias y el estilo de los difuntos y sus familias. En México, al momento del fallecimiento suelen acudir miembros de la familiar para apoyar a los dolientes en la realización de actividades cuando este ocurre en el domicilio, así como atender y ofrecer alguna bebida a los asistentes. En algunos estados de la República Mexicana, aún contratan a plañideras para el momento del funeral o el sepelio; es decir, la función de estas es llorarle al difunto aunque sea un desconocido para ellas y reciben pago por ello.

Terapia de sedación paliativa

El uso explícito de medicamentos para disminuir o eliminar la conciencia con el fin de aliviar los síntomas refractarios se denomina "terapia de sedación paliativa". Los síntomas refractarios son aquellos que no han respondido a ningún tratamiento (Fraser Health Authority, 2011; Olsen, Swetz y Mueller, 2010).

La sedación paliativa disminuirá la conciencia de la persona sobre la vida y puede acortarla. Esta terapia por lo general solo se considera cuando la muerte está a días o semanas de distancia. La sedación paliativa es diferente a la muerte asistida por un médico, en la que se administran medicamentos para causar la muerte; además de la

excelente evaluación, del intercambio de información y del apoyo a la persona para elegir tratamientos que estén de acuerdo con sus objetivos de atención, es esencial asegurar que la persona cumpla con los criterios identificados por la organización de atención médica y después seguir las guías para administrar la sedación.

Cuidar con compasión: es difícil ser familia

La necesidad de brindar atención compasiva se discute en el Capítulo 3, "Preparación para el cuidado"; sin embargo, se ha escuchado decir a las personas involucradas en el cuidado de las personas en vías de morir: "Cuidar a la persona moribunda es fácil; lo difícil es cuidar de la familia".

El punto a recordar es que las personas responden a la muerte de un miembro de la familia de diferentes maneras, lo cual es normal. También es cierto que las maneras en que las personas responden cuando un ser querido está muriendo están fuertemente relacionadas con su historia como familia, incluida la naturaleza de sus relaciones con los demás, la distancia física y emocional que los separa, así como su relación con ellos y las obligaciones existentes para trabajar y así sucesivamente. Recuerden que los miembros de la familia necesitan de su comprensión, compasión y calidez. No necesitan que ustedes tomen partido, juzguen o compartan sus opiniones personales. Sean amables. Empaticen. Apoyen. Reconozcan. Informen. Animen.

Puede ser útil recordar lo siguiente:
- La persona en proceso de morir y la familia son la unidad de atención. Mientras trabajan para crear un lugar seguro para que la persona muera, traten también de crear uno para la familia.
- El estrés y el dolor pueden ser compañeros constantes de una familia. Acepten la amplia gama de respuestas emocionales que varios miembros de la familia experimentan y expresan.
- Respondan a las preguntas e inquietudes, incluso si es simplemente con: "Esa es una buena pregunta. Hablemos de eso".
- Proporcionen información precisa de manera oportuna para permitir que los miembros de la familia anticipen cambios, validen lo que ven y participen en el cuidado. La información también puede reducir los temores y prevenir crisis innecesarias.
- Brinden mensajes que sean consistentes con los del equipo de atención médica. Es difícil tanto para la persona como para la familia recibir diferentes mensajes que se contradicen por parte de por diversos miembros del equipo. Si una familia tiene problemas con mensajes contradictorios, hablen con el equipo.

La historia de Samuel

Samuel era un campesino de 36 años que había pasado toda su vida en el pueblo de Paso Chinal, en el municipio de Tila, Chiapas. Tila está en la frontera sur de México, en medio de la Selva Lacandona. La mayoría de los habitantes de Tila viven de la siembra de maíz o café y muchos de ellos además de hablar español también hablan la lengua chol, una de las 68 lenguas indígenas de México.

En el pueblo de Samuel hay 101 casas en las que viven 570 personas. La región es tan montañosa y remota que en el pueblo no existen líneas telefónicas, pero el gobierno recientemente instaló un receptor WiFi satelital en el centro comunitario.

Cuando tenía 29 años, Samuel –que para entonces ya estaba casado y tenía dos hijas–, desarrolló un tumor dentro de la boca. Fue al hospital más cercano (Hospital General de Tila, a tres horas de Paso Chinal en bicicleta) y ahí los médicos le hicieron cirugía y le extirparon el tumor. Samuel se recuperó pronto y continuó su vida junto a su familia: su hijo menor nació al año siguiente.

Un día, cuando su hijo ya había cumplido seis años, Samuel notó que el tumor había vuelto a aparecer y que ahora le causaba molestias al comer y dolores intensos. Cuando fue de nuevo al hospital los médicos le dijeron que no podían ayudarlo porque el tumor había crecido de manera muy invasiva y se había vuelto inoperable.

Otro hombre que también estaba en la sala de espera platicó con él y le contó que él también había tenido un tumor y que había ido a la Ciudad de México a que lo atendieran (en el Instituto Nacional de Cancerología, INCan) y que ahora solo tenía que venir al hospital de Tila para recoger sus medicinas. Samuel le pidió que lo llevara con él a la Ciudad de México para que lo examinaran allá. El hombre se sorprendió mucho, porque si bien Samuel era muy simpático, apenas lo acababa de conocer y además para llegar al INCan desde Tila se necesita hacer un viaje de 12 o 13 horas en automóvil.

Los hombres y sus familias se organizaron y Samuel logró viajar al INCan con su nuevo amigo. Los médicos que lo examinaron confirmaron que tenía una masa cancerosa (tumor de parótida), que se encontraba en una etapa muy avanzada y que ya no era posible removerlo; sin embargo, en la farmacia del Servicio de Cuidados Paliativos del INCan Samuel recibió unas tabletas de morfina oral que por fin le quitaron el dolor.

Samuel regresó a Paso Chinal para reunirse con su familia, sintiéndose mucho mejor a pesar del largo viaje.

El equipo de Cuidados Paliativos del INCan se puso en contacto con el coordinador de la Estrategia PALIAR y juntos lograron contactar al médico de la clínica rural de Paso Chinal para referirle el caso de Samuel y las indicaciones para su cuidado; además, acordaron con el médico que enviarían los medicamentos de Samuel al Hospital de Tila. El doctor iba en su motocicleta a recogerlos, para que Samuel no tuviera que hacer el viaje desde el pueblo ahora que estaba más débil.

Después de algunas semanas el tumor obstruía tanto la boca y garganta de Samuel que le empezó a resultar muy difícil tomarse sus medicamentos. El doctor pidió consejo al equipo o médico de cuidados paliativos del INCan utilizando la aplicación o chat de WhatsApp con la única red WiFi del pueblo. El equipo a través del centro de atención médica virtual del servicio de cuidados paliativos le dijo que podían cambiar la vía de administración de Samuel para que en vez de tabletas recibiera morfina inyectable, pero que iba a necesitar que le colocaran un dispositivo subcutáneo para que le pudieran administrar los medicamentos. El doctor no tenía experiencia colocando dispositivos subcutáneos, pero el personal del INCan le dio instrucciones precisas, incluyendo un tutorial en video que el doctor pudo ver en su teléfono celular.

El doctor le colocó a Samuel el dispositivo subcutáneo en el brazo y después le enseñó a su esposa la técnica para que pudiera inyectarle la morfina.

Samuel pasó sus últimos días en su casa, sin dolor, acompañado de su familia y junto a la tierra que había cultivado con sus propias manos , en medio de la selva en la que él y sus antepasados habían nacido.

Historia contada por el Dr. Alejandro Quiroz, líder de la Estrategia PALIAR en México, con autorización de Samuel y su familia.

Brindar atención en los últimos días y horas

Los cambios físicos a menudo ocurren durante los últimos días y horas cuando una persona está muriendo. No todas las personas en vías de morir experimentan cada cambio ni en un orden específico. Compartan información sobre dichos cambios con la familia para que puedan anticiparse y participar en la prestación de cuidados.

Las siguientes secciones acerca de los cambios comunes que pueden ocurrir durante los últimos días y horas sugieren formas en las que, junto con las analizadas en el Capítulo 5, "Mejorando el confort físico", pueden apoyar a la persona y la familia.

Disminución de la energía física y aumento de la somnolencia

A medida que se acerca la muerte, la energía de la persona en proceso de morir disminuye y el tiempo dedicado a dormir aumenta, hasta que finalmente la persona duerme la mayor parte del día. Este es un cambio natural en el proceso de morir.

Apoyar a la persona que está muriendo

Adaptar el plan de atención para satisfacer las necesidades y las cambiantes prioridades de la persona; por ejemplo, dormir puede ser más importante que un baño diario en la cama, así como recibir visitas de la familia puede se de mayor importancia que las visitas de amigos. Se debe mantener informado al equipo de atención de las cambiantes necesidades y prioridades.

Apoyar a la familia

La mayor necesidad de dormir de la persona en proceso de morir puede ser difícil para los miembros de su familia, quienes pueden sentir que se están perdiendo tiempo de convivencia con su ser querido. Podrían escuchar lo siguiente:

Sabía que moriría en unas pocas semanas, pero no sabía que iba a estar dormido la mayor parte del tiempo.

Pueden estar conscientes de que es común que las personas duerman más a medida que se acerca la muerte. Podrían decir:

Es normal que una persona en vías de morir duerma cada vez más a medida que pasa el tiempo.

Si la familia expresa su preocupación de que la medicación puede estar causando la somnolencia de su ser querido, revisen los objetivos de atención y la justificación de usar los medicamentos, investiguen las consecuencias de disminuirlos y, si es necesario, hablen con el médico sobre cómo ajustarlos por un periodo de prueba.

Compartan la información sobre los patrones de vigilia de la persona en proceso de morir. Hagan saber a la familia qué horarios pueden ser los mejores para recibir visitas. Expliquen que incluso las visitas agradables pueden ser agotadoras para la persona y platiquen sobre las maneras de limitarlas o su duración. Estas son algunas otras formas de apoyar a la familia cuando la persona está somnolienta y necesita descansar:

- Ayuden a la familia a encontrar maneras de estar con su ser querido cuya energía está disminuida. Dependiendo de los intereses de la persona, esto podría incluir poner su música favorita, leer un libro especial o recordar buenos tiempos.
- Animen a los miembros de la familia a continuar hablando con la persona que está muriendo y entre sí, porque escuchar voces familiares puede reconfortarla. La audición de la persona podría ser el último sentido en perderse.
- Investiguen la preferencia de la persona de ser tocada. Incluso si una persona está demasiado débil para responder, puede ser reconfortante tener contacto físico.

Protección de la piel

La disminución de la movilidad, una mala nutrición asociada con ingesta insuficiente, la aparición de prominencias óseas debidas al bajo peso y pérdida de masa muscular, así como la presencia de incontinencia, son factores que pueden causar o agravar las lesiones en la piel. Conforme la condición del paciente empeora, es importante enfatizar el cuidado de la piel para procurar su confort y la prevención de daños más severos.

Las siguientes medidas son útiles para disminuir la probabilidad de úlceras de decúbito ("úlceras de cama"):

- Revisar frecuentemente las áreas de la piel más vulnerable para detectar posibles daños en sus etapas más tempranas.
- Colocar almohadas y toallas dobladas o enrolladas en posiciones estratégicas del cuerpo del paciente para amortiguar la presión sobre puntos específicos.
- Evitar el uso de cojines de formas definidas, ya que pueden interferir con el flujo sanguíneo capilar.
- Usar la técnica de la "sábana clínica" cuando se requiera cambiar de posición a la persona en su cama (de sentado a recostado, más hacia la cabecera, etcétera). Esto disminuye la fricción de la piel frágil contra las cobijas.
- Apegarse a un horario para cambiar de posición al paciente (cada 2 a 4 horas). Incluso los cambios pequeños son útiles para redistribuir el peso cuando darle la vuelta completamente es impráctico o le causa dolor. Los cambios de posición con horario también son importantes para los pacientes que pasan su día en el sillón o silla de ruedas.
- Eviten que el paciente permanezca en posición semireclinada (semi-Fowler y Fowler alta) por más de 30 minutos, ya que los tejidos de la piel pueden dañarse si el paciente se resbala paulatinamente en la cama.
- Los ejercicios de rango de movimiento, ya sea activos o pasivos, pueden ayudar a estimular la circulación antes de un cambio de posición, y lo mismo puede hacer un masaje ligero; sin embargo, no den masaje en los sitios de la piel sobre los que el paciente estaba apoyado, o sobre áreas que se vean enrojecidas, blancas o lastimadas. Esto indica que son tejidos temporalmente deprivados de oxígeno y resultan especialmente vulnerables al daño mecánico.
- Mantengan el aseo necesario para mantener la piel intacta, limpia y seca. Usen crema humectante y agua tibia. Al secar, procuren no frotar la piel con la toalla, sino solo presionarla suavemente para absorber la humedad.
- Asegúrense de que la ropa de cama se mantiene lisa y bien acomodada, sin dobleces ni arrugas debajo de la persona.
- Las áreas de la piel que hayan estado expuestas a radioterapia requieren monitorearse con mucha atención debido a su mayor riesgo de daño.
- Si el paciente requiere cuidados de heridas o úlceras difíciles, puede ser conveniente una consulta especializada.

Ingesta reducida y dificultades para tragar

En los últimos días y horas, la ingesta de una persona disminuye de manera natural y cambia de alimentos sólidos a líquidos, de un bocado a sorbos de líquidos; y de sorbos a nada por vía oral. La persona puede comenzar a tener dificultades para tragar, seguido de olvidarse de tragar y después no poder tragar.

Apoyar a la persona que está muriendo

Ustedes pueden ayudar a la persona que está muriendo de las siguientes maneras:

- Si la persona tiene dificultad para tragar líquidos ligeros, intenten ofrecer líquidos espesos.
- Si la persona olvida tragar, recuérdenle cómo hacerlo.
- Si la persona no puede tragar y/o se ahoga con líquidos o tose después de tragar, no le den nada por la boca.
- Proporcionen un excelente y regular cuidado bucal para ayudar a mantener húmedas las membranas mucosas de la persona.

Apoyar a la familia

La transición de la persona en vías de morir entre comer y beber a no poder seguir haciendo ninguna de las dos puede ser particularmente difícil y emocional para la familia. Pueden ayudar de las siguientes maneras:

- Informar a la familia sobre los cambios en la ingesta de la persona y la capacidad de tragar. Usen un lenguaje amigable para la familia. Podrían decir:

    Ahora solo está tomando traguitos de agua.

    Ya no puede tragar, pero parece reconfortarse cuando le refresco la boca.

- Hagan saber que la disminución de la ingesta y, finalmente, la no ingesta es normal cuando la persona está muriendo.

- Apoyen a los miembros de la familia a quienes les puede resultar muy difícil presenciar que su ser querido no come ni bebe.
- Cuando los miembros de la familia tengan inquietudes acerca de los efectos en su ser querido de la disminución de la ingesta y cómo podría ser la experiencia para esa persona, anímenlos a hablar o hacer preguntas al nutriólogo y otros miembros del equipo de atención médica.
- Expliquen a los miembros de la familia sobre los beneficios de una buena higiene bucal y muestren cómo proporcionarla si desean participar en el cuidado.
- Investiguen otras formas en que la familia pueda ayudar en la alimentación. Podrían preguntar:

    ¿Hay alguna actividad que le gustara a su madre que pudiera hacer ahora, como tocar música, cantar, compartir historias, darle un masaje suave?

Cuando la familia expresa su preocupación acerca de que la persona está deshidratada

Cuando a la familia le preocupa que su ser querido esté deshidratado, es posible que quieran considerar la hidratación artificial con líquidos por vía intravenosa o subcutánea. Decidir proporcionar hidratación artificial puede ser un desafío ético cuando los beneficios pueden ser cuestionables, en especial cuando se piensa que la persona está en sus últimos días de vida. Un estudio realizado por Bruera y colaboradores sugiere que la hidratación artificial no mejora los síntomas asociados con la deshidratación en las personas con cáncer avanzado que sufren deshidratación leve a moderada y se encuentran a pocos días o semanas de morir (Bruera et al., 2013).

Debido a sus creencias y valores culturales, algunas familias pueden considerar que la hidratación artificial es una necesidad básica. También pueden creer que la hidratación artificial promueve el confort y la calidad de vida. En otras palabras, es posible que algunas familias no consideren que la decisión de proporcionar hidratación artificial sea médica, sino una ética basada en sus valores y creencias. Estas perspectivas deben considerarse al tomar decisiones sobre el uso de la hidratación artificial (Danis, 2015).

Podría ser útil preguntar si la persona que está muriendo se siente incómoda, tiene la boca seca, tiene mucha sed o muestra signos de confusión y delirium. Si la persona no presenta ninguno de estos signos de deshidratación, pueden discutir sobre las posibles ventajas de la deshidratación en los últimos días. Podrían decir, por ejemplo:

Cuando las personas tienen menos líquido en su sistema en los últimos días, tendrán una disminución del gasto urinario y es posible que tengan menos probabilidades de experimentar congestión respiratoria.

Cuando el pronóstico no es claro, cuando se trata de una causa reversible, cuando la persona parece sentirse incómoda debido a la deshidratación o cuando la persona y la familia necesitan tiempo para hacerse a la idea de que la muerte puede ser inminente, la hidratación artificial podría ser lo apropiado. El profesional de enfermería puede indicar un periodo de prueba de hidratación artificial utilizando una pequeña cantidad de líquidos administrados mediante hipodermoclisis. Al día siguiente, antes de continuar con el suministro de líquidos, se debe evaluar a la persona para determinar si los líquidos aumentaron su confort.

Cristina, una estudiante de enfermería de la unidad médica, informó que la hija de la Sra. Benítez, Jésica, estaba molesta porque su madre había dejado de comer y beber. Ella sabía que su madre estaba en fase terminal, pero a Jésica le preocupaba que su madre se estuviera deshidratando. Cuando revisé el estado de la Sra. Benítez con Cristina, quedó claro que estaba viviendo sus últimos días y que los objetivos de la atención eran brindar solo medidas de confort. Ella había dejado de comer y beber; su dificultad para tragar hacía imposible ingerir cualquier cosa por la boca.

Nos sentamos con Jésica, reconociendo lo difícil que era para ella ver a su madre a medida que iba muriendo. Reflexionamos sobre el deseo de su madre de ser pasivos y no prolongar su tiempo de vida. Revisamos los eventos de los últimos días con Jésica, cómo el cuerpo de su madre se iba apagando lentamente, paso a paso. Jésica asintió y agregó sus propias observaciones sobre el deterioro de su madre. Señalamos que, como parte del deterioro de su cuerpo, la digestión de la Sra. Benítez también se estaba desacelerando, así como su circulación, y cómo no queríamos agregarle ningún trabajo adicional al cuerpo de su madre que estaba tratando de disminuir la velocidad como parte de la fase terminal. Agregar líquido a un cuerpo en este punto puede no ser útil y en realidad puede causar más molestias. La inflamación en sus brazos y piernas mostró los cambios en su circulación que ya estaban llevándose a cabo.

Sosteniendo a Jésica mientras sollozaba, Cristina dijo: "Es duro ver a tu madre morir".

Delirium y confusión

Es común que las personas en vías de morir tengan periodos de delirium en los últimos días de vida. El delirium puede incluir confusión, percepciones erróneas y dificultades para enfocar y separar eventos del pasado, presentes o futuros. Si la persona tiene mucho sueño, el delirium puede ser menos notorio. Si la persona está despierta, inquieta y agitada, los medicamentos pueden ayudar a tranquilizarla. Si es adecuado, la hidratación artificial puede ayudar a disminuir el delirium.

Apoyar a la persona que está muriendo

Existen algunas medidas de confort para ayudar a una persona con delirium:
- Reporten de inmediato los signos tempranos de delirium al equipo de atención médica.
- Orienten y proporcionen tranquilidad si la persona tiene miedo o parece paranoica. Podrían decir:

   ¿Podría decirme qué está pasando? No veo lo que está viendo, pero sé que usted sí. Estoy aquí con usted y ya viene su médico.

- Permitan que la persona esté en su delirium sin reenfocarla si parece estar cómoda.
- Brinden medidas de confort tranquilizadoras, como mantas, masajes o un toque curativo.

Las personas en proceso de morir pueden ver a seres queridos fallecidos u otras entidades durante el delirium o en sus últimos días y horas. En cuidados paliativos esto se conoce como "conciencia cercana a la muerte", tal como la definen Maggie Callanan y Patricia Kelley en su clásico libro *Final gifts: Understanding special awareness, needs and communications of the dying* (Regalos finales: comprendiendo los conocimientos, necesidades y comunicaciones especiales de las personas en proceso de morir (Callanan y Kelley, 1993).

Puede ser apropiado que exploren con la persona lo que está viendo. Podrían decir lo siguiente:

   Dígame qué es lo que ve.

   Platíqueme más sobre lo que está sintiendo o viendo.

Apoyar a la familia

Los miembros de la familia necesitan compasión, información, reconocimiento y aliento. Ser testigo de un ser querido que está confundido, agitado o paranoico puede ser extremadamente difícil. Cuidar a alguien con delirium puede ser agotador para los miembros de la familia. Se puede ayudar de estas maneras:
- Reconozcan lo estresante que es ser testigo de un ser querido que experimenta delirium.
- Compartan información sobre las formas de estar con una persona con delirium:
  - Caminar con ellos si quieren caminar.
  - Escucharlos si quieren hablar.
  - Enfocarlos hacia la realidad si sienten miedo.

- Animar a los miembros de la familia a cuidarse a sí mismos, ya sea darse tiempo de descanso, para reponer energías o para estar con la persona sin tener que ser el cuidador principal.

Regalos finales

Maggie Callanan y Patricia Kelley, dos enfermeras de cuidados paliativos, escribieron acerca de la "conciencia cercana a la muerte" en su libro *Final Gifts: Understanding Special Awareness, Needs and Communications of the Dying* (Callanan y Kelley, 1993). Descubrieron que una gran cantidad de personas en proceso de morir tienen visiones de personas que ya han muerto. Las autoras relatan qué tan común es que las personas en esta condición usen un lenguaje metafórico y experimenten inquietud y agitación mientras hablan sobre lo que necesitan para tener una muerte pacífica. Las autoras sugieren que en vez de tratar de señalar la realidad a la persona en vías de morir, las personas involucradas en su cuidado ayuden a la familia a conectarse con la persona y considerar si el simbolismo tiene significado para esa persona.

Aunque en su libro Callanan y Kelley presentan muchos estudios de caso en los que las personas en proceso de morir usaron lenguaje simbólico y tuvieron visiones, las autoras dejan la interpretación de tal lenguaje y visiones a las familias de la persona en cada situación.

Carolina había sufrido una serie de embolias pequeñas seguidas de un infarto masivo que la dejó ciega, muda y parcialmente paralizada. Su numerosa familia se había reunido a su alrededor en el hospital para despedirse. La muerte de Carolina estaba siguiendo el paso de una generación en su familia: su hermano, Carlos, había muerto apenas el año anterior, dejando a su esposa, Victoria, viuda pero consolada por sus muchos nietos.

A medida que los cambios físicos de los últimos días y horas de la muerte comenzaron a ocurrir, la mirada de Carolina buscaba algo dentro de la habitación, casi como si pudiera ver algo a pesar de su ceguera. Una sonrisa se dibujó en su rostro, levantó los brazos y actuó como si estuviera abrazando el aire. Su familia se quedó desconcertada viendo esto. Carolina pidió un lápiz y papel, haciendo movimientos de escritura rápidos mientras continuaba irradiando una sonrisa. Cuando le dieron el papel y el lápiz, garabateó por unos momentos, después se relajó entre los cojines, aún sonriendo mientras cerraba los ojos.

Su familia comenzó a llorar al verla respirar por última vez. Uno de ellos tomó el papel en el que Carolina había escrito. Apenas legibles, estaba escrita la siguiente frase: "Díganle a Victoria que Carlos la manda saludar"

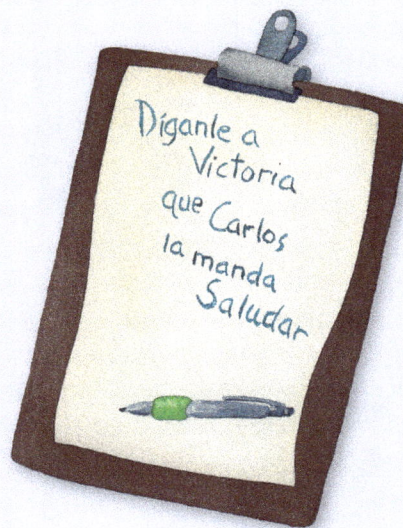

Agitación e inquietud

A medida que se acerca la muerte, la persona que está muriendo puede querer estar en movimiento, sin saber qué quiere hacer o adónde quiere ir.

Apoyar a la persona que está muriendo

Tomen en cuenta las causas de la agitación, como el dolor, vejiga llena, estreñimiento y los problemas emocionales o espirituales. Registren y reporten la agitación e inquietud. Aborden la inquietud con prontitud. No hacerlo durante el día puede llevar a una noche de insomnio para la persona y la familia. Si la persona no está confundida, las imágenes guiadas y otras técnicas de visualización y relajación pueden ser útiles.

Apoyar a la familia

Puede ser angustioso y agotador para la familia cuando su ser querido no puede estarse quieto. Puede ser útil:
- Reconocer la fatiga y estrés que está experimentando la familia y lo difícil que es cuidar a alguien que está inquieto y moviéndose todo el tiempo.
- Animen a la familia a continuar platicando sobre sus inquietudes y preguntas con el equipo de atención médica.
- Compartan información:
  - Expliquen que la inquietud es común en los últimos días y horas de las personas.
  - Brinden y construyan medidas de confort para ayudar a la persona a establecerse, pero reconozcan que los medicamentos pueden ser necesarios.
  - Brinden a los miembros de la familia oportunidades para descansar y tomarse respiros. Podrían decir:

    Mientras esté aquí, ¿le gustaría tomar una siesta?

    Si tenemos a alguien que esté con su madre, ¿le gustaría tomar un poco de aire fresco o ir a casa y darse una ducha?

Falta de respuesta

Es normal que las personas cercanas a la muerte respondan menos a la estimulación. Inicialmente, pueden parecer estar durmiendo ligeramente y despertarse. En otras ocasiones, puede parecer que están en un sueño profundo e incapaces de responder a estímulos verbales o físicos.

Apoyar a la persona que está muriendo

Cambien de posición a la persona regularmente para proteger su piel y aumentar su confort. Continúen hablando con la persona como si pudiera escucharlos. Preséntense cuando lleguen a su lado de la cama, háganles saber lo que van a hacer y hablen mientras brindan atención. Consulten con el equipo para ajustar las rutinas según sea necesario.

Apoyar a la familia

La familia puede haberse adaptado a que su ser querido no pueda hablar o recibir visitas, pero puede llegar el punto en que la persona ya no puede responder en absoluto. Ustedes pueden ayudar a hacer comprender la sensación de pérdida de la familia cuando su ser querido no responde y ya no puede hablar con ellos. Se debe animar a los miembros de la familia a seguir hablando con la persona si se sienten cómodos haciéndolo. Podrían decir:

> *Según nuestra experiencia, las personas aún pueden escuchar incluso cuando no pueden responder, así que siga hablando como si ella pudiera escucharlo. No necesita hablar más alto de lo normal.*

También es importante compartir información. Pueden ayudar a los miembros de la familia a explorar formas de conectarse con sus seres queridos utilizando el tacto o la música, simplemente siendo una presencia compasiva o recordando anécdotas familiares en presencia de la persona que está muriendo.

Pueden sugerir la posibilidad de que la persona en proceso de morir hable con otros amigos o familiares por teléfono si no pueden estar presentes. Poner el teléfono al oído de la persona les permitirá tener una conversación privada, tal vez final, incluso si la persona que está muriendo solo puede escuchar.

Otra forma de apoyo es enseñar a los miembros de la familia a acomodar a la persona, utilizando almohadas grandes y pequeñas para apoyar las articulaciones y los músculos debilitados y mantener una buena alineación del cuerpo. El masaje y el tacto pueden ser relajantes y enriquecedores tanto para el que lo da como para el que lo recibe.

Respiración irregular

Cuando una persona está muriendo, por lo general su respiración se vuelve irregular, con periodos sin respiración (conocidos como apnea). Las brechas en la respiración pueden ser muy largas y los miembros de la familia pueden asustarse y preguntarse si este es el último aliento de su ser querido. La respiración irregular no es lo mismo que jadear buscando aire. La respiración irregular no parece causar molestias a la persona en proceso de morir.

Apoyar a la persona que está muriendo

Pueden brindar ayuda al posicionar a la persona de manera que le permita respirar y consolarla verbalmente. Algunas personas parecen encontrar consuelo al seguir la voz de un cuidador.

Eso es bueno, lo está haciendo bien... solo respire con tranquilidad.

Pueden compartir estas estrategias con la familia.

Apoyar a la familia

La familia puede estar preocupada cuando cambia el patrón de respiración de su ser querido. Es importante hacerles saber que la respiración irregular es normal en los últimos días y horas de una persona. Podrían decir:

La respiración puede volverse muy irregular en los últimos días, con largos periodos de apnea seguidos por periodos cortos o largos de respiración irregular.

La respiración irregular es normal y, de acuerdo con nuestra experiencia, no parece ser incómoda para la persona en esta condición.

Si tienen preguntas o dudas, por favor no duden en preguntarnos.

Además, pueden apoyar a la familia de las siguientes maneras:
- Proporcionar información sobre contactos para que la familia pueda acceder a un miembro del equipo de atención médica las 24 horas del día.
- Explicar la diferencia entre lo que significa la respiración con dificultad frente a lo que podría parecer la respiración irregular; por ejemplo, si la persona frunce el ceño, se ve tensa o ansiosa, o se agita, eso puede indicar malestar y se debe contactar al equipo de salud.

- Si la familia está interesada en ayudar con el cuidado, muestren cómo refrescar y humedecer la boca seca si la persona está respirando por la boca. Mostrar a la familia cómo usar un atomizador y aplicar bálsamo para los labios.

Congestión respiratoria

La congestión respiratoria es común en los últimos días y horas de una persona. La humedad de la boca, la garganta o los pulmones se acumula en las vías respiratorias y la persona no puede eliminar las secreciones al tragar o toser. La persona puede tener una congestión ligera o severa. Lo más probable es que la persona no responda, no se dé cuenta y no se sienta angustiada por la congestión. En ocasiones, una persona en vías de morir será sensible, estará incómoda o angustiada. Si se administra un medicamento al primer signo de congestión, a menudo ayuda a disminuir las secreciones, previniendo o disminuyendo la angustia.

Apoyar a la persona que está muriendo

Al notar la respiración húmeda, revisen las políticas y guías de manejo y consulten al médico. Reporten la congestión y observaciones de la respiración y el comportamiento de la persona; por ejemplo, revisen si la persona está relajada y respirando regularmente; si está agitada, sentada, acostada, batallando para respirar, jadeando buscando aire, intentando toser, está consciente, alerta, con respuesta, sensible o angustiada. Pueden ayudar de estas maneras:
- Brinden una presencia pacífica y tranquilizadora.
- Proporcionen higiene bucal frecuente.
- Acomoden a la persona en una postura que facilite la respiración y evite la acumulación de secreciones en la parte posterior de la garganta:
  - Eleven o bajen la cabecera de la cama. Ayuden a la persona a colocarse en una posición semi-supina si está muy congestionada.
  - Coloquen almohadas debajo de los brazos de la persona para brindar apoyo si eso la hace sentirse más cómoda cuando está sentada.
  - Coloquen a la persona en postura horizontal, gírenla hacia el lado que le resulte más cómodo y coloquen una toalla pequeña debajo de la boca para absorber cualquier líquido. Limpien suavemente la boca. (Si los fluidos están en la cavidad bucal en lugar de estar más profundos en los pulmones, la succión puede ser útil. La mayoría de las personas consideran que la succión profunda es muy incómoda).
- Registren y reporten al equipo de atención médica las posiciones en las que la persona parece sentirse más cómoda.

Apoyar a la familia

La familia puede sentirse incómoda con el sonido de las respiraciones húmedas de su ser querido. Tomen en cuenta que a las personas el sonido les puede resultar molesto. Proporcionen un número al cual llamar si la congestión aumenta, si la persona comienza a sentirse incómoda o si la familia solo necesita que alguien esté con ella.

Cambios en el color y temperatura de la piel

Cuando una persona está cerca de la muerte, pueden presentarse diversos cambios en el color y la temperatura de su piel. A veces la piel se calienta y vuelve a enfriarse. El enfriamiento de la piel por lo general comienza en la punta de los dedos de las manos y los pies y gradualmente regresa al centro del cuerpo. Los pies y las piernas pueden tornarse azulados, moteados y fríos al tacto. El área donde el cuerpo de la persona descansa sobre el colchón también puede volverse azulada.

Apoyar a la persona que está muriendo

Si la persona está sudando, pueden cambiarle la ropa y tender la cama con sábanas limpias. Si la persona tiene frío, pueden ofrecerle otra manta; sin embargo, tengan en cuenta que la temperatura de la piel de la persona puede volver a cambiar y debe revisarse con regularidad.

Apoyar a la familia

Pueden ayudar a la familia de las siguientes maneras:
- Tomen consciencia de las preocupaciones sobre la comodidad que puedan tener de su ser querido; por ejemplo, si la persona parece tener frío, puede ser útil decirle a la familia:

  Cuando una persona está muriendo, no parece sentir frío. Si colocamos demasiadas mantas en la cama, la persona puede comenzar a sudar.

- Consideren la necesidad física de la persona de lavarse y sus preferencias personales para bañarse y tocarse. Un lavado más frecuente puede ser necesario si la persona está sudando o tiene incontinencia. Los baños completos pueden no ser necesarios si la persona permanece limpia y seca.
- Compartan información:
  - Los cambios en la temperatura corporal (por ejemplo, una fiebre) pueden indicar una infección o que el sistema circulatorio no funciona bien y se está apagando.
  - El color de la piel puede cambiar y la temperatura corporal puede enfriarse a medida que se acerca la muerte.

Otros cambios a medida que se acerca la muerte

Espasmos musculares

La contracción repentina de los músculos de los brazos o las piernas cuando una persona parece estar descansando se conoce como contracción "mioclónica". Los cambios metabólicos pueden causar esta contracción justo antes de la muerte. La contracción mioclónica que se presenta con poca frecuencia u ocasionalmente no angustia a la persona en proceso de morir. Si tal contracción ocurre con más frecuencia, puede perturbar el sueño de la persona y ser algo difícil de presenciar para la familia. Si este síntoma es molesto para la persona o la familia, es posible que se requiera medicación para disminuirlo.

Ojos secos

Los ojos de la persona pueden estar abiertos, parcialmente abiertos o cerrados durante los últimos días. Ver a una persona mostrando solo el blanco de sus ojos puede ser angustiante para la familia. Recuerden que las familias a menudo llevan imágenes mentales de la muerte de su ser querido durante mucho tiempo después de haber ocurrido. Si los ojos de la persona están abiertos durante largos periodos de tiempo, pueden brindarle consuelo humedeciéndolos con gotas lagrimales. En algunas culturas, los cuidadores colocan una toallita sobre los ojos para mantenerlos cerrados.

Incontinencia intestinal y vesical o falta de flujo urinario

La producción urinaria disminuye a medida que la función renal aminora en los últimos días de una persona. Esto resulta en orina oscura y concentrada. La incontinencia urinaria es común entre las personas que están muriendo. Algunos prefieren que se inserte un catéter urinario, mientras que otros prefieren el uso de almohadillas de incontinencia. Es importante recordar que las preferencias de las personas pueden cambiar. Hablen con la persona si es posible, o platiquen con la familia para decidir qué opción está más acorde con las preferencias de la persona dadas las necesidades actuales.

Las personas a veces pierden el control intestinal cuando están muriendo. Tener una almohadilla de incontinencia a la mano resulta práctico y puede proporcionar una sensación de confort para la persona y la familia.

Últimos alientos

Las últimas respiraciones se presentan en diversos patrones. Algunas personas en vías de morir dejan de respirar de repente. Otras van de una respiración irregular a respiraciones más profundas que se alternan con respiraciones poco profundas. Finalmente, la respiración de la persona se vuelve aún más superficial, seguida de la respiración por la boca y después ninguna. La persona puede abrir la boca como para respirar por última vez.

A veces la cara de la persona se arruga o hace una mueca al momento de la muerte. Esto ocurre incluso en personas que no parecen sentir ningún dolor. Se nos ha dicho que los seguidores de las religiones orientales creen que el espíritu sale por la cabeza. Me pregunto si esta pequeña mueca es el residuo final del espíritu que se separa del cuerpo.

Cuando ocurre la muerte

Lo que presenciarán

Al momento de la muerte, la persona no tiene pulso y no respira. Sus pupilas están agrandadas, sus ojos están fijos en una posición, ya sea abiertos o cerrados, y su boca y mandíbula se relajan.

Si la persona muere en su hogar, es posible que exista un plan de atención específico sobre qué hacer al momento de la muerte. Si la persona muere en una institución habrá un protocolo sobre qué hacer después de la muerte. Además de seguir el protocolo, es importante considerar y, si es posible, adaptarse a las necesidades de la familia.

Después de la muerte de un ser querido, la familia puede responder de varias maneras. Cada persona es única y las respuestas de la familia reflejan las tradiciones culturales y los estilos y maneras de ser familiares y personales. Observar a las personas expresar emociones profundas puede ser difícil y sentirse tentados a "callar" a la persona, darle una palmada en la espalda y decirle que respire o que se quede callada. En lugar de hacer eso, podrían considerar que llorar y sollozar puede ser la forma en que la persona necesita expresar su dolor. Nunca he oído hablar de una persona que finalmente no dejara de llorar. Respiren profundamente para que puedan relajarse y estar completamente presentes.

Algunas personas responden a la muerte quedándose en silencio y retraídas, o se ocupan de las llamadas telefónicas y la organización del funeral, o recuerdan y se ríen o lloran con los viejos recuerdos. Algunas personas expresan enojo o frustración por la injusticia de la pérdida, o su percepción de una muerte difícil o un sistema de atención médica que no satisface sus necesidades.

Todas estas respuestas son normales. No es necesario que guíen, controlen o juzguen las respuestas de las personas. Es importante que estén presentes de manera calmada y de apoyo para todos los involucrados.

Qué pueden hacer

Al momento de la muerte, si existe un trámite firmado de no realizar resucitación artificial:
- Anoten y registren el momento de la muerte, cuándo se detuvo la respiración y el pulso de la persona.
- Respiren. Esta no es una emergencia. Nada tiene que pasar de inmediato.
- No llamen al 911 o a otro número de emergencia, a la ambulancia, a la policía o a los bomberos.
- Notifiquen al médico.
- Notifiquen a la familia si no está presente cuando ocurre la muerte.
- Asegúrense de que el médico pronuncie y certifique la muerte.
  - El médico confirma que el corazón de la persona no está latiendo, que la persona no está respirando y que las pupilas de la persona están fijas y dilatadas.
- Confirmen (si aún no se ha hecho) con la familia si es necesario observar algún ritual o preferencia especial respecto al cuidado del cuerpo. Si es apropiado, creen un espacio en el que los rituales puedan realizarse.
- Ofrezcan a la familia espacio y privacidad.
- Coloquen el cuerpo de la persona sobre su espalda, pongan una almohada pequeña debajo de la cabeza y coloquen las manos a los costados de la persona o sobre el abdomen.
- Organicen y simplifiquen el espacio alrededor de la persona para ayudar a crear un espacio para que la familia esté con ella.
- Comprueben que se haya seguido el plan de atención.

Si se produce la muerte en la comunidad y no existe un trámite firmado de no resucitación artificial en el hogar o en el expediente y la familia no está presente para rechazar la reanimación cardiopulmonar, asegúrese de seguir las políticas de su hospital o institución sobre cómo responder a la muerte. En esta situación, es posible que deban llamar al 911 o a otro número de emergencia.

Preparación del cuerpo tras la muerte

Durante el siglo pasado, la responsabilidad de lavar y preparar el cuerpo pasó lentamente de los miembros de la familia a los profesionales de la salud y de los servicios funerarios. Curiosamente, las familias se están volviendo a involucrar en el lavado y preparación del cuerpo. Independientemente de quién asuma esta responsabilidad, es importante tener en cuenta las políticas de su hospital o institución para el cuidado del cuerpo. Estos son los pasos a seguir para preparar el cuerpo:

- Coloquen a la persona en posición acostada boca arriba con una almohada debajo de la cabeza.
- Cierren sus párpados si sus ojos están abiertos. Si los ojos no permanecen cerrados, pueden colocar un paño facial sobre los párpados para mantenerlos cerrados.
- Laven la cara y manos, así como el cuerpo si la persona era incontinente o diaforética (sudoración).
- Colóquenle la dentadura postiza si esto es importante para la familia.
- Coloquen una almohadilla de incontinencia debajo de las nalgas en caso de incontinencia adicional.
- Vistan a la persona con una bata o ropa nueva, según corresponda.
- Cambien las sábanas sucias y coloquen la ropa de cama y las almohadas.
- Sigan los procedimientos de su hospital o institución, así como de los deseos de la familia respecto a retirarle los objetos personales, como joyas.
- Preparen el cuerpo tan respetuosamente como lo harían si la familia estuviera presente.

Aproximadamente tres o cuatro horas después de que una persona muere, los cambios químicos causan rigidez del cuerpo, conocido como *rigor mortis*. Por esta razón, preparar el cuerpo en las primeras horas después de la muerte es más fácil que esperar hasta que el cuerpo se enfríe y se vuelva menos flexible. El trabajo de la digestión continúa después de la muerte, lo que significa que pueden escaparse gases del cuerpo cuando se lava o se mueve. Los sonidos emitidos mientras esto ocurre son normales.

Crear espacios para momentos especiales y rituales

Cuando una persona está muriendo y después de su muerte, puede haber oportunidades para crear un espacio especial o sagrado, así como un momento en el tiempo dedicado a la persona que ha muerto y a su vida. La familia puede querer tener la oportunidad de realizar o crear rituales o tradiciones, o estar en el momento de una manera que aporte significado y comprensión.

Los rituales pueden ayudar a crear un momento sagrado o especial. Pueden honrar y mostrar respeto por la persona que ha muerto, así como por las tradiciones, creencias y herencia. Cuando se enfrentan al proceso y muerte de una persona, los rituales pueden ayudar a las personas a encontrar un significado en lo que ha ocurrido, lo que les permite pasar a una nueva etapa en el dolor. Los rituales pueden proporcionar anclas para crear memorias. Ángeles Arrien, antropóloga cultural, autora y maestra, sugiere que los rituales pueden apoyar, fortalecer, equilibrar y consolar:

El ritual proporciona el puente entre los mundos interno y externo y crea un contexto de conexión con nuestras almas. El resultado de todo ritual es un aumento del equilibrio, la fuerza, la energía y la consolación.

(Arrien, 2001)

Aunque las personas pueden pensar en los rituales como ceremonias y servicios funerarios que se repiten, los rituales también pueden ser conductas que ocurren solo una vez, en relación con una persona específica. Cuando tal comportamiento se repite como parte de la familia humana durante generaciones, se convierte en un ritual para esa familia. De esta manera, los rituales también incluyen las actividades que se utilizan para crear momentos especiales.

Los rituales religiosos o espirituales incluyen rezar, cantar, tatuar, realizar ceremonias, bendiciones, encender velas, hacer sonar campanas, cantar, abrir ventanas, cubrir espejos, tocar o no tocar el cuerpo, recordar y compartir historias. Los rituales que involucran la preparación del cuerpo pueden incluir bañar a la persona, frotar la piel con aceites especiales, vestir al cuerpo con ropa particular, lavar los pies y colocar flores en el cabello o colocar un recuerdo en las manos o en el pecho. Los rituales pueden ser tan simples como cubrir cuidadosamente la cara de la persona cuando el cuerpo se coloca en el ataúd. Los rituales pueden durar por momentos o extenderse durante días. Los rituales pueden ser realizados por líderes espirituales u ofrecidos por miembros de la familia. Los rituales pueden ser transmitidos a través de los siglos o creados en el momento.

Seguir a la familia respecto a los rituales

Idealmente, la persona y la familia han tenido conversaciones anticipadas sobre la planificación de los preparativos y se han identificado sus preferencias respecto a los rituales al momento de la muerte. Si la familia aún no ha externado su idea sobre los rituales o tradiciones, es posible que ustedes deban hacer algunas preguntas y abrir la puerta para platicar sobre la idea. Sean conscientes de preguntar de manera neutral de manera que la familia tenga oportunidad también de declinar. Podrían preguntar:

¿Hay alguna tradición importante en su familia, cultura o comunidad religiosa que le gustaría honrar o llevar a cabo?

También puede ser útil recopilar información sobre las necesidades o restricciones respecto a los rituales, haciendo preguntas como las siguientes:

¿Existen restricciones para tocar el cuerpo o sobre quién debe bañarlo?

¿Hay algo que pueda hacer que ayude a llevar a cabo un ritual que sea importante para usted en este momento?

Si la familia comunica tradiciones o rituales que son importantes para ella, puede ser útil:
- Crear un área privada y confortable.
- Retirar el equipo médico, ropa de cama y utensilios de atención médica.
- Ordenar la habitación y vaciar la basura.
- Colocar ropa limpia en la cama y/o hacer la cama.

Si se produce la muerte en una casa de asistencia (como en la siguiente historia), aún pueden conocerse las preferencias de la familia para realizar rituales y después trabajar con el equipo de atención médica para crear un espacio especial en el que la familia pueda estar con el difunto.

Los rituales pueden desarrollarse espontáneamente. Como profesionales de enfermería, pueden hacerse a un lado y observar cómo la familia lleva a cabo los rituales que tengan un significado para ella y los una.

A veces, al estar atentos a la naturaleza de las personas se descubren formas de dar sentido a los eventos que ocurren al momento de la muerte o durante el proceso de muerte. Al escuchar y observar el entorno, encuentran un significado en un evento que otros pueden no haber notado; y al encontrar un significado, crean un espacio sagrado, especial o de curación, y abren la puerta a mayores posibilidades. De alguna manera, el acto de escuchar y asistir podría considerarse un ritual, o una alternativa al ritual. Las personas han compartido ejemplos sobre cómo encontrar un significado en los eventos naturales al momento de una muerte, como un rayo de sol que cae sobre la cama del moribundo, un pájaro que canta, una ráfaga de viento que sopla a través de la ventana, etcétera.

Apoyar a las personas en su cultura, ser curiosos y aprender de estas experiencias puede abrir las puertas a diversas posibilidades de experiencia. Es posible crear un espacio que permita a la familia observar o crear rituales o estar en el momento de una manera que aporte significado o comprensión a la muerte. Lindsay Borrows, quien escribe sobre los rituales culturales de su comunidad anishinaabe (tribu de Norteamérica), comparte la historia a continuación.

Cuando alguien está muriendo, muchas de las personas mayores saben cómo escuchar el aliento de esta persona y darse cuenta de que solo le quedan unos días en la Tierra. También hay signos en la naturaleza, que indican cuando alguien está cerca de morir. Cuando mi bisabuelo falleció, su amigo vio cuatro patos dando vueltas en un estanque. Después volteó hacia arriba y, como si se tratara de un reflejo de los patos, cuatro pájaros daban vueltas en círculos. Sintió que eso no era una coincidencia, sino un mensaje con un importante simbolismo del círculo, el número cuatro y las aves. El círculo representa la continuidad de la vida, que los finales traen nuevos comienzos. El número cuatro habla de cada uno de los cuatro puntos cardinales, y cuando alguien muere se dirige a su casa hacia el viento del norte: giiwedin (lugar donde descansan las almas). Las aves son las mensajeras de la muerte. Inmediatamente se fue a casa y su esposa le informó que mi bisabuelo había muerto. No se sorprendió, sabiendo que la naturaleza puede brindar consuelo y conclusión.

Lindsay Borrows, miembro de la comunidad anishinaabe

Apoyo en el momento de la muerte

Apoyar a la familia

La familia de una persona que ha muerto puede sentirse agotada, hambrienta, sedienta, cansada, sensible y llorosa. Es posible que no recuerden lo que deben hacer después de la muerte y es posible que deban recordárselos. Los profesionales de la salud pueden ayudar de estas maneras:

- Ofrecer alimento, como una bebida caliente y un bocadillo. Acompañar a alguien hasta la muerte puede ser agotador. La nutrición física proporciona a la familia un descanso antes de cuidar el cuerpo. También puede brindar espacio para el apoyo espiritual.
- Invitar de manera individual o a la familia a sentarse con su ser querido. Podrían decir algo como lo siguiente:

> A algunas personas les gusta pasar un rato en paz con su ser querido después de la muerte. ¿Le gustaría pasar un tiempo juntos en grupo o a solas con su padre?

Algunas personas realmente no saben lo que quieren hacer o decir cuando se sientan con su ser querido después de que ha muerto. Algunas hablan como si la persona estuviera viva y fuera capaz de escucharla. Otras prefieren sentarse tranquilamente en oración o meditación. Podrían decir:

> Podría sentarme con usted si eso le ayuda a sentirse mejor.

También es importante tener en cuenta las necesidades de las personas que no están presentes al momento de la muerte y las que vienen de fuera de la ciudad. Se podría decir a la familia:

> A veces, las personas que no estaban presentes al momento de la muerte desean tener la oportunidad de ver o tener tiempo con el ser querido. El cuerpo puede estar en casa unas horas más u organizar el velorio en la funeraria. ¿Qué le gustaría hacer?

En los minutos y horas posteriores a la muerte, la presencia física del fallecido puede ayudar a que la muerte sea "real". Para aquellos que pueden haber visto a su ser querido luchar en los últimos días y horas, puede ser un momento para ver el cuerpo "en paz". Sentarse con la persona fallecida puede ayudar a las personas a comprender de otra manera, quizá más profunda, que la muerte realmente ha ocurrido. Preparar el cuerpo, como se describió anteriormente, puede ayudar a crear un ritual y un significado en la experiencia.

Abogar para que la familia tenga un poco más de tiempo con el fallecido

Algunas instituciones requieren que la habitación esté lista lo antes posible para que la próxima persona sea admitida. Esto sucede en los centros de cuidados intensivos, unidades de emergencia y casas de asistencia. Si los miembros de la familia desean estar más tiempo con la persona fallecida es posible que deban abogar por ellos. Si la política del hospital/institución no es lo suficientemente flexible como para adaptarse a las necesidades de la familia, tal vez esta desee hacer los trámites de velación en la funeraria.

En algunas instituciones/hospitales, encontrar un espacio apropiado para los rituales puede ser difícil. Afortunadamente, la sensibilidad cultural del personal de las instituciones ha mejorado en las últimas décadas. A veces, un poco de creatividad puede ayudar al equipo de atención médica a encontrar opciones que funcionen para la familia y les permita llevar a cabo los rituales que le son importantes.

Apoyar a otros residentes

En hogares residenciales y casas de asistencia, los residentes a menudo se conocen. Estas personas también necesitan apoyo cuando una persona que vive entre ellas muere. En las instalaciones de hogares residenciales, los residentes más cercanos al fallecido a veces son invitados a la habitación para despedirse antes de que se retire el cuerpo.

Apoyar e informar al personal de atención residencial

Al igual que los residentes necesitan tiempo para despedirse, honrar y recordar a la persona que falleció, el personal también puede apreciar la oportunidad de despedirse. En un centro de atención residencial, compartir la información sobre una muerte y apoyar al personal puede ser relativamente fácil debido a que las personas trabajan todos los días en el mismo lugar. Los rituales pueden ayudar al personal a reconocer su propia pena por la muerte de otro residente, a desarrollar una sensación de satisfacción por haber brindado una buena atención y apoyarlo mientras continúa brindando atención compasiva a los que están en proceso de morir.

Las siguientes historias son de Jackie McDonald, participante y líder en el proyecto de investigación Cuidados Paliativos de Calidad en la Atención a Largo Plazo. En la primera historia, ella comparte lo que el personal de la casa de atención donde trabaja hace después de la muerte de un residente. En la segunda historia, comparte la experiencia de informar al personal después de la muerte de un residente.

Inmediatamente después de que una persona muere, abrimos una ventana. Creemos que esto refresca la habitación; algunos creen que es un camino para el espíritu. Un miembro del personal coloca una mariposa en el marco de la puerta para que todos sepan que el residente ha muerto. Preparamos al residente si es necesario, ordenamos la cama, bajamos los rieles de la cama y damos privacidad a la familia para despedirse.

El personal viene a despedirse de la familia, porque también la estamos perdiendo cuando perdemos al residente.

Cuando la familia se va, nos despedimos de nuestro residente.

Cuando llega el personal de la funeraria, colocamos una colcha de dignidad sobre la bolsa de cadáveres y un miembro de nuestro personal lleva el cuerpo del residente a la camioneta funeraria y regresa con la colcha.

Colocamos una caja de recuerdos decorada en la cama del residente. En la tapa de la caja hay un hermoso poema e información sobre asesoría de duelo de uno de nuestros socios de la comunidad, que también dona las cajas a nuestra casa.

Ponemos una tarjeta de condolencias en la mesa de la sala de personal para que el personal firme y escriba historias sobre nuestro residente. Dentro de una semana se envía por correo a la familia. Es un momento hermoso cuando miran esta tarjeta y ven las muchas historias y firmas de la gran cantidad de personas que han trabajado arduamente para asegurarse de que este residente abandone este mundo con dignidad y amor.

(McDonald, 2013a)

Hace unos años, casi la mitad de nuestros residentes murieron en un año. Lo llamamos el "efecto hot cake": una muerte sobre otra. No había manera de llorar o decir adiós. El personal no siempre podía ir al funeral, ya que estaba trabajando. Decidimos tener una reunión informativa entre colegas para apoyarnos después de que una persona muriera. La gerencia apoyó esta iniciativa desde el principio. Como profesional de la salud, me capacitaron para dirigir estas reuniones.

Tratamos de tener una reunión a pocas horas de una muerte. El personal se reúne durante 15 a 20 minutos. La asistencia es siempre voluntaria: las personas van porque lo desean o lo necesitan. A veces hay pocas personas, mientras que en otras la sala se llena con personas de todos los departamentos. No hay jerarquía, solo compañeros de trabajo que recuerdan a nuestro residente especial. La reunión es dirigida por un trabajador de apoyo personal, que ayuda a las personas a sentirse iguales durante la reunión. No hay expectativa de que se tenga que hablar.

Usamos el acrónimo INNPUT ("APORTE" en español) para estructurar la reunión.

***I**—Información sobre el residente: nombre, tiempo de permanencia aquí y otros detalles pertinentes.*

***N**—Necesidad de hacer. Lo que podemos hacer para ayudar al personal para terminar el turno, pasar el día o la semana. Los miembros del personal pueden necesitar un abrazo, alivio o reconocimiento de que la persona fue muy especial para ellos.*

***N**—Necesidad de decir. Intercambiar historias sobre lo que hizo a esta persona especial para cada uno. ¿Qué fue importante para usted sobre el residente y/o su familia?*

***P**—Plan de autocuidado. ¿Qué harás para ayudarte? ¿Ir a dar un largo paseo, ir al funeral, firmar la tarjeta para la familia?*

***U**—Ubicación. Necesitamos entender que todos llevan el duelo de una manera diferente. Comprender que está bien sentirse triste, enojado y/o que falta algo. Estas son todas las partes del proceso de duelo. Necesitamos entender que estos sentimientos pasarán. Para ubicarnos que está bien buscar ayuda a través de otra persona, para acceder al programa de asistencia al empleado o a su propio consejero/persona espiritual.*

***T**—Todos agradecemos. Reconocemos y agradecemos a todos por sus contribuciones al bienestar de nuestros residentes, familiares, hacia nosotros y a ellos mismos.*

(McDonald, 2013b)

Apoyar e informar al personal de atención comunitaria

En situaciones de atención comunitaria, compartir información sobre una muerte y apoyar al personal puede ser más complicado, ya que las personas trabajan diariamente en diferentes lugares de la comunidad. En el rol de enfermería, puede ser útil abogar por una reunión informativa para incluir a los profesionales de la salud que han brindado atención. Es posible que desee alentar al hospital/institución a hacer lo siguiente:

- Notificar a los miembros del personal (independientemente de la función) que estuvieron involucrados en el cuidado de la persona para informarles cuando una persona falleció.
- Identificar el momento adecuado para realizar una reunión informativa después de una muerte.
- Desarrollar una red de amigos que brinde la oportunidad de hablar con un colega mientras se mantiene la confidencialidad.
- Desarrollar un ritual personal para recordar y honrar a la persona que ha muerto, para despedirse y dejarla ir.

La muerte afecta a todos. Cuídense.

Preparar la transferencia del cuerpo

Cada hospital o institución tiene políticas sobre cómo cuidar el cuerpo y prepararlo para su transportación. En enfermería se debe estar familiarizado con estas políticas y seguirlas. En México, los profesionales de enfermería, con apoyo del camillero, envuelven el cuerpo con una sábana con la cara descubierta y colocan membretes sobre la sábana a la altura del pecho con el nombre de la persona, edad, sexo, numero de expediente, hora de la defunción y fecha.

Se le permite a la familia despedirse de él; y posteriormente, el cuerpo se traslada al departamento de patología en donde es entregado el cuerpo a la familia y al servicio funerario.

La siguiente lista es un ejemplo de lo que ocurre en algunos hospitales u hogares residenciales:

- El profesional de la salud o enfermería viste el cuerpo con una bata y lo cubre con una sábana, dejando la cara expuesta.
- El profesional de enfermería suele llamar a la agencia funeraria cuando el cuerpo está listo para ser removido, pero la familia puede completar esta tarea si lo desea.
- El personal de la funeraria pone el cuerpo en una bolsa para cadáveres, cierra la bolsa, coloca el cuerpo en una camilla y transporta el cuerpo a la funeraria.
- La familia puede querer acompañar al cuerpo en la furgoneta de la funeraria.
- En un hogar, la familia puede solicitar que la bolsa se deje parcialmente abierta y que la cara de la persona quede expuesta. Esto brinda a la familia la oportunidad de besar a la persona, poner una flor en el pecho o realizar algún otro ritual para despedirse.

Puede ser útil informar a la familia que la remoción del cuerpo a menudo puede parecer tan definitiva como la muerte misma. La familia puede querer estar presente cuando se retire el cuerpo o preferir ir a otra habitación o abandonar las instalaciones antes de que se retire el cuerpo.

Cuando la muerte es súbita e inesperada

Se espera que la preparación para la muerte evite una sensación de crisis cuando ocurra la muerte. Si las personas no se han preparado para la muerte u ocurre de manera repentina e inesperada, entonces es necesario responder rápidamente. Si descubren que una persona murió de manera repentina e inesperada en un entorno residencial o de cuidados intensivos, se deben seguir las políticas y protocolos del hospital/institución.

Cuando ocurre una muerte repentina e inesperada en el hogar de una persona, se debe:

- Llamar al 911/número de emergencias.
- Notificar al médico y seguir las políticas del hogar.
- Dejar a la persona y la habitación como la hayan encontrado.
- Permanecer con el cuerpo hasta que lleguen los paramédicos.

El papel del forense cuando la muerte es repentina

El forense puede estar involucrado cuando la muerte de una persona es repentina o inesperada. El papel del forense es confirmar la identidad de la persona que falleció, la causa probable, así como el momento de la muerte. El forense clasifica la muerte como natural, accidental, suicidio, homicidio o indeterminado.

Si el forense determina que la muerte se debe a causas naturales, por lo general no se lleva a cabo ninguna investigación adicional. Si existen dudas sobre la identidad de la persona o la causa de la muerte, el forense realizará investigaciones. Si ustedes son quienes descubrieron a la persona muerta y el forense está involucrado, puede ser que los entreviste y les pida que describan lo que vieron. El papel del forense es proteger al público y ayudar a identificar los factores que contribuyen a las causas prevenibles de muerte. El forense también ayuda a la familia al proporcionar enlaces a recursos y apoyos.

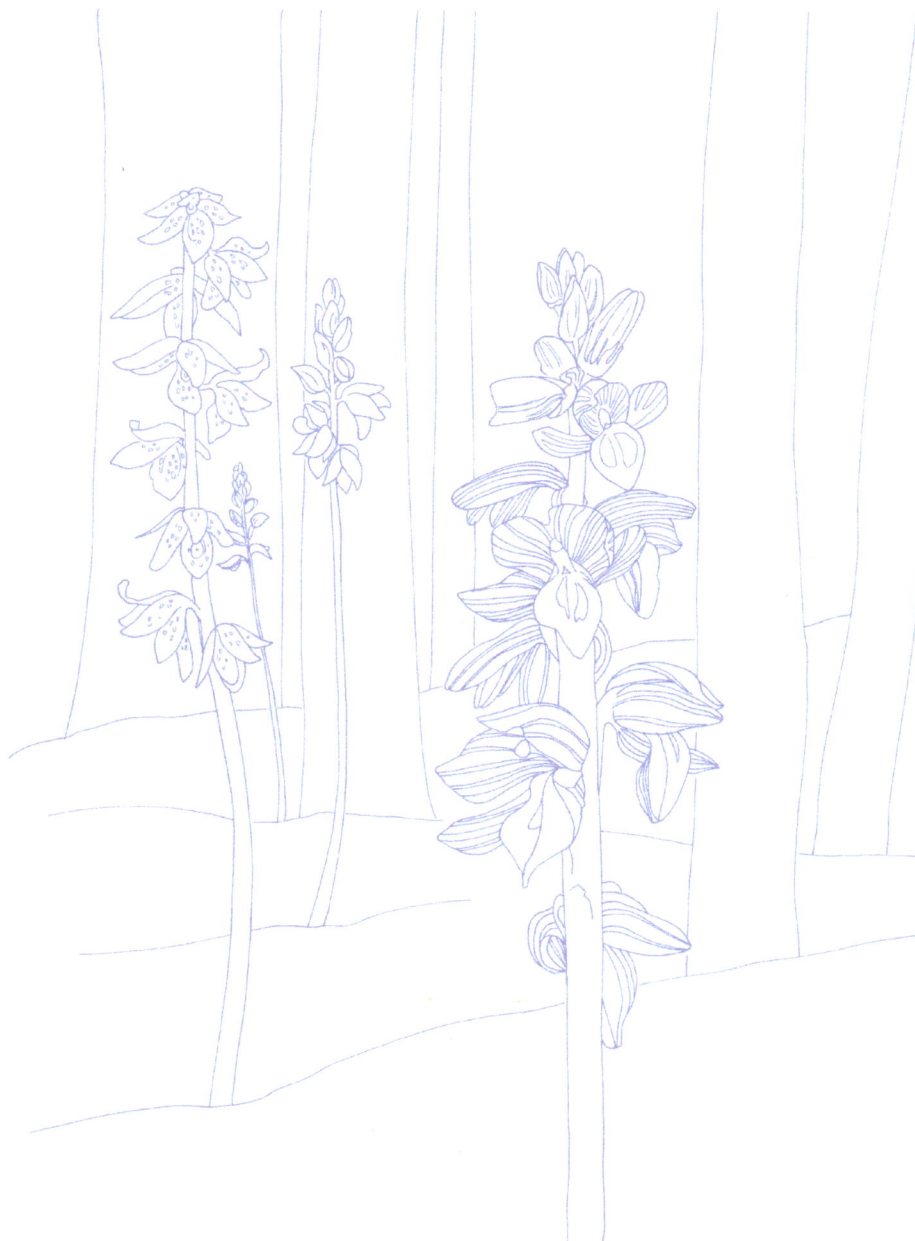

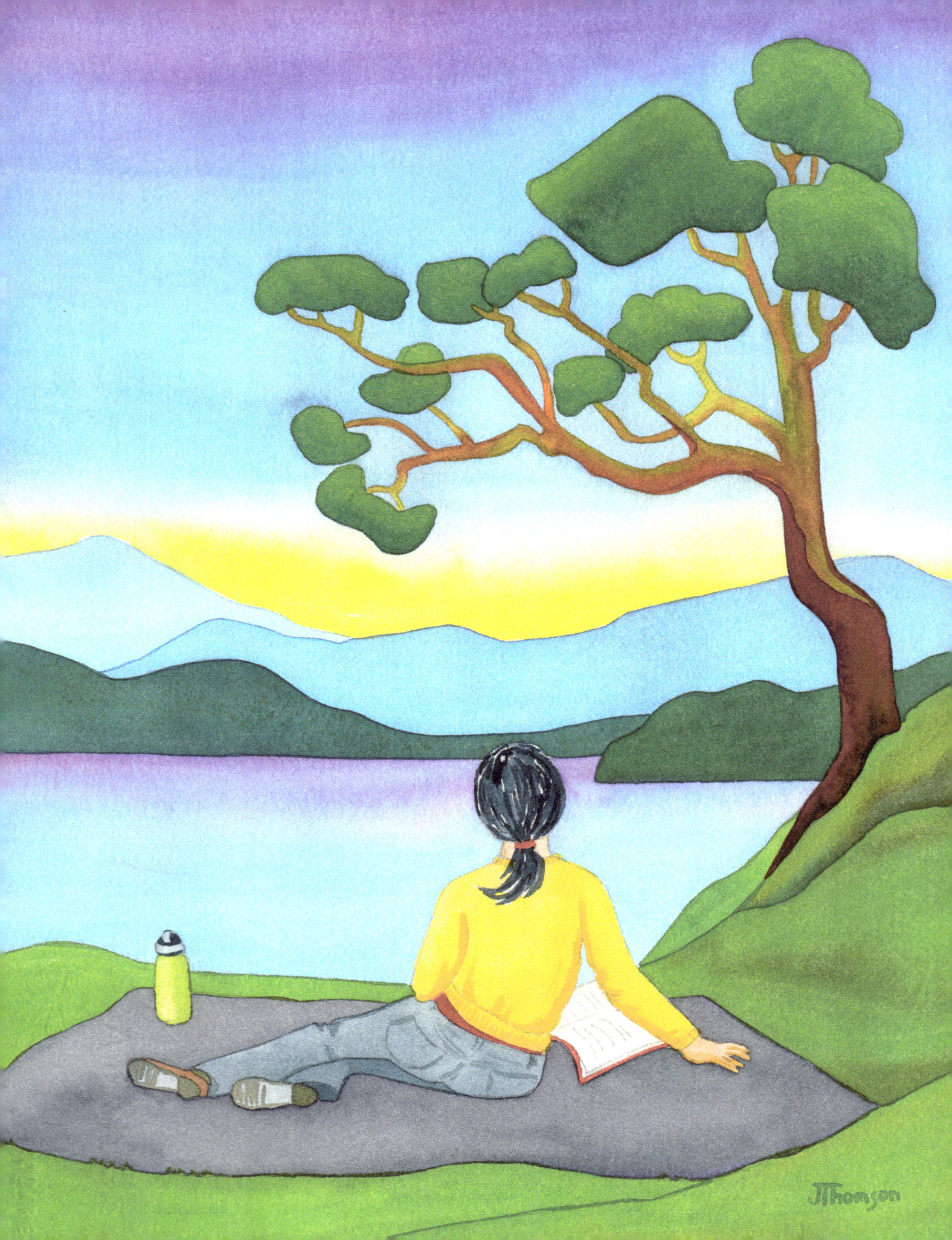

Cuidando de ustedes

Brindar atención a las personas en vías de morir los cambiará

Cuidar de las personas en proceso de morir tendrá un impacto en ustedes y los cambiará. En su libro *Kitchen Table Wisdom: Stories that heal*, Rachel Naomi Remen dice:

> La expectativa de que podamos estar involucrados en el sufrimiento y la pérdida a diario y no ser sensibilizados por ello es tan poco realista como esperar poder caminar a través del agua sin mojarse.
>
> (Remen, 1997)

Al brindar cuidados paliativos, habrán consecuencias tanto positivas como negativas. En el lado positivo, estar con las personas durante su proceso de muerte puede mejorar su disfrute de la vida, aumentar su aprecio por las cosas simples, fortalecer su capacidad de empatía y estar más conscientes de los desafíos que las personas experimentan. Estos beneficios pueden incrementar su capacidad de atención e inspirarlos a enfrentar sus propios desafíos con renovada entereza y determinación.

En la parte negativa, podrá haber ocasiones en que su trabajo y el dolor que atestiguan los haga sentir afligidos,

tristes y agotados. Pueden estar sufriendo la pérdida de la persona que murió como propia. Pueden sentir que resulta injusto que ustedes se puedan mover mientras que la persona a la que están brindando atención no puede hacerlo y que ustedes están viviendo al tiempo que otro ser humano está muriendo.

El propósito de este capítulo es enfatizar la importancia de cuidar de ustedes mismos. Ustedes realizan un trabajo invaluable y necesitan brindar cuidados tanto a sí mismos como a los demás. Las actividades que pueden ayudarlos y fortalecerlos incluyen el desarrollo de redes de apoyo social sólidas; aprender y crecer a través de la educación; y buscar asesoría, orientación y consejos; además, las actividades que pueden ayudarlos a recargar sus energías incluyen tomarse un momento, reflexionar, agitar las cosas un poco y practicar estrategias de atención plena. Si su compasión está alineada con sus intenciones y el trabajo que realizan, entonces su trabajo puede brindarles energía en lugar de agotarla.

Reconociendo la fatiga por compasión

Françoise Mathieu, consejera de salud mental, especialista en fatiga por compasión y autora de *The Compassion Fatigue Workbook* (Mathieu, 2012), anima a los profesionales de salud a cuidarse tanto a sí mismos como a otros. Ella trabaja con organizaciones de ayuda para desarrollar formas de apoyar mejor a su personal. Me siento honrada por la importante contribución de Mathieu a este capítulo y le agradezco por ello.

En enfermería se requieren cuidados personales para evitar el agotamiento y la fatiga por compasión. El término "fatiga por compasión" abarca el agotamiento emocional y físico que puede ocurrir cuando los profesionales de enfermería/salud no pueden recobrar la energía y recuperarse lo suficientemente rápido como para satisfacer las demandas emocionales y físicas de su trabajo. En

enfermería, al realizar este trabajo, cuidar a la persona en vías de morir y a su familia, así como presenciar el dolor día tras día y año tras año, se corre un alto riesgo de desarrollar fatiga por compasión. Además de las demandas del trabajo en sí, los desafíos como la alta carga de trabajo, la falta de personal y las políticas y procedimientos contribuyen a este tipo de fatiga. El autocuidado puede ayudarlos a soportar los efectos negativos y beneficiarse de los efectos positivos de cuidar a las personas en proceso de morir. Sin un amortiguador provisto para el autocuidado, podrían llegar a perder su capacidad de brindar un excelente cuidado a estas personas; por ejemplo, ante la fatiga compasiva se puede ser impaciente, irritable y cínico, ser menos sensible o capaz de empatizar con las personas, así como ser negligente o tratar con desdén el sufrimiento de la persona en vías de morir y la familia.

Cómo identificar los signos de fatiga por compasión

Las personas que cuidan a la gente en vías de morir difieren mucho en el tipo y cantidad de cuidados personales que necesitan. Sus necesidades de autocuidado también pueden cambiar a medida que desarrollen habilidades y aprendan de sus experiencias como profesionales de la salud.

Françoise Mathieu desarrolló una tabla (Figura 1) sobre pensamientos y sentimientos que los profesionales de la salud pueden usar para evaluar sus necesidades de cuidado

Figura 1. Evaluación de las necesidades de autocuidado

Zona verde	Zona amarilla
Emocional	**Emocional**
Están en su mejor nivel: bien descansados, organizados y con la sensación de estar en la cima del mundo.	No están del todo bien. Las cosas no fluyen como antes.
Están entusiasmados con su trabajo y emocionados de ir a trabajar todos los días. Lo aman.	Quizá estén más cansados, más irritables. Están empezando a sentirse con sobrecarga de trabajo y tal vez abrumados por las exigencias que se les imponen.
	Una vez amaron el trabajo que hacían, pero ahora se aburren cuando la gente les cuenta sus problemas. Ignoran los problemas que no pueden solucionar y solo formulan preguntas que resultarán en una discusión fácil y positiva.
Pensamientos	**Pensamientos**
La vida es buena. El trabajo es bueno. ¡Vamos!	*Amaba mi trabajo, durante años lo hice. Después, con todos los recortes, menos personal, menos recursos, sin flexibilidad para cambiar de turno o tomarme un descanso, sin periodos de vacaciones… los cambios recientes en las políticas, estoy empezando a odiar el trabajo; y no solo siento enojo con la administración, ni siquiera siento la misma alegría de cuidar a las personas que se me asignan. Lo odio; y me odio por no trabajar con la alegría con la que siempre lo desempeñé.*
Reflexión	**Reflexión**
¿Están en la zona verde?	¿Han estado en la zona amarilla? ¿Qué se siente estar en esta zona? A veces las personas viven en este lugar sintiéndose sobrecargadas y apenas son conscientes de ello. ¿Qué los trajo a este lugar de fatiga creciente?
Si no están en ella ahora, ¿recuerdan haber estado ahí?	¿Tienen algún síntoma físico de fatiga? ¿Dolor crónico? ¿Dolores de cabeza? ¿Dolor de espalda?
Para ustedes, ¿qué se siente estar en la zona verde? Tómense un momento para sentirlo y disfrutar de esa sensación de energía e inspiración.	¿Tienen síntomas emocionales? ¿Irritabilidad? Lagrimeo?
En su vida, ¿de qué manera se cuidan para permanecer en la zona verde?	A algunas personas les resulta más difícil cuidarse en la zona amarilla: consumen más comida chatarra, hacen menos ejercicio y duermen menos. ¿Cuáles son sus hábitos de salud cuando están en la zona amarilla?
	¿Podrían pensar en algo que pueda llevarlos a la zona roja? ¿Qué podrían hacer para volver a la zona verde?

personal en relación con la fatiga por compasión y evaluar en qué zona de la tabla se encuentran (Mathieu, 2012).

Mathieu usa los colores de un semáforo para indicar cuándo es seguro seguir adelante (verde), cuándo deben proceder con cautela (amarillo) y cuándo detenerse (rojo). Si bien los colores indican zonas, es útil pensar en ellas como un continuo de estar saludable a no saludable y que se padece de fatiga inmovilizadora severa. El objetivo es alentar a los profesionales de enfermería y otros profesionales de la salud a tomar conciencia de su salud general y a utilizar estrategias que los ayuden a mantenerse saludables y en la zona verde.

Los invito a usar la tabla a continuación para evaluar en dónde se encuentran en este momento.

Figura 1. Evaluación de las necesidades de autocuidado Continuación

Zona roja

Emocional

Se sienten incapaces de cumplir. Si es que pueden dormirse, se despiertan preguntándose cómo levantarse de la cama, cuidar a los niños, ir al trabajo y cuidar un día más a esas personas que les fueron asignadas.

No tienen interés en escuchar de ningún problema o abogar por alguien que necesite algún cambio y esperan que nadie les pregunte nada adicional.

Sus compañeros de trabajo, si no están al tanto, deben ser conscientes de dejarlos solos y no pedirles su ayuda.

O:

Con frecuencia sienten ganas de llorar por cualquier cosa. Les irrita si alguien se les queda viendo.

Alguien les sugirió que tomaran una licencia por estrés, pero no pueden imaginarse cuánto trabajo puede tomar para que eso suceda.

Se preguntan si sería más fácil dejar su trabajo.

Nunca antes habían estado deprimidos, pero se preguntan si es así como se ve y se siente la depresión.

Pensamientos

No pensé que tuviera un problema. Sabía que estaba cansado; que estaba frustrado… pero un día desperté y no podía salir de la cama. No podía cuidar de mis hijos o ir a trabajar. Estaba total y completamente inmóvil. Mi pareja me llevó al médico y me dio de baja del trabajo por un mes; yo no lo podía creer. Un mes… seguramente me sentiría mejor en unos días; sin embargo, pasó un mes y el adormilamiento apenas estaba desapareciendo y el dolor apenas comenzaba. Me tomó nueve meses volver al trabajo.

Reflexión

¿Han estado en la zona roja? ¿Están ahora en ella? ¿Cómo es estar en la zona roja?

Si están en la zona roja ahora, platíquenlo con su médico o consejero. Obtengan apoyo de un programa de asistencia para empleados.

¿Hay algo que puedan hacer hoy para ayudarse?

¿Podrían contactar a un amigo o supervisor para hablar sobre cómo están?

¿Podrían pedir apoyo a amigos/familiares para que los ayuden a obtener apoyo profesional y desarrollar algunas estrategias para salir de la zona roja?

Prevención de la fatiga por compasión

Las siguientes estrategias pueden ayudarlos a recargarse de energía, a reenfocarse, cuidarse y mantenerse en la zona verde. Si están agotados emocionalmente, es posible que deban buscar ayuda profesional, así como implementar las estrategias de cuidado personal en su rutina diaria.

Desarrollar la autoconciencia

Las prácticas de reflexión personal, como se explica en el Capítulo 3, "Preparación para el cuidado", pueden ser estrategias valiosas para explorar problemas personales y comprender sus necesidades. Escribir en un diario o hablar con un amigo o consejero son otras estrategias útiles de reflexión.

El autocuidado significa revisar sus emociones y nivel de energía.

Mantener los límites terapéuticos es parte de un autocuidado eficaz.

Tomar en cuenta lo siguiente puede ser de ayuda para desarrollar sus habilidades de reflexión:
- Escaneen mentalmente su cuerpo y "escuchen" lo que les dice sobre cómo se sienten. ¿Cómo está su nivel de energía? ¿Cómo se comunica su cuerpo con ustedes cuando se sienten tensos, estresados, heridos, enojados, resentidos entre otras emociones? Por ejemplo, ¿les salen ronchas, tienen malestar estomacal, dolor, dolor de cabeza u otra molestia física? Reflexionen sobre la manera en que procesan sus emociones.
- ¿Qué hacen cuando se sienten enojados? ¿Hablan de ello, hacen ejercicio, explotan o se tragan su ira?
- ¿Qué hacen cuando están tristes?
- ¿Qué hacen cuando se sienten abrumados?
- Escuchen sus conversaciones. ¿De qué hablan? ¿De qué manera describen su trabajo, a sus colegas, a las personas que cuidan?
- Cuando comiencen a sentirse estresados, examinen su toma de decisiones:
  - ¿Aceptan hacer cosas para las que no tienen tiempo?
  - ¿Asumen más responsabilidades?
  - ¿Beben alcohol o comen en exceso?
  - ¿Cancelan las citas de autocuidado, las citas con el médico, cortes de pelo u otras citas relacionadas con ustedes?

Recordar sus límites

Establecer y mantener límites terapéuticos al cuidar a las personas en vías de morir puede ser difícil por muchas razones. La persona en proceso de morir o su familia pueden pedirles que realicen tareas o respondan a preguntas que están fuera de su área de práctica. Si trabajan en la comunidad (especialmente en una comunidad pequeña), la persona y la familia pueden comenzar a pensar en usted como parte de la familia extendida en lugar de ser un profesional de la salud contratado para brindar atención. Las expectativas de su jefe sobre su trabajo pueden ser diferentes de las de la persona o la familia.

Su nivel de estrés aumentará si no tienen límites claros. Establecer límites puede ser aún más difícil cuando se está estresado y fatigado.

Los límites poco claros conducen al agotamiento emocional y pueden ser un signo de sobrecarga de trabajo. Si están cerca de la zona roja, los límites se vuelven cada vez más confusos. Algunas personas se vuelven muy rígidas cuando su energía se agota; otras pueden volverse excesivamente flexibles y trabajar fuera de los límites de la descripción de su trabajo, tal vez porque se sienten culpables por estar saludables o sentir pena por la persona que cuidan.

Estrategias para mantener los límites

Escuchen lo que dicen sobre su empleo en el trabajo y en casa; por ejemplo, expresiones de enojo o resentimiento:

No me contrataron para traer el té a la familia y no lo hago. ¡No me quedaré después del trabajo ni un minuto más. No pueden esperar que nos quedemos!

Consideren estas estrategias:
- Hablen con un colega, mentor o jefe de confianza cuando deseen brindar atención fuera del horario laboral:

La esposa del paciente necesita tanta ayuda como él. Informé al equipo, pero hasta ahora la esposa no ha recibido ninguna ayuda. Tomé tiempo de otra visita y la ayudé a lavarse y vestirse. La semana pasada en mi día libre, hice algunas tareas para ellos. Me gustaría hablarles acerca de esto y sobre establecer límites.

- Revisen la descripción de su puesto y las políticas de los empleados para recordar lo que se espera de ustedes.
- Escriban estos límites en su diario.

Si viven y trabajan en una comunidad muy pequeña, es posible que haya capacitación o asesoramiento disponibles por teléfono para ayudarlos a obtener una perspectiva sobre los problemas locales sin romper la confidencialidad.

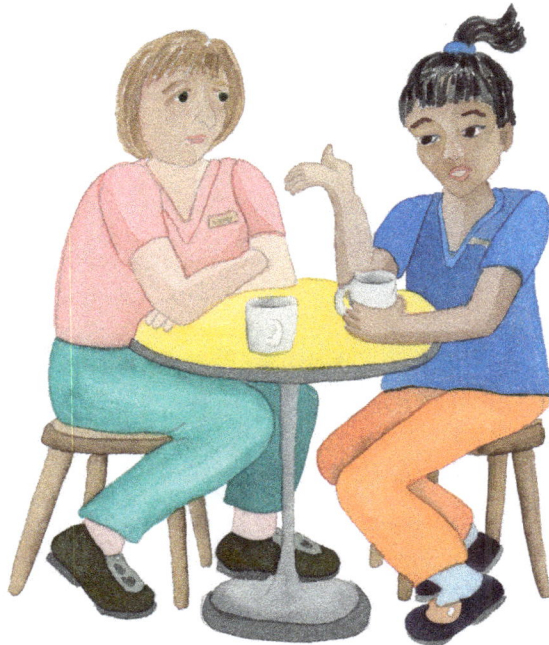

Estrategias para desarrollar una sólida red de apoyo

Busquen maneras de reunirse con colegas:
- Construyan relaciones con personas fuera del trabajo.
- Busquen compañeros de ideas afines para conversar e inspirarse.
- Desarrollen un sistema de amigos (con dos o tres personas) o un grupo de estudio y reúnanse para explorar temas relevantes. Juntos pueden probar algunas de las sugerencias a continuación o crear sus propios temas que reflejen sus necesidades en su lugar de trabajo.

Desarrollen estrategias para explorar el autocuidado:
- Hagan preguntas y aprendan de las historias de atención (respetando la confidencialidad).

- Si no pueden conectarse con otras personas en persona, consideren reunirse por teléfono o unirse a un grupo de apoyo en línea.
- Hablen con un colega, amigo o compañero de cuarto sobre el trabajo que hacen, la fatiga que experimentan y lo que resulta útil cuando se sienten muy agobiados.
- ¡Diviértanse! ¡Busquen tiempo para divertirse con sus amigos! ¡Lleven a pasear a un niño!

Estrategias para desarrollar apoyo cuando se trabaja solo/a en la comunidad

Puede ser difícil reunirse e interactuar con otros profesionales de la salud cuando se trabaja solo o en entornos de atención domiciliaria y comunitaria. En estas situaciones, es aún más importante crear una red de apoyo para ustedes. Las siguientes estrategias pueden ser útiles:
- Encuentren colegas con los que se puedan conectar regularmente para comer, hacer una llamada telefónica o una caminata o para compartir algún interés común.
- Reúnanse con su jefe para discutir estos temas:
  - Su deseo de hacer un excelente trabajo, continuar aprendiendo y crecer, mantener su salud y prevenir la fatiga por compasión.
  - Su deseo por conectarse con colegas.
  - Orientación sobre confidencialidad.
  - Formas en que su hospital/institución apoya la retroalimentación, la educación continua, el apoyo entre colegas y el manejo de la carga de trabajo.
  - Su oferta para ayudar a organizar una habitación en su lugar de trabajo donde los profesionales de enfermería puedan reunirse para hablar, comer y tener sesiones educativas. Pueden sugerir a su jefe que contar con redes sociales sólidas ayudan a equilibrar la mente, el cuerpo y el espíritu, y que tener un espacio para este propósito sería una buena inversión.

Cuidar de uno mismo en ambientes de trabajo incómodos o nocivos

Un ambiente de trabajo negativo o tóxico puede llevar al agotamiento del sitio laboral. Sentirse abrumados con su carga de trabajo, así como frustrados de que el hospital/institución no responde a su necesidad de apoyo puede crear sentimientos de distanciamiento e insatisfacción laboral. Equipos enteros pueden ser afectados por esto. En lugar de trabajar juntos y apoyarse mutuamente, el personal puede ponerse en contra, chismorrear, molestar a otros y desarrollar una actitud de "nosotros contra ellos".

Aquí hay algunas cosas que pueden hacer para tratar de evitar que esto suceda en su entorno de trabajo:

- Comprométanse a evitar, iniciar o difundir chismes.
- Desarrollen relaciones con colegas que sean positivos y estén interesados en ser constructivos y proactivos en el trabajo.
- Expresen su gratitud de manera abierta y anónima (por ejemplo, escriban una nota, pongan una flor en el escritorio de alguien).

Recursos de capacitación o asesoría

Como sociedad, brindamos lo que somos y lo que sabemos para trabajar, y después utilizamos las experiencias que ocurren en el trabajo para promover nuestro aprendizaje. La capacitación, la asesoría y los comentarios de los supervisores pueden ayudarlos a aprender de sus experiencias laborales y a sobrellevar un ambiente laboral nocivo. Es posible que tengan su propio programa de orientación profesional o ayuda psicológica o que deseen obtener ayuda a través de un programa de asistencia para empleados. Una gran cantidad de empresas ofrecen este tipo de servicio a los empleados, pero a menudo no se utilizan. Si no han tenido asesoramiento a través de dicho programa, consideren hacerlo.

La asesoría o coaching es un campo emergente que utiliza un enfoque positivo basado en fortalezas para ayudar a las personas a lograr un crecimiento personal y profesional. La primera vez que supe del coaching fue cuando una amiga necesitaba un `conejillo de indias' para una parte de su programa de capacitación de coaching. Estaba encantada de ayudar. Es posible que puedan llegar a los capacitadores a través de una escuela de coaching; podrían ofrecer ayuda a los estudiantes de coaching a aprender. El coaching se proporciona frecuentemente por teléfono, por lo que no es necesario que vivan en la misma área geográfica que el capacitador. La capacitación a distancia puede ser especialmente útil si viven en una comunidad aislada.

Aprendizaje

El aprendizaje es una de mis estrategias favoritas de autocuidado. Me inspiran nuevas ideas y uso el proceso creativo para aplicar lo que aprendí en mi práctica. También me emociona aprender habilidades que me permitan hacer mejor mi trabajo. Estar preparados para hacer su trabajo y tener la educación necesaria puede ayudarlos a mantener el equilibrio en su trabajo. Amplíen sus conocimientos para mantenerse al día con el alcance de la práctica en expansión, los nuevos conceptos y los cambios en las políticas y prácticas. Ningún programa básico puede prepararlos para hacer todo lo que lo que harán.

Estrategias de aprendizaje

Estas son algunas estrategias que les ayudarán a incrementar sus conocimientos:

- Reflexionen sobre qué tipo de educación y aprendizajes los emocionan.
- Traten de identificar los temas sobre los que necesitan aprender más.
- Observen y aprovechen las oportunidades educativas, como talleres, conferencias y clases en su área.
- Soliciten la retroalimentación por parte de los supervisores o un jefe de confianza.
- Reúnanse con colegas y supervisores para desarrollar oportunidades educativas.
- Busquen oportunidades educativas en línea (pueden hacerlo en casa, en pijama, con el gato en su regazo).
- Ofrezcan ayuda con proyectos de investigación y apoyen el desarrollo de habilidades en áreas que les apasionan. Crean en su capacidad para mejorar la atención.

Recargar energía

Recarguen su energía utilizando las diversas estrategias de autocuidado que los nutren a ustedes y a su espíritu. Elijan estrategias que les sean significativas y que les brinden energía. Deben incluirlas en su vida con la regularidad suficiente como para mantenerlos llenos de energía. La parte importante de la recarga de energía es hacer el esfuerzo aunque a veces sientan que no tienen el tiempo o las fuerzas para hacerlo. Es entonces cuando estas estrategias resultan más importantes para su bienestar. A veces, lo más útil que pueden hacer es llamar a su red de apoyo social para que trabajen juntos en esta recarga.

A continuación abordaremos algunas maneras de recargar energías. La lista no es exhaustiva y no se presentan instrucciones. Si una idea les interesa, investiguen más a fondo a través de libros, sitios en la red y cursos para obtener orientación.

Alimentarse de manera sana

Mantener su cuerpo en buenas condiciones ayuda a desarrollar la resiliencia emocional.

Durante un turno pesado es fácil caer en el patrón de comer un bocado rápido y con prisa. Traten de preparar con anticipación bocadillos saludables, fáciles de comer y nutritivos, llévenlos al trabajo y disfrútenlos durante todo el día. Eviten cambiar el consumo de azúcar por carbohidratos como solución rápida. (¡Digo esto cuando sueño con mi helado de chocolate favorito!)

Beber agua

Beber agua es un poco como tomar una ducha: limpia su interior al igual que una ducha limpia su exterior. El agua aumenta la energía, alivia la fatiga, ayuda a limpiar los desechos de su cuerpo y estimula el sistema inmunológico. Mantengan una botella de agua con ustedes en el trabajo y traten de desarrollar el hábito de beber agua entre los tiempos con los pacientes y durante los descansos.

Realizar ejercicios y estiramientos con frecuencia

¡Hagan ejercicio durante al menos 30 minutos al día! (Los primeros 30 minutos de ejercicio brindan el mayor beneficio). Si trabajan en un sitio aislado, puede ser útil hacer ejercicio con otra persona. Si trabajan en un hospital, pueden preferir hacer ejercicio por su cuenta. Si el cuidado físico que brindan requiere mucha fuerza y esfuerzo, consideren asistir a una clase de ejercicios para fortalecer los músculos que utilizan regularmente en el trabajo, o formen un grupo y consulten a un entrenador personal para desarrollar una rutina de ejercicios que aumentará su fuerza y así ayudar a prevenir lesiones.

El estiramiento es otra buena práctica. Pueden aumentar su flexibilidad, rango de movimiento, circulación y nivel de energía, así como reducir el estrés, la tensión muscular y el dolor de espalda.

Hago yoga para relajarme. En el trabajo, cuando siento que mis músculos se tensan, encuentro un espacio de tranquilidad. Respiro profundamente y estiro el área que está rígida. Al hacer esto puedo evitar que los músculos de mi espalda sufran espasmos.

Dormir bien

Duerman bien y lo suficiente. Integren los hábitos de "higiene del sueño" aproximadamente una hora antes de irse a la cama: salgan a caminar, tomen un baño caliente, oren o mediten, lean un libro estimulante, escuchen música relajante y eviten usar dispositivos con pantallas retroiluminadas (por ejemplo, tabletas y teléfonos inteligentes) al menos una hora antes de irse a la cama. Si trabajan en turnos nocturnos o tienen dificultades para dormir, investiguen sobre estrategias adicionales que los ayuden a dormir lo mejor posible.

Convivir con la naturaleza

Estar e incluso observar la naturaleza (incluyendo áreas verdes y árboles) ayuda a reducir el estrés y mejorar la salud.

Mi mochila está en mi espalda… respiro el aire fresco… recorro los primeros tramos del parque, y conforme camino, ya me siento mejor.

Me siento frente al mar, las olas rompen en la orilla… me siento con energía.

Reír

Una de mis canciones favoritas es de la película Mary Poppins: "Me gusta reír, qué alegre es. Me encanta reír… ¡río mejor cada vez!" ¡Qué canción más fabulosa! ¡De verdad me encanta reír! El campo relativamente nuevo del "yoga de la risa" ayuda a las personas a obtener los beneficios de esta actividad a través de ejercicios. Lo que podría comenzar como una risa falsa pronto se convierte en una verdadera. Hace años leí que "la risa es un trote interno" y estoy segura de que esta es una manera de ejercicio con la que me puedo enganchar.

Desarrollar una actitud de gratitud

Sentir y expresar gratitud no solo se siente bien, sino que también puede beneficiar a su cuerpo y a su red social. Las notas de agradecimiento, las flores, las notas adhesivas con comentarios positivos… ayudan a crear un ambiente positivo.

Lleven un diario de gratitud. Al final de cada día, escriban tres cosas por las que están agradecidos. Hagan de su objetivo encontrar algo por lo que estén agradecidos en el trabajo todos los días.

Disfruten de la música "de agradecimiento". Una de mis canciones favoritas de este tipo es "What a wonderful world" (Qué mundo tan maravilloso). Bromeo que cuando mi esposo Ted y yo lleguemos a morir, en una de nuestras lápidas se leerá "Qué mundo tan maravilloso" y en la otra, a la derecha: "¡Pero lo mejor aún está por venir!".

Crear un ritual de transición entre el trabajo y el hogar

Desarrollen un ritual que sea un claro divisor entre el trabajo y el hogar. Pongan cierto tipo de música cuando vayan a su casa, cámbiense de ropa una vez que lleguen a casa o salgan a caminar después del trabajo. Lo importante es enviarle a su mente un mensaje claro de que "el trabajo ya terminó, dejemos atrás las preocupaciones". El uso regular de este tipo de ritual los ayudará a pasar de una mentalidad de trabajo a una de hogar. Si su casa es ruidosa y poblada, intenten darse unos minutos de paz antes de entrar por la puerta.

> *Puse un comedero para pájaros en mi patio trasero. Cuando llego a casa, me siento y me relajo de 5 a 10 minutos junto a él antes de ver a la familia.*

> *Escucho música relajante en el camino a casa para pasar suavemente a la siguiente fase de mi día.*

Aumentar la capacidad de compasión

El Centro de Investigación en Compasión y Altruismo de la Universidad de Stanford descubrió que "la práctica de la compasión se considera tan importante para la salud como una dieta equilibrada y la actividad física".

Darcy Harris, tanatólogo, consejero y autor, proporcionó un seminario web titulado "La capacidad de sostenimiento de la compasión en medio de la pérdida y el dolor" en el que decía: "La fatiga por compasión es realmente más parecida a una sobrecarga empática o una interrupción empática… la compasión, cuando es sostenida por los diversos componentes que la integran, es verdaderamente autosuficiente"(Harris, 2016).

Si volvemos a consultar el Modelo GRACE mencionado en el Capítulo 3 "Preparación para el cuidado", encontrarán los principales dominios de la compasión respecto a la práctica. Los dominios principales son:

G: Ganar atención. Conéctense con ustedes mismos.

R: Recordar la intención. Recuerden por qué eligieron este trabajo.

A: Armonizarse con uno mismo y con los demás. Hay que ponerse en sintonía con uno mismo, con la otra persona y la familia o los miembros del equipo.

C: Considerar lo que va a funcionar. Pregúntense: "¿Qué es lo que mejor funcionará en este caso?"

E: Compromiso y cierre. Implica la liberación, dejar ir y reconocer que este encuentro en particular ya ha terminado.

Harris (2016, folleto) identifica los "estados límite" como marcadores de sobrecarga empática. Los estados límite se producen cuando uno o más de los dominios principales de compasión están bloqueados o no son compatibles. Cuando los dominios centrales de la compasión están bloqueados, entonces no se expresa la verdadera compasión, lo que conduce al agotamiento en el cuidado. La sobrecarga de empatía ocurre cuando los profesionales de la salud están en sintonía con las personas en vías de morir y sus familias, pero están en desequilibrio con su propia capacidad para establecerse y alinearse con sus intenciones; por ejemplo, tal vez se identifiquen como miembros de la zona amarilla de la tabla de fatiga por compasión presentada anteriormente en este capítulo. Para pasar a la zona verde, observen los dominios centrales de la compasión, identifiquen lo que está bloqueado para ustedes y encuentren formas de abordar y liberar ese bloqueo.

El Centro para la Mente Contemplativa en la Sociedad desarrolló el "Árbol de las Prácticas Contemplativas" (Figura 2) como una manera de ayudar a las personas a practicar y crear el hábito de ser consciente e intencional en su vida profesional y personal. Tal vez descubran que son más propensos a algunas de las sugerencias que otras y eso está bien. No es necesario que intenten hacer todas las prácticas; usen solo las que les atraigan.

Entendiendo el árbol

En el Árbol de las Prácticas Contemplativas, las raíces simbolizan las dos intenciones que son la base de todas las prácticas contemplativas. Las raíces del árbol abarcan y trascienden las diferencias en las tradiciones religiosas en las que se originaron muchas de las prácticas y dejan espacio para la inclusión de nuevas prácticas que se están creando en contextos seculares.

Las ramas representan diferentes agrupaciones de prácticas; por ejemplo, las prácticas de quietud se centran en tranquilizar la mente para desarrollar la calma y el enfoque. Las prácticas generativas pueden tomar muchas formas diferentes, pero comparten la intención común de generar pensamientos y sentimientos, como pensamientos de devoción y compasión, en lugar de calmar y aquietar la mente. (Tengan en cuenta que dichas clasificaciones no son exclusivas ya que muchas prácticas pueden incluirse en más de una categoría).

No es posible incluir todas las prácticas contemplativas en el árbol. Afortunadamente, el Centro para la Mente Contemplativa en la Sociedad (disponible solo en inglés) ofrece descargas gratuitas de un árbol en blanco para que las personalicen con sus propias prácticas. Este árbol en blanco está disponible en el sitio web de la organización (contemplativemind.org/practice/tree).

Las actividades no incluidas en el árbol (incluso aquellas que pueden parecer mundanas, como la jardinería o la alimentación) pueden entenderse como prácticas contemplativas cuando se realizan con la intención de cultivar la conciencia y la sabiduría.

Práctica de la consciencia plena

La consciencia plena es una de las estrategias más eficaces para reducir la fatiga por compasión. El entrenamiento regular y consistente en una consciencia o atención plena desarrolla el entendimiento sobre sus pensamientos, sentimientos y sensaciones a medida que surgen de manera natural, de modo que cuando se encuentren en una situación estresante, puedan reconocer sus acciones y reacciones sin ser controladas automáticamente por ellas.

Existen muchas maneras de practicar la atención plena. Un enfoque muy popular y bien investigado es la reducción del estrés con base en la conciencia plena (MBSR, por sus siglas en inglés), desarrollada hace más de 30 años por Jon Kabat-Zinn, profesor de Medicina y fundador de la Clínica de Reducción del Estrés en la Facultad de Medicina de la Universidad de Massachusetts. Kabat-Zinn define la consciencia plena como "prestar atención de una manera particular; con un propósito, en el momento presente y sin juzgar "(Kabat-Zinn, 1994). La capacitación MBSR por lo general consiste en un programa de ocho semanas para implementar prácticas de consciencia plena como herramientas para reducir el estrés y fomentar el autodescubrimiento.

La atención plena se puede practicar en cualquier lugar. Pueden aplicarla a sus tareas diarias; por ejemplo, cuando laven los platos, presten atención a la sensación del agua tibia en sus manos, al brillo y textura de las burbujas de jabón, al sonido de fregar una olla. Cuando noten que su mente se ha alejado de su tarea, vuelvan a centrar su atención en ella. Esto puede parecer simple, ¡pero puede ser sorprendentemente difícil de lograr al principio! Centrarse en la respiración es un método que se usa a menudo para enseñar la atención plena. Aquí hay algunas instrucciones para realizar una meditación básica sobre la atención plena de la respiración.

Figura 2. El árbol de las prácticas contemplativas

El Árbol de las Prácticas Contemplativas

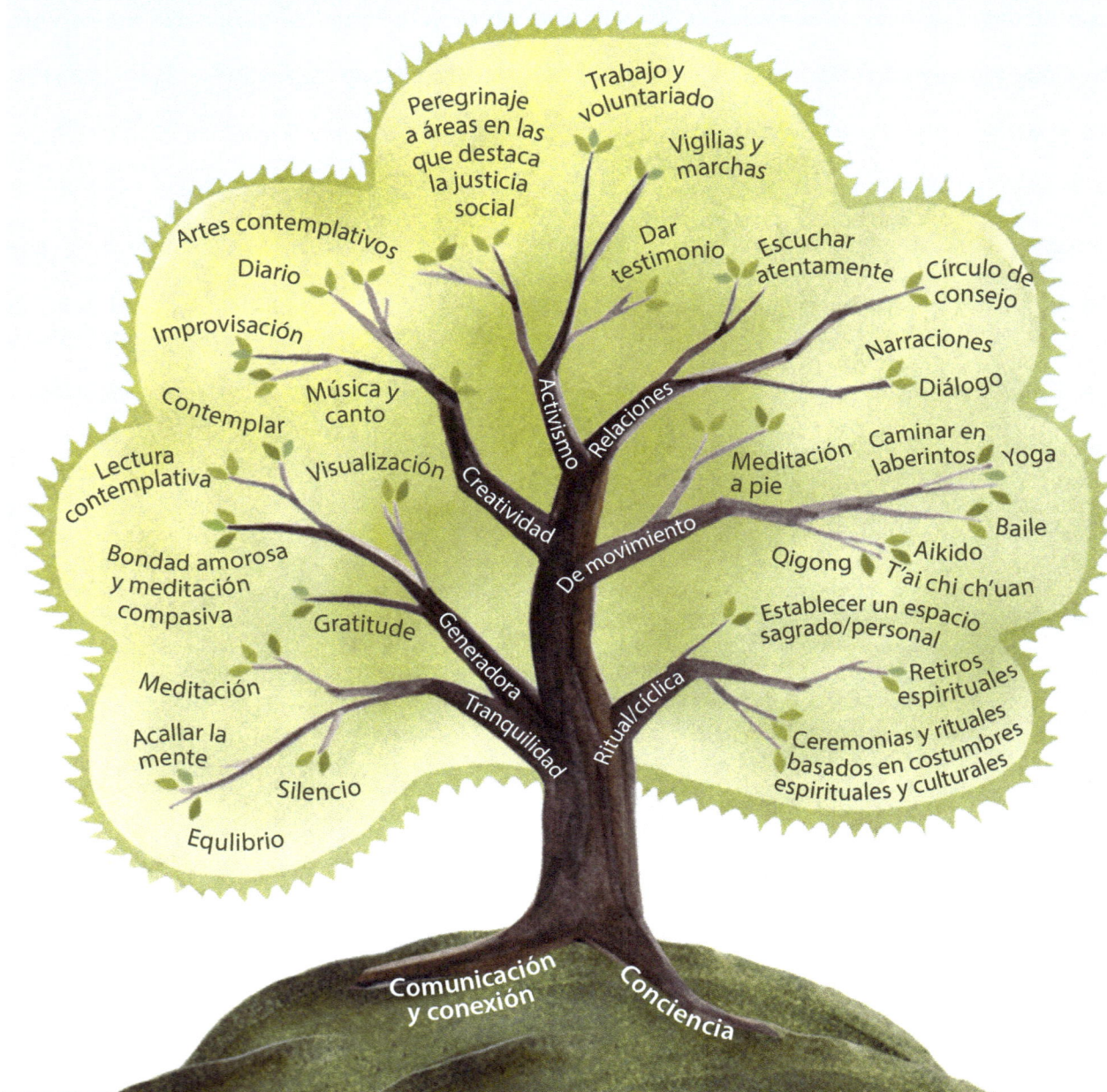

Peregrinaje a áreas en las que destaca la justicia social

Trabajo y voluntariado

Vigilias y marchas

Artes contemplativos

Diario

Dar testimonio

Escuchar atentamente

Círculo de consejo

Improvisación

Narraciones

Diálogo

Contemplar

Música y canto

Activismo

Relaciones

Lectura contemplativa

Visualización

Creatividad

Meditación a pie

Caminar en laberintos

Yoga

Bondad amorosa y meditación compasiva

De movimiento

Baile

Gratitude

Qigong

T'ai chi ch'uan

Aikido

Meditación

Generadora

Establecer un espacio sagrado/personal

Acallar la mente

Tranquilidad

Ritual/cíclica

Retiros espirituales

Silencio

Ceremonias y rituales basados en costumbres espirituales y culturales

Equlibrio

Comunicación y conexión

Conciencia

El Centro de una Mente Contemplativa en Sociedad
www.contemplativemind.org

Un ejercicio de atención plena

Elijan un lugar/espacio tranquilo donde no sea probable que los molesten durante los próximos 5 a 10 minutos. Siéntense cómodamente o acuéstense en el suelo.

Concéntrense en la sensación del aire que entra y sale por su nariz. No hay necesidad de respirar de una manera especial; solo noten las sensaciones naturales de su respiración, sin interpretarlas ni juzgarlas. Si cerrar los ojos les ayuda a relajarse y concentrarse, háganlo. También está bien mantenerlos abiertos o parcialmente abiertos.

A menos que estén muy cansados (en cuyo caso es probable que se queden dormidos), podrían distraerse con un millón de pensamientos. No se preocupen, eso es normal. Solo dirijan su mente de nuevo hacia el aire que entra y sale de sus fosas nasales.

Es posible que deban volver a la realidad mil veces durante los 10 minutos. Está bien; simplemente vuelvan con la frecuencia que necesiten. Si lo hacen regularmente, con el tiempo será más fácil mantener su atención y restablecer su enfoque.

(Kabat-Zinn, 1994)

Moverse

Al reflexionar y revisar su vida y trabajo, pueden sentir la necesidad de un cambio. Puede ser tan simple como solicitar una nueva asignación o una transferencia a una nueva unidad o que necesiten trabajar para una empresa o jefe diferente. Es posible que deseen reducir la cantidad de horas que trabajan a la semana o la cantidad de horas que trabajan como profesionales de la salud o tal vez quieran tomarse unos meses para su cuidado personal por completo. Pueden sentirse motivados haciendo un trabajo totalmente diferente; por ejemplo, en una florería o en una tienda.

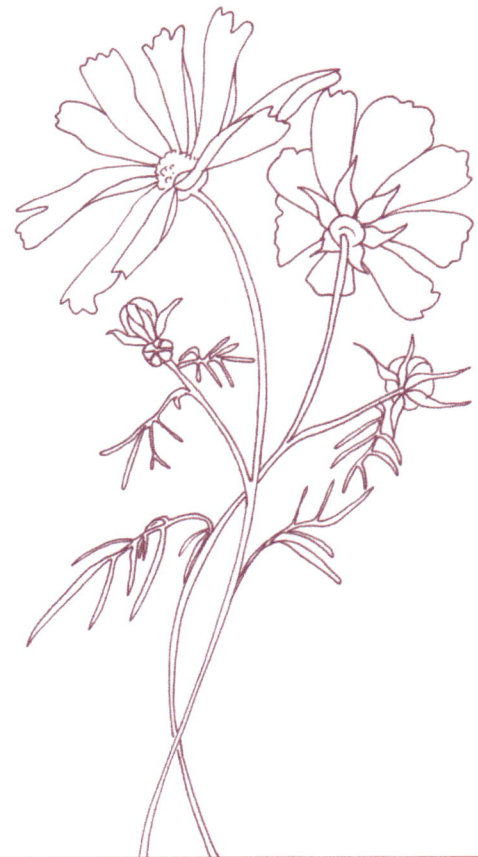

Pensamientos finales

El cuidado personal es esencial para mantener su capacidad de seguir cuidando a los demás y proteger su propia salud. La fatiga por compasión puede ser una consecuencia de trabajar con personas que experimentan enfermedades que amenazan la vida. Una estrategia es observar dónde están en términos de fatiga por compasión y obtener ayuda y apoyo antes de sufrir un agotamiento emocional total. Otra estrategia es aprender más acerca de la compasión y cómo enfocar sus acciones, estar abiertos a todas las posibilidades y brindar un cierre final a cada encuentro para que no se produzca fatiga.

Cuídense tanto como cuidan a los demás. Utilicen el apoyo social y de asesoría, disfruten de las oportunidades para continuar su capacitación y reponer energías regularmente. Cuando estén fatigados, tómense un momento, reflexionen, sacudan un poco las cosas y consigan un poco de apoyo adicional. Permitan que su trabajo como profesionales de la salud fortalezca y enriquezca su vida. Esto es posible si prestan atención a los motivos que los llevaron a este trabajo en primer lugar.

Para concluir, les comparto mi poema favorito, de Deanna Edwards, cantante y compositora que hizo de su profesión ayudar a otras personas a través de la música.

Teach Me to Die

Teach me to die
Hold on to my hand
I have so many questions
Things I don't understand
Teach me to die
Give all you can give
If you teach me of dying
I'll teach you to live

Enséñame a morir

Enséñame a morir
Toma mi mano
Tengo muchas preguntas
Cosas que no comprendo
Enséñame a morir
Da todo lo que puedas dar
Si me enseñas a morir
Yo te enseñaré a vivir

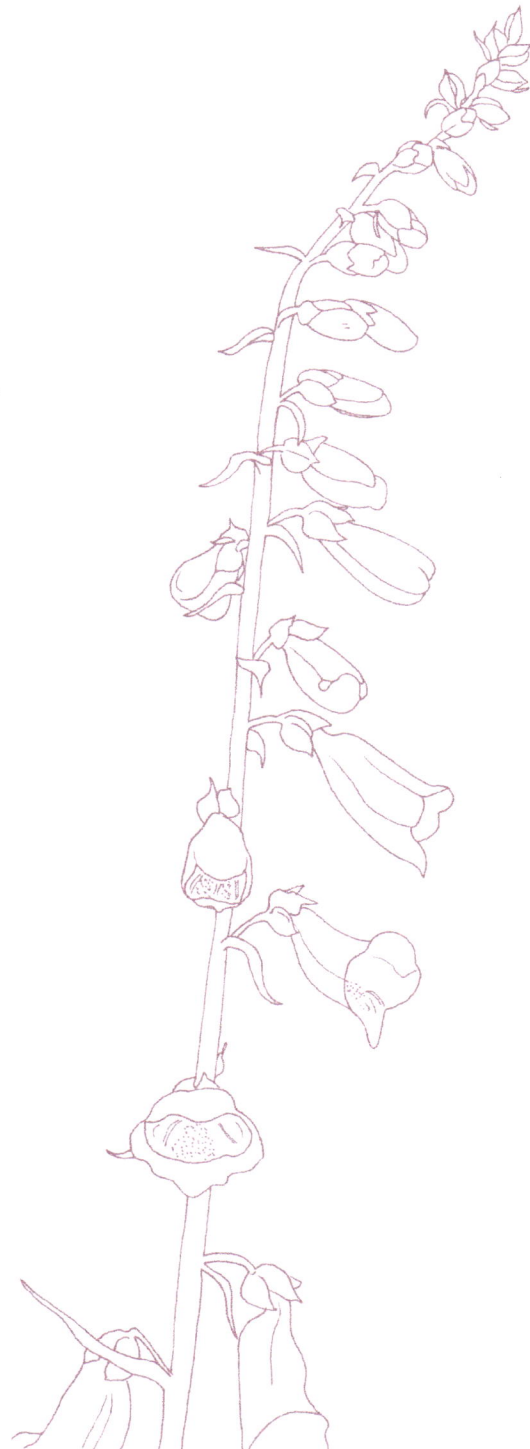

Anexos

Anexo 1
Código de Ética del Consejo Internacional de Enfermeras (CIE/ICN)

El Código de Ética del Consejo Internacional de Enfermeras (CIE o ICN por sus siglas en inglés), constituye la piedra angular de la práctica ética para enfermería alrededor del mundo El texto íntegro del Código, en español, está disponible como parte de los materiales educativos del Consejo en su página web: https://www.icn.ch/sites/default/files/inline-files/2012_ICN_Codeofethicsfornurses_%20sp.pdf.

Esto es lo que dice el preámbulo:

"Las enfermeras tienen cuatro deberes fundamentales: promover la salud, prevenir la enfermedad, restaurar la salud y aliviar el sufrimiento. La necesidad de la enfermería es universal.

Son inherentes a la enfermería el respeto de los derechos humanos, incluidos los derechos culturales, el derecho a la vida y a la libre elección, a la dignidad y a ser tratado con respeto. Los cuidados de enfermería respetan y no discriminan según consideraciones de edad, color, credo, cultura, discapacidad o enfermedad, género, orientación sexual, nacionalidad, opiniones políticas, raza o condición social. Los profesionales de enfermería prestan servicios de salud a la persona, la familia y la comunidad y coordinan sus servicios con los de otros grupos relacionados".

(Consejo Internacional de Enfermeras, 2012)

Anexo 2
Código de Ética de la Asociación Canadiense de Enfermería para Enfermeras Registradas

La Asociación Canadiense de Enfermería publica un Código de Ética para el personal de enfermería registrado, que se compone de dos partes (Canadian Nurses Association, 2017).

Parte I. Valores de Enfermería y Responsabilidades Éticas. Describe las responsabilidades éticas que resultan fundamentales durante la práctica, articuladas mediante siete declaraciones acerca de los valores y responsabilidades primarias. Estas siete declaraciones se anclan en las relaciones profesionales que los y las enfermeras establecen con las personas a su cuidado, así como con estudiantes, colegas en enfermería y otros profesionales de la salud.

Los siete valores principales son:
A. Brindar atención segura, compasiva competente y ética.
B. Promover la salud y el bienestar.
C. Promover y respetar la toma informada de decisiones.
D. Honrar la dignidad.
E. Mantener la intimidad y confidencialidad.
F. Promover la justiciar.
G. Asumir responsabilidades.

Parte II. Esfuerzos Éticos Relacionados con Cuestiones Sociales Amplias. Describe actividades que los profesionales de enfermería pueden emprender para abordar desigualdades sociales. La práctica ética de la enfermería incluye esforzarse en atender aspectos de justicia social que se asocian con la salud y el bienestar.

Anexo 3
Código de Ética para las Enfermeras y los Enfermeros en México

En México, el Código de Enfermería es el producto de la colaboración entre la Comisión Interinstitucional de Enfermería, el Colegio Mexicano de Licenciados en Enfermería (COMLE) y la Asamblea del Colegio Nacional de Enfermeras.

La idea detrás del Código es que la ética le exige al personal de enfermería que dé un testimonio permanente a través de sus acciones en la práctica profesional, de sus convicciones acerca de la dignidad humana y que proporcione atención personalizada y humanista: que los pacientes tienen derecho a recibir un cuidado integral de calidad y para eso se requiere de enfermeros que manifiesten sus valores a través de la paciencia y la inteligencia, con capacidad de observación, reflexión y optimismo.

El Código de Ética para las Enfermeras y los Enfermeros de México se compone de 28 artículos sobre los deberes del personal de enfermería:
- Con las personas
- Como profesionistas
- Para con sus colegas
- Para con su profesión
- Para con la sociedad

Además de los artículos, el Código resume sus puntos centrales como un Decálogo, que se muestra a continuación.

La observancia del Código de Ética, para el personal de enfermería nos compromete a:
1. Respetar y cuidar la vida y los derechos humanos, manteniendo una conducta honesta y leal en el cuidado de las personas.
2. Proteger la integridad de las personas ante cualquier afectación, otorgando cuidados de enfermería libres de riesgos.
3. Mantener una relación estrictamente profesional con las personas que atiende, sin distinción de raza, clase social, creencia religiosa y preferencia política.
4. Asumir la responsabilidad como miembro del equipo de salud, enfocando los cuidados hacia la conservación de la salud y prevención del daño.
5. Guardar el secreto profesional observando los límites del mismo, ante riesgo o daño a la propia persona o a terceros.
6. Procurar que el entorno laboral sea seguro tanto para las personas, sujeto de la atención de enfermería, como para quienes conforman el equipo de salud.
7. Evitar la competencia desleal y compartir con estudiantes y colegas experiencias y conocimientos en beneficio de las personas y de la comunidad de enfermería.
8. Asumir el compromiso responsable de actualizar y aplicar los conocimientos científicos, técnicos y humanísticos de acuerdo a su competencia profesional.
9. Pugnar por el desarrollo de la profesión y dignificar su ejercicio.
10. Fomentar la participación y el espíritu de grupo para lograr los fines profesionales.

El documento completo se puede obtener en varios sitios de hospitales mexicanos; por ejemplo, http://hmasqueretaro.mx/pdf/codigo-etica-enfermeros.pdf.

Anexo 4
Código de Ética de la Asociación Americana de Enfermeras (American Nurses Association; ANA)

La posición de la Asociación de Enfermeras de Estados Unidos es que las decisiones acerca de la vida y la muerte son parte de la enfermería, de modo que la ética es fundamental para la integridad de la profesión de enfermería. Asimismo, si bien los enfermeros y enfermeras se apoyan todos los días para atender apropiadamente sus obligaciones éticas con sus pacientes y con el público, en un ambiente siempre cambiante suelen surgir retos éticos difíciles. La ANA ha generado el Código de Ética que se basa en nueve disposiciones centrales que se muestran a continuación:

Disposición #1
Los profesionales de enfermería realizan su práctica con compasión y respeto por la dignidad, el valor y los atributos únicos de cada persona:

Disposición #2
El compromiso primordial de las y los enfermeros es con sus pacientes, entendidos como un individuo, familia, grupo, comunidad o población.

Disposición #3
Los profesionales de enfermería promueven, apoyan y protegen los derechos, la salud y la seguridad de sus pacientes.

Disposición #4
Los profesionales de enfermería poseen la autoridad y la responsabilidad sobre su práctica profesional; toman decisiones y acciones consistentes con la obligación de promover la salud y brindar cuidados óptimos.

Disposición #5
Cada profesional de enfermería tiene las mismas responsabilidades consigo mismo/a que las que tiene con sus pacientes, incluyendo su deber de promover la salud y la seguridad, mantener un carácter íntegro, mantener su competencia y continuar con su crecimiento personal y profesional.

Disposición #6
Los profesionales de enfermería, a través de sus esfuerzos individuales y colectivos, establecen, mantienen y mejoran tanto el ambiente ético de su lugar de trabajo como las condiciones de su empleo, lo que permite un cuidado de la salud seguro y de calidad.

Disposición #7
Los enfermeros y enfermeras, en todas sus posiciones y ambientes de trabajo, contribuyen al avance de la profesión a través de la investigación, el trabajo académico, el desarrollo de estándares profesionales y la generación de las políticas de enfermería y de salud pública.

Disposición #8
Los profesionales de enfermería colaboran con otros profesionales de la salud y con el público para proteger los recursos humanos, promover la diplomacia en salud y reducir las desigualdades en el acceso a la atención médica.

Disposición #9
La profesión de enfermería, de manera colectiva a través de sus organizaciones profesionales, debe articular los valores de la profesión, mantener su integridad e incorporar los principios de justicia social a las políticas de salud.

El documento completo (en inglés) se puede obtener en la página de la ANA:

https://www.nursingworld.org/practice-policy/nursing-excellence/ethics/code-of-ethics-for-nurses/

Anexo 5
Cuadro de Atención de la CHPCA

		Proceso de atención					
		Exámenes	Comunicación	Toma de decisiones	Plan de cuidado	Cuidado	Confirmación
Temas comunes/Áreas de cuidado	Control de la enfermedad						
	Físico						
	Psicológico						
	Social						
	Espiritual						
	Práctica						
	Cuidado al final de la vida/ Manejo de la muerte						
	Pérdida y duelo						

Anexo 6
Dominios y recomendaciones de las Guías del Proyecto Nacional de Consenso (NCP) en Estados Unidos

Dominio NCP	Recomendaciones
Dominio 1: Estructura y procesos de atención	• Evaluación interdisciplinaria integral del paciente y su familia • Abordar las necesidades identificadas y expresadas del paciente y la familia • Equipo interdisciplinario consistente con el plan de atención • Educación y capacitación • Impacto emocional del trabajo • El equipo tiene relación con casas/institutos de atención • El entorno físico cumple las necesidades del paciente y la familia
Dominio 2: Aspectos físicos de atención	• El dolor, otros síntomas y los efectos secundarios del tratamiento se manejan por medio de las mejores prácticas • El equipo documenta y comunica alternativas de tratamiento que permiten al paciente/familia tomar decisiones informadas • La familia es capacitada y apoyada para proporcionar medidas de confort seguras/apropiadas para el paciente
Dominio 3: Aspectos de atención psicológica y psiquiátrica	• Los problemas psicológicos y psiquiátricos son evaluados y controlados • El equipo emplea terapias farmacológicas, no farmacológicas y complementarias según sea necesario • Se tiene disponible un programa de duelo para pacientes y familias
Dominio 4: Aspectos de atención social	• Evaluación social interdisciplinaria • Plan de atención desarrollado • Referencia a servicios apropiados
Dominio 5: Aspectos de atención espiritual, religiosa y existencial	• Evalúa y aborda preocupaciones espirituales • Reconoce y respeta las creencias religiosas y proporciona apoyo religioso • Hace conexiones con la comunidad y con grupos o individuos espirituales/religiosos, según lo desee el paciente/familia
Dominio 6: Aspectos socioculturales de la atención	• Evalúa y tiene como objetivo satisfacer las necesidades culturales específicas de pacientes y familias • Respeta y se adapta a las prácticas lingüísticas, dietéticas, habituales y rituales de pacientes y familias • El equipo tiene acceso a/usa recursos de traducción • Las prácticas de reclutamiento y contratación reflejan la diversidad cultural de la comunidad
Dominio 7: Atención del paciente con muerte inminente	• Los signos y síntomas de muerte inminente son reconocidos y comunicados • A medida que los pacientes se deterioran, el equipo introduce o reintroduce el servicio terminal • Los signos/síntomas de una muerte inminente son apropiados para el desarrollo, la edad y la cultura
Dominio 8: Aspectos éticos y legales de la atención	• Las metas, preferencias y opciones del paciente se respetan y forman la base del plan de atención • El equipo es consciente de y aborda cuestiones éticas complejas • El equipo tiene conocimiento de los estatutos y regulaciones federales y estatales pertinentes

Bibliografía

AAHPM (American Association of Hospice and Palliative Medicine). (2016). *Statement on physician assisted dying.* recuperado el 6 de julio de 2016 de http://aahpm.org/positions/pad

Abel, J., & Kellehear, A. (2016). "Palliative care reimagined: A needed shift." *British Medical Journal: Supportive Palliative Care.* doi:10.1136/bmjspcare-2015-001009

Abellan van Kan G, Rolland Y, Bergman H, Morley JE, Kritchevsky SB, Vellas B.(2008) The I.A.N.A Task Force on frailty assessment of older people in clinical practice. J Nutr Health Aging. 12(1):29-37.

American Geriatrics Society. (2002). "The management of persistent pain in older persons. AGS Panel on Persistent Pain in Older Persons." *Journal of the American Geratrics Society*, 50(6), 205–224.

American Geriatrics Society Ethics Committee. (2015). "American Geriatrics Society care of lesbian, gay, bisexual, and transgender older adults position statement." *Journal of the American Geriatrics Society*, 63, 423–426.

ANA (American Nurses Association) (2015a). Code of Ethics for Nurses. MD: Nursesbooks.org.

ANA. (2015b). "Demystifying delirium." *The American Nurse.* Recuperado de http://www.theamericannurse.org/index.php/2015/08/31/demystifying-delirium/

American Psychiatric Association. (2000). "Diagnostic and statistical manual of mental disorders" (4th ed). Washington, DC. recuperado de http://www.wai.wisc.edu/pdf/phystoolkit/diagnosis/DSM-IV_Criteria_Delirium.pdf

Arensmeyer, K. (2012). "Nursing management of patients with cancer-related anorexia." Recuperado de https://www.oncolink.org/healthcare-professionals/o-pro-portal/articles-about-cancer-treatment-and-medications/nursing-management-of-patients-with-cancer-related-anorexia

Arrien, A. (2001). "Using extraordinary experiences to cope with loss and change." In Louis LaGrand (Ed.), *Gifts from the Unknown.* San Jose: Author's Choice Press.

Austerlic, S. (2009). "Cultural humility and compassionate presence at the end of life." Santa Clara University: Markkuola Centre for Applied Ethics. Recuperado de https://www.scu.edu/ethics/focus-areas/bioethics/resources/culturally-competent-care/from-chronic-to-critical/cultural-humilitycompassionate-presence/

Balboni, T.A., Paulk, M.E., Balboni, M.J., Phelps, A.J., & Trice, E. (2010). "Provision of spiritual care to patients with advanced cancer: Associations with medical care and quality of life near death." *Journal of Clinical Oncology*, 28, 445–452. doi:10.1200/JCO.2009.24.8005

Barallat E, Nabal M, Canal J, Trujillano J, Gea-Sánchez M, Larkin PJ, Downing MG. (2017) The Spanish Adaptation of the Palliative Performance Scale (Version 2) Among Cancer Patients at the End of Life: Psychometric Properties. J Pain Symptom Manage. 54(4):570-577.e5.

Barnard, A., Hollingum, C., & Hartfiel, B. (2006). "Going on a palliative journey: Understanding palliative care nursing." *International Journal of Palliative Nursing*, 12(1), 6–12. doi:10.12968/ijpn.2006.12.1.20389

Bates BP, Bates BR, Northway DI.(2002) PQRST: A mnemonic to communicate a change in condition. J Am Med Dir Assoc. 3(1):23-5.

BCCLA (British Columbia Civil Liberties Association). (2012). "In Memory of Gloria." recuperado de https://bccla.org/2012/10/in-memory-of-gloria/

Beernaught, K., Deliens, L., De Vleminck, A., Devroey, D., Pardon, K., Van den Block, L., & Cohen, J. (2014). "Early identification of palliative care needs by family physicians: A qualitative study of barriers and facilitators from the perspective of family physicians, community nurses and patients." *Palliative Medicine*, 28(6), 480–490.

Bernabó JL.(2003) Nuevo índice pronóstico de mortalidad en ancianos luego de la internación. Evid Act Pract Ambul 6 (4):115.

Bevan, D., & Thompson, N. (2003). "The social basis of loss and grief: Age, disability and sexuality." *Journal of Social Work*, 3(2), 179–194.

Brady, A.J. (2016) "Helping families cope with cancer-related anorexia and cachexia." *Oncology Nurse Advisor.* Recuperado de http://www.oncologynurseadvisor.com/general-oncology/helping-families-cope-with-cancer-related-anorexia-and-cachexia/article/483636/3/

Bruera, E., Hui, D., Dalal, S., Torres-Vigil, I., Trumble, J., Roosth, J. ... Tarleton, K. (2013). "Parenteral hydration in patients with advanced cancer: A multicenter, double-blind, placebo-controlled randomized trial." *Journal of Clinical Oncology*, 31(1), 111–118.

Bruera, E., Kuehn, N., Miller, M.J., Selmser, P., & Macmillan, K. (1991). "The Edmonton Symptom Assessment System (ESAS): A simple method for the assessment of palliative care patients." *Journal of Palliative Care*, 7, 6–9.

Buchanan, G.F., & Richerson, G.B. (2009). "Role of chemoreceptors in mediating dyspnea." *Respiratory Physiology & Neurobiology*, 167(1), 9–19.

Burki, N.K., & Lee, L.-Y. (2010). "Mechanisms of dyspnea." *Chest*, 138(5), 1196–1201.

Bush, S.H., Leonard, M.M., Agar, M., Spiller, J.A., Hosie, A., Wright, D. ... Lawlor, P.G. (2014). "End-of-life delirium: Issues regarding recognition, optimal management and the role of sedation in the dying phase." *Journal of Pain and Symptom Management,* 48(2), 215–30.

Butot, M.C. (2004) "Love as emancipatory praxis: an exploration of practitioners' conceptualizations of love in critical social work practice." (Master's Thesis). Recuperado de https://dspace.library.uvic.ca//handle/1828/402

Butot, M. (2005). "Reframing spirituality, reconceptualizing change: Possibilities for critical social work." *Critical Social Work* (University of Windsor), 6(2). http://www1.uwindsor.ca/criticalsocialwork/

California Health Advocates. (2007). "Are you practicing cultural humility?—The key to success in cultural competence." Recuperado de http://www.cahealthadvocates.org/news/disparities/2007/are-you.html

Callanan, M., & Kelley, P. (1993). *Final Gifts: Understanding the special awareness, needs, and communications of the dying.* Toronto: Bantam Books.

Canadian Coalition for Seniors' Mental Health. (2006). "National guidelines for seniors' mental health—The assessment and treatment of delirium." Recuperado de http://seniorspolicylens.ca/Root/Materials/Adobe%20Acrobat%20Materials/Delirium_Guidelines.pdf

Canadian Medical Association. CMA Policy: Euthanasia and assisted death. [Internet] Canada: CMA Publications. 2014. Available at: https://legacy.cma.ca//Assets/assets-library/document/en/advocacy/EOL/cma-policy-euthanasia-assisted-death-updated-2014-e.pdf

Canadian Nurses Association (2017) "Canadian Nurses Association's Code of Ethics for Registered Nurses." https://www.cna-aiic.ca/on-the-issues/best-nursing/nursing-ethics

Canadian Thoracic Society. (2011). "Managing Dyspnea in Patients with Advanced Chronic Obstructive Pulmonary Disease." Recuperado de http://www.respiratoryguidelines.ca/sites/all/files/CTS%20COPD%20Dyspnea%20Slide-Kit%202011_Final.pdf

Cancer Care Ontario. (2010). "CCO Toolbox – Symptom Assessment and Management Tools." Recuperado de https://www.cancercare.on.ca/toolbox/symptools/

Capossela, C., & Warnock, S. (2004). *Share the care: How to organize a group to care for someone who Is seriously ill.* Touchstone Books.

Carr, F.M. (2013). "The role of sitters in delirium: An update." *Canadian Geriatrics Journal,* 16(1), 22–36. doi:10.5770/cgj.16.29

Carteret, M. (2011). "Cultural aspects of pain management." Recuperado de http://dimensionsofculture.com/2010/11/cultural-aspects-of-pain-management/

Carvajal A, Hribernik N, Duarte E, Sanz-Rubiales A, Centeno C. (2013) The Spanish version of the Edmonton Symptom Assessment System-revised (ESAS-r): first psychometric analysis involving patients with advanced cancer. J Pain Symptom Manage. 45(1):129-36.

Causton, E. (2016). Personal communication.

CCPNR (Canadian Council for Practical Nurse Regulators). (2013). "Code of ethics for Licensed Practical Nurses in Canada." Recuperado de http://www.clpna.com/wp-content/uploads/2013/02/doc_CCPNR_CLPNA_Code_of_Ethics.pdf

Chávez-Delgado ME, Virgen-Enciso M, Pérez-Guzmán J, Celis-de-la-Rosa A, Castro-Castañeda S. (2007) Delirium en ancianos hospitalizados. Detección mediante evaluación del estado confusional. Rev Med Inst Mex Seguro Soc. 45(4):321-8.

Cheatham, Carla. (2016). Personal communication.

Chochinov, H.M. (2010). "The Patient Dignity Question." Recuperado de http://dignityincare.ca/en/toolkit.html#The_Patient_Dignity_Question

Chochinov, H.M., Johnston, W., McClement, S.E., Hack, R.F., Dufault, B., Enns, M., ... Kredentser, M.S. (2016). "Dignity and distress towards the end of life across four non-cancer populations." *Public Library of Science Online,* 11(1). doi:10.1371/journal.pone.0147607

Chow, K., Cogan, D., & Mun, S. (2015). "Nausea and vomiting." In B.R. Ferrell, N. Coyle, & J.A. Paice (Eds.), *Oxford Textbook of Palliative Nursing* (4th ed.). New York, NY: Oxford University Press. doi:10.1093/med/9780199332342.003.0010

CHPCA (Canadian Hospice Palliative Care Association). (2012). "The palliative approach: Improving care for Canadians with life limiting illnesses." The Way Forward. Recuperado de http://www.hpcintegration.ca/resources/discussion-papers/palliative-approach-to-care.aspx

CHPCA. (2013). "A model to guide hospice palliative care." Recuperado de http://www.chpca.net/media/319547/norms-of-practice-eng-web.pdf.

CHPCA. (2015). "Fact sheet: Hospice palliative care in Canada." Recuperado de http://www.chpca.net/media/400075/fact_sheet_hpc_in_canada_march_2015_final.pdf

CHPCA. (2016). "How to do advance care planning." Recuperado de http://www.advancecareplanning.ca/making-your-plan/

CHPCA & QELCCC (Quality End-of-Life Care Coalition of Canada) (2015). "The Way Forward National Framework: A roadmap for an integrated palliative approach to care." Ottawa, Ontario: CHPCA.

Collier, R. (2011). "Bringing palliative care to the homeless." *Canadian Medical Association Journal,* 183(6). doi:10.1503/cmaj.109-3756

Columbia School of Social Work. (2016). "Complicated grief." Recuperado de http://www.complicatedgrief.org

Covarrubias-Gómez A, Hernández-Martínez EE, Ruiz-Ramírez S & López Collada-Estrada M (2014) Assessment of pain and other symptoms in Mexican patients with advanced illness, Journal of Pain & Palliative Care Pharmacotherapy, 28:4, 394-398.

Coyle, N. (2015). "Introduction to palliative nursing care." In B.R. Ferrell, N. Coyle, & J.A. Paice (Eds.), *Oxford Textbook of Palliative Nursing* (4th ed.). New York, NY: Oxford University Press. doi:10.1093/med/9780199332342.003.0010

Dahlin, C.M. (Ed.). (2013). *Clinical practice guidelines for quality palliative care. National Consensus Project for Quality Palliative Care.* Recuperado de http://www.nationalconsensusproject.org/guidelines_download2.aspx

Dahlin, C.M., & Cohen, A.K. (2015). "Dysphagia, xerostomia, and hiccups." In B.R. Ferrell, N. Coyle, & J.A. Paice (Eds.), *Oxford Textbook of Palliative Nursing* (4th ed.). New York, NY: Oxford University Press. doi:10.1093/med/9780199332342.003.0010

Danis, M. (2015). "Stopping artificial nutrition and hydration at the end of life." Recuperado de http://www.uptodate.com/contents/stopping-artificial-nutrition-and-hydration-at-the-end-of-life

Davidson, K.M. (2011). "Evidence-based practice guideline: Family preparedness and end-of-life support before the death of a nursing home resident." *Journal of Gerontological Nursing,* 37(2), 11–16.

Davies, B., Steele, R., Krueger, G., Albersheim, S., Baird, J., Bifirie, M. ... Zhao, Y. (2016). "Best practice in provider/parent interaction." *Qualitative Health Research,* 1–15. doi: 10.1177/1049732316664712

De Graeff A, Dean M. (2007) Palliative Sedation Therapy in the last weeks of life: a literature review and recommendations for standards. J Palliat Med 10: 67-87.

Diamond, E.L., Russell, D., Kryza-Lacombe, M., Bowles, K.H., Applebaum, A.J., Dennis, J., DeAngelis, L.M., & Prigerson, H.G. (2016). "Rates and risks for late referral to hospice in patients with primary malignant brain tumors." *Journal of Neuro-Oncology,* 18(1), 78–86. doi:10.1093/neuonc/nov156

Doane, G.H., & Varcoe, C. (2016). *How to nurse: Relational inquiry with individuals and families in changing health and health care contexts.* Baltimore: Lippencott Williams and Wilkins.

Dodson, S., Baracos, V.E., Jatoi, A., Evans, W.J., Cella, D., Dalton, J.T., & Steiner, M.S. (2011). "Muscle wasting in cancer cachexia: clinical implications, diagnosis, and emerging treatment strategies." Annual Review of Medicine, 62, 265-79. doi:10.1146/annurev-med-061509-131248

Doka, K.J., & Martin, T.L. (2010). *Grieving beyond gender: Understanding the ways men and women mourn.* New York, NY: Routledge.

Downar, J., Goldman. R., Pinto, R., Englesakis, M., Adhikari, N.K.J. (2017). The "surprise question" for predicting death in seriously ill patients: a systematic review and meta-analysis CMAJ April 3;189: E484-93. DOI: 10.1503/cmaj.160775.

Downing GM, Kuziemsky C, Lesperance M, Lau F, Syme A. (2007) Development and reliability testing of the Victoria Bowel Performance Scale (BPS). J Pain Symptom Manage. 34(5):513-22.

Downing, M., & Wainwright, W. (2006). *Medical care of the dying.* Victoria. B.C.: Victoria Hospice.

Dudgeon, D. (2015). "Dyspnea, terminal secretions, and cough." In B.R. Ferrell, N. Coyle, & J.A. Paice (Eds.), *Oxford Textbook of Palliative Nursing* (4th ed.). New York, NY: Oxford University Press. doi:10.1093/med/9780199332342.003.0010

Dwyer, P. (2016). *Conversations on dying.* Toronto: Dundurn Press.

Dy, S. (2006). "Enteral and parenteral nutrition in terminally ill cancer patients: A review of the literature." *American Journal of Hospice Palliative Care,* 23(5), 369–377.

Economou, D.C. (2015). "Bowel management: Constipation, diarrhea, obstruction, and ascites." In B.R. Ferrell, N. Coyle, & J.A. Paice (Eds.), *Oxford Textbook of Palliative Nursing* (4th ed.). New York, NY: Oxford University Press. doi:10.1093/med/9780199332342.003.0010

ELMMB. (2013). "Topical morphine for painful skin ulcers in palliative care: A treatment guideline." East Lancashire Medicines Management Board. Recuperado de http://www.elmmb.nhs.uk/EasySiteWeb/getresource.axd?AssetID=34123&type

ELNEC. (2015). "End-of-life Nursing Education Consortium (ELNEC) Project. Advanced Palliative Care." Recuperado de http://www.aacn.nche.edu/elnec

Fachado AA, Martínez NS, Roselló MM, Rial JJV, Oliver EB, García RG, García JMF. Spanish adaptation and validation of the supportive & palliative care indicators tool – SPICT-ES. Rev Saude Publica. 2018;52:3.

Ferrell, B., Connor, S.R., Cordes, A., Dahlin, C.M., Fine, P.G., Hutton, N. ... The National Consensus Project for Quality Palliative Care Task Force Members. (2007). "NHPCO Special Article: The National Agenda for Quality Palliative Care: The National Consensus Project and the National Quality Forum." *Journal of Pain and Symptom Managment,* 33, 737–744.

Fraser Health Authority. (2006). "Nausea and vomiting." Recuperado de https://www.fraserhealth.ca/media/14FHSymptomGuidelinesNausea.pdf

Fraser Health Authority. (2009). "Dyspnea." Recuperado de http://www.fraserhealth.ca/professionals/hospice-palliative-care/hospice-palliative-care-symptom-guidelines/hospice-palliative-care-symptom-guidelines

Fraser Health Authority. (2011). "Refractory symptoms and palliative sedation therapy guidelines." Recuperado de https://www.fraserhealth.ca/media/RefractorySymptomsandPalliativeSedationTherapyRevised_Sept%2009.pdf

Fraser Health Authority. (2016a). "Principles of opioid management." In *Hospice palliative care program: Symptom guidelines*. https://www.fraserhealth.ca/media/16FHSymptomGuidelinesOpioid.pdf

Fraser Health Authority. (2016b). "Symptom Assessment Acronym." Recuperado de https://www.fraserhealth.ca/-/media/Project/FraserHealth/FraserHealth/Health-Professionals/Professionals-Resources/Hospice-palliative-care/SymptomAssessmentRevised_Sept09.pdf

Fraser Health Authority. (2016c). "Bowel care." Recuperado de https://www.fraserhealth.ca/media/04FHSymptomGuidelinesBowelCare.pdf

Friedman, B.T., Harwood, M.K., & Shields, M. (2002). "Barriers and enablers to hospice referrals: An expert overview." *Journal of Palliative Medicine*, 5(1), 73–84. doi:10.1089/10966210252785033

Friesen, K.J., Woelk, C., & Bugden, S. (2016). "Safety of fentanyl initiation according to past opioid exposure among patients newly prescribed fentanyl patches." *Canadian Medical Association Journal*. doi:10.1503/cmaj.150961

Gawande, A. (2014). *Being mortal: Medicine and what matters in the end*. New York, NY: Henry Holt and Company.

Ginsburg, M., Silver, S., & Berman, H. (2009). "Prescribing opioids to older adults: A guide to choosing and switching among them." *Geriatrics and Aging*, 12(1), 48–52.

Goldman, L. (2012). "The four tasks of grieving." Life and Death Matters Podcast. Podcast Recuperado de http://lifeanddeathmatters.ca/products/podcast-library/kids-and-grief-supporting-grieving-children-four-tasks-of-grieving/

Goldstein, N., Carlson, M., Livote, E., & Kutner, J.S. (2010). "Brief communication: Management of implantable cardioverter-defibrillators in hospice: A nationwide survey." *Annals of Internal Medicine*, 152, 296–299.

Government of Canada. (2016a). "Compassionate care benefits." Recuperado de http://www.esdc.gc.ca/en/reports/ei/compassionate_care.page

Green, L.M. (2015). "A Surprise Question can help predict which patients are near the end of life." Recuperado de http://nursing.onclive.com/web-exclusives/a-surprise-question-can-help-predict-which-patients-are-near-the-end-of-life

Grossman, D., Rootenberg, M., Perri, G.A., Yogaparan, T., DeLeon, M., Calabrese, S., ... Mazzotta, P. (2014). "Enhancing communication in end-of-life care: A clinical tool translating between the Clinical Frailty Scale and the Palliative Performance Scale." *Journal of the American Geriatrics Society*, 62(8), 1532–5415.

Gueant, J-L. Aimone-Gastin, I., Namour, F., Laroche, D., Bellou, A., & Lazenaire, M-C. (1998). "Diagnosis and pathogenesis of the anaphylactic and anaphylactoid reactions to anaesthetics." *Clinical and Experimental Allergy*, 28, Supplement 4, 65–70.

Hadad, M. (2009). *The ultimate challenge. Coping with death, dying and bereavement*. Toronto, Canada: Nelson Education.

Halifax, J. (2013). "Being with dying. Experiences in end of life care." In T., Bolz & M. Singer (Eds.), *Compassion: Bridging Practice and Science*. Recuperado de http://www.compassion-training.org/

Halifax, J. (2014). "G.R.A.C.E. for nurses: Cultivating compassion in nurse/patient interactions." *Journal of Nursing Education and Practice*, 4(1), 121–8.

Harris, D. (2016). "The sustaining capacity of compassion in the midst of loss and grief." Webinar Recuperado de http://www.adec.org/adec/Main/Continuing_Education/Webinars/Webinar_Details/ADEC_Main/Continuing-Education/We/Webinar_Details_Folder/Webinar_Details.aspx?webinar=WEB0116

Heart Rhythm Society. (2014). "End of life and heart rhythm devices." Recuperado de http://www.hrsonline.org/content/download/21396/940307/file/End%20of%20Life%20and%20Heart%20Rhythm%20Devices.pdf

Hebert, R.S., Schulz, R., Copeland, V., & Arnold, R.M. (2008). "What questions do family caregivers want to discuss with health care providers in order to prepare for the death of a loved one? An ethnographic study of caregivers of patients at end of life." *Journal of Palliative Medicine*, 11(3), 476–483.

Heidrich, D.E., & English, N.K. (2015). "Delirium, confusion, agitation, and restlessness." In B.R. Ferrell, N. Coyle, & J.A. Paice (Eds.), *Oxford Textbook of Palliative Nursing* (4th ed.). New York, NY: Oxford University Press. doi:10.1093/med/9780199332342.003.0010

Herr, K., Coyne, P.J., Manworren, R., McCaffery, M., & Pelosi-Kelly, J. (2006). "Pain assessment in the nonverbal patient: Position statement with clinical practice recommendations." *Pain Management Nursing*, 7(2), 44–52.

Heyland, D.K. (2016). "Cardio-Pulmonary Resuscitation (CPR): A decision aid for patients and their families." Recuperado de http://www.thecarenet.ca/docs/CPRDecision_Aid_formatted_20101110.pdf

Highet G, Crawford D, Murray SA, Boyd K. Development and evaluation of the Supportive and Palliative Care Indicators Tool (SPICT): a mixed-methods study. BMJ Support Palliat Care. 2014 Sep;4(3):285-90.

Horgas, A.L., Yoon, S.L., & Grall, M. (2013). "Nursing Standard of Practice Protocol: Pain management in older adults." In *Evidence-Based Geriatric Nursing Protocols for Best Practice*. New York, NY: Springer Publishing Company.

Huang, J. (2016). "Overview of delirium and dementia." Merck Manual. Recuperado de http://www.merckmanuals.com /professional/neurologic-disorders/delirium-and-dementia /overview-of-delirium-and-dementia

Hughes, A. (2015). "Poor, homeless, and underserved populations." In B.R. Ferrell, N. Coyle, & J.A. Paice (Eds.), *Oxford Textbook of Palliative Nursing* (4th ed.). New York, NY: Oxford University Press. doi:10.1093/med /9780199332342.003.0010

Ingleton, C., & Larkin, P.J. (2015). *Palliative care nursing at a glance*. Oxford: John Wiley and Sons.

Inouye SK, van Dyck CH, Alessi CA, Balkin S, Siegal AP, Horwitz RI.(1990) Clarifying confusion: the confusion assessment method. A new method for detection of delirium. Ann Intern Med.;113(12):941-8.

International Council of Nurses. (2012). "Code of Ethics." Recuperado de http://www.icn.ch/who-we-are/code-of -ethics-for-nurses/

iPANEL (Initiative for a Palliative Approach in Nursing: Leadership and Education). (2014). *Integration of a palliative approach in home, acute medical, and residential care settings: Findings from a province-wide survey*. Province of B.C.

iPANEL. (2016). "A port in a storm: A day of education and discussion about equitable access in palliative care for structurally vulnerable people in Victoria." Recuperado de http://www.ipanel.ca/news-events/news/354-a-port-in-the -storm

ISMP (Institute for Safe Medication Practices). (2011). "FDA and ISMP lists of look-alike drug names with recommended Tall Man letters." Recuperado de https://www.ismp.org/tools/tallmanletters.pdf

Janssen Inc (2017). "PRODUCT MONOGRAPH ᴺDURAGESIC®" Recuperado de http://www.janssen.com/canada /sites/www_janssen_com_canada/files/product/pdf /dur04212017cpm_nc_202716.pdf

Johnson, C.E., Girgis, A., Paul, C.L., & Currow, D.C. (2011). "Palliative care referral practices and perceptions. The divide between metroplitian and non-metropolitan general practitioners." *Palliative and Supportive Care*, 9, 181–189.

Joseph, S. (2013). *What doesn't kill us: The new psychology of posttraumatic growth*. New York, NY: Basic Books.

Joseph, S. (2014). "Postraumatic growth." *Psychology Today*. Recuperado de https://www.psychologytoday.com/blog /what-doesnt-kill-us/201402/posttraumatic-growth

Kabat-Zinn, J. (1994). *Wherever you go, there you are: Mindfulness meditation in everyday life*. New York, NY: Hachette Books.

Kangas, M., Bovbjerg, D.H., & Montgomery, G.H. (2008). "Cancer-related fatigue: A systematic and meta-analytic review of non-pharmacological therapies for cancer patients." *Psychology Bulletin*, 134(5), 700–41. doi:10.1037/a0012825

Katz, A. (2016). "Sexuality at end of life" The Exchange, Virtual Hospice. Recuperado de http://virtualhospice.ca

Kaiser Commission on Medicaid and the Underinsured. (2009). "Health insurance coverage of America's children." Recuperado de http://kff.org/about-kaiser-commission-on -medicaid-and-the-uninsured/

Kellehear, A. (2005). *Compassionate cities: Public health and end of life care*. New York, NY: Routledge.

Kendall CE. (2000) A double dose of double effect. J Med Ethics 26: 204-205.

Kennedy, B. (2016). "Hospice palliative care program— Symptom guidelines—Principles of opioid management." Fraser Health Authority. Accessed March 7, 2016. http:// www.fraserhealth.ca/media/HPC_SymptomGuidelines _Opioid.pdf.

Kirolos, I., Tamariz, L., Schultz, E.A., Diaz, Y., Wood, B.A., & Palacio, A. (2014). "Interventions to improve hospice and palliative care referral: A systematic review." *Journal of Palliative Medicine*, 17(8), 957–964.

Kitwood, T. (2003). "Dementia reconsidered: The persona comes first." In R.S. Morrison & D.E. Meier (Eds.), *Geriatric Palliative Care*. Oxford, UK: Oxford University Press.

Klass, D., Silverman, P.R., & Nickman, S.L. (Eds.). (1996). *Continuing bonds: New understandings of grief*. Philadelphia, PA: Taylor & Francis.

Larkin, P. (2016). Personal communication.

Larkin, P.J., Sykes, N.P., Centeno, C., Ellershaw, J.E., Eisner, F., Eugene, B. ... Zyyrmond, W.W.A. (2008). "The management of constipation in palliative care: clinical practice recommendations." *Palliative Medicine*, 22, 796–807

Lawlor, P., & Bush, S. (2014). "Delirium diagnosis, screening and management." *Supportive and Palliative Care*, 8(3), 286–295. Recuperado de http://www.supportiveandpalliativecare.com

Lemieux, L., Kaiser, S., Pereira, J., & Meadows, L.M. (2004). "Sexuality in palliative care: Patient perspectives." *Palliative Medicine*, 18(7), 630–7.

Levine, Stephen. (1989). *Meetings at the edge: Dialogues with the grieving and the dying, the healing and the healed.* New York, NY: Anchor Press.

Living Well with COPD. (2008). "Managing your breathing and saving your energy." Recuperado de http://www .livingwellwithcopd.com/DATA/DOCUMENT/57_en~v ~managing-your-breathing-and-saving-your-energy.pdf

Lynn, J. (2004). *Sick to death and not going to take it anymore! Reforming health care for the last years of life.* Berkeley: University of California Press.

Lynn, J. (2005). "Living Long in Fragile Health: The New Demographics Shape End of Life Care." *The Hastings Center Report, Special Report: Improving End of Life Care: Why Has It Been So Difficult?* November-December 2005, S14-S18.

Mathieu, F. (2012). *The Compassion Fatigue Workbook: Creative tools for transforming compassion fatigue and vicarious traumatization.* New York: Taylor & Francis Group.

Matzo, Marianne. (2015). "Sexuality." In B.R. Ferrell, N. Coyle, & J.A Paice (Eds.), *Oxford Textbook of Palliative Nursing* (4th ed.). New York: NY: Oxford University Press. doi:10.1093 /med/9780199332342.003.0010

Mazanec, P., & Panke, J.T. (2015). "Cultural considerations in palliative care." In B.R. Ferrel, N. Coyle, & J.A, Paice (Eds.), *Oxford Textbook of Palliative Nursing* (4th ed.). New York, NY: Oxford University Press. doi:10.1093/med /9780199332342.003.0010

McCaffery, M. (1968). "Nursing practice theories related to cognition, bodily pain, and man-environment interactions." Los Angeles: UCLA Students' Store.

McDonald, J. (2013a). "Quality palliative care in long term care." Recuperado de http://www. palliativealliance.ca /communication

McDonald, J. (2013b). "Quality palliative care in long term care, peer led debriefing toolkit: Guidelines for promoting effective grief support among front line staff." Recuperado de http://www.palliativealliance.ca/assets/files /Alliance_Reources/Org_Change/Toolkit_Sept

McGee. P., & Johnson, M. (2014). "Developing cultural competence in palliative care." *British Journal of Community Nurses,* 19(2), 91–93.

Meisel, A. (1989). *The right to die: The law of end-of-life decision making.* New York: Wiley Law Publications.

Mertes, P.M., & Laxenaire, M-C. (2000). "Anaphylaxis during general anaesthesia: Prevention and management." *Central Nervous System Drugs,* 14(2), 115–133.

Morley, J.E., Thomas, D.R., & Wilson, M.G. (2006). "Cachexia: Pathophysiology and clinical relevance." *American Journal of Clinical Nutrition,* 83, 735–43.

Morley JE, Malmstrom TK, Miller DK. (2012) A simple frailty questionnaire (FRAIL) predicts outcomes in middle aged African Americans. J Nutr Health Aging. 16(7):601-8.

Morley JE, Vellas B, van Kan GA, Anker SD, Bauer JM, Bernabei R, Cesari M, Chumlea WC, Doehner W, Evans J, Fried LP, Guralnik JM, Katz PR, Malmstrom TK, McCarter RJ, Gutierrez Robledo LM, Rockwood K, von Haehling S, Vandewoude MF, Walston J. (2013) Frailty consensus: a call to action. J Am Med Dir Assoc. 14(6):392-7.

Mulcahy, Jim. (2014). *A story about care.* Video produced by Canadian Virtual Hospice and Canadian Association of Schools of Nursing. Recuperado de http://www.casn.ca /2014/10/story-care

NCHS (National Center for Health Statistics). (2012). "Health, United States." *Department of Health and Human Services Publication,* 2013–1232.

NCHS. (2015). "Mortality in the US 2014 NCHS Data Brief 229." Center for Disease Control. Recuperado de http://www.cdc .gov/nchs/data/databriefs/db229.pdf

NHPCO (National Hospice and Palliative Care Organization). (2009). "Disabilities outreach guide."Recuperado de http://www.nhpco.org/sites/default/files/public/Access /Outreach_Disabilities.pdf

NHPCO. (2015). "Statistics and Research Facts and Figures 2015." Recuperado de http://www.nhpco.org/sites/default /files/public/Statistics_Research/2015_Facts_Figures.pdf

NHPCO. (2016a). "History of Hospice Care." Recuperado de http://www.nhpco.org/history-hospice-care

NHPCO. (2016b). "Palliative Care. An Explanation of Palliative Care." Reproduced with permission from John Mastrojohn, chief operating officer. Recuperado de http://www.nhpco .org/palliative-care-4

NHS (National Health Services) Lothian. (2016). "Home." *Supportive and Palliative Care Indicators Tool.* University of Edinburgh. Recuperado de http://www.spict.org.uk/

Nouwen, H., McNeill, D.P., & Morrison, D.A. (1981). *The way of the heart, desert sprituality and contemporary ministry.* New York: The Seabury Press.

Olsen, M.L., Swetz, K.M., & Mueller, P.S. (2010). Ethical decision making with end-of-life care: Palliative sedation and withholding or withdrawing life-sustaining treatments. Mayo Clinic Proceedings, 85(10), 949–954. http://doi.org/10.4065/mcp.2010.0201

Olsson, L., Östlund, G., Strang, P., Jeppsson Grassman, E., & Friedrichsen, M. (2010). "Maintaining hope when close to death: Insight from cancer patients in palliative home care." *International Journal of Palliative Nursing,* 16(1), 607–12.

O'Neil-Page, E., Anderson, P.R., & Dean, G.E. (2015). "Fatigue." In B.R. Ferrell, N. Coyle, & J.A. Paice (Eds.), *Oxford Textbook of Palliative Nursing* (4th ed.). New York, NY: Oxford University Press. doi:10.1093/med/9780199332342.003.0010

Paice, J.A. (2015). "Pain at the end of life." In B.R. Ferrell, N. Coyle, & J.A. Paice (Eds.), *Oxford Textbook of Palliative Nursing* (4th ed.). New York, NY: Oxford University Press. doi:10.1093/med/9780199332342.003.0010

Palliative Care Australia. (2005). "A guide to palliative care service development: A population based approach." Recuperado de http://www.pallcare.org.au

Pallium Canada. (2013). *The Pallium Palliative Pocketbook: A Peer Reviewed Reference Resource.* Edmonton: Pallium Canada.

Parkes, C.M., & Prigerson, H.G. (2013). *Bereavement: Studies of grief in adult life* (4th ed.) New York: Routledge.

Pasacreta, J.V., Minarik, P.A., Nield-Anderson, L., & Paice, J.A. (2015). "Anxiety and depression." In B.R. Ferrell, N. Coyle, & J.A. Paice (Eds.), *Oxford Textbook of Palliative Nursing* (4th ed.) New York, NY: Oxford University Press. doi:10.1093/med/9780199332342.003.0010

Pasero, C. (1994). *Acute pain service: Policy and procedure manual.* Los Angeles, California: Academy Medical Systems.

Pasero, C. (2009). "Assessment of sedation during opioid administration for pain management." *Journal of Perianesthesia Nursing,* 24(3), 186–90. doi:10.1016/j.jopan.2009.03.005

Patient Global Platform. (2014). "Scored Patient-Generated Subjective Global Assessment (PG-SGA)." Recuperado de http://pt-global.org/?page_id=6098

Pharmacist's Letter. (2012). "Equianalgesic Dosing of Opioids for Pain Management." PL Detail-Document #280801. Recuperado de https://www.nhms.org/sites/default/files/Pdfs/Opioid-Comparison-Chart-Prescriber-Letter-2012.pdf

Pinto MC, Minson FP, Lopes AC, Laselva CR (2015) Cultural adaptation and reproducibility validation of the Brazilian Portuguese version of the Pain Assessment in Advanced Dementia (PAINAD-Brazil) scale in non-verbal adult patients. Einstein (Sao Paulo). 13(1): 14–19.

Podymow, T., Turnbull, J., & Coyle, D. (2006). "Shelter-based palliative care for the homeless terminally ill." *Palliative Medicine,* 20(2), 81–6.

Post, S.G. (2003). "The place of love in the care of persons with advanced dementia." In R.S. Morrison & D.E. Meier (Eds.), *Geriatric Palliative Care.* New York, NY: Oxford University Press.

Puchalski, C.M. (2008). "Spiritual issues as an essential element of quality palliative care: A commentary." *Journal of Clinical Ethics,* 19(2), 160–162. Recuperado de https://smhs.gwu.edu/gwish/global-network

Puchalski, C.M., & Romer, A.L. (2000). "Taking a spiritual history allows clinicians to understand patients more fully." *Journal of Palliative Medicine,* 3(1), 129–137.

Puchalski, C., Ferrell, B., Virani, R., Otis-Green, S., Baird, P., Bull, J. ... Sulmasy, D. (2009). "Improving the quality of spiritual care as a dimension of palliative care: The report of the Consensus Conference." *Journal of Palliative Medicine,* 12(10), 885–904. doi:10.1089/jpm.2009.0142

Rawlings, D. (2012). "End-of-life care considerations for gay, lesbian, bisexual, and transgender individuals." *International Journal of Palliative Nursing,* 18(1), 29–34. doi.org/10.12968/ijpn.2012.18.1.29.

Remen, N. (1997). *Kitchen table wisdom: Stories that heal.* New York: Putnam Press.

Reuter, S.E., & Martin, J.H. (2016). "Pharmacokinetics of cannabis in cancer cachexia-anorexia syndrome." *Clinical Pharmacokinetics,* 55(7), 807–12. doi:10.1007/s40262-015-0363-2.

Richardson, L.A., & Jones, G.W. (2009). "A review of the reliability and validity of the Edmonton Symptom Assessment System." *Current Oncology,* 16(1), 55.

Rockwood, K., Song, X., MacKnight, C., Bergman, C., Hogan, D.B., McDowell, I., & Mitnitski, A. (2005). "A global clinical measure of fitness and frailty in elderly people." *Canadian Medical Association Journal,* 173(5), 489–495.

Rosas-Carrasco O, Cruz-Arenas E, Parra-Rodríguez L, García-González AI, Contreras-González LH, Szlejf C. (2016) Cross-Cultural Adaptation and Validation of the FRAIL Scale to Assess Frailty in Mexican Adults. J Am Med Dir Assoc. 17(12):1094-1098.

Saunders, C. (2010). *Quotes from Cicely Saunders.* Recuperado de http://www.lifebeforedeath.com/thelastword/deathquotes.shtml

Sawatzky, R., Porterfield, P., Lee, J., Dixon, D., Lounsbury, K., Pesut, B. ... Stajduhar, K. (2016). "Conceptual foundations of a palliative approach: A knowledge synthesis." *Biomed Central: Palliative Care,* 15(5). doi:DOI 10.1186/s12904-016-0076

Sherazi, S., Mcnitt, S., Aktas, M.K., Polonsky, B., Shah, A.H., Moss, A.J., Daubert, J.P., & Zareba, W. (2013). "End-of-life care in patients with implantable cardioverter defibrillators." *Pacing and Clinical Electrophysiology,* 36(10), 1273–1279.

Smith, H., & Passik, S. (2008). *Pain and Chemical Dependency.* New York, NY: Oxford University Press.

Smith, A.K., Cenzer, I.S., Knight, S.J., Puntillo, K.A., Widera, E., Williams, B.A., Boscardin, W.J., & Covinsky, K.E. (2010). "The epidemiology of pain during the last two years of life." *Annals of Internal Medicine,* 153(9), 563–569.

Snow, A.L., Weber, J.B., O'Malley, K.J., Cody, M., Beck, C., Bruera, E., & Ashton, C. (2004). "NOPPAIN: A nursing assistant-administered pain assessment instrument for use in dementia." *Dementia and Geriatric Cognitive Disorders,* 17, 240–246.

Statistics Canada. (2011). *Population projections: Canada, the provinces and territories 2012-2036*. Recuperado de http://www.statcan.gc.ca/daily-quotidien/100526/dq100526b-eng.htm

Stienstra, D., & Chochinov, H.M. (2006). "Vulnerability, disability, and palliative end-of-life care." *Journal of Palliative Care*, 22(3), 166–176.

Sweetman, S. (2005). *Martindale: The Complete Drug Reference*. (34th ed.). New York, NY: Pharmaceutical Press.

Synder, S., Hazelett, S., Allen, K., & Radwany, S. (2012). "Physician knowledge, attitude and experiences with advance care planning, palliative care and hospice: Results of a primary care study." *American Journal of Hospice and Palliative Medicine,* 30(5), 419–4.

Taylor, B., & Davis, S. (2007). "The extended PLISSIT model for addressing the sexual wellbeing of individuals with an acquired disability or chronic illness." *Sexuality and Disability,* 25(3), 135–139.

Tedeschi, R.G., & Calhoun, L.G. (2004). "Posttraumatic growth: Conceptual foundations and empirical evidence." *Psychological Inquiry,* 15, 1–18. doi:http://dx.doi.org/10.1207/s15327965pli1501_01

Temel, J.S., Abernethy, A.P., Currow, D.C., Friend, J., Duus, E.M., Yan, Y., & Fearon, K.C. (2016). "Anamorelin in patients with non-small-cell lung cancer and cachexia (ROMANA 1 and ROMANA 2): Results from two randomised, double-blind, phase 3 trials." *Lancet Oncology*, 15, S1470–2045. doi:10.1016/S1470-2045(15)00558-6

Temel, J.S., Greer, J.A., Muzikansky, A., Gallagher, E.R., Admane, S., Jackson, V.A., ... Lynch, T.J. (2010). "Early palliative care for patients with metastatic non-small-cell lung cancer." *New England Journal of Medicine,* 363(8), 733–742.

Tervalon, M., & Murray-Garcia, J. (1998). "Cultural humility versus cultural competence: A critical distinction in defining physician training outcomes in multicultural education." *Journal of Health Care for the Poor and Underserved,* 9(2), 117–127.

Tobar E, Romero C, Galleguillos T, Fuentes P, Cornejo R, Lira MT, de la Barrera L, Sánchez JE, Bozán F, Bugedo G, Morandi A, Ely WE. (2010) Método para la evaluación de la confusión en la unidad de cuidados intensivos para el diagnóstico de delirium: adaptación cultural y validación de la versión en idioma español. Med Intensiva. 34(1):4-13.

Toronto Central Community Care Access Centre. (2008). "Community Ethics Toolkit." Recuperado de http://www.jointcentreforbioethics.ca/partners/documents/cen_toolkit2008.pdf

Truth and Reconciliation Commission of Canada. (2012). "Calls to Action." Recuperado de http://www.trc.ca/websites/trcinstitution/File/2015/Findings/Calls_to_Action_English2.pdf

Tuffrey-Wijne, I., Hogg, J., & Curfs, L. (2007). "End-of-life and palliative care for people with intellectual disabilities who have cancer or other life-limiting illness: A review of the literature and available resources." *Journal of Applied Research in Intellectual Disabilities,* 20, 331–344.

Twycross, R., & Wilcock, A. (2001). "Pain Relief." In R. Wilcock, A. Twycross, & C.S. Toller (Eds.), *Symptom Management in Advanced Cancer* (4th ed). Nottingham: UK: Palliative Drugs.

UC Berkeley. (2016). "What Is compassion?" Recuperado de http://greatergood.berkeley.edu/topic/compassion/definition

US Medicare. (2016). Medicare Part A: Hospice Care Coverage. Recuperado de https://www.medicare.gov/coverage/hospice-and-respite-care.html

UTHealth (University of Texas Health Sciences Center Medical School). (2016). "Chapter 8: Pain Modulation and Mechanisms." In Department of Neurobiology and Anatomy (Ed.), *Neuroscience Online*. Recuperado de http://www.neuroscience.uth.tmc.edu/s2/chapter08.html

Vick, J.B., Pertsch, N., Hutchings, M., Neville, B.A., Lipsitz, S., Gawande, A., Block, S., & Bernacki, R. (2015). "The utility of the Surprise Question in identifying patients most at risk of death." *Journal of Clinical Oncology,* 33(suppl; abstr 8).

Victoria Hospice Society. (2016). "Victoria Bowel Performance Scale (BPS)." Recuperado de http://www.victoriahospice.org/sites/default/files/vhs_bowel_performance_scale_handout_2016_sample.pdf

Victoria Hospice Society. (2011). "Palliative Performance Scale, PPS v2." Recuperado de http://www.victoriahospice.org/sites/default/files/pps_for_distribution_2015_-_with_watermark_sample.pdf

Victoria Hospice Society. (2016). "Psychosocial Assessment Tool." Recuperado de http://www.victoriahospice.org/sites/default/files/psychosocial_assessment_2010_01.pdf

Victoria Hospice Society, Wainwright, W., & Thompson, M. (2016). *Transitions in Dying and Bereavement. A Psychosocial Guide for Hospice and Palliative Care* (2nd ed.). Baltimore, MD: Health Professions Press.

VIHA (Vancouver Island Health Authority). (2014). "Confusion Assessment Method (CAM) for delirium." Recuperado de http://www.viha.ca/NR/rdonlyres/6121360B-B90F-4EF3-88F6-D50CC4825EE7/0/camshortform.pdf

Villalpando-Berumen JM, Pineda-Colorado AM, Palacios P, Reyes-Guerrero J, Villa AR, Gutiérrez-Robledo LM. (2003) Incidence of delirium, risk factors, and long-term survival of elderly patients hospitalized in a medical specialty teaching hospital in Mexico City. Int Psychogeriatr. 15(4):325-36.

VP-NET (Vulnerable Persons and End of Life New Emerging Team). (2006). "People with disabilities, vulnerability, and dignity conserving care." Recuperado de http://www .umanitoba.ca/outreach/vpnet/articles/DignityConserving Care%20Final.doc

Walter, L.C., Brand, R.J., Counsell, S.R., Palmer, R.M., Landefeld, C.S., Fortinsky, R.H., & Covinsky, K.E. (2001). "Development and validation of a prognostic index for 1-year mortality in older adults after hospitalization." *Journal of the American Medical Association,* 285(23), 2987–94.

Warden, V., Hurley, A.C., & Volicer, L. (2003). "Development and psychometric evaluation of the Pain Assessment in Advanced Dementia (PAINAD) Scale." *Journal of the American Medical Directors Association,* 4(1), 9–15.

Warnick, A. (2010). "The three C's children have about dying." Life and Death Matters podcast. Recuperado de http:// lifeanddeathmatters.ca/products/podcast-library/kids-and -grief-the-3-cs-of-talking-with-children-about-dying/.

Warnick, A. (2015a). "When to tell the children: Preparing children for the death of someone close to them." Virtual Hospice podcast. Recuperado de http://www.virtualhospice .ca/en_US/Main+Site+Navigation/Home/Topics/Topics /Communication/When+to+Tell+the+Children_ +Preparing+Children+for+the+Death+of+Someone +Close+to+Them.aspx

Warnick, A. (2015b). "The unvoiced questions of children experiencing an illness, dying, or death in their family." Podcast from This Changed My Practice. Recuperado de http://thischangedmypractice.com/unvoiced-questions-of -children-grief/

Weiner, D., Peterson, B., & Keefe, F. (1998). " Evaluating persistent pain in long term care residents: What role for pain maps?" *Pain,* 76(1–2), 249–257. doi:doi.org/10.1016 /S0304-3959(98)00059-1

White, N., Kupeli, N., Vickerstaff, V., Stone, P. (2017). How accurate is the 'Surprise Question' at identifying patients at the end of life? A systematic review and meta-analysis. BMC Medicine 15:139 DOI 10.1186/s12916-017-0907-4.

WHO. (2012). "Defining palliative care." Recuperado de http://www.who.int/cancer/palliative/definition/en/

Wholihan, D. (2015). "Anorexia and Cachexia." In B.R. Ferrell, N. Coyle, & J.A. Paice, (Eds.), *Oxford Textbook of Palliative Nursing* (4th ed.). New York, NY: Oxford University Press. doi:10.1093/med/9780199332342.001.0001

Wiseman, T. (1996). "A concept analysis of empathy." *Journal of Advanced Nursing,* 23(6), 1365–2648. doi:http://dx.doi.org/10.1046/j.1365-2648.1996.12213.x

Woods, A., Willison, K., Kington, C., & Gavin, A. (2008). "Palliative care for people with severe persistent mental illness: A review of the literature." *Canadian Journal of Psychiatry,* 53(11), 725–36.

Worden, J.W. (1991). *Grief counseling & grief therapy: A handbook for the mental health practiioner.* New York, NY: Springer Publishing Company Inc.

Yennurajalingam, S. (2016). "Fatigue." In E. Bruera & S. Yennurajalingam (Eds.), *Oxford American Handbook of Hospice and Palliative Medicine and Supportive Care.* New York, NY: Oxford University Press.

You, J.J., Fowler, R.A. & Heyland, D.K. (2014). "Just ask: Discussing goals of care with patients in hospital with serious illness." *Canadian Medical Association Journal,* 186(6), 425–432.

Zalonis, R., & Slota, M. (2014). "The use of palliative care to promote autonomy in decision making." *Clinical Journal of Oncology Nursing,* 18(6), 707–711.

Índice Analítico